westermann

Bettina Greb-Kohlstedt, Marion van der Pütten, Sylke Werner, Bettina Wichers

Alltagsbegleitung

Pflege direkt

2. Auflage

Bestellnummer 222730

Druck und Bindung: Westermann Druck GmbH, Georg-Westermann-Allee 66, 38104 Braunschweig

ISBN 978-3-14-**222730**-6

Inhaltsverzeichnis

Vorwort

Das vorliegende Werk Alltagsbegleitung richtet sich an Pflegeassistenzberufe, Angehörige und ehrenamtliche Begleiter in der Altenhilfe sowie an alle Laien, die sich auf den Umgang und die Betreuung von Menschen mit Demenz fundiert und trotzdem ohne ausufernde Theoriedarstellungen vorbereiten wollen.
Das Buch gliedert sich in zehn Themenbereiche, die wiederum in einzelne Kapitel unterteilt sind.

Es werden u. a. folgende Inhalte vermittelt:
- Informationen zum Verständnis des Alterungsprozesses
- Erläuterungen zu den bekanntesten Formen der Demenz
- Grundwissen zur Hygiene, Pflege und Ernährung
- wertvolle Hinweise zum Stressmanagement und zur Selbstpflege
- Handwerkszeug zur Alltagsbegleitung von pflegebedürftigen Personen
- Basiswissen zur Dokumentation mit dem Strukturmodell SIS®

Damit ist das Buch ein optimaler Begleiter für die Weiterbildung von Betreuungskräften nach § 53b SGB XI (vormals § 87b) in stationären Einrichtungen sowie für Betreuerinnen und Betreuer pflegebedürftiger Personen.

Vorwort zur 2. Auflage
In der vorliegenden Auflage wurden folgende Inhalte neu aufgenommen bzw. aktualisiert:
- § 43 Infektionsschutzgesetz
- Epidemie/Endemie/Pandemie
- Strukturmodell SIS
- Sterbebegleitung
- Die Ausbildung zur „zusätzlichen Betreuungskraft“

Das Autorenteam und der Verlag sind für kritische Hinweise und Verbesserungsvorschlage zum Titel Alltagspflege an service@westermann.de dankbar.

Frühjahr 2023 Die Verfasser

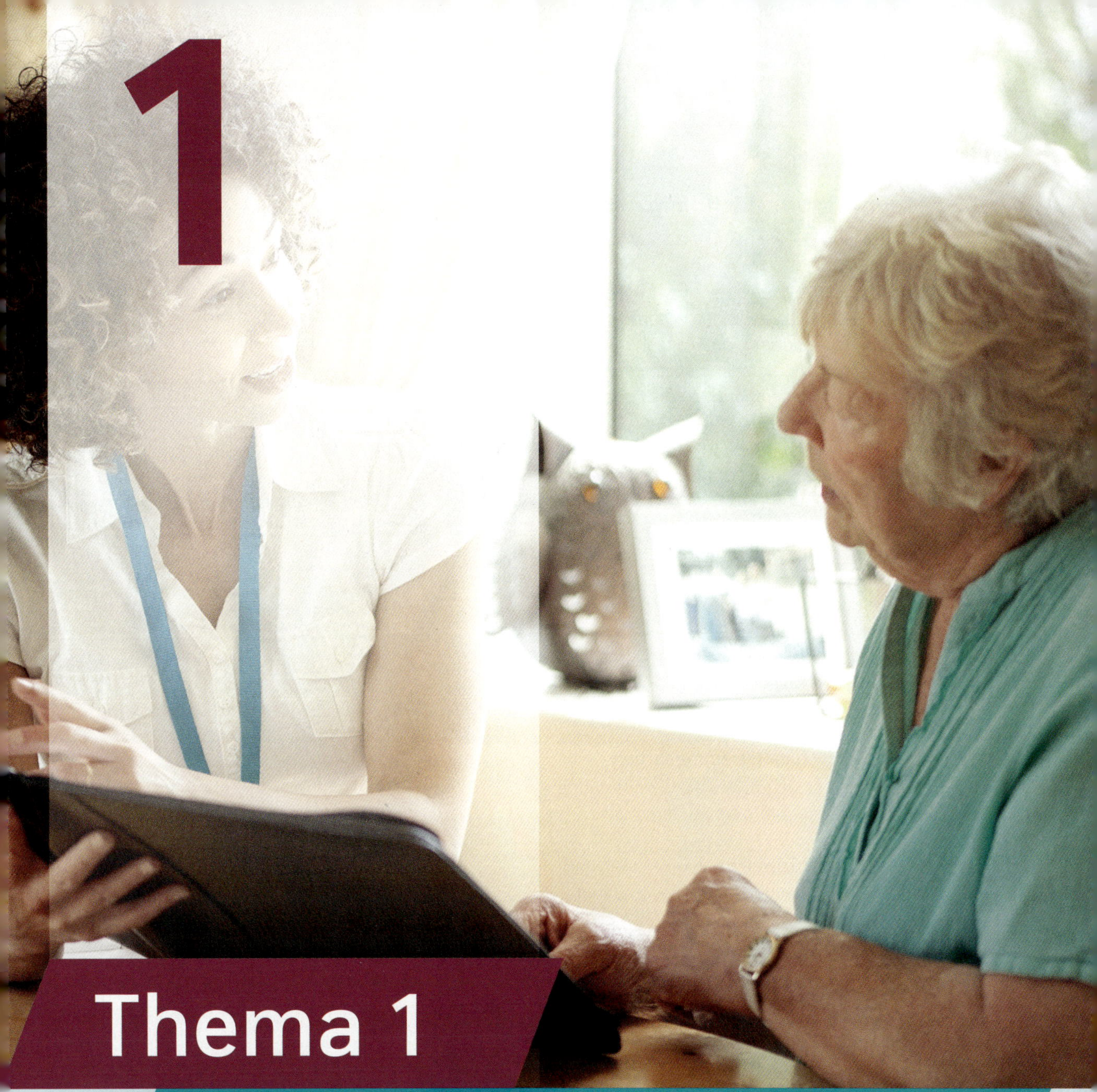

1

Thema 1

Tätigkeitsrahmen und Tätigkeitsfelder

1. Tätigkeitsrahmen
2. Persönliche Eignung
3. Tätigkeitsfelder
4. Recht im Arbeitsalltag

1. Tätigkeitsrahmen

1.1 Betreuungskräfte-Richtlinie nach §§ 53b, 43b SGB XI

Mit der Verabschiedung der oben genannten Gesetzesänderungen im Elften Sozialgesetzbuch (SGB XI) am 1. Januar 2015 wurde der Tatsache des erhöhten und zusätzlichen Betreuungsbedarfs von Menschen mit eingeschränkter Alltagskompetenz entsprochen. Dabei ist es unerheblich, aus welchen Gründen die Alltagskompetenz eingeschränkt ist, aus körperlichen, geistigen oder psychischen Gründen. Allen Menschen mit einem festgestellten Hilfebedarf (Pflegegrad) steht diese zusätzliche Betreuungsleistung zu.
Zitat aus der Richtlinie: ***„Daher sollen zusätzliche Betreuungskräfte qualifiziert, eingestellt und bezahlt werden."***
Anfänglich arbeiteten diese Betreuungskräfte, die bis 2016 „§ 87b-Kräfte" genannt wurden, nur in stationären Einrichtungen, mittlerweile aber auch in Tagespflegestätten, in ambulanten Diensten und in privaten Haushalten.

Die Ziele der zusätzlichen Betreuungsarbeit:

- eine Betreuungsarbeit zu leisten, die die Betreuungs- und Lebensqualität der betroffenen Personen verbessert,
- den Betroffenen mehr Zuwendung, Betreuung und Aktivierung sowie Wertschätzung entgegenzubringen und
- ihnen mehr Teilhabe am Leben und Austausch mit anderen Menschen zu ermöglichen.

Grundsätze der Arbeit und Aufgaben:

- Den Betroffenen Betreuungs- und Aktivierungsangebote anbieten, die ihren Gewohnheiten, Wünschen und Bedürfnissen entsprechen. Es sollen mit dem oder der Betroffenen Angebote ausgewählt werden, die zu mehr Wohlbefinden führen und den körperlichen Zustand und die psychische Stimmung positiv beeinflussen.
- Die Bewohner sollen zu Alltagsaktivitäten motiviert und dabei betreut und begleitet werden.
- Die Betreuungskräfte stehen für Gespräche über Alltägliches, aber auch bei Sorgen zur Seite.
- Durch ihre Anwesenheit vermitteln Betreuungskräfte Sicherheit, geben Orientierung und mindern Ängste.
- Die Art der Angebote orientiert sich an den Wünschen, Fähigkeiten und Befindlichkeiten der Bewohner.
- Bei der Auswahl der Angebote werden die Person, das Geschlecht, die Herkunft (Migrationshintergrund) und die Biografie des Bewohners berücksichtigt.
- Um sozialer Vereinsamung entgegenzuwirken, sollen Angebote auch in Gruppen stattfinden.
- Die Arbeit der Betreuungskräfte muss eng mit anderen an der Pflege Beteiligten abgesprochen und angepasst werden.
- Treten situativ pflegerische Versorgungslücken auf, sind Betreuungskräfte verpflichtet, diese vorübergehend zu übernehmen (z. B. Hilfe beim Toilettengang).

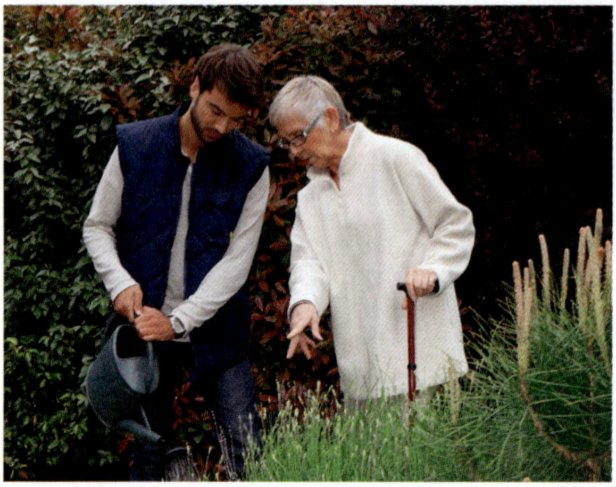

Unterstützung bei Alltagsaktivitäten

> Im Rahmen der Qualifizierung zur zusätzlichen Betreuungskraft sollte die Alltagsbegleiterin oder der Alltagsbegleiter sich mit dem Inhalt der §§ 45b und 53b SGB XI vertraut machen.

> Betreuungsangebote sollen sich also grundsätzlich an den Wünschen, Bedürfnissen und Möglichkeiten der Betroffenen orientieren. Sie sollten Alltägliches einbeziehen, aber auch die besonderen Momente und Aktivitäten des Lebens berücksichtigen.

1.2 Inhalte der Ausbildung

Die Richtlinie schreibt die Inhalte und die Struktur der Qualifizierung als zusätzliche Betreuungskraft wie folgt vor:

- Ein **Orientierungspraktikum** von mindestens fünf Arbeitstagen, das in einem Pflegeheim vor Beginn eines Qualifizierungskurses absolviert werden muss mit dem Ziel, erste Eindrücke der Betreuungsarbeit zu bekommen und die persönliche Eignung für diese Tätigkeit zu prüfen (siehe hierzu auch, Thema 2, Kap. 10).

- Die **Qualifizierungsmaßnahme**, bestehend aus drei Modulen, dem Basiskurs, dem Betreuungspraktikum und dem Aufbaukurs mit einem Stundenumfang von insgesamt 160 Unterrichtsstunden.

Der **Basiskurs mit einem Umfang von mindestens 100 Unterrichtsstunden** beinhaltet die Themen:
- Kommunikation und Interaktion in der Arbeit mit hilfebedürftigen Menschen,
- Grundkenntnisse über typische Alterserkrankungen, Demenzerkrankungen, psychische Erkrankungen und geistige Behinderungen,
- Grundkenntnisse der Pflegearbeit und Pflegedokumentation, Hygieneanforderungen im Kontakt mit Bewohnern sowie
- einen Erste-Hilfe-Kurs inklusive Notfallverhalten.

Das **Betreuungspraktikum** im Umfang von zwei Arbeitswochen (Fünf- bis Sechs-Tagewoche) soll
- in einer voll- oder teilstationären Pflegeeinrichtung und unter der Leitung und Betreuung einer erfahrenen Pflegefachkraft stattfinden. Idealerweise leitet eine gerontopsychiatrisch geschulte Pflegefachkraft oder eine Ergotherapeutin/ein Ergotherapeut das Praktikum an.
- Ziel des Praktikums soll sein, erste Erfahrungen im Umgang mit Menschen zu sammeln, die erheblich in ihrer Alltagskompetenz eingeschränkt sind.
- Das Praktikum muss nicht in einem Block abgeleistet werden, sondern kann über die gesamte Qualifizierungsphase verteilt werden.

Der **Aufbaukurs mit einem Umfang von mindestens 60 Unterrichtsstunden** beinhaltet die Themen:
- Vertiefung der Kenntnisse in den Bereichen Kommunikation, Interaktion und Umgang mit betreuungsbedürftigen Menschen,
- Rechtskunde, Grundlegendes aus dem Haftungsrecht, Datenschutzrecht, Schweigepflicht und Inhalte der Charta der Menschenrechte hilfe- und pflegebedürftiger Menschen
- Hauswirtschaft und Ernährungslehre in Bezug auf Diäten und Unverträglichkeiten
- Beschäftigungsmöglichkeiten und Freizeitgestaltung, Bewegung
- Kommunikation mit anderen an der Pflege beteiligten Menschen

Zusätzlich schreibt die Richtlinie eine regelmäßige, jährlich stattfindende Fortbildung vor.

In dieser 16 Stunden umfassenden Fortbildung, die nur für Betreuungskräfte gedacht ist, sollen die in der Qualifizierung erworbenen Kenntnisse aufgefrischt und aktualisiert sowie anhand der beruflichen Praxis reflektiert werden.

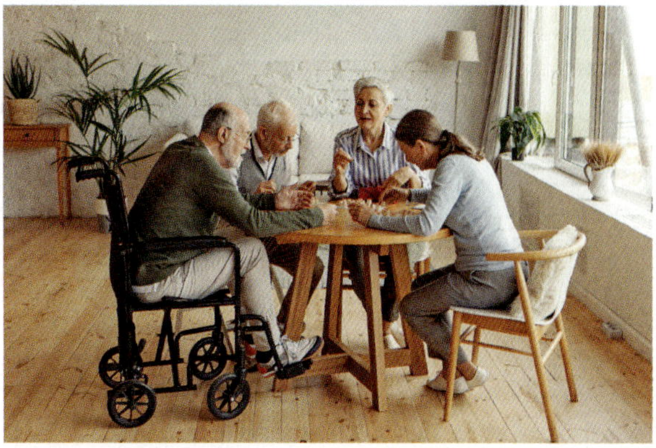

Begleitung der Freizeitgestaltung

Die Teilnahme an einer solchen Fortbildung ist verpflichtend und dem Arbeitgeber gegenüber durch eine Teilnahmebescheinigung nachzuweisen. Die Kostenübernahme ist individuell geregelt (siehe hierzu auch Kap. 10).

2. Persönliche Eignung

In der Richtlinie zu § 53b SGB IX werden Anforderungen an die persönliche Eignung der Betreuungskräfte aufgezählt.

Wer mit betreuungsbedürftigen Menschen arbeiten möchte, sollte
- eine positive Haltung gegenüber kranken, behinderten und alten Menschen besitzen,
- soziale Kompetenz und kommunikative Fähigkeiten mitbringen,
- über eine gute Beobachtungsgabe und Wahrnehmungsfähigkeit verfügen,
- empathisch (mitfühlend) und beziehungsfähig sein,
- die Bereitschaft und Fähigkeit zur nonverbalen Kommunikation aufweisen,
- Fantasie, Kreativität und Flexibilität besitzen,
- Gelassenheit im Umgang mit krankheitsbedingtem ungewöhnlichem Verhalten aufbringen können,
- psychische Stabilität und die Fähigkeit mitbringen, sich selbst zu reflektieren und sich abzugrenzen,
- die Befähigung besitzen, Menschen würdevoll zu begleiten und anzuleiten,
- teamfähig und zuverlässig sein.

Aus den Praxisbeobachtungen heraus lässt sich zusammenfassend feststellen, dass Menschen, die Betreuungsarbeit leisten möchten, folgende Eigenschaften und Fähigkeiten mitbringen sollten:

- ein gut ausgebildetes Selbstwertgefühl
- Herzensbildung und menschliche Wärme
- Bodenständigkeit und Belastbarkeit
- einen Sinn für Humor, Albernheit und Leichtigkeit
- die Fähigkeit, respektvoll und tolerant zu sein
- realistisch und praktisch veranlagt sein
- Neugier und Beobachtungsgabe besitzen
- Aufgeschlossenheit gegenüber dem Leben und neuen Erfahrungen und
- Lebenserfahrung mitbringen.

Bis hierher wurden persönliche Charakterzüge einer Alltagsbegleitung aufgeführt; wir sprachen von Eigenschaften, die jeder Mensch in unterschiedlicher Ausprägung entwickelt hat und die man nicht so ohne Weiteres „lernen" kann.
Im Folgenden werden Kompetenzen vorgestellt, die ebenso zu diesem Berufsbild gehören und erlernbar sind.

2.1 Sozialkompetenzen

Das Wort **Sozialkompetenz** beschreibt die Gesamtheit von **Fertigkeiten**, die Sie für die Gestaltung von sozialen Interaktionen einsetzen können.
Die sogenannte **soziale Intelligenz** bezeichnet die **Fähigkeit**, die aktuelle Befindlichkeit anderer Menschen zu verstehen und sich ihnen gegenüber der Situation angemessen sowie geschickt zu verhalten. Für die Arbeit als Betreuungskraft werden verschiedene Sozialkompetenzen benötigt.

Sie sollten in der Lage sein,

- Ihr **eigenes Verhalten begründe**n zu können,
- **auf Argumente eingehen** zu können,
- **sich beim Reden auf das Wesentliche beschränken** zu können und **auf den Punkt zu kommen**,
- **kompromissbereit zu sein** und andere Ideen zu unterstützen,
- **anpassungsfähig zu sein**, auch mit weniger zufrieden zu sein,
- **rücksichtsvoll zu sein**, andere wahrzunehmen,
- **diszipliniert zu sein**, an der Sache dranzubleiben.

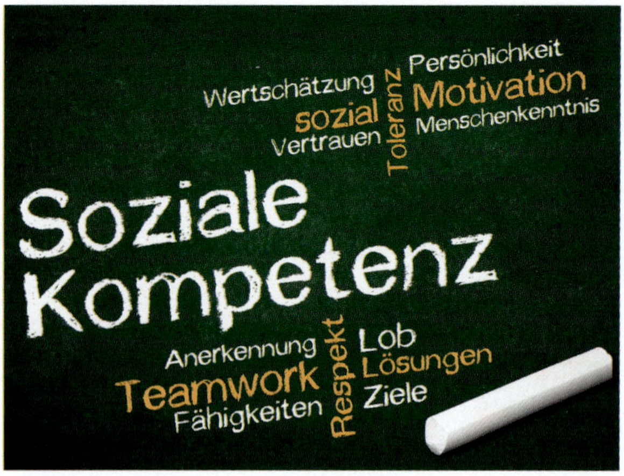

Freude am Umgang mit Menschen

Dass Sie gern mit Menschen in Kontakt treten, ist eine Grundvoraussetzung für diese Tätigkeit. Während der Arbeit werden Sie auf sehr unterschiedliche Kontaktsituationen treffen, die ein hohes Maß an Flexibilität und Anpassungsfähigkeit verlangen.
Sie wechseln innerhalb der **Einzelkontakte** zwischen

- Bewohnerinnen und Bewohnern mit grundverschiedenen Fähigkeiten, Charakterzügen und Wünschen,
- Angehörigen mit unterschiedlichsten Beziehungen zu den Hilfebedürftigen und verschiedenen Aufträgen und Wünschen an Sie,
- Kollegen und anderen an der Pflege beteiligten Personen und Vorgesetzten, mit denen Sie die Abläufe koordinieren müssen.

In Gruppenkontakten wechseln Sie zwischen

- verschiedenen Wohnbereichen und Gruppenangeboten für Menschen mit zum Teil sehr verschiedenen Fähigkeiten und Wünschen,
- verschiedenen Kollegenteams, die sich in der Arbeitsorganisation und auch in den Erwartungen an ihre Arbeit unterscheiden können.

Teamfähigkeit

Der Anspruch der Teamfähigkeit ist in fast jeder Stellenausschreibung zu finden, aber was ist eigentlich damit gemeint?
Teamfähig ist als ein Überbegriff zu verstehen, unter dem viele verschiedene Eigenschaften und Kompetenzen zusammengefasst werden. Um erfolgreich in einem Team zu arbeiten, sollten die einzelnen Mitglieder

- **kommunikativ sein,** mit anderen reden,
- **kooperativ sein,** bereit zur Zusammenarbeit,
- **kritikfähig sein,** sich infrage stellen können,
- **empathisch sein,** sich einfühlen können,
- **tolerant sein,** andere Ansichten gelten lassen,
- **engagiert sein,** sich mal was zutrauen.

Kaum ein Mensch verfügt über alle diese Fähigkeiten und Fertigkeiten in gleichem Maße, daher sollten Teams immer aus Menschen mit unterschiedlich ausgeprägten Stärken zusammengesetzt sein.

Kommunikationsfähigkeit

Der Begriff **Kommunikationsfähigkeit** beschreibt die Haltung anderen Menschen gegenüber und den Willen, mit ihnen in Kontakt zu treten und zu bleiben. Dazu gehört:

- auf andere Menschen zugehen zu können
- den Gesprächskontakt zu suchen
- an Gespräche anzuknüpfen
- Freude daran zu haben, andere Menschen kennenzulernen
- sich Zeit zu nehmen für den Austausch mit anderen Menschen
- respektvoll mit anderen umzugehen
- sich verständlich auszudrücken
- die eigene Meinung sachlich in Diskussionen einzubringen und zu vertreten
- aufmerksam zuhören zu können
- sich in die Lage anderer versetzen zu können
- Gefühle mitzuteilen
- Rückmeldungen geben zu können – und dies alles mit den derzeit gültigen gesellschaftlichen Werten und Regeln des Zusammenlebens.

Die kommunikativen Fähigkeiten der Betreuungskräfte sollten also besonders gut ausgeprägt sein. Sie benötigen darüber hinaus spezielle kommunikative und mentale Fähigkeiten, um in den unten beschriebenen Situationen den Überblick zu behalten und sich angemessen verhalten zu können.

Wenn die zu begleitenden Menschen

- ihre Sprache inhaltlich oder situativ nicht mehr nachvollziehbar einsetzen können,
- Worte und Gesten, die beschimpfend oder bedrohend sind, ständig wiederholen,
- Worte oder Laute ununterbrochen wiederholen (Stereotype),
- Gesten, Mimik, Laute und Körpersprache und Haltung zur Kommunikation einsetzen,
- die Worte anderer Menschen inhaltlich nicht mehr verstehen können,
- daran verzweifeln, dass sie niemand versteht und sie sich nur in Gefühlsausbrüchen ausdrücken können,
- von Erlebnissen erzählen, die keiner aktuellen Realitätsprüfung standhalten.

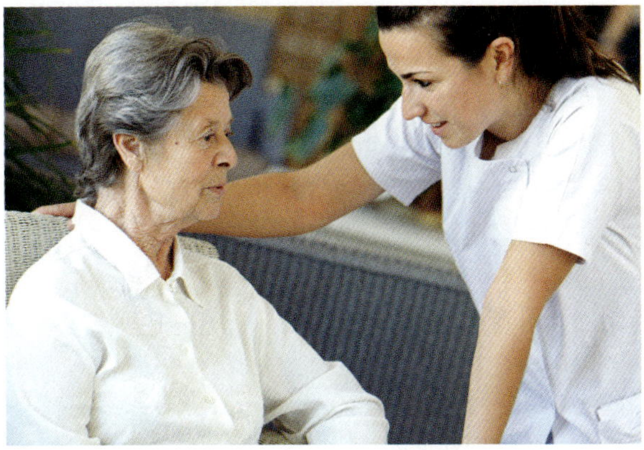

Kommunikation

Darüber hinaus ist es sinnvoll, bestimmte **Kommunikationstechniken** zu erlernen, zum Beispiel die der Validation nach Naomi Feil oder Nicole Richards, die Grundhaltungen der klientenzentrierten Gesprächsführung nach Carl Rogers, die Gewaltfreie Kommunikation nach Marshall Rosenberg oder Elemente aus der Lösungsorientierten Systemischen Beratung.
Alle diese Techniken unterstützen Sie dabei, verständnisvoll, angemessen und zielgerichtet mit Menschen mit eingeschränkter Alltagskompetenz in Kontakt zu treten.

Durchsetzungsfähigkeit

Viele Situationen in der Betreuungsarbeit erfordern eine gute Durchsetzungskraft. Das kann der ständige Streit einiger Tischnachbarn sein, der immer wieder in lautstarke Auseinandersetzungen ausufert, oder die Bewohnerin, die sich nie die Hände waschen möchte, oder auch der Bewohner, der von anderen gehänselt wird. Mit Durchsetzungskraft ist jedoch nicht gemeint, wer am lautesten seine Meinung verkünden kann oder vor wem man sich am meisten fürchten muss.

In der Betreuungsarbeit kann sich durchsetzen, wer

- ehrlich, sachlich und nachvollziehbar eine Meinung oder Regel vertritt,
- nur die Dinge verspricht oder ankündigt, die er auch halten kann,
- zugewandt, verständnisvoll und interessiert ist,
- andere ernst nimmt und mit ihnen gemeinsam Kompromisse oder Vereinbarungen schließt,

- fair mit Konflikten zwischen verschiedenen Menschen umgeht und damit vertrauenswürdig wird,
- sich schützend vor Menschen stellt, wenn diese des Schutzes bedürfen,
- notfalls Konflikte austrägt, auch wenn sie unbequem sind, und zurücktreten kann, wenn es die Situation erfordert,
- die eigenen Interessen aus Konflikten heraushalten kann und sie nicht benutzt, um jemandem zu schaden.

Ethische und moralische Kompetenz

Was ist Ethik und was ist Moral? Unterscheiden sich diese Begriffe, und wenn ja, wie?
Der Begriff der **Moral** beschreibt eher die Übereinstimmung von Menschen hinsichtlich der äußeren Sitten, Rechte und Wertungen, sie beschäftigt sich also mit den derzeit gültigen Regeln und Werten des gesellschaftlichen Zusammenlebens.

> Die moralische Einstellung eines Menschen ist von außen erkennbar, weil sie durch Haltungen, Meinungen, Handlungen und Zugehörigkeiten ausgedrückt wird.

Ethik hingegen beschreibt eher eine innere Gesinnung und Haltung.

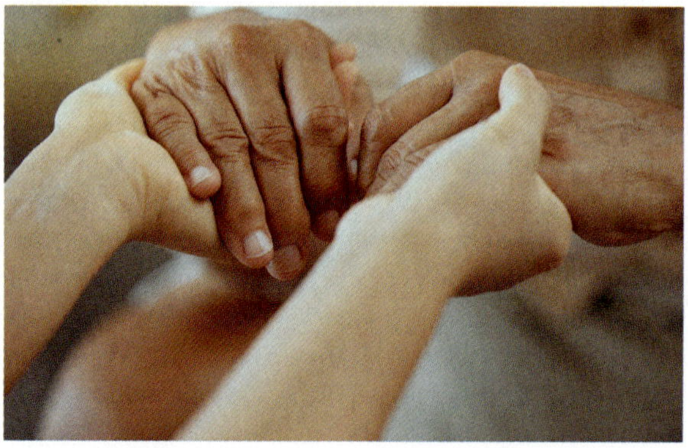

Helfende Hände

Die Ethik beschäftigt sich mit den Situationen, in denen uns unser Gewissen eine Antwort geben soll, beispielsweise wenn wir bemerken, dass eine Situation moralisch nicht eindeutig zu bewerten ist oder wir gegensätzliche Verhaltensempfehlungen bekommen. Beispielsweise sagen das Gesetz und jede normale Moralvorstellung: „Du sollst nicht töten". Soldaten wird aber erklärt, dass es ehrenvoll sei, das Vaterland zu verteidigen, auch wenn dabei Soldaten der Gegenseite getötet werden. Hier widersprechen sich also zwei moralische Ansichten und erzeugen beim Entscheidenden eventuell ein Dilemma. Welche Vorstellung ist nun die richtige und persönlich bindende?

Moralische Kompetenz in der Betreuungsarbeit

Normalerweise entwickelt oder übernimmt jeder Mensch moralische Vorstellungen (manche psychischen Krankheiten machen dies jedoch unmöglich).
Jeder bildet sich eine Meinung darüber, ob etwas richtig oder falsch, ob es. gut oder schlecht ist, und kann dies auch begründen.
Da die moralischen Werte in den vergangenen Jahrzehnten starken Veränderungen unterlagen und wohl auch weiterhin eine rasante Entwicklung nehmen werden, können Ansichten über Werte und Normen von Generation zu Generation sehr unterschiedlich sein.
Diese Erkenntnis kann das Verständnis und den Austausch zwischen jungen und alten Menschen gelingen lassen. Kompromisse in moralischen Haltungen sind nicht immer leicht zu finden.
Weil Moralvorstellungen den Sinn haben, dem Menschen Halt, Orientierung, Sicherheit und Identität zu geben, sind sie nur schwer zu verändern bzw. aufzugeben.

> In der Betreuungssituation treffen Menschen aufeinander, die sehr unterschiedliche Moralvorstellungen vertreten können.

Beispiel

Ein alter Mann, der während der NS-Zeit aufwuchs und von den moralischen Vorstellungen des Nationalsozialismus deutlich geprägt wurde, trifft vielleicht auf eine junge Frau, die aktive Pazifistin und Menschenrechtsvertreterin ist.
Er ist dement und erinnert sich darum gern an seine Kindheit bei der Hitlerjugend und daran, dass er am liebsten die völkischen Lieder sang. Deshalb schmettert er eines dieser Lieder voller Begeisterung beim Morgenkaffee heraus.
Die junge Frau ist entsetzt über den Inhalt des Liedes und stellt den Mann zur Rede, indem sie ihm sagt, dass das Lied unmoralisch und unerwünscht ist.

Er kann sie aber nicht verstehen, er ist doch moralisch! Nun strengt er sich vielleicht an, um ihr das zu beweisen, und gibt seine Meinung zu „Menschen niederer Herkunft" zum Besten.
Die Frau hingegen glaubt, dass der Mann sie nicht verstehen will und sie provoziert.

Jetzt verstehen sich beide nicht mehr und halten sich beide trotzdem jeweils für moralisch einwandfrei.
Auf solche und ähnliche Situationen werden Betreuungskräfte immer wieder treffen, ob in der Betreuungsarbeit oder innerhalb der eigenen Familie. Die Lösung moralischer Konflikte kann nur im gegenseitigen Anerkennen der Person in ihrer Zeit und ihrem Erlebensraum gelingen.

Vielleicht kann uns bei der Klärung neben der Moral auch die Ethik weiterhelfen. Nachfolgend wird dem vorangegangenen Beispiel noch einmal auf den Grund gegangen.

Die heute gültigen Moralvorstellungen verbieten selbstverständlich das öffentliche Singen von völkischem Liedgut: Damals gültige Moralvorstellungen würden das Verbot dieser Lieder jedoch untersagen. Der Bewohner und die junge Frau befinden sich also beide in einem Dilemma!
Was aber sagt die **Ethik** dazu, welche ethischen Fragen stecken in diesem Konflikt?
Eine Frage könnte lauten:
„Darf man einem alten Menschen mit Demenz seine Moralvorstellungen absprechen oder verbieten, weil sie heutigen Vorstellungen nicht mehr entsprechen?"
Als professionelle Betreuungskraft sollte man sich die Bedeutung von Moralvorstellungen vergegenwärtigen, dann weiß man auch, dass sie Sicherheit, Orientierung und Identität geben, also alles das, was ein Mensch mit Demenz braucht.
Was ist aber mit der eigenen Empörung, den eigenen verletzten Moralvorstellungen? Müssen diese dem alten Menschen zuliebe unterdrückt werden? Wäre das nicht genauso falsch wie die Unterdrückung der moralischen Vorstellungen eines anderen?
Im Kapitel zu den Kommunikationskompetenzen wird beschrieben, dass jeder Mensch das Recht auf eine eigene Meinung hat und diese angemessen vertreten soll.
Die junge Frau aus dem oben genannten Beispiel kann daher den Mann in seiner Vergangenheit und Identität wertschätzen, kann zugleich aber auch ihre Ansicht vertreten und sagen, dass sie froh ist, dass heute niemand mehr wegen seiner Herkunft verfolgt werden darf.

Ethisch-moralische Kompetenz ist erkennbar eine sehr bedenkenswerte Grundhaltung im Umgang mit anderen Menschen.
Andersartigkeit muss in der Betreuungssituation respektiert werden, egal wie fremd sie der Umgebung auch erscheinen mag.

Kritikfähigkeit

Um den Begriff der Kritikfähigkeit klären zu können, ist die Definition des Begriffs Kritik wichtig.

Unter ***Kritik*** versteht man die Beurteilung einer Handlung oder eines Gegenstands anhand von Maßstäben.

Es geht also bei Kritik nur um die Beurteilung von Ergebnissen anhand von Maßstäben, was doch eigentlich ganz einfach sein sollte.

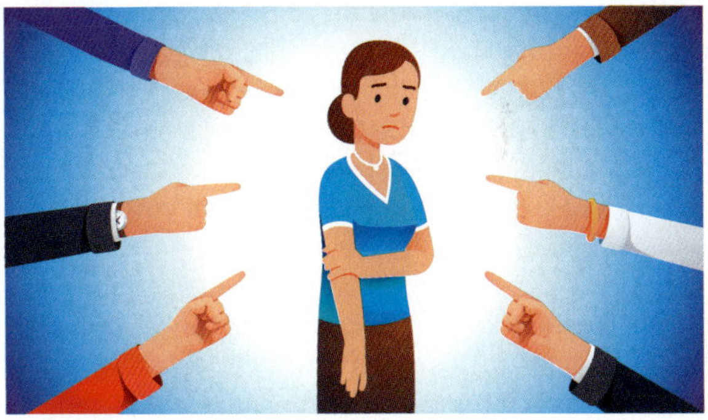

Wer darf wen, wann und warum kritisieren?

Wie allgemein bekannt ist, ist dem aber nicht so!
Denn in Kritik-Situationen tauchen Fragen auf wie: Wer darf oder sollte jemanden oder etwas beurteilen und wer setzt die Maßstäbe?
Dies sind hierarchische Fragen, die klären sollen: Wer darf wen, wann und warum kritisieren?
Einen Gegenstand zu kritisieren, ist noch recht einfach, da er sich nicht angegriffen, beleidigt oder verletzt fühlen kann. Ist aber der Erschaffer des Gegenstands während der Kritik anwesend, wird es schon schwieriger, den Gegenstand zu kritisieren, weil der Erschaffer persönlich betroffen ist. Es geht ja bei der Kritik um sein Werk!

Eine Handlung zu kritisieren ist sehr schwierig, weil eine Handlung eben nicht nur objektives Ergebnis eines bewertbaren Vorganges ist, sondern immer einen individuellen, also einen persönlichen Aspekt beinhaltet. Und das macht es so schwierig, weil sich die Frage stellt: Wird jetzt gerade das Ergebnis oder die Person kritisiert?
Die Antwort lautet: beides.

> **!** Es gibt keine unpersönliche Kritik, weil Menschen eben keine Gegenstände sind.

Darum ist der Begriff der „rein sachlichen Kritik" nur schwierig anzuwenden und vielleicht auch nicht wirklich hilfreich, um mit Kritik umzugehen.
Natürlich sollte Kritik nicht darauf abzielen, jemanden zu verletzen, doch dies lässt sich nicht immer verhindern.

Einige Empfehlungen zum Umgang mit Kritik

Wer kritisiert, bedenke also:

- **Jede Kritik sollte so geäußert werden, dass sie für die Kritisierten nachvollziehbar ist.**
  Beispiel: „Die Zeit, die Sie benötigen, um Frau M. das Essen anzureichen, ist zu lang. Ihnen stehen nur zehn Minuten zur Verfügung."
- **Das Ergebnis der Handlung wird dargestellt.**
  Beispiel: „Sie haben dann keine Zeit mehr für Frau S."
- **Kritisierte erhalten die Gelegenheit zu erklären, wie sie zu dieser Handlung gekommen sind, warum sie diese so und nicht anders vorgenommen haben.**
  Beispiel: „Frau M. ist seit drei Wochen sehr unruhig und verschluckt sich häufiger als früher. Ich habe Angst, dass ihr etwas passiert."
- **Dann kann anhand von gegenseitigem Fragen und Erklären kritisch mit dem Prozess und dem Ergebnis umgegangen werden.**
  Beispiele: „Weiß das Team von dieser Entwicklung? – Steht der neue Bedarf in der Pflegeplanung? – Brauchen Sie eine Anleitung für den Umgang mit Frau M. in der neuen Situation? – Wie viel Zeit benötigen Sie realistisch für das Essen?"
  Und: „Wer kann mir helfen, Frau S. zu versorgen? – Werden die Kolleginnen und Kollegen die Situation verstehen und mich unterstützen?"
  Und auch **Lob:** „Danke, dass Sie so umsichtig gehandelt haben."

Gut oder schlecht?

- **Somit kann am Ende die Handlung akzeptiert oder korrigiert werden.**
  Beispiel: „Also verstehe ich jetzt Ihren höheren Zeitbedarf und wir vereinbaren, dass Sie erst einmal 20 Minuten zur Verfügung haben."

Wer kritisiert wird, bedenke also:

- **Jede Kritik trifft eine Aussage über die Handlungen und Ergebnisse. Bedenken Sie die sachlichen Hinweise in der Kritik:**
  Beispiel: „Frau K., Sie haben zum wiederholten Mal die Tische nicht desinfiziert, so geht das nicht."
  Botschaft: „Desinfizieren Sie bitte immer die Tische."
- **Bleiben Sie im Gespräch bei den Fakten und klären Sie systematisch die Kritikpunkte.**
  Zum Beispiel: „Ich muss mit Ihnen über etwas reden, was die Kollegen mir zugetragen haben, das Team hat offensichtlich Probleme mit Ihnen."
  Frage: „Was genau wirft mir das Team vor? Ich möchte es gerne wissen, um es einschätzen und gegebenenfalls ändern zu können. Wenn ich mir vorstelle, dass das ganze Team mit mir Probleme hat, dann erzeugt das Angst bei mir. – Zuerst möchte ich mögliche Missverständnisse ausräumen können, dafür benötige ich die Vorwürfe oder Klagen so konkret wie möglich beschrieben. – Meinen Sie, dass ich an dem allgemeinen Eindruck von mir etwas ändern kann? Können Sie mich dabei unterstützen, mit dem Team besser zurechtzukommen?"
- **Wenn Sie den Eindruck haben, eher als Person denn als Mitarbeiterin oder Mitarbeiter kritisiert zu werden, dann teilen Sie dies mit.**
  Beispiel: „Seit Sie hier sind, gibt es ständig Ärger!"
  Frage: „Mit dieser Aussage kann ich nicht viel anfangen, weil ich nicht weiß, womit ich Ärger erzeuge. Geben Sie mir bitte konkrete Beispiele dafür, damit ich die Kritik verstehen kann. Oder ist es meine Person, die Ärger erzeugt?"– Oder: „Kann es ein, dass es schon länger im Team Ärger gibt, und weil ich neu bin, fällt er gerade auf mich zurück?"

- **Bitten Sie sich Zeit aus, um zu verstehen, was andere genau meinen.**
  Beispiel: „Ich wiederhole das, was ich gehört habe, damit ich weiß, ob ich Sie genau verstanden habe. An diesem Punkt bin ich mir nicht sicher, was Sie möchten, was sich ändern soll, ist es dies ... oder das ...?
- **Nehmen Sie nicht jede Kritik als grundsätzlich richtig oder falsch an.**
  Nicht: „Oje, ich habe wieder etwas falsch gemacht, immer mache ich was falsch."
  „**Sondern:** Ich werde also kritisiert, mal überlegen, ob ich der Meinung bin, dass die Kritik berechtigt ist, oder ob ich einen triftigen Grund dafür hatte, so zu handeln."
  Nicht: „Ach, die schon wieder, die meckert ja ständig an einem herum, da höre ich gar nicht hin, ich mach' das so, wie ich es für richtig halte, die hat eh keine Ahnung!"
  Sondern: „Mal sehen, was an der Sache dran sein könnte, vielleicht habe ich ja etwas immer nur aus meiner Sicht gemacht und dabei Wichtiges übersehen."
- **Machen Sie sich klar, dass dieser eine Aspekt Ihrer Arbeit kritisiert wurde, nicht die ganze Arbeit oder Person.**
- **Nehmen Sie Ihre eigenen Gefühle hinsichtlich der Kritik wahr und auch ernst. Machen Sie sich klar, warum Kritik einen Menschen ängstigt, verärgert oder verletzt.**
  Manchmal haben diese Gefühle mehr mit früheren Erfahrungen als mit der aktuellen Situation zu tun, manchmal auch nicht. Finden Sie heraus, wohin diese Gefühle gehören, um angemessen mit ihnen umgehen zu können. Dahingehend können Sie die eigene Wahrnehmung trainieren, welche sachliche Botschaft Ihnen gegeben wird und welche Beziehungsbotschaft (siehe auch Kap. 1.2).

Einfühlungsvermögen

Einfühlungsvermögen oder auch Empathie meint die Fähigkeit, sich in die **Gedanken, Gefühle** und **Bedürfnisse** anderer Menschen hineinzufühlen.
Die Schwierigkeit im Erlernen von Einfühlungsvermögen liegt darin, sich Zustände vorstellen zu können, die man selbst (noch) nicht erlebt hat. Außerdem weiß niemand wirklich genau, was in einem anderen Menschen vorgeht.
Wie kann sich die Alltagsbegleiterin oder der Alltagsbegleiter z. B. in die Gedanken, Gefühle und Bedürfnisse eines schwer depressiven Menschen einfühlen, wenn sie oder er selbst noch nie depressiv war?

Das Umgangsprinzip der **Mäeutik**[1] nach Cora van de Koij empfiehlt beispielsweise, sich mit eigenen ähnlichen Empfindungen „neben den Betroffenen zu stellen". Wenn zum Beispiel eine Alltagsbegleiterin selbst schon einen nahen Angehörigen verloren hat oder völlig unerwartet von ihrem Partner verlassen wurde, dann hat sie selbst schon eine schwere Krise durchlebt, in der sie auch trauerte. Sie vergegenwärtigt sich das damals Erlebte und erinnert sich an ihre Gedanken, Gefühle und Bedürfnisse. Nun kann sie sich besser in andere hineinversetzen und findet Worte für Zustände, nach denen sie fragen, mit denen sie umgehen kann.

- „Wie habe ich zu dieser Zeit die Welt gesehen? Geht es der Bewohnerin oder dem Bewohner ähnlich?"
- „Was hat mir gut getan? Kann das für die Bewohnerin oder den Bewohner ein Angebot sein?"
- „Was konnte ich gar nicht leiden, was hat mich gestört? Geht es der Bewohnerin oder dem Bewohner ähnlich?"
- „Wie lang hat diese Zeit gedauert? Wie viel Zeit braucht die betroffene Person?"

Als Alltagsbegleiterin oder -begleiter sollten Sie sich immer wieder bewusst machen, dass Sie Ihr Schicksal und Erleben nicht mit dem der Bewohnerin oder des Bewohners vermischen sollten.
Denn jeder Mensch lebt sein eigenes Leben, für das niemand anderes die Verantwortung und Veränderungskraft besitzt.

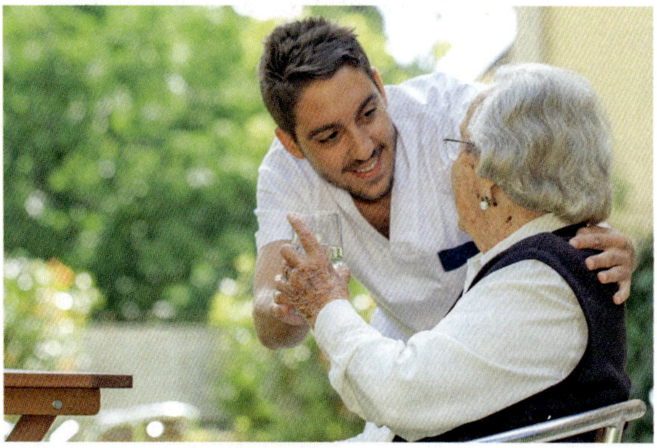

Einfühlungsvermögen ist wichtig

Einfühlungsvermögen ist für Betroffene wichtig, damit sie sich verstanden fühlen und nicht überfordert werden.

1 Der Begriff „Mäeutik" (wörtl.: Hebammenkunst) geht auf den griechischen Philosophen Sokrates zurück, dessen Gesprächstechnik den Fragestellenden durch geschickte Gegenfragen selbst zur Antwort führte.

2.2 Fachkompetenz

Neben den sozialen Kompetenzen sind die fachlichen Kompetenzen gleichermaßen wichtig. Es reicht eben nicht aus, einen Zustand zu erkennen, als Alltagsbegleiterin oder -begleiter müssen Sie diesen auch fachlich richtig einordnen können. Wer also kein Fachwissen besitzt, kann die Arbeit nur zum Teil gut erledigen.
Fachwissen kann unterteilt werden in betriebliches Wissen und berufliches Wissen.

Zum betrieblichen Fachwissen gehören Kenntnisse über:

- **Strukturen und Abläufe innerhalb des Hauses, bezüglich Ihrer Arbeit und der Arbeit der anderen Betreuungskräfte.:**
  Beispiel: „Was sind meine Aufgaben, mit wem arbeite ich zusammen, wer ist weisungsbefugt, an wen wende ich mich mit Fragen, wie soll ich etwas machen – kann ich etwas verändern und mit wem spreche ich dies ab?"
- **Vorgaben zum Handeln in besonderen Fällen.**
  Beispiel: „Wenn Frau M. seit Tagen nicht mehr essen will, was muss dann gemacht werden, wer wird informiert?"– Ab wann muss ich die Veränderung melden? Kann ich sie selbst dokumentieren?
- **Leitbild und Verständnis von Betreuung im Unternehmen.**
  Beispiel: „Ist in unserem Haus jede Art der Fixierung unerwünscht, wie setzen wir dies um?"

Zum beruflichen Fachwissen gehören Kenntnisse über:

- Krankheitsbilder und ihre Auswirkung auf das Verhalten und Erleben bei pflegebedürftigen Personen,
- Krankheitsbilder, die häufig alte und pflegebedürftige Menschen betreffen,
- Hygieneanforderungen und Hygieneregeln,
- Kommunikationstechniken,
- biografisches Arbeiten,
- Rehabilitation und Förderung, Aktivierung,
- Angebotsgestaltung – Angebotstechniken.

Alle gehörten oder geschriebenen Informationen sind wichtig, aber sie würden nicht ausreichen, um sich ein Bild vom derzeitigen Zustand eines Menschen zu machen, wenn Sie dabei vergessen würden, die Bewohnerin oder den Bewohner wahrzunehmen und zu beobachten.

!

Voraussetzung für die gute Beobachtung eines Menschen ist, dass Beobachtende ihre Wahrnehmung und Aufmerksamkeit wachhalten und schulen.
Die **Wahrnehmung** beschreibt einen Zustand der Offenheit, Wachheit und Berührbarkeit, der es ermöglicht, beobachtete Informationen innerlich zu verarbeiten.
Unsere Fähigkeit zur Wahrnehmung lässt bei Stress deutlich nach, ebenso bei Müdigkeit und Verlust der Freude an der Arbeit.
Die **Wahrnehmungsfähigkeit** bezieht sich also auf die Möglichkeit, Beobachtungen zu machen und diese bewusst zu bemerken, einzuordnen und zu verarbeiten.

2.3 Methodenkompetenz

Methodenkompetenz beschreibt die Fähigkeit, Sachwissen zielgerichtet aufzuarbeiten und anzuwenden. Sie befähigt zur systematischen Bearbeitung von Problemen und zur kreativen Kombination von Informationen und Lösungswegen.
Wenn Sie als Begleiterin oder Begleiter also gelernt haben, welche Aspekte Sie bei der Planung und Durchführung von Gruppenangeboten zu berücksichtigen haben, können Sie jede Art von Gruppenangebot strukturieren und anbieten.
Sie benutzen Ihr Fachwissen und Ihre Erfahrung, um neue Angebote auszuarbeiten.

In der Betreuungsarbeit benötigen Sie Methodenkompetenzen in den Bereichen:

- Wahrnehmen und Beobachten,
- Aktivieren und Begleiten,
- Planen und Dokumentieren.

Wahrnehmen und Beobachten

Wenn die Betreuungskraft mit einem neu eingezogenen Bewohner in Kontakt geht, sollte sie sich vorher überlegen, was sie vom Bewohner erfahren will und wie dies geschehen soll. Sie kann **Medien** einsetzen, beispielsweise einen Essensplan, um im Gespräch über die Speisen die Wünsche und Abneigungen des Bewohners zu erfahren. Die Alltagsbegleiterin oder der Alltagsbegleiter kann einen **Biografiebogen** einsetzen, um mit dessen Struktur über das Leben des Bewohners ins Gespräch zu kommen.

Darüber hinaus kann die Umgebung mit einbezogen werden, z. B. indem ein Gang durchs Haus unternommen wird, oder beim gemeinsamen Kaffeetrinken in der Cafeteria, um den Menschen in angenehmer Atmosphäre näher kennenzulernen.
Einfache Verrichtungen, etwa die Wäsche in den Schrank zu sortieren, kann die Begleiterin oder der Begleiter mit dem Bewohner oder der Bewohnerin gemeinsam erledigen, um mehr über die kognitiven Fähigkeiten und die körperliche Beweglichkeit zu erfahren.

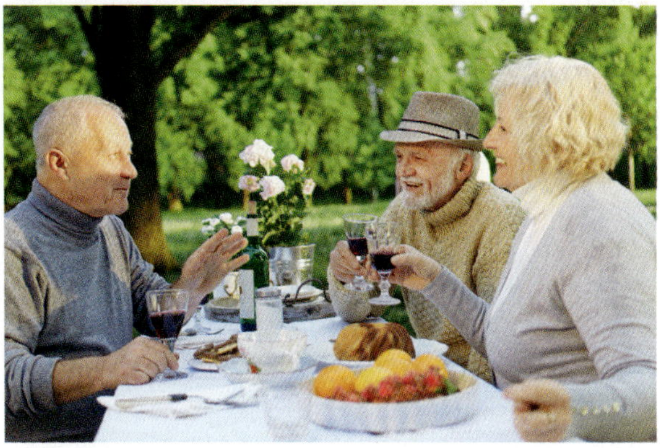

Kontakt mit neuen Bewohnerinnen und Bewohnern

Zur **aktiven Beobachtung** der Bewohnerinnen und Bewohner gehört:

- sich selbst zurückzunehmen, nicht zu helfen, nicht einzugreifen oder zu wissen, was richtig ist, sondern abwarten zu können, was andere äußern oder zeigen.
- auf die Körpersprache zu achten, die Mimik, Gestik, Reaktionen und Versuche zu bemerken. Stimmen Rede und Mimik überein? Wie verhält sich ein Mensch im Reflex? Wie schaut er in einem unbeobachteten Moment? Fühlt er sich wohl oder unwohl, sicher oder unsicher?
- auf das Verhalten ohne Kontakt zur Begleiterin oder zum Begleiter zu achten: „Was können Bewohner, wenn ich nicht dabei bin, was machen sie, wenn sie mit anderen zusammen sind?"
- auf die Lösungsversuche der Bewohnerinnen und Bewohner warten zu können und sie darin wahrzunehmen.

> Wer sich die Zeit nimmt, Menschen aufmerksam und bewusst zu beobachten, erspart sich viel Kraft und Mühe beim Nachdenken darüber, was Menschen tatsächlich brauchen oder wie es ihnen wirklich geht.

Aufgrund von Beobachtungen können geeignete Fragen und Vermutungen (auf-)gestellt werden, die wiederum zu angemessenen Aktivitäten führen.

Aktivieren und Begleiten

Die Hauptaufgaben der Betreuungskräfte sind das Aktivieren und das Begleiten von Menschen mit psychischen, physischen oder geistigen Einschränkungen.

Die Aktivierung

Die allgemeine Definition von Aktivieren lautet: tätig sein oder wirksam sein. Die Psychologie meint damit den Zustand einer inneren Erregung, um damit Wachheit und Aufmerksamkeit herzustellen.

> Mit Aktivierung ist in der Betreuungsarbeit gemeint, Menschen dabei zu unterstützen, dass sie sich selbst in ihrer Persönlichkeit und in ihren Möglichkeiten wahrnehmen können. Dazu gehört, dass sie ihre Umgebung wahrnehmen können, was ihnen die Erweiterung ihres Erlebensraumes ermöglicht. Aktivierung durch Bewegung, Interesse, Teilhabe und Austausch, aber auch durch Aktionsräume – also Möglichkeiten der Selbstbeschäftigung.

Ziel der Aktivierung ist es, dass sich der Mensch als eine Person erlebt, die Interessen und Fähigkeiten besitzt, eine Bedeutung hat und eine Rolle in der Gemeinschaft hat und sich noch entwickeln kann. Wodurch und mit welcher Hilfe Menschen dies erleben, muss individuell herausgefunden und bei der Auswahl des Beschäftigungsangebots berücksichtigt werden. Aktivierung erhöht die Wachheit, das Gefühl eines „Ich-Bewusstseins" und das Wohlbefinden; sie wirkt präventiv gegen die Entwicklung von psychischen Erkrankungen und Vereinsamung. Aktivierend sind alle Situationen, in denen Menschen sich selbst als lebendig erleben.

Die Begleitung

Ursprünglich heißt Begleitung „mitgehen", aber auch „unterstützend" anwesend sein. In diesem Sinne ist auch die Begleitung von Seniorinnen und Senioren zu verstehen. Alltagsbegleiterinnen und -begleiter sollten eben ihrem Namen gerecht werden und die Menschen in ihrem Alltag begleiten. Es kann für Sie als Alltagsbegleiterin oder Alltagsbegleiter ungewohnt sein, Menschen, besonders um sie kennenzulernen, nur zu begleiten und nicht gleich zu aktivieren. Beispielsweise kann es sich um eine ältere Dame mit fortgeschrittener

Demenz handeln, die während ihres Umherlaufens auf den Gängen des Wohnbereichs begleitet wird. Als Begleiterin oder Begleiter sind Sie nur anwesend, ohne etwas zu tun. Sie warten nur ab, ob und wie die Dame auf Ihre Anwesenheit reagiert. Sie sind dabei aktiv in Ihrer Aufmerksamkeit und Wahrnehmung, aber nicht aktiv in Form von Impulse gebend oder Handlungen anregend. Ihre wache Anwesenheit allein reicht völlig aus.

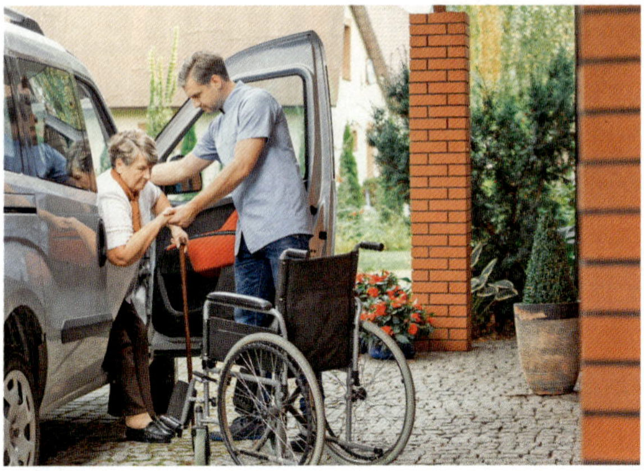

Menschen in ihrem Alltag begleiten

Wenn Sie als Alltagsbegleiterin oder -begleiter solche „reinen Anwesenheitszeiten" praktizieren, werden Sie bemerken, wie sehr Ihre Beziehungen zu den Bewohnerinnen und Bewohnern davon profitieren. Sie werden sich vielleicht darüber wundern, wie viel Aktivierung und Kontakt darin ausgedrückt werden kann, nur anwesend zu sein, und wie gut und schnell Sie einen Zugang zu einem Menschen bekommen. Wenn Sie selbst nicht in Aktion treten, erhalten die Bewohnerinnen und Bewohner die Gelegenheit, selbst aktiv zu werden und die Begleiterin oder den Begleiter als Menschen kennenzulernen, also Vertrauen zu ihr oder ihm aufzubauen.
Der Alltag von Bewohnerinnen und Bewohnern gelingt mit Betreuungskräften, die das „Körper-Seele-Hilfs-Ich" für sie sind.

> Begleitung ist mehr ein Folgen, als ein Führen, und lässt den Bewohnerinnen und Bewohnern die Möglichkeit, ihre Aktivitäten in ihrer Weise und in ihrem Tempo zu erledigen.

Planung und Dokumentation

Die Planung und Dokumentation ihrer Tätigkeiten und Beobachtungen ist für die Alltagsbegleiterin und den Alltagsbegleiter unerlässlich, weil sie dadurch

- einen Überblick über die einzelnen Tätigkeiten und den zu erwartenden Aufwand bekommen können und auch behalten, was gerade für Berufsanfänger wichtig ist,
- andere und sie selbst ihr Tun nachvollziehen können, falls vielleicht jemand direkt vor dem Sommerfest erkrankt und das Betreuungsteam dann anhand einer guten Dokumentation weiß, was noch zu tun ist, oder weil die Prüfinstanzen des MDK/die Heimaufsicht nachvollziehen können möchten, welche individuellen Maßnahmen einer Bewohnerin oder einem Bewohner im letzten halben Jahr angeboten wurden,
- ihre Beobachtungen und Ergebnisse der Arbeit darstellen können und andere daran teilhaben lassen können,
- die Gelegenheit haben, ihre Angebote anhand der Reaktionen und Äußerungen der Bewohnerinnen und Bewohner zu überprüfen und zu verbessern,
- ihre Einschätzungen der Bewohnersituation aufgrund von eigenen und fremden Beobachtungen bestätigen oder korrigieren können,
- nicht jede größere Veranstaltung immer wieder neu planen müssen, sondern auf schon einmal erstellte Unterlagen zurückgreifen können.

Was Einrichtungen an Dokumentationsleistungen von Ihnen erwarten

Alltagsbegleiterinnen und Alltagsbegleiter verbringen viel Zeit mit den hilfebedürftigen Menschen. Häufig begleiten sie die Mahlzeiten, erfahren viel Persönliches und erkennen dabei Stärken oder auch Schwächen, die vielleicht nicht immer auf den ersten Blick erkennbar sind.

An das Dokumentieren der Fähigkeiten und Fertigkeiten werden folgende Erwartungen gestellt:

- **handschriftliche Mappendokumentation:** Die Begleiterinnen und Begleiter können lesen und lesbar schreiben. Die handschriftliche Dokumentation kommt allerdings nur noch selten vor.
- **rechnergestützte Dokumentation:** Ihnen sind die Grundbegriffe im Umgang mit einem Computer geläufig. Sie finden sich in einem Softwareprogramm zurecht, wenn sie darin geschult wurden.
- Sie finden Worte für ihre **Beobachtungen und Wahrnehmungen**. Dies ist die wichtigste Fähigkeit und Voraussetzung für eine Dokumentation.
- Alltagsbegleiterinnen und -begleiter besitzen genügend **Fachwissen**, um ihre Beobachtungen und Wahrnehmungen fachlich einzuordnen.
- Sie schreiben in das Berichteblatt bzw. den Tagesbericht. Dazu benötigen sie die Fähigkeit, ihr Wissen und ihre Erlebnisse in einem freien Text zu formulieren. Beschrieben wird dabei immer neutral, was passiert ist, ohne Vermutungen oder Beurteilungen über das

Erlebte. Erwähnt werden hier nur Abweichungen von den geplanten Maßnahmen und Besonderheiten.
- Sie kennen die Instrumente **ABEDL oder AEDL** und die SIS und wissen sich in ihnen strukturell zu bewegen.
- Sie kennen die Art der **nicht wertenden Wiedergaben** von Beobachtungen in Form von Worten.
- **Sie lesen täglich** die für sie relevanten Dokumentationen der Bewohnerinnen und Bewohner durch, um auf dem aktuellen Stand zu sein.
- Sie **führen ihre Dokumentation** sorgfältig an jedem Tag durch.

> Wer die Bewohner aufmerksam beobachtet, daraus eine individuelle Begleitung und Aktivierung zusammenstellt und die Wirkung dieser Angebote wiederum aufmerksam überprüft und dies alles in Worte fasst, kann dokumentieren.

3. Tätigkeitsfelder

Wer stellt eigentlich Alltagsbegleiterinnen und -begleiter ein, wo finden sie einen Arbeitsplatz? Das Sie nicht nur für die Arbeit mit alten Menschen, sondern mit Menschen, die psychisch oder geistig erkrankt oder behindert sind, qualifiziert werden, können die Arbeitsstätten sehr unterschiedlich sein. Im Folgenden werden verschiedene Tätigkeitsfelder vorgestellt.

Stationäre, teilstationäre und ambulante Altenhilfe

In der **stationären Altenhilfe** werden Dauer- oder Übergangswohnplätze angeboten, die sich in der Art der Unterbringung unterscheiden:
- Alten- oder Seniorenheime
- Pflegeheime
- Kurzzeitpflege
- Gerontopsychiatrische Pflegeheime
- Geriatrische Kliniken
- Wohnstifte
- Rehabilitationseinrichtungen

Die stationären Einrichtungen werden von kirchlichen, gemeinnützigen oder privaten Trägern betrieben. Sie finanzieren sich aus den Pflegesätzen der Pflegekassen und den Eigenanteilszahlungen der Bewohnerinnen und Bewohner.
Grundsätzlich können Alltagsbegleiterinnen und Alltagsbegleiter in jeder dieser Einrichtungen tätig sein.
In **vollstationären Einrichtungen** arbeiten Betreuungskräfte auch an Wochenenden und Feiertagen und in verschiedenen Schichten. In stationären Einrichtungen zahlen die Pflegekassen vollständig die Kosten der zusätzlichen Betreuungskräfte; der Berechnungsschlüssel für eine Vollzeitkraft in der Betreuung wird umgerechnet auf 20 Bewohner.

Die **teilstationäre Versorgung** findet in sogenannten Tagespflegestätten statt, die von montags bis freitags von morgens bis nachmittags geöffnet haben. Die Gäste werden in der Regel vom hauseigenen Fahrdienst abgeholt und auch wieder nach Hause gebracht. Tagespflegestätten ermöglichen den Gästen eine Tagesstruktur, versorgen sie pflegerisch und mit mehreren Mahlzeiten. Tagesgruppen betreuen zwischen 10 und 20 Personen am Tag und bieten den Vorteil, dass die Gäste wieder nach Hause können und pflegende Angehörigen entlastet sind. **Tagespflegen** werden durch die Pflegesätze entsprechend den Pflegegraden und dem Eigenanteil der Gäste finanziert. Wer in Tagespflegen arbeitet, hat am Wochenende frei und arbeitet meist in nur einer, höchstens in zwei Schichten.

In der **ambulanten Altenhilfe** sind die Tätigkeiten auf den Haushalt des zu begleitenden Menschen beschränkt und werden in der Regel über einen Pflegedienst organisiert. Manche ambulanten Pflegedienste bieten auch Gruppenaktivitäten an.

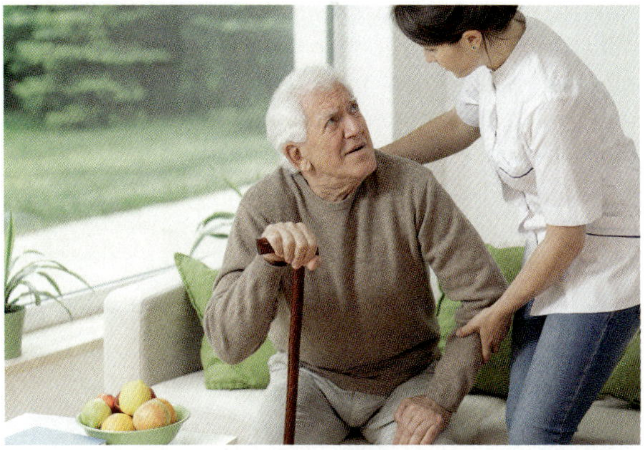

Ambulante Altenhilfe

Immer häufiger werden Alltagsbegleiterinnen oder -begleiter auch privat von Angehörigen beauftragt, um eine Betreuung während der Abwesenheit der Pflegenden oder zu ihrer Entlastung zu ermöglichen.
Zum Teil arbeiten privat organisierte Alltagsbegleiterinnen auch in Einrichtungen, um die Betreuungssituation einzelner Bewohner zu verbessern, sie werden aber nicht von der Einrichtung angestellt, sondern direkt von Bewohnern oder den Angehörigen.

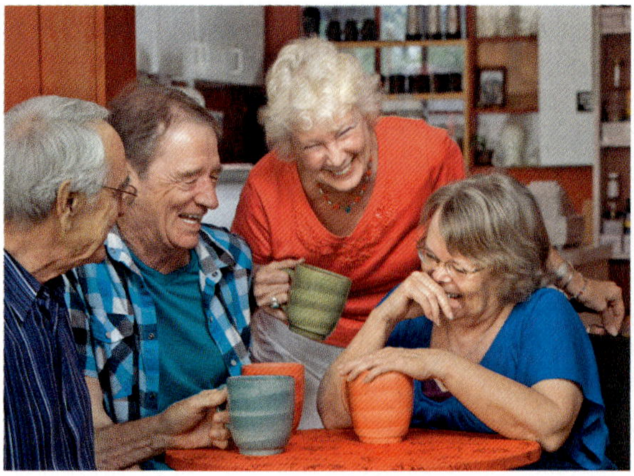

Tagesgruppe

Haus- und Wohngemeinschaften

Eine Versorgungsform ist die der überschaubaren Wohngemeinschaften. Sie werden von ambulanten Diensten, großen Trägern der pflegerischen Versorgung, immer mehr privaten Wirtschaftsunternehmen (z. B. Wohnungsbaugenossenschaften) oder privat organisierten Vereinen betrieben. In ihren Organisationsformen können sie sich stark unterscheiden:

Es gibt privat organisierte Kleinwohngruppen mit bis zu vier pflegebedürftigen Menschen. Sie werden von der Bundesregierung mit einem Sonderprogramm finanziell beim Ausbau der Räumlichkeiten und den Lohnkosten einer Alltagsbegleitung unterstützt. Hier soll sich eine Präsenzkraft bzw. Alltagsbegleitkraft um die Alltagsversorgung der Bewohnerinnen und Bewohner und eventuell der mitlebenden Angehörigen kümmern. Die Angehörigen arbeiten in der Betreuung aktiv mit.

Weiterhin gibt es durch Vereine oder ambulante Pflegedienste organisierte Wohngruppen mit sechs bis zehn Bewohnerinnen und Bewohnern, die mindestens den Pflegegrad 2 besitzen. Meist handelt es sich um sogenannte „Demenz-WGs".

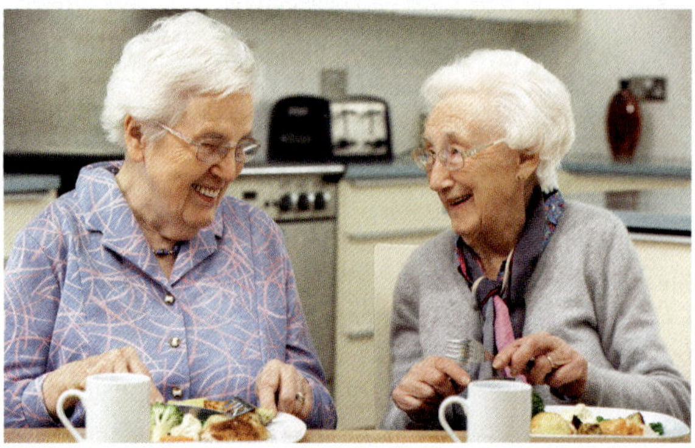

Wohngemeinschaft

Tagsüber sind hier eine Präsenzkraft, eine gerontopsychiatrische Pflegekraft und eine Alltagsbegleitung anwesend, die alle Versorgungs- und Betreuungsleistungen den Bewohnern gegenüber erbringen.

Es soll eine familiäre Atmosphäre entstehen mit einer überschaubaren Menge an Kontakten. Die Bewohnerinnen und Bewohner sollen ein Gefühl der „Normalität" und Selbstbestimmung im Lebensumfeld entwickeln.

Mit **Hausgemeinschaften** sind Wohngruppen innerhalb einer Einrichtung gemeint, die sich aus acht bis vierzehn Bewohnern und Bewohnerinnen zusammensetzen. Viele Häuser bestehen aus sechs oder sieben solcher Gemeinschaften. Die Bewohnerinnen und Bewohner werden von festen Bezugspersonen versorgt, insbesondere Präsenzkräfte und Alltagsbegleiter oder -begleiterinnen gestalten den Tag. Diese Kräfte beschäftigen sich hauptsächlich mit der Pflege, Behandlungspflege, der Organisation und Dokumentation sowie mit dem Kontakt zu Angehörigen. Die Bewohner und Bewohnerinnen haben die Möglichkeit, sich im ganzen Haus frei zu bewegen und an Angeboten, die hausgemeinschaftsübergreifend stattfinden, teilzunehmen. Der Vorteil dieser Gemeinschaften liegt in der familiären Atmosphäre und dem übersichtlichen Lebensraum, den viele ältere Menschen als Erleichterung erleben.

Krankenhäuser und Rehabilitationseinrichtungen

Diese Einrichtungen stellen ebenfalls Alltagsbegleiterinnen und -begleiter ein, um Menschen mit Demenz in dieser für sie fremden Umgebung vorübergehend zu begleiten. Ein Krankenhausaufenthalt erscheint dementen Menschen besonders angsteinflößend, daher ist eine professionelle Begleitung sinnvoll.

4. Recht im Arbeitsalltag

4.1 Die Charta der Rechte

Im (Arbeits-)Alltag mit hilfe- und pflegebedürftigen Menschen treten Situationen ein, aus denen sich Fragen ergeben, die man mithilfe von Gesetzen und Rechtsvorschriften zu beantworten versucht. Beispielsweise werden ganz grundlegende Fragen der Selbst- und Fremdbestimmung eines Hilfebedürftigen in der **„Pflege-Charta"** geklärt. Die Charta ist eine Art Grundgesetz für alle an der Pflege beteiligten Menschen. Sie appelliert daran, das Recht auf Individualität, Gleichberechtigung und Selbstbestimmung der Betroffenen zu schützen. (BMFSFJ 2005)

Die acht Artikel der Pflege-Charta

Artikel 1: Selbstbestimmung und Hilfe zur Selbsthilfe

Jeder hilfe- und pflegebedürftige Mensch hat das Recht auf Hilfe zur Selbsthilfe sowie auf Unterstützung, um ein möglichst selbstbestimmtes und selbstständiges Leben führen zu können.

> Hilfe bedeutet vorrangig, die vorhandenen Fähigkeiten des Menschen zu aktivieren und zu stärken.

Artikel 2: Körperliche und seelische Unversehrtheit, Freiheit und Sicherheit

Jeder [...] hat das Recht, vor Gefahren für Leib und Seele geschützt zu werden.

> Unversehrtheit bedeutet: Respekt vor den Wünschen jedes Menschen, bei gleichzeitigem Schutz vor Schädigung jeder Art.

Artikel 3: Privatheit

Jeder [...] hat das Recht auf Wahrung und Schutz seiner Privat- und Intimsphäre.

> Privatheit ist die Voraussetzung für die Gewissheit, an einem Ort zuhause zu sein.

Artikel 4: Pflege, Betreuung und Behandlung

Jeder [...] hat das Recht auf eine an seinem persönlichen Bedarf ausgerichtete, gesundheitsfördernde und qualifizierte Pflege, Betreuung und Behandlung.

> Nur weil ein Mensch beispielsweise schon sehr alt ist, darf ihm nicht die bestmögliche Behandlung verweigert werden.

Artikel 5: Information, Beratung und Aufklärung

Jeder [...] hat das Recht auf umfassende Informationen über Möglichkeiten und Angebote der Beratung, der Hilfe, der Pflege sowie der Behandlung.

> Trotz krankheitsbedingter Schwierigkeiten ist es wichtig, Menschen über ihre Situation aufzuklären und sie so zu beraten, dass sie eine eigene Entscheidung treffen können.

Artikel 6: Kommunikation, Wertschätzung und Teilhabe an der Gesellschaft

Jeder [...] hat das Recht auf Wertschätzung, Austausch mit anderen Menschen und Teilhabe am gesellschaftlichen Leben.

> Eigentümliches Verhalten darf nicht zum Ausschluss aus der Gemeinschaft oder zur Diskriminierung in der Gemeinschaft führen.

Artikel 7: Religion, Kultur und Weltanschauung

Jeder [...] hat das Recht, seiner Kultur und Weltanschauung entsprechend zu leben und seine Religion auszuüben.

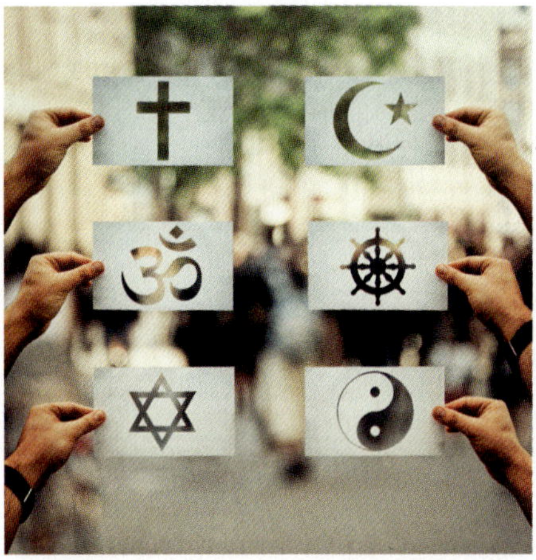

> Kultureller, religiöser und sozialer Rassismus haben in der Pflege keinen Platz.

Artikel 8: Palliative Begleitung, Sterben und Tod

Jeder hilfe- und pflegebedürftige Mensch hat das Recht, in Würde zu sterben.

Die Qualität einer Einrichtung ist daran zu erkennen, wie sie mit dem Sterben, den Sterbenden und den Toten umgeht.

Die Charta der Rechte hilfe- und pflegebedürftiger Menschen
hrsg. vom Bundesministerium für Familie, Senioren, Frauen und Jugend http://www.bmfsfj.de
Infotelefon +49 (0)30 201791 -30

Umsetzung der Charta
„Der Mensch steht im Mittelpunkt – Leitbild unserer Einrichtung."
Jeder Mensch ist anders, das wissen und respektieren wir. Deshalb orientieren sich Alltagsbegleiterinnen in ihrer Arbeit ganz an den individuellen Fähigkeiten, Wünschen und Bedürfnissen der Bewohnerinnen und Bewohner **(Präambel der Pflege-Charta)**: „Sie können darauf vertrauen: Ihre Würde und Selbstbestimmung **(Artikel 1)** wird geachtet, ebenso wie Ihr biografischer Hintergrund und Ihre weltanschauliche Orientierung **(Artikel 7)**. Selbstverständlich können Sie Ihr Zimmer persönlich einrichten **(Artikel 3)** und auch die Gemeinschaftsräume mitgestalten **(Artikel 6)** [...]."

Die acht Artikel der Pflege-Charta dienen als Grundlage für die Beziehungsgestaltung und Entscheidungsfindung im Umgang mit hilfe- und pflegebedürftigen Menschen.

4.2 Wer kann wann über einen Menschen bestimmen?

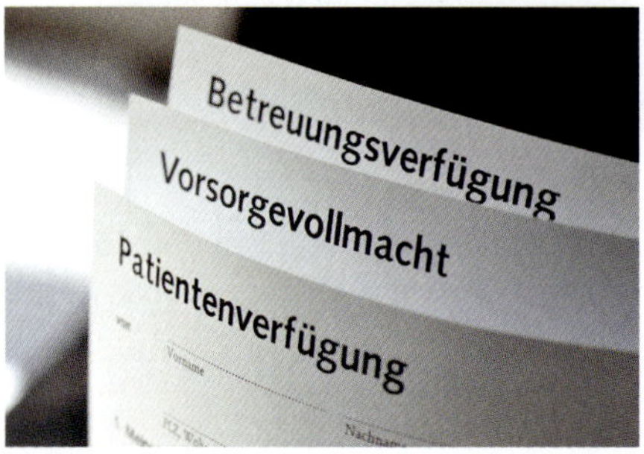

Bestimmte Lebensumstände machen eine Patientenverfügung und Vorsorgevollmacht sinnvoll

Wenn ein Mensch hilfe- oder pflegebedürftig wird, kann es sein, dass er manche Entscheidungen nicht mehr überblicken oder verantwortlich treffen kann. **Beispielsweise wenn er aktuell eine Psychose erlebt oder nicht in der Lage nicht,** Handlungen umzusetzen, **wie etwa in der Rehabilitation nach einem Schlaganfall**. Wer nicht mehr die Möglichkeit hat, sich in einer konkreten Situation zu äußern, dessen schriftlich geäußerte Wünsche werden beachtet, wenn sie zuvor formal einwandfrei niedergelegt wurden. Jetzt braucht der oder die Betroffene eine Person, die im eigenen Sinne vorübergehend oder dauerhaft die „Geschäfte" in die Hand nimmt. Um beizeiten die gewünschte Vertrauensperson mit den hierfür nötigen Rechten auszustatten, können nachfolgende Dokumente ausgefüllt werden.

Die Patientenverfügung
Die Patientenverfügung ist ein Dokument, das im Fall einer schweren Krankheit oder eines Unfalls hinzugezogen wird. Darin wird festgelegt, welche Behandlungen und Hilfen zum Weiterleben erwünscht sind und welche nicht. Es werden die eigenen Wertvorstellungen, Wünsche und die Einstellung zum Leben niedergeschrieben. Der Verfasser oder die Verfasserin legt fest, in welchen Situationen die Verfügung gelten soll und wie die Einleitung, der Umfang und die Beendigung medizinischer Maßnahmen geregelt werden sollen. Durch eine **Zeugenunterschrift** und eine **jährliche Aktualisierung der Unterschriften** wird eine Patientenverfügung rechtssicher. Eine Patientenverfügung wird durch eine Vorsorgevollmacht sinnvoll ergänzt.

Die Vorsorgevollmacht
In der Vorsorgevollmacht legt eine Person fest, um welche persönlichen Angelegenheiten sich wer im Ernstfall kümmern soll und wer nicht. Die Vorsorgevollmacht kann für einzelne Lebensbereiche gelten oder umfassend für alle Lebensbereiche sein. Sie wird nicht durch ein gerichtliches Verfahren bestätigt. Besonders wenn jemand über Vermögen verfügt, ist es wichtig festzulegen, was damit zu seinen Lebzeiten passiert. Wer darf das Konto und wer das Haus verwalten? Wer ist geeignet, eine gute Klinik oder Pflegeeinrichtung zu finden? Diese und andere Fragen werden in der Vorsorgevollmacht geregelt.

Lebensbereiche, für die eine Vorsorgevollmacht ausgestellt werden kann:
- Gesundheitssorge/Pflegebedürftigkeit
- Aufenthalt und Wohnungsangelegenheiten
- Behörden
- Vermögenssorge

- Post- und Fernmeldeverkehr
- Vertretung vor Gericht
- Untervollmacht en für einzelne Bereiche

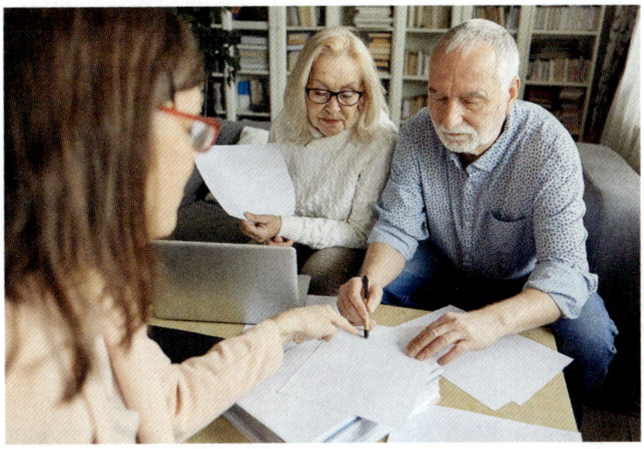

Eine Patientenverfügung wird durch eine Vorsorgevollmacht sinnvoll ergänzt.

Lebensumstände und Lebensstile, die eine Patientenverfügung und Vorsorgevollmacht sinnvoll machen:

Schwere Erkrankungen wie

- Herzinfarkt
- Schlaganfall
- Krebs

Ausübung gefährlicher Hobbys wie

- Motorradfahren
- Fallschirmspringen
- Reiten
- Snowboardfahren

Ausübung gefährlicher Berufe wie

- Soldatin/Soldat
- Polizistin/Polizist
- Berufskraftfahrerin/-kraftfahrer
- Pilotin/Pilot
- Flugbegleiterin/Flugbegleiter

Lebensumstände wie

- Alter
- schwere chronische Erkrankungen
- alleinstehend mit Kindern
- pflegende Angehörige – für beide Seiten

> Betreuungsverfügung – Vorsorgevollmacht
> Konto- und Depotvollmacht
> Patientenverfügung
> Mehrsprachige Vordrucke sind hier zu finden:
> http://www.bmfsfj.de

Die Betreuungsverfügung

In einer Betreuungsverfügung wird festgelegt, wer im Falle der Notwendigkeit zum gerichtlich festgestellten Betreuer oder zur Betreuerin ernannt werden soll.
Dies kann eine persönlich bekannte Person sein, ein Betreuungsverein oder auch ein gerichtlich bestellter Betreuer oder eine Betreuerin.
Der Vorteil dieser Verfügung liegt darin, dass festgelegt werden kann, wer betreuen soll und wer nicht.
Betreuerinnen und Betreuer müssen sich mit ihren Handlungen vor dem Gericht verantworten. Diese Klärung der persönlichen Beziehungen vor Eintreten einer Betreuungssituation kann beispielsweise bei der Verwaltung großer Vermögen oder bei Familienstreitigkeiten wichtig sein.
Die Verfügungen und Vollmachten sollten an mindestens zwei unterschiedlichen Orten hinterlegt werden (z. B. Hausarzt und eigene Dokumentenmappe).

> Folgende Organisationen bieten die kostenpflichtige **Hinterlegung einer Betreuungsvollmacht** an:
> Zentralregister für Patientenverfügungen
> www.zentralarchiv.info
> Zentrales Vorsorgeregister bei der Bundesnotarkammer
> www.vorsorgeregister.de

Die richterlich angeordnete Betreuung

Eine Betreuung kann amtlich nur dann angeordnet werden, wenn eine Hilfsbedürftigkeit vorliegt, die auf einer der folgenden im Gesetz (§ 1896 Abs. 1 BGB) genannten Krankheiten oder Behinderungen beruht:

- psychische Krankheiten
- geistige Behinderungen
- seelische Behinderungen
- körperliche Behinderungen

Diese müssen jedoch zu starken Verlusten der Alltagskompetenz führen und die Alltagsbewältigung deutlich einschränken.

Es muss zusätzlich ein Fürsorgebedarf bestehen. Das Betreuungsrecht (früher Vormundschaft) regelt die **Übertragung der rechtlichen Vertretung bestimmter oder aller Lebensbelange** auf eine andere Person. Sie wird für Menschen erwirkt, die laut gerichtlicher Feststellung vorübergehend oder dauerhaft nicht in der Lage sind sich selbst rechtlich zu vertreten.

Der Antrag für die Betreuung kann aus **eigenem Willen** gestellt werden (z. B. schwere Erkrankung mit unklarem Verlauf oder Ausgang) oder von **Amtswegen** (z. B. bei schwerer geistiger Behinderung oder akuter Selbst-/Fremdgefährdung). Die Betreuung wird im BGB in den §§ 1896 ff. geregelt und in einem gerichtlichen Beschluss festgestellt.

Der Betreuer oder die Betreuerin unterliegt der gerichtlichen Aufsicht. Eine Betreuung kann auf Antrag gerichtlich widerrufen werden.

Betreuungen kann es für unterschiedlichste Aufgabenkreise geben. Die wichtigsten sind:

- **die Aufenthaltsbestimmung;** sie legt fest, wo die oder der Bedürftige leben (Bsp. Heim) oder versorgt werden soll (Bsp. Klinik),
- **die Vermögensverwaltung;** sie legt fest, wie das vorhandene Vermögen benutzt wird (Bsp. Haus verkaufen, Taschengeldhöhe festlegen),
- **die Gesundheitsfürsorge;** sie legt fest, welche Therapien zum Erhalt der Gesundheit, des Lebens eingesetzt werden (z. B. Legen einer Ernährungssonde).

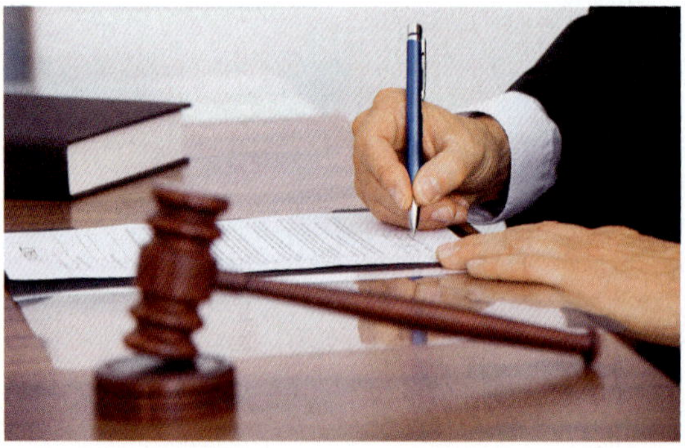

Gerichtlicher Beschluss

Trotz der Übernahme der Verantwortung für den bedürftigen Menschen sollten Entscheidungen über den Aufenthalt, die Gesundheit und das Vermögen möglichst **mit** der oder **dem Betreuten gemeinsam** getroffen werden. Ist eine betreute Person mit der Arbeit des Betreuers oder der Betreuerin unzufrieden, kann sie bei Gericht einen Antrag auf Betreuerwechsel stellen.

4.3 Rechtsfragen im Arbeitsalltag

Zum Datenschutz – wer hat Zugang zu den Daten?

Die Pflege-und Betreuungssituation führt zum Austausch persönlicher Daten mit fremden Personen. Der sorgsame Umgang mit diesen Informationen ist ein wichtiger Bestandteil der täglichen Arbeit und besonders der alltäglichen Kommunikation.

Eine lautstarke Unterhaltung mit Kollegen über das Verhalten oder über die Krankendaten Betreuter in Gegenwart anderer ist ethisch und rechtlich nicht vertretbar.

Eine Mitteilung wie: „Frau Müller muss noch ihr Abführmittel nehmen, sie war schon seit drei Tagen nicht mehr, du weißt schon" ... am Frühstückstisch mit anzuhören, ist in dieser Art des Umgangs nicht nur gedankenlos, sondern auch strafbar. Schon allein aus ethischer Sicht möchte niemand Zeuge oder Objekt solcher Unterhaltungen sein.

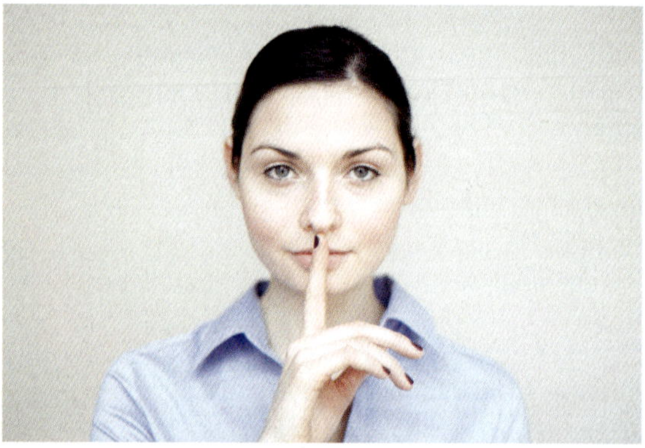

Sorgsamer Umgang mit Informationen

Der Gesetzgeber ist ebenfalls dieser Ansicht und regelt den Schutz der persönlichen Daten durch die Datenschutz-Grundverordnung (DSGVO). Der Datenschutz basiert auf dem **Verbotsprinzip mit Befreiungsvorbehalt**. Übersetzt heißt das, dass niemand das Recht hat, Daten von anderen Menschen zu **sammeln, zu verwerten oder weiterzugeben**, außer der Betroffene stimmt dem zu.

Mit der Unterzeichnung des Heimvertrages erklärt sich die Bewohnerin oder der Bewohner einverstanden, dass Daten **dokumentiert** werden und an Mitglieder der **Behandlungs- und Betreuungsgruppe** weitergegeben werden dürfen.

Allerdings hat dies unter dem Ausschluss der Öffentlichkeit zu geschehen, also nicht im Speisesaal. Angehörige sind nicht automatisch in die Informationsweitergabe einbezogen, außer der zu pflegende Mensch erlaubt dies ausdrücklich.

Der Datenschutz gilt zudem über den Tod hinaus.
Mit der Unterzeichnung des Arbeitsvertrages verpflichten sich Mitarbeiterinnen und Mitarbeiter auch, sich an die allgemeinen und hausinternen Datenschutzbestimmungen zu halten. Bei Zuwiderhandlung können sie strafrechtlich belangt werden. Wer Daten kennt und verwendet, ist Geheimnisträger und unterliegt der Sorgfaltspflicht (siehe Beispiel) und der Schweigepflicht.

Schweigepflicht – was darf wem erzählt werden?
Die Schweigepflicht basiert auf § 203 des Strafgesetzbuches (StGB).

§ 203 StGB Verletzung von Privatgeheimnissen
„Wer unbefugt ein fremdes Geheimnis, namentlich ein zum persönlichen Lebensbereich gehörendes Geheimnis oder ein Betriebs- oder Geschäftsgeheimnis, offenbart, das ihm als [...] anvertraut worden ist, wird mit Freiheitsstrafe bis zu einem Jahr oder mit Geldstrafe bestraft."

Die Schweigepflicht umfasst alle Informationen zu **Tatsachen** und **Umständen**, die sich auf den **Gesundheitszustand** beziehen (z. B. Diagnose, angewandte Therapien, ärztliche Aufzeichnungen, Untersuchungsbefunde). Das gleiche gilt für alle **Gedanken, Meinungen, Empfindungen, Handlungen, familiären, finanziellen und beruflichen Verhältnisse,** an deren Geheimhaltung erkennbar ein Interesse besteht. Auch der Name gehört zu den durch Schweigepflicht geschützten Rechtsgütern.

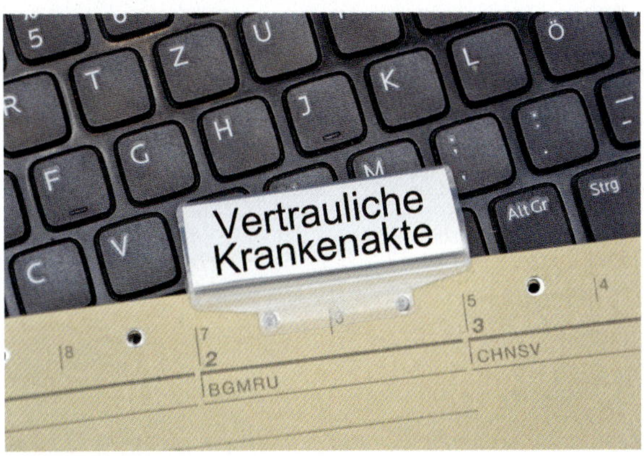

Der Gesundheitszustand gehört zu den vertraulichen Daten.

Die Schweigepflicht wird nur aufgehoben durch „das Interesse an der Abwehr drohender Gefahren für Leib, Leben oder Gesundheit, auch von anderen, und ist regelmäßig höherwertig anzusehen gegenüber dem Geheimhaltungsinteresse des Betroffenen."

Wer hat das Recht, Freiheit zu entziehen?

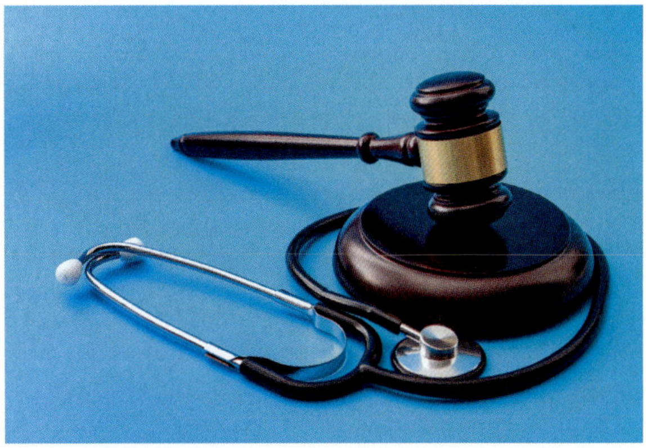
Richterlicher Beschluss

Die Bundesländer regeln im Rahmen des PsychKG (Psychisch-Kranken-Gesetz) die sogenannten **Schutz- und Hilfsmaßnahmen für psychisch kranke Menschen**. Sie regeln die Rechte der Betroffenen (Eigenverantwortung, Selbstbestimmung) und die Rechte der Gemeinschaft (Schutzmaßnahmen gegen den Willen des oder der Betroffenen im Falle von akuter Selbst- oder Fremdgefährdung). Zu den Schutzmaßnahmen gehören Untersuchung, Unterbringung, Betreuung in der Unterbringung und Beendigung der Unterbringung.

Freiheitseinschränkende Maßnahmen
Als Maßnahmen werden Fixierungen unterschiedlicher Art eingesetzt:
Räumliche Fixierung: Abschließen, Einschließen, Gehhilfe oder geeignete Kleidung verschließen etc.
Persönliche Fixierung: medikamentös ruhig stellen, Anschnallen, Gitter einsetzen, Feststellen etc.
Ausführungsverhinderung: Wegstellen, Wegschließen, Ausschließen etc.
Derartige Maßnahmen bedürfen der krankheitsbedingten „Indikation", die von einem Arzt festgestellt wird und von einem Gericht befürwortet werden muss.
Werden Maßnahmen **ohne richterlichen Beschluss** angewendet, liegt eine strafbare Freiheitsberaubung nach § 239 StGB vor. Dies gilt auch für die häusliche Pflege durch Angehörige.

Haftung bei pflegerischer Versorgung
Wer pflegt oder betreut, dem unterlaufen auch „pflegerische Fehler". Diese werden in folgenden Schlüsselbegriffen unterschieden: Unerwünschtes Ereignis, Vermeidbares Ereignis, Kritisches Ereignis, Fehler und Beinahe-Schaden. Das bei pflegerischen Fehlern grei-

fende Haftungsrecht ist im § 823 Abs. 1 BGB geregelt, hier gilt zum Schadensersatz das Verursacherprinzip, unterteilt in die „Deliktische Haftung“ und die „Verletzung des Schutzgesetzes“.

§ 823 Abs. 1 BGB
„Zum Schadensersatz verpflichtet ist, wer [...] vorsätzlich (absichtlich) oder fahrlässig (wissend, aber ohne Absicht) das Leben, den Körper, die Gesundheit, die Freiheit, das Eigentum oder sonstiges Recht eines anderen widerrechtlich verletzt.“

Arbeitgeber müssen im Schadensfall ein **Organisationsverschulden** (falsche Person mit der Aufgabe betraut) glaubhaft ausschließen, ansonsten sind sie für ihre Beschäftigten in der Haftung.
Eine Schädigung anvertrauter Personen muss im Rahmen der **Zumutbarkeit** und **Vorhersehbarkeit** verhindert werden. Maßnahmen hierzu dürfen nicht mehr als notwendig in das Persönlichkeitsrecht eingreifen. Die Beweislast liegt beim Geschädigten, außer beim Nachweis **„Grober Fehler“**. Eine mangelhafte Dokumentation ist ebenso ein grober Fehler wie fehlendes Insulin beim Ausflug mit dem Diabetiker.

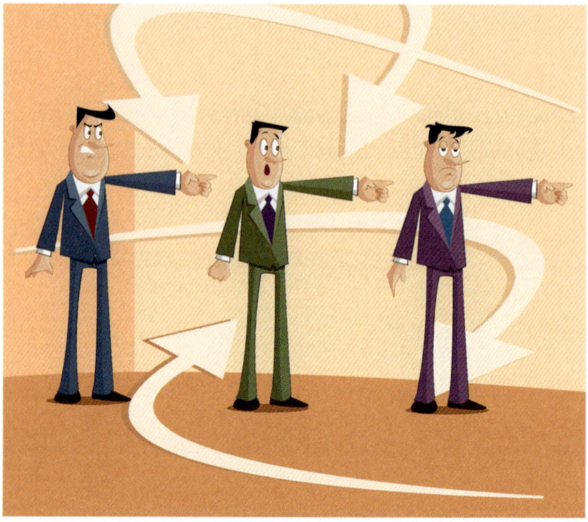

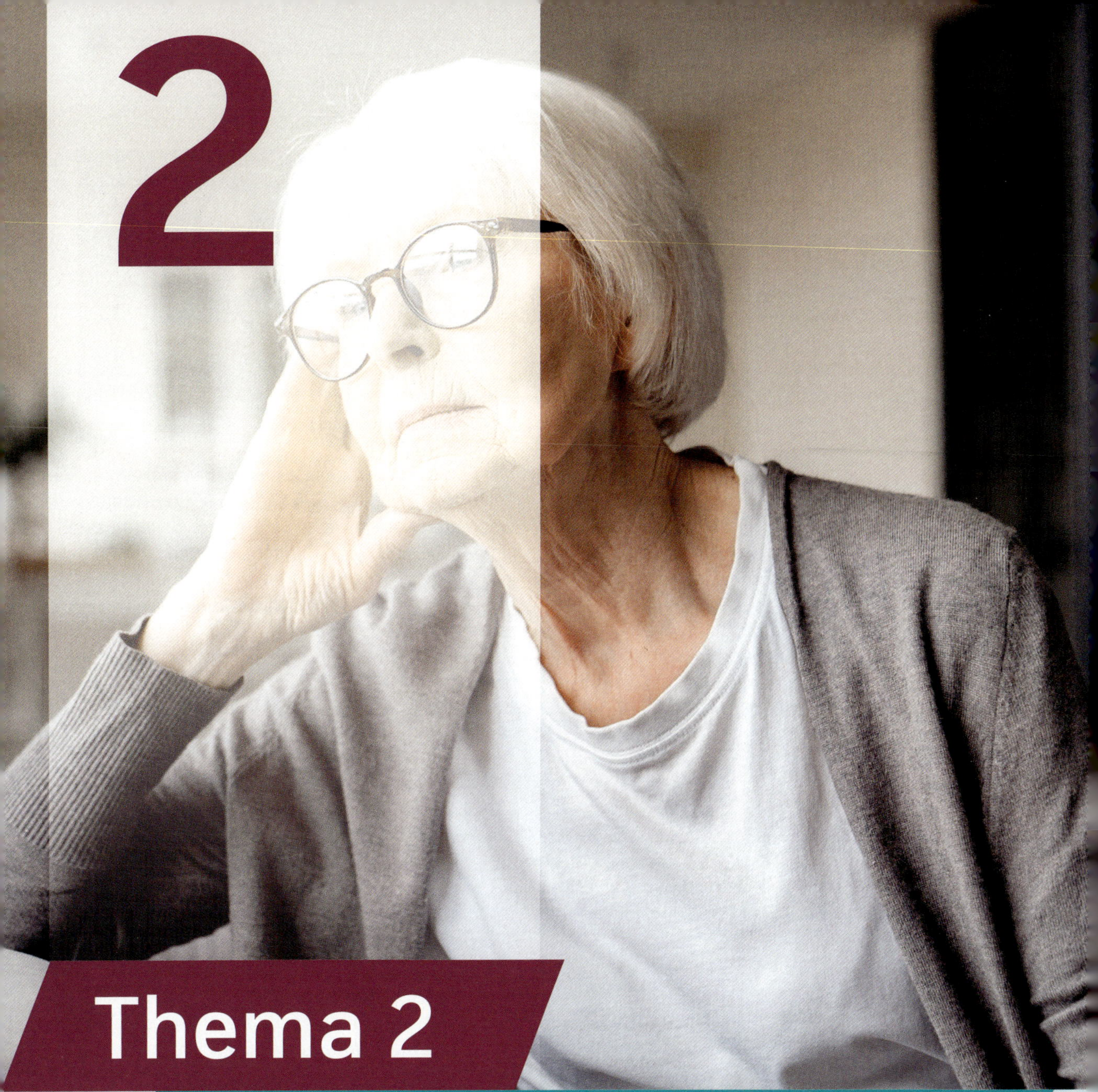

Thema 2

Mit wem habe ich es zu tun? Wessen Alltag begleite ich?

1. Was ist Alter?
2. Alternstheorien
3. Gesundheit vs. Krankheit
4. Behinderung
5. Demenz
6. Psychische erkrankungen
7. Diabetes
8. Parkinson
9. Bewegungsapparat
10. Herz-Kreislaufsystem

1. Was ist Alter?

Alter und Altern sind zwei Begriffe, die oft gleichbedeutend verwendet werden. Sie verweisen aber auf unterschiedliche Aspekte:

- Mit dem Begriff „Alter“ wird die letzte Lebensphase im Leben eines Menschen bezeichnet.
- Als Altern wird ein Vorgang bezeichnet, der sich genau genommen über die gesamte Lebensspanne eines Individuums erstreckt.

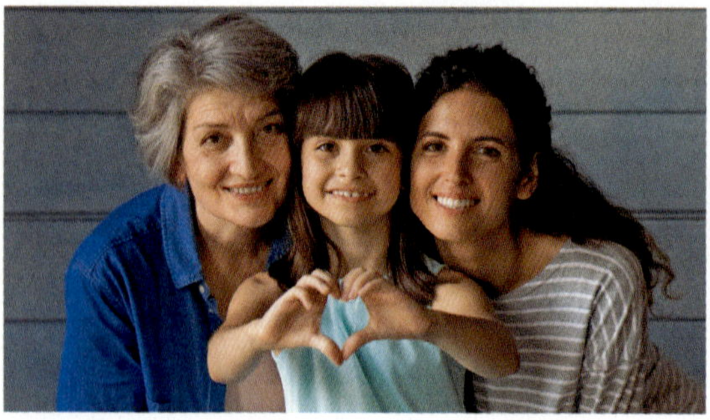

Unterschiedliche Lebensalter

1.1 Altersgrenzen

Das „Alter“ ist in unserer Sprache nicht eindeutig definiert. Ab wann ein Mensch alt ist, hängt immer auch davon ab, in welchem Zusammenhang dies betrachtet und beurteilt wird. Im deutschen Kulturraum ist es verbreitet, einen Menschen ab 65 Jahren, seltener auch schon ab 60 Jahren als alt zu bezeichnen. Einige gesetzlich fixierte Altersgrenzen wie die Volljährigkeit mit 18 Jahren und der Anspruch auf die Altersrente mit 67 Jahren gelten allgemein als gültig für den Eintritt in die Lebensphase „Erwachsener“ bzw. in die Lebensphase „Alter“.

Mit Erreichen der gesetzlichen Altersgrenze für die Rente zeigt sich diese Problematik in zwei Richtungen: Während einige Menschen z. T. lange vor dem Renteneintrittsalter nicht mehr in der Lage sind, ihre Arbeitsleistung zu erbringen, fühlen sich viele 67-Jährige zu diesem Zeitpunkt noch nicht alt und würden ihren Beruf gerne noch weiter ausüben. Viele nach dem kalendarischen Alter „alte“ Menschen sind sowohl im Berufsleben wie auch in Familie und Freizeit nach wie vor bereit und in der Lage, Verantwortung zu übernehmen.

Einige gesetzliche Altersregelungen

Alter in Jahren	Gesetzliche Regelung
18 Jahre	• Volljährigkeit • Aktives und passives Wahlrecht
21 Jahre	• Ende der möglichen Anwendung des Jugendstrafrechts
65 Jahre	• Bezug einer Altersrente für besonders langjährig Versicherte möglich
67 Jahre	• Altersrente für Personen ab Geburtsjahrgang 1964

> **!** Das kalendarische Alter sagt wenig darüber aus, wie alt sich ein Mensch fühlt und wie leistungsfähig er in vielerlei Hinsicht ist.

1.2 Kalendarisches Alter

Die genannten Altersgrenzen weisen daraufhin, dass Alter in vielen Zusammenhängen als kalendarisches Alter betrachtet wird: Alt ist, wer entsprechend seines Geburtsdatums eine bestimmte Anzahl an Jahren erreicht hat.

Dieser Altersbegriff wird jedoch vielfach kritisiert, da er die individuellen Unterschiede zwischen Menschen ignoriert: Nicht jedes Kind ist bereits mit sechs Jahren in der Lage, die Schule zu besuchen, und nicht jeder junge Mensch ist mit 18 Jahren bereits „reif“ genug, die Verantwortung für sein Leben in jeder Hinsicht zu übernehmen.

1.3 Biologisches Alter

Die körperliche Leistungsfähigkeit eines Menschen hängt oftmals eng mit seinem biologisch-körperlichen Alter zusammen. Mit diesem Begriff wird der Zustand von Zellen und Organen eines Organismus bezeichnet, der von wesentlich mehr Faktoren beeinflusst wird als nur von dem kalendarischen Lebensalter.

Biologisch hat der Mensch seinen Leistungshöhepunkt bereits mit etwa 20 Jahren erreicht. Schon dann beginnt der Körper zu altern. So verringern sich, wenn auch geringfügig, bereits der Maximalpuls und die Nervenleitfähigkeit. Im Laufe des Erwachsenenlebens treten weitere Veränderungen hinzu: Die Sinnesorgane verlieren nach und nach an Funktionalität, die grobe Kraft und die Feinmotorik lassen nach, später kann der Gleichgewichtssinn in Mitleidenschaft gezogen werden. Dies sind nur einige Beispiele. Auch andere Funktionen des Körpers verändern sich und altern. Dies hängt zum einen von den Genen ab, also den individuellen Erbfaktoren. Manche Menschen altern dabei deutlich sichtbar früher mit weißen Haar oder zunehmender Faltenbildung, während andere erst spät ergrauen oder noch lange eine fast „jugendliche Haut" behalten und lange beweglich bleiben.

> **!** Das biologische Alter hängt sowohl von genetischen Faktoren als auch von Umwelteinflüssen und dem Lebensstil ab.

Neben den genetisch festgelegten Alterungsvorgängen wirken sich verschiedene Umwelteinflüsse und der Lebensstil auf das biologische Alter aus, wie z. B.

- fehlende Bewegung
- Rauchen
- falsche Ernährung
- Stress und Belastungen
- Übergewicht

Diese Faktoren können zu Bluthochdruck, Fettstoffwechselstörungen und Diabetes führen, die eine vorzeitige biologische Alterung bewirken können. Somit kann ein Mensch aufgrund ungünstiger Lebensbedingungen und Lebensweise biologisch früher altern, als sein kalendarisches Alter anzeigt.
Zugleich ist auch das biologische, körperliche Altern kein unveränderliches, schicksalhaftes Geschehen. Dies zeigt zum einen der Ansatz der Salutogenese (vgl. Kap. 2.3.3), der die Entstehung von Gesundheit (statt von Krankheit) erklärt. (Bengel 2002) Die Forschung über Resilienz beschreibt die Anpassungsfähigkeit von Menschen an Veränderungen und lässt sich auch (bedingt) auf alte Menschen übertragen. (Leppert/ Strauß 2011) Beide Ansätze zeigen, dass der körperliche Veränderungsprozess unter bestimmten Voraussetzungen auch im mittleren und höheren Alter noch beeinflussbar ist.

1.4 Soziales Alter

Das soziale Alter beschreibt das, was die Gesellschaft von Menschen eines bestimmten Alters erwartet. Dies gilt für alle Altersgruppen: Es gibt bestimmte Erwartungen und Normen hinsichtlich des Verhaltens und der Pflichten sowohl von Kindern, Jugendlichen, Erwachsenen als auch von alten Menschen. Man erkennt sie an Formulierungen wie „Als Jugendlicher muss man ...", „Alte Menschen machen das aber nicht ...", „Von einem Erwachsenen kann man doch erwarten, dass ...".

Vor- und Nachteile des sozialen Altersbegriffs

Der soziale Altersbegriff hat Vorteile: Er beschreibt das Verhaltensspektrum, das von Menschen eines bestimmten Alters erwartet wird. Dies gibt den meisten Menschen eine gewisse Sicherheit und Orientierung und es macht das Leben in großen Gruppen und Gesellschaften übersichtlicher. In unserer Gesellschaft erwarten viele Menschen z. B., dass ein erwachsener Mensch einen Beruf ausübt, dass ein Jugendlicher zur Schule geht und dass ein alter Mensch Zeit hat, vormittags für die Nachbarn die Postpakete anzunehmen, weil er als Ruheständler zu Hause ist. Eine Sicherheit, dass jemand diese Normen erfüllt, gibt es aber nicht.
Die soziale Altersdefinition hat aber gleichzeitig auch Nachteile: Wer von den Normen abweicht, die in der Gesellschaft für das eigene Alter gelten, wenn eine Person also andere Vorstellungen hat, wie sie (in dieser Altersphase) leben möchte, muss sie unter Umständen mit Unverständnis und sogar Ablehnung in ihrem Umfeld rechnen.

Altersbilder

Die Vorstellungen einer sozialen Gruppe, einer Gesellschaft oder auch einflussreicher Institutionen und Medien, wie ein alter Mensch sein solle und sich zu verhalten habe, nennt man auch Altersbilder. Sie zeigen sich z. B. in der Werbung, in Filmen, aber auch in Stammtischgesprächen und in jeglicher Alltagskommunikation, in der es um die Belange alter Menschen geht. Altersbilder sind nicht „in Stein gemeißelt", sondern entwickeln sich mit den Veränderungen der Gesellschaft weiter. Zudem hängen sie stark von dem Umfeld und dem Zeitgeist ab, in dem sie vorherrschen.
Ein derartiger Prozess war im Kontext der Covid-19-Pandemie zu beobachten: Hier änderte sich das öffentliche Bild von alten Menschen als Personen, die zwischen Selbstschutz und Teilhabe am öffentlichen Leben weitgehend selbstbestimmt lebten, zu einem Bild von alten Menschen, die in jedem Fall – auch zum Preis der längerfristigen Isolation – vor einer Virusinfektion geschützt werden müssen, gegebenenfalls auch gegen ihren eigenen Willen.

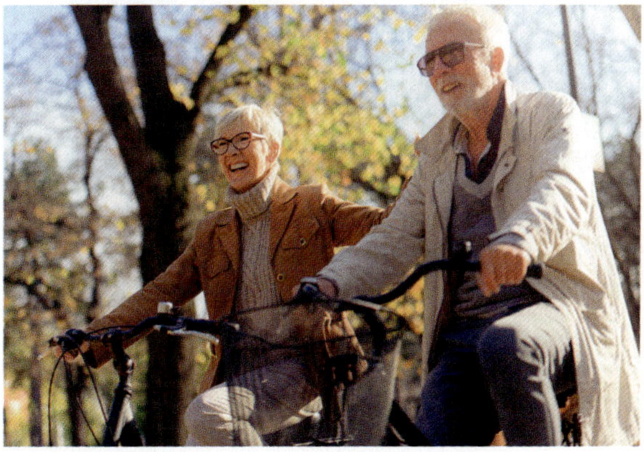

Das Bild der fitten, aktiven Seniorinnen und Senioren ist häufig in der Werbung zu sehen

Der 8. Altersbericht der Bundesregierung von 2020 benennt mehrere gesellschaftlich relevante Bereiche, in denen Altersbilder wirken: Wohnen, Mobilität, Soziale Integration, Gesundheit, Pflege und Sozialraum. Es ist Aufgabe einer Gesellschaft, diese Altersbilder immer wieder kritisch zu hinterfragen.

Altersbilder dürfen weder dazu führen, dass alte Menschen diskriminiert und ausgeschlossen werden, – davor schützt sie das Grundgesetz – noch dass sie durch zu positive, leistungsorientierte Erwartungen überfordert und ausgenutzt werden.

Mehr über den 8. Altersbericht der Bundesregierung finden Sie auf der Seite des Bundesministeriums für Familien, Senioren, Frauen und Jugend: http://www.bmfsfj.de

1.5 Funktionales Alter

Der Begriff des funktionalen Alters beschreibt, wie der alte Mensch sein eigenes Altern erlebt und welche Funktionen er für die Gesellschaft und für sein eigenes Leben übernimmt. Gleichaltrige Menschen im Ruhestand können ganz unterschiedliche Aktivitäten und Lebensstile pflegen:

- als Übungsgruppenleiter im Sport aktiv sein,
- den Alltag zuhause vor dem Fernseher verbringen,
- Mitglied des Stadtrates sein,
- sich regelmäßig um die Enkelkinder kümmern,
- sich für den Naturschutz einsetzen,
- im Altenheim leben.

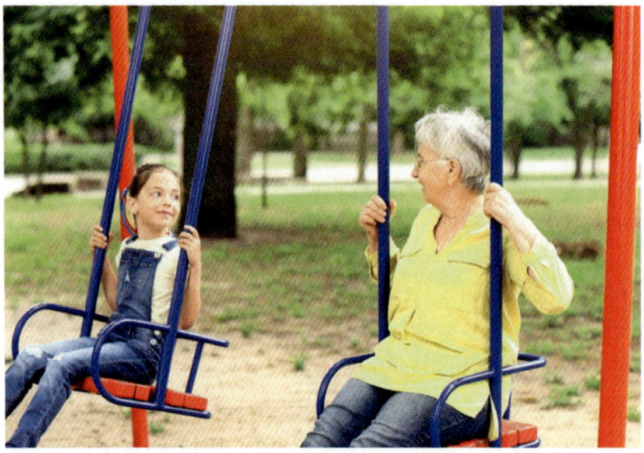

Aktive Großelternschaft – eine wichtige Funktion älterer Menschen für die Gesellschaft

Das persönliche Erleben des Alters hängt wiederum oftmals vom biologischen Alter ab, also von dem gesundheitlichen Status und der körperlichen Leistungsfähigkeit. Doch auch (ältere) Menschen mit Erkrankungen und Einschränkungen engagieren sich gesellschaftlich und pflegen soziale Kontakte, während andere körperlich relativ gesunde Menschen eher für sich bleiben. Eine Erklärung für diese unterschiedlichen Lebensstile im Alter findet sich u. a. in der Tatsache, dass es unterschiedliche Menschentypen gibt: So gibt es zum Beispiel introvertierte, eher zurückgezogen lebende, und extrovertierte, eher auf Kontakt ausgerichtete Menschen. Weiterhin bringt jeder Mensch sein ganz eigenes Profil an körperlichen Möglichkeiten, an Fähigkeiten und Vorlieben mit sich, auch im Alter. Menschen altern nicht gleich.

1.6 Drittes und viertes Lebensalter

Auch wenn es schon zu früheren Zeiten „hochaltrige Menschen" gab, so hat sich seitdem doch ihre Anzahl verändert: Nie zuvor in der Geschichte der Menschheit gab es so viele alte und hochaltrige Menschen wie heute. Dadurch entstand mit der Zeit auch eine zusätzliche Unterteilung des Begriffs vom „Alter" – in das dritte und das vierte Lebensalter.

Alte und hochaltrige Menschen

Altersgruppe	Anteile
60 Jahre und älter	• 17 % der Gesamtbevölkerung im Jahr 2000 • In Heimen lebend (2000): Männer: 1,2 %, Frauen: 1,4 % • 22 % der Gesamtbevölkerung im Jahr 2021
80 Jahre und älter	• 4 % der Gesamtbevölkerung im Jahr 2000 • In Heimen lebend (2000): Männer: 5,3 %, Frauen: 13,2 % • 7 % der Gesamtbevölkerung im Jahr 2021

(Quelle: Demografie-Portal 2023)

Weltweit zeigt sich die Entwicklung in Richtung Hochaltrigkeit in der Anzahl der sogenannten Centenarians, wie Menschen ab 100 Jahren in der Fachsprache bezeichnet werden: Während es in den Jahren 2011/12 weltweit nach Schätzungen ungefähr 316 600 Centenarians gab, gehen neuere Schätzungen von einer Anzahl von 3 224 400 Centenarians im Jahr 2050 aus – also von einer Verzehnfachung. Als Super-Centenarians bezeichnet man Menschen über 110 Jahren. 2021 waren um die 20 Menschen weltweit registriert, deren Alter jenseits der

110 Jahre als gesichert gilt. Die älteste Person war im August 2021 eine 118-jährige Japanerin.

Statistische Lebenserwartung

Die Lebenserwartung in Deutschland ist in den letzten 100 Jahren stark angestiegen. Dabei traten die stärksten Veränderungen in den letzten 30 Jahren ein.

Lebenserwartung 60-jähriger Frauen und Männner

Jahr	Verbleibende Lebenserwartung
1910	• Frauen: 14,2 Jahre • Männer: 13,1 Jahre
1970	• Frauen: 19,1 Jahre • Männer: 15,3 Jahre
2000	• Frauen: 23,7 Jahre • Männer 19,5 Jahre
2008	• Frauen: 24,8 Jahre • Männer 21 Jahre
2020	• Frauen 25,6 Jahre • Männer 22 Jahre

(Quelle: Bundeszentrale für politische Bildung 2020; Jahr bezieht sich z.T. auf Mittelwert größerer Zeiträume)

Ein im Jahre 2020 60 Jahre alter Mann konnte also zu diesem Zeitpunkt statistisch gesehen damit rechnen, mindestens 82 Jahre alt zu werden, eine 60-jährige Frau 85 Jahre.

Bisher zeigten sich mit der Verlängerung der Lebensphase Alter zunehmende Unterschiede in der Lebensqualität: Die Lebensphase von 60–75 Jahren ist in der Regel stark von gesellschaftlicher Aktivität geprägt. Zwar gibt es oft kleinere gesundheitliche Einschränkungen, aber sie behindern die Menschen dieser Altersgruppe wenig. Sie leben in der Regel selbstständig und sind meist unabhängig von fremder Hilfe. Diese Phase nennt man auch das **dritte Lebensalter**.

Ab einem Alter von 75–80 Jahren kommt es bei vielen Menschen jedoch vermehrt zu gesundheitlichen Einschränkungen und Krankheiten. Der alte Mensch wird zunehmend gebrechlich und ist auf Hilfe von anderen angewiesen. Diesen Lebensabschnitt der Hochaltrigkeit nennt man das **vierte Lebensalter**.

1.7 Altern als Prozess

Bei der Vielzahl an Altersbegriffen ist es wichtig zu bedenken, dass Alter kein unveränderlicher Zustand ist. Altern ist das Erleben von körperlichen und psychisch-seelischen Veränderungen, das bei jedem Menschen anders ausgeprägt ist.

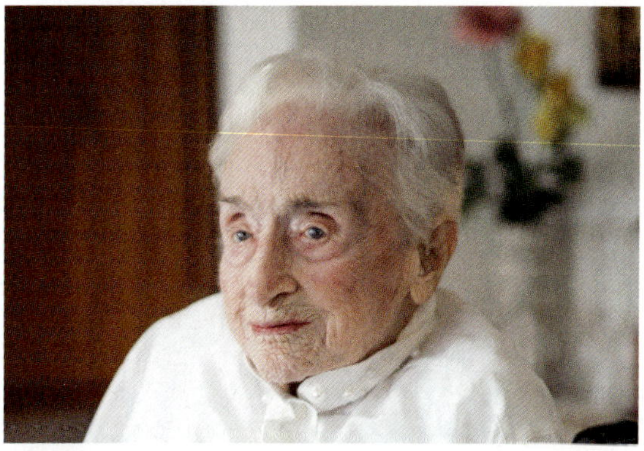

Edelgard Huber-von Gersdorf galt mit 112 Jahren als Supercentenarian

Dass Menschen ebenso wie andere Individuen altern und schließlich sterben, ist eine biologische Grundannahme. Warum das jedoch so ist und was genau den Alterungsprozess verursacht und vorantreibt, wird sowohl in den Natur- als auch in den Geisteswissenschaften viel diskutiert.

Deutlich wird, dass es sich beim Altern um einen mehrdimensionalen Prozess handelt. Er hängt ab von biologischen Faktoren (z.B. abnehmende Erneuerung von Zellen), Umweltfaktoren (Sonne, körperlich harte Arbeit) sowie sozialen und psychologischen Faktoren. Verschiedene Theorien des Alterns versuchen diese Vorgänge zu erklären. Einige Alternstheorien versuchen dabei auch, angemessene Verhaltenswege zum Umgang mit dem Altern aufzuzeigen.

2. Alternstheorien

An der Erforschung des Alterns sind zahlreiche Wissenschaftsbereiche beteiligt. Dementsprechend gibt es auch eine große Anzahl an Theorien und Modellen über das Altern, unter anderem aus den Bereichen

- Medizin/Biologie (Wie verläuft das Altern auf der körperlichen Ebene?)
- Sozialwissenschaften (Welche Funktion hat das Altern für die Gesellschaft und das Individuum?)

Alternstheorien sind modellhafte Erklärungen der Prozesse und Mechanismen des Alterns. Sie beschreiben den Vorgang des Alterns und versuchen Voraussagen zu treffen, unter welchen Bedingungen Altern gut oder weniger gut für den einzelnen Menschen sowie für die Gemeinschaft verlaufen kann.

Warum sollten Sie als Alltagsbegleiterin oder Alltagsbegleiter diese Theorien kennen?

Die sozialwissenschaftlichen Alternstheorien, auch Theorien erfolgreichen Alterns genannt, beschreiben, unter welchen Bedingungen Altern gut und erfolgreich gelingen kann. Erfolgreich bedeutet hier, dass dem älter Werdenden eine bestmögliche Anpassung an die Alterungsvorgänge gelingt und der alte Mensch wie auch sein Umfeld damit möglichst zufrieden sind.

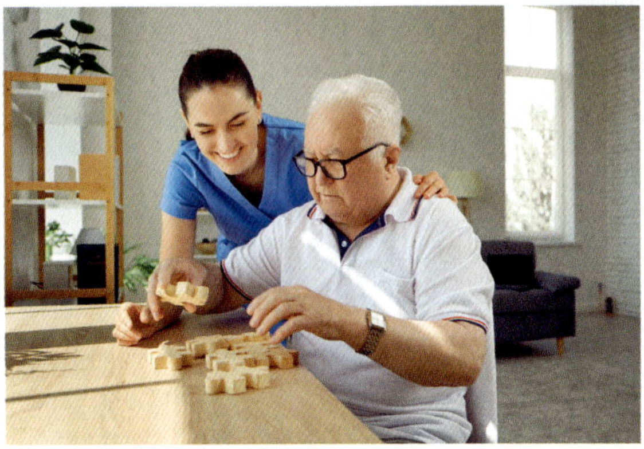

Alternstheorien haben Einfluss auf Unterstützungsangebote für ältere Menschen

Wissenschaftliche Alternstheorien beeinflussen auf verschiedenen Wegen die Lebenssituation und das Umfeld alter Menschen:

- Politische Entscheidungsprozesse: Wie und warum soll das Leben alter Menschen politisch gestaltet und beeinflusst werden? Welcher gesellschaftliche Beitrag kann von ihnen erwartet werden? Wo benötigen sie Unterstützung? Was wird finanziert?
- Stadtplanung und Architektur: Welche baulichen Rahmenbedingungen und Angebote brauchen alte Menschen für ihr Leben? Brauchen sie vor allem Ruhe und Schonung oder Aktivität und Kontakt? Wie müssen Wohnungen und Gebäude gestaltet werden, um alten Menschen Lebensqualität und Teilhabe zu ermöglichen?
- Ausbildungen für Alltagsbegleiterinnen und Altenpflegefachkräfte: Wie sollten alte Menschen begleitet werden? Soll man sie schonen und entlasten oder soll man ihre Unabhängigkeit und Eigenständigkeit fördern und fordern?

2.1 Disengagement-Theorie

Die Disengagement-Theorie (Cumming/Henry 1961) ist eine der älteren Theorien darüber, wie Altern gut gelingen kann. Ihre Hauptaussage ist: Im Alter sei es unvermeidlich, sich zunehmend aus den früheren Rollen und Aktivitäten zurückzuziehen. Dies erwarte sowohl die Gesellschaft, weil der alternde Mensch zunehmend seine früheren Fähigkeiten verliere, als auch der alternde Mensch, der sich aus seinen Verpflichtungen zurückziehen wolle.

Erfolgreiches Altern hieße im Sinne der Disengagement-Theorie: Der Rückzug ins Privatleben und in den engeren Kreis an Bezugspersonen wurde bewältigt und der alte Mensch hat sein Leben an seine abnehmenden Fähigkeiten und Ressourcen angepasst.

!

Die Disengagement-Theorie gilt heute als nicht mehr zeitgemäß. Dennoch beeinflusst sie nach wie vor das Denken mancher Menschen und kann dazu führen, dass alte Menschen in den sozialen Rückzug gedrängt werden.

2.2 Aktivitätstheorie

Die Aktivitätstheorie (Havighurst 1963) nimmt zur Disengagement-Theorie eine entgegengesetzte Position ein: Sie geht davon aus, dass ein erfolgreiches Altern davon abhängt, welche und wie viele Aktivitäten ein alter Mensch noch aufrechterhalten kann. Die Aktivitätstheorie begründet sich aus der Beobachtung, dass viele ältere Menschen den Verlust an Aufgaben und Funktionen im Alter als negativ erleben. Funktionsverlust entsteht durch gesellschaftliche Normen, Regeln und Gesetze, wie das Arbeitsende mit 65/67 Jahren, aber auch durch den Auszug der Kinder oder das Versterben von Partnern und nahestehenden Personen. Für viele ältere Menschen ist das Altwerden daher auch mit sozialer Isolation verbunden und dem Gefühl, aus der Gesellschaft ausgeschlossen zu werden.

!

Grundannahme der Aktivitätstheorie:
Der Mensch ist nur zufrieden, wenn er aktiv sein kann und gebraucht wird.

Die Aktivitätstheorie besagt, dass es für ein erfolgreiches Altern notwendig ist, sich neue, den abnehmenden Ressourcen angepasste Aktivitäten aufzubauen. Dabei ergaben Untersuchungen, dass nicht die Anzahl der Aktivitäten, sondern die Zufriedenheit bei der Ausübung entscheidend ist.

Im Altenheim erlebt man dies oft, wenn nicht die Bastelangebote, sondern das Mithelfen bei Alltagsaktivitäten wie Kochen, Geschirrabtrocknen oder kleinen Reparaturen für Zufriedenheit sorgen.

2.3 Kontinuitätstheorie

Die Kontinuitätstheorie (u.a. Atchley 1989) beruht auf der Annahme, dass die meisten Menschen im Laufe ihres Lebens spezielle Kenntnisse oder Fähigkeiten erworben haben.

Für ein zufriedenes, erfolgreiches Altern ist es nach diesem Verständnis notwendig, dass diese Kenntnisse und Fähigkeiten auch nach dem Rückzug aus dem Erwerbsleben so lange wie möglich Teil des Lebens bleiben. Die Kontinuität kann daraus bestehen,

- dass Rentnerinnen und Rentner ihrem früheren Unternehmen noch beratend zur Verfügung stehen,
- dass Seniorinnen oder Senioren junge Menschen z. B. in der Ausbildung unterstützen oder
- dass jemand besondere Fähigkeiten z. B. im Modellbau, in der Rosenzucht, im Skat, beim Singen oder im Kochen und Backen möglichst lange nutzen und weitergeben kann.

Es kann auch bedeuten, dass früher aktive, gesellige Menschen diese Lebensweise im Alter beibehalten. Und es kann bedeuten, dass häusliche, zurückgezogene Menschen diesen Lebensstil weiter pflegen können und nicht im Alter zu Aktivitäten und Beschäftigungen überredet werden, die ihnen nicht entsprechen. Dies gilt ebenso für Menschen, die im Pflegeheim leben; auch sie haben einen bestimmten Lebensstil und besondere Fähigkeiten erworben.

Das Beibehalten von vertrauten Tätigkeiten und Lebensweisen, die den eigenen Selbstwert begründen und stärken, ist entsprechend der Kontinuitätstheorie Teil eines guten Alterns. Eine (stationäre) Pflege, die alten Menschen ermöglicht, mehr jener Tätigkeiten auszuüben, die eine Kontinuität zu ihrem früheren Leben bewahren, ist eine mögliche Konsequenz aus dieser Theorie.

2.4 Selektive Optimierung mit Kompensation (SOK)

Diese Theori von Baltes und Baltes (1989) mit dem etwas sperrigen Namen vermittelt eine wichtige Einsicht in psychosoziale Altersprozesse: Alte Menschen konzentrieren sich in ihren Aktivitäten zunehmend auf einige wenige, ausgewählte Lebensbereiche. Meist sind das die Bereiche, in denen sie positive Erfahrungen machen können. Bereiche mit negativen Erfahrungen werden zunehmend gemieden. Alte Menschen optimieren also ihre Lebensqualität, in dem sie bewusst auswählen (selektieren), bei welchen Aktivitäten sie sich wohlfühlen.

Es gibt jedoch Bereiche, in denen viele alte Menschen negative Erfahrungen zunehmend hinnehmen müssen, z. B. beim Verlassen des Hauses für den Einkauf. Da sie auf diese Bereiche nicht verzichten können oder wollen, nehmen sie hier Hilfe und Hilfsmittel in Anspruch, um ihre Unabhängigkeit möglichst lange zu bewahren. Dies nennt man Kompensation.

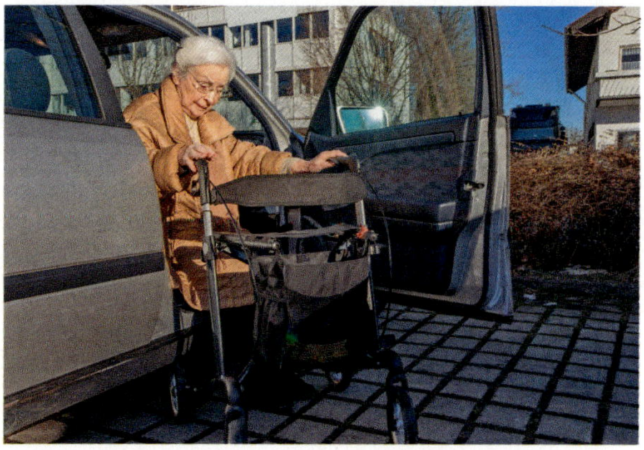

Hilfe beim Einkauf unterstützt die Unabhängigkeit alter Menschen

Auch die zunehmende Nutzung von Rollatoren im öffentlichen Leben ist eine Form der Kompensation, die es alten Menschen ermöglicht, ihr Leben trotz Einschränkungen erfolgreich und zufriedenstellend zu gestalten.

2.5 Sozioemotionale Selektivitätstheorie

Die sozioemotionale Selektivitätstheorie des Alterns (Carstensen/Lang 2007) ist ein hilfreiches Modell zum Verständnis der Beziehungen hochalter Menschen: Sie besagt, dass sich Menschen mit zunehmendem Alter ihrer begrenzten Lebenszeit immer bewusster werden. Dadurch wählen sie die Beziehungen, die sie noch pflegen wollen, anders aus als in früheren Lebensphasen. Sie pflegen zunehmend weniger Beziehungen und suchen (selektieren) diese insbesondere nach Nähe und Vertrauen (sozioemotionaler Qualität) aus. Die Bedeutung möglichst vieler Kontakte und eines möglichst großen Netzwerks, in dem ein reger Austausch stattfindet und viele Neuigkeiten geteilt werden, nimmt dagegen ab. Enge Familienmitglieder und einige nahestehende Freunde oder Nachbarn reichen vielen Menschen mit zunehmendem Lebensalter als Kommunikationspartner aus.

2.6 Alternstheorien und Lebenswirklichkeit

Keine dieser Theorien beschreibt die konkrete Lebenswirklichkeit eines einzelnen Menschen. Dennoch sind die vorgestellten Alternstheorien gute Modelle, um besser zu verstehen, was für alte Menschen wichtig sein kann. Sie zeigen außerdem, welche Form der Unterstützung alte Menschen möglicherweise brauchen.

Grundsätzlich gilt: Der einzelne Mensch entscheidet, was für ihn gut ist, und nicht eine Theorie.

3. Gesundheit vs. Krankheit

In der Alltagsbegleitung trifft man oft auf Menschen, bei denen Ärztinnen oder Ärzte eine Krankheit oder Behinderung diagnostiziert haben. Dies bedeutet aber nicht, dass die begleiteten Menschen sich auch immer „krank fühlen". Viele von ihnen kennen trotz Krankheit sehr wohl auch Phasen von Wohlbefinden und Zufriedenheit. Aber ist das Gesundheit? Und wo endet diese und wann beginnt Krankheit?

3.1 Definition von Gesundheit

Gesundheit ist ein Zustand des vollständigen körperlichen, geistigen und sozialen Wohlergehens und nicht nur das Fehlen von Krankheit oder Gebrechen. (Weltgesundheitsorganisation, WHO)

Die Weltgesundheitsorganisation (WHO) ist zuständig für die Beratung der staatlichen Gesundheitssysteme weltweit. Ihre Definition von Gesundheit verbindet medizinische, psychologische und sozialwissenschaftliche Sichtweisen von Gesundheit. Diese erscheint jedoch als konkrete Zielvorgabe für die Lebenssituation vieler Menschen in der heutigen Weltsituation nicht passend. Weltweit sind sehr viele Menschen weit entfernt von diesem Zustand, durch Krankheit, aber auch durch Armut, Krieg und Flucht. Die Definition könnte daher als eine politische Zukunftsvision verstanden werden, die auf eine verbesserte Gesundheitsförderung für alle Menschen weltweit einwirken soll.

Gesundheit und Wohlbefinden

Für viele alte Menschen und Menschen mit einer Behinderung ist der Zustand eines „vollständigen Wohlergehens" nicht immer erreichbar. Sie leben mit körperlichen oder geistigen Einschränkungen und fühlen sich dennoch wohl und gesund.

Gesundheit ist ein Zustand von Wohlbefinden und Selbstständigkeit in den verschiedenen Aktivitäten des täglichen Lebens. (R. Lay)

Nach dieser Definition sind Selbstständigkeit und Wohlbefinden wichtige Kriterien dafür, ob ein Mensch gesund ist. Dieses Verständnis von Gesundheit ist passend für die Lebenssituation alter Menschen. Es schließt körperliche Einschränkungen nicht aus und kann auch für Menschen mit Behinderungen gelten.
Übereinstimmung herrscht bei Gesundheitsforschern und -forscherinnen weitgehend, dass Gesundheit

- körperliche, psychische und soziale Anteile hat,
- kein dauerhafter Zustand ist,
- immer wieder neu angestrebt werden muss zwischen den Anforderungen des Lebens.

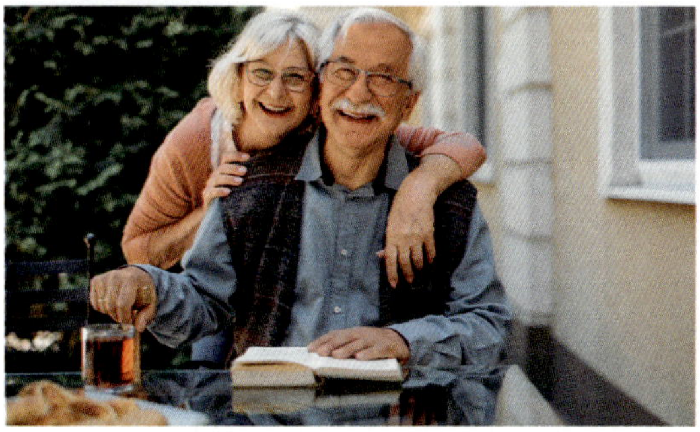

Wohlbefinden und Selbstständigkeit

Vollständige Gesundheit wird meist als das eine Ende eines Spektrums angesehen, an dessen anderem Ende Krankheit steht. Vollständig gesund sind daher nur wenige Menschen. Dennoch ist ein Mensch nicht automatisch krank, wenn er nicht vollständig gesund ist.

3.2 Definition von Krankheit

Krankheit ist also das Gegenteil der vollständigen Gesundheit. Eine biologisch-medizinische Definition von Krankheit lautet:

Krankheit ist die Abweichung eines Organismus von einem messbaren, als Norm festgelegten Zustand.

Abweichungen vom „normalen" Zustand eines Organismus können mit vielfältigen medizinischen Untersuchungen festgestellt werden. Röntgenbilder zeigen mögliche Abweichungen der Skelettmuskulatur von einem als normal definierten Zustand. Ergebnisse von Gedächtnistests zeigen, ob die Gedächtnisleistungen eines Menschen in dem als normal angesehenen Leistungsbereich liegen. Bei Abweichungen von den entsprechenden Normwerten wird eine Ärztin oder ein Arzt dann möglicherweise eine Krankheitsdiagnose stellen.

Doch nicht nur im körperlich-organischen Bereich können Abweichungen von der gesunden Norm auftreten. Krankheit hat wie Gesundheit mehrere Erscheinungsformen:

- körperliche Erkrankungen (z. B. Herz-Kreislauf-Erkrankungen, Diabetes, Osteoporose),
- psychische Erkrankungen (z. B. Depression),
- soziale Bedingungen, die zu einem krankhaften Zustand führen können (z. B. Armut, Stress).

Für die Definition der einzelnen körperlichen und psychischen Krankheitsbilder ist ebenfalls die WHO zuständig. Sie führt ein weltweit anerkanntes Verzeichnis von Krankheiten, die International Classification of Diseases (ICD). In diesem sind die verschiedensten Krankheiten beschrieben.

3.3 Pathogenese und Salutogenese

Der Begriff Pathogenese bedeutet „Entstehung von Krankheit" und beschreibt die dominierende Perspektive der Medizin auf den Menschen im Spannungsfeld von Gesundheit und Krankheit. Die meisten Ärztinnen und Ärzte folgen nach wie vor hauptsächlich der Frage, wie Krankheit entsteht, bzw. was den Menschen krank macht, und suchen aus dieser Fragestellung heraus nach Behandlungswegen.

Eine entgegengesetzte Perspektive verfolgt die Salutogenese (salus = Gesundheit), die der Frage nachgeht: „Wie entsteht Gesundheit?" (Bengel 2002) Dieser Ansatz geht auf den Soziologen Aaron Antonovsky zurück, der die These aufstellte, dass Menschen sich stets in einem Kontinuum zwischen vollständiger Gesundheit und Krankheit bewegen, aber nie längerfristig einen fixen Zustand von vollständiger Gesundheit erreichen. Gesundheit sei damit etwas, was sich in einem Menschen immer wieder neu einstellen müsse, oder anders formuliert: Ein Mensch muss immer wieder aktiv dafür sorgen, dass sich sein Körper und seine Psyche in einem gesunden Zustand befinden.

Antonovsky fand in seiner Forschung heraus, dass diejenigen Menschen besonders gut ihre Gesundheit erhalten und Krankheiten bewältigen können, die über eine gewisse psychische Widerstandsfähigkeit verfügen, auch **Resilienz** genannt. Diese Menschen scheinen bestimmte Schutzfaktoren zu haben, also Ressourcen, die sie dabei unterstützen, nach einer Krankheit schnell wieder physisch wie psychisch gesund zu werden oder gar nicht erst ernsthaft zu erkranken. Sie haben das Gefühl,

- das eigene Leben und die damit verbundenen Gegebenheiten verstehen zu können,
- das eigene Leben gestalten und bewältigen zu können, und
- die Vorstellung, dass das eigene Leben einen Sinn hat.

Im Alter lassen die ersten beiden Ressourcen oftmals etwas nach, gerade wenn der alte Mensch nicht mehr in gewohnter Weise am Leben teilhaben kann. Damit wird seine Welt vielleicht etwas weniger „verstehbar", und er benötigt zunehmend Hilfe. Gerade dann aber wird ganz besonders die Bedeutung der dritten Ressource offensichtlich: die der Sinnhaftigkeit. Wenn der Körper gebrechlicher und die Außenwelt schwerer wahrnehm- und verstehbar wird und das Leben immer anstrengender zu werden scheint, ist es hilfreich, dennoch im eigenen Leben weiterhin einen Sinn finden zu können. Menschen, insbesondere auch alte Menschen, die im Leben trotz Gebrechlichkeit, Krankheit, hohem Alter und der offensichtlichen Endlichkeit dennoch einen Sinn finden, der sie mit ihrem Dasein einverstanden sein lässt, können gesundheitliche Einschränkungen und Krankheit, selbst Krankenhausaufenthalte, oft besser bewältigen als Menschen, die ihr Leben nicht mehr als besonders sinnhaft erleben können.
Alltagsbegleitung kann durch Gespräche, die Vermittlung religiös-spiritueller wie auch psychologischer Begleitung, durch religiöse Rituale wie Gebete oder Gottesdienstbesuche, und allgemein durch eine Offenheit gegenüber spirituellen Fragen wie eben nach dem Sinn des Lebens, über Sterben und Tod, Leid und Verlust einen Beitrag leisten, diese Ressource der „Sinnhaftigkeit" zu stärken.

3.4 Gesundheit und Krankheit im Alter

Altern bedeutet immer, dass ein körperlicher Abbau stattfindet (vgl. Kap. 1). Körperlicher Abbau und Gesundheit schließen sich jedoch nicht aus. Ein alter Mensch kann trotz der Abbauprozesse, denen sein Körper unterliegt, gesund sein – und sehr viele alte Menschen sind dies auch.

Individueller Verlauf

Bei manchen Menschen verläuft der körperliche Abbau sehr langsam und unauffällig. Bei anderen kommt er einem als krankhaft empfundenen Zustand nahe. Bei wieder anderen alten Menschen wird aus dem altersbedingten Abbau des Körpers ein krankhafter, behandlungsbedürftiger Zustand. Somit sind Gesundheit und Krankheit im Alter nicht immer klar voneinander abzugrenzen.

Ein alter Mensch mit gesundheitlichen Einschränkungen kann sich im Rahmen seiner Möglichkeiten wohlfühlen. Dies setzt aber voraus, dass er die Kontrolle über sein Leben weitgehend behält und Entscheidungen selbst treffen kann.

Gesundheitsförderung im Alter

Vor dem Hintergrund einer ansteigenden Zahl an Krankheiten im Alter (vgl. Kap. 3.2) ist die Gesundheitsförderung für Menschen im hohen Alter sehr wichtig. Bei vielen alten und hochaltrigen Menschen geht es nicht mehr um leistungsorientierte sportliche Aktivitäten. Doch auch für sie ist Gesundheitsförderung wichtig und möglich. Der aktuelle Gesundheitsstatus sollte möglichst lange erhalten werden, auch wenn zunehmend körperliche und geistige Einschränkungen vorliegen können.

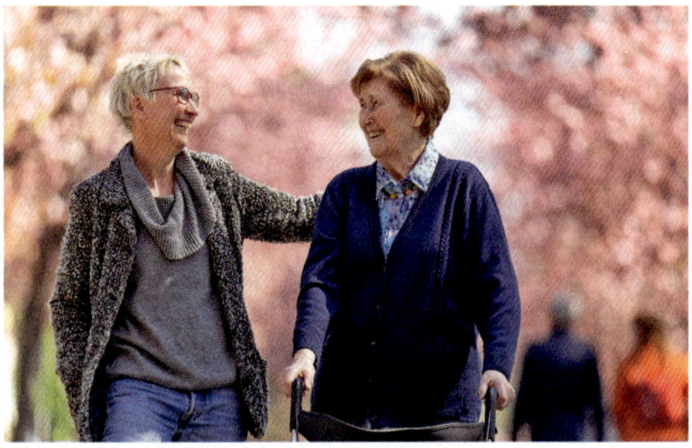

Der tägliche Spaziergang ist ein Teil der Gesundheitsförderung im Alter.

Gesundheitsförderung im Alter bedeutet u. a. ausreichende und angemessene Bewegung, Sozialkontakte und Gemeinschaft, gesunde Ernährung und eine gute Hygiene.

Die verschiedenen Bereiche der Gesundheitsförderung können im Tätigkeitsfeld der Alltagsbegleitung gut in den Tagesablauf und die alltäglichen Aktivitäten integriert werden. Alltagsbegleitung sollte Bewegung fördern (vgl. Thema 4, Kap. 3.1), Sozialkontakte ermöglichen (vgl. Thema 4, Kap. 3.3) und die gesunde Ernährung in den Alltag der zu begleitenden Menschen einbinden (vgl. Thema 7, Kap. 2).

3.5 Mehrfacherkrankungen im Alter

Mit dem Alter steigt die Wahrscheinlichkeit für die Entstehung von Krankheiten an. Ungefähr ein Viertel aller Menschen über 75 Jahre leidet an einer sogenannten Alterserkrankung. Dies sind Krankheiten, die vor allem bei Menschen in höherem und hohem Alter auftreten, aber nur selten bei jüngeren Menschen oder im mittleren Erwachsenenalter. Typische Beispiele sind Demenz, Arthrose und Parkinson.

Alte Menschen, denen Sie in der Alltagsbegleitung begegnen, haben in der Regel mindestens eine diagnostizierte Alterserkrankung. Oftmals haben sie daneben aber noch mehrere andere Krankheiten. Bis zu zehn Diagnosen gleichzeitig wurden bereits bei einzelnen Menschen über 85 Jahren festgestellt.

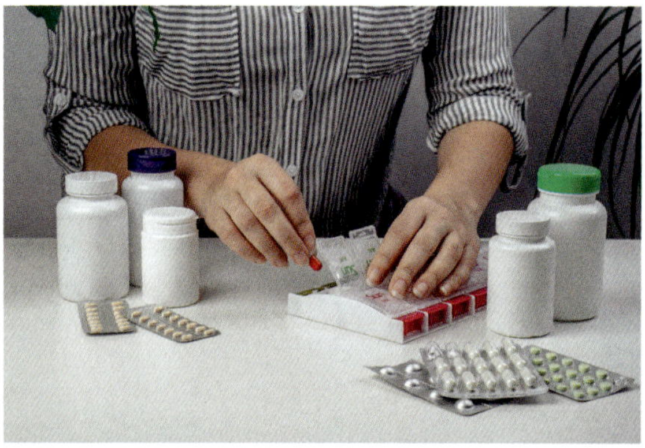

Tägliche Medikamente in sogenannter Blisterbox

Bei einem alten Menschen können z. B. neben einer Demenz gleichzeitig auch eine Herzerkrankung, eine Arthrose, eine zunehmende Taubheit, eine Stoffwechselerkrankung und ein Gallenleiden vorliegen.

Dieses Phänomen der Mehrfacherkrankungen wird auch als Multimorbidität bezeichnet.

Viele ältere und alte Menschen nehmen eine Vielzahl an Medikamenten ein. Hierfür gibt es den Fachbegriff Multi- oder Polypharmazie. Die Wechselwirkungen der verschiedenen Medikamente sind jedoch nicht immer bekannt. Sie können sich gegenseitig abschwächen oder auch in ihrer Wirkung verstärken. Ein erhöhtes Sturzrisiko oder Verwirrtheitszustände können die Folge der vielen Medikamente sein. Ärztinnen, Ärzte und Pflegekräfte müssen dies besonders im Auge behalten.

4. Behinderung

Zum Aufgabenbereich der Alltagsbegleiterin und des Alltagsbegleiters gehört auch die Unterstützung von Menschen mit Behinderungen.

4.1 Definitionen

Die WHO definierte 2005 in ihrer Internationalen Klassifikation der Funktionsfähigkeit, Behinderung und Gesundheit (2005) Behinderung als Beeinträchtigung in den Bereichen der

- Körperfunktion (individuelle Schädigung),
- Körperstruktur (individuelle funktionelle Einschränkung),
- Aktivität und Teilhabe (soziale, wirtschaftliche Einschränkung),
- Umweltfaktoren (Einstellungen, Meinungen).

Der Begriff der Körperfunktion und -struktur bezieht sich dabei auf die anatomischen, psychischen und physiologischen Funktionen und Strukturen. Von einer Behinderung spricht man, wenn ein Mensch durch seine individuelle Einschränkung behindert wird, am Leben in der Gesellschaft teilzunehmen, und so sozial benachteiligt werden kann.
Im Sozialgesetzbuch IX ist die Definition von Behinderung wie folgt fixiert.

> Nach § 2 SGB IX sind Menschen behindert, wenn ihre körperliche Funktion, geistige Fähigkeit oder seelische Gesundheit mit hoher Wahrscheinlichkeit länger als sechs Monate von dem für das Lebensalter typischen Zustand abweichen und daher die Teilhabe am Leben in der Gesellschaft beeinträchtigt ist.

4.2 Formen von Behinderung

Man kann die Behinderungen in verschiedene Arten unterteilen, z. B.:

- Körperbehinderung
- Sehbehinderung, Blindheit
- Hörbehinderung, Gehörlosigkeit
- Sprachbehinderung
- Psychische/seelische Behinderung
- Lernbehinderung
- Geistige Behinderung
- Behinderungen infolge von chronischen Erkrankungen

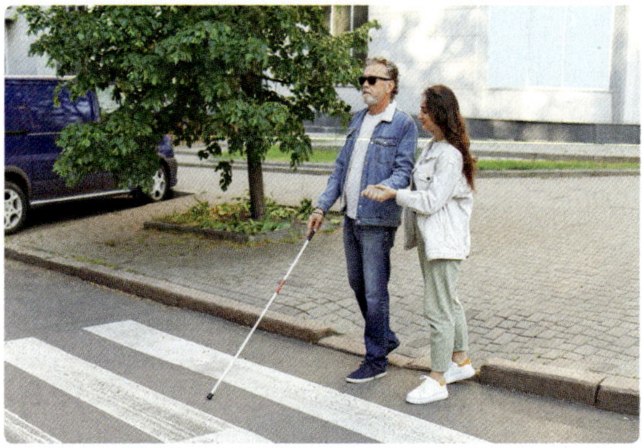

Senior mit Sehbehinderung

Körperbehinderung

Mit Körperbehinderung werden Funktionsverluste im Bewegungs- und Stützapparat oder Folgen von Organschäden bezeichnet. Das können im einzelnen Lähmungen, Fehlen von Gliedmaßen, Schädigung der Muskulatur, Fehlbildungen oder Folgen von Hirnerkrankungen sein.

Psychische Behinderung

Unter einer psychischen Behinderung versteht man eine dauerhafte Einschränkung z. B. in den Bereichen

- Wahrnehmung
- Emotionalität
- Orientierung
- Motivation
- Selbstwertgefühl
- Antrieb

Das Erkennen und Definieren von psychischen Behinderungen fällt häufig schwer. Zu den psychischen Behinderungen werden u. a. folgende Erkrankungen gezählt:

- körperlich nicht begründbare Psychose
- seelische Störung als Folge von Erkrankungen
- Suchterkrankungen
- Neurosen
- Persönlichkeitsstörungen

Auch psychische Erkrankungen wie Schizophrenie oder Belastungsstörungen, Persönlichkeits- oder Verhaltensstörungen und Entwicklungsstörungen können eine psychische Behinderung nach sich ziehen.

Geistige Behinderung

Geistige Behinderungen umfassen die Einschränkungen im Bereich der kognitiven Fähigkeiten. Die Betroffenen können neue, komplexe Informationen nur erschwert aufnehmen und verstehen. Ein IQ von 70 bis 85 wird als Lernbehinderung bezeichnet, bei einem IQ unter 70 spricht man von einer geistigen Behinderung. Mögliche Ursachen:

- erbliche Störungen (z. B. Trisomie 21 – Down-Syndrom),
- Autismus,
- Schädigungen während der Schwangerschaft (z. B. Alkoholmissbrauch) oder Geburt (Sauerstoffmangel),
- angeborene Stoffwechselstörungen,
- spätere Gehirnschäden durch Unfall, Verletzungen, Tumore,
- demenzielle Veränderungen.

Es wird zwischen einer leichten (IQ 50–69), mittelschweren (IQ 35–49), schweren (IQ 20–34) und schwersten geistigen Behinderung (IQ unter 20) unterschieden.

Die reine Einstufung entsprechend des IQ ist umstritten. Systemische Einzelfallanalysen sind aussagekräftiger und können bessere Hinweise bzgl. Integration/Inklusion geben.

Behinderungen können isoliert oder als Mehrfachbehinderung auftreten. Der Grad der Behinderung (GdB) bzw. der Grad der Schädigung (GdS) gibt die körperlichen, geistigen oder psychischen Auswirkungen der Beeinträchtigung an. Sie variieren zwischen 20 und 100 und werden durch ärztliche Gutachten festgelegt. Ein Grad der Behinderung von 50 gilt als Schwerbehinderung.

4.3 Behinderungen und Gesellschaft

Integration

Integration (lat.) bedeutet „Wiederherstellung eines Ganzen, einer Einheit durch Einbeziehung außenstehender Elemente, Vervollständigung". (Meyers Lexikon).

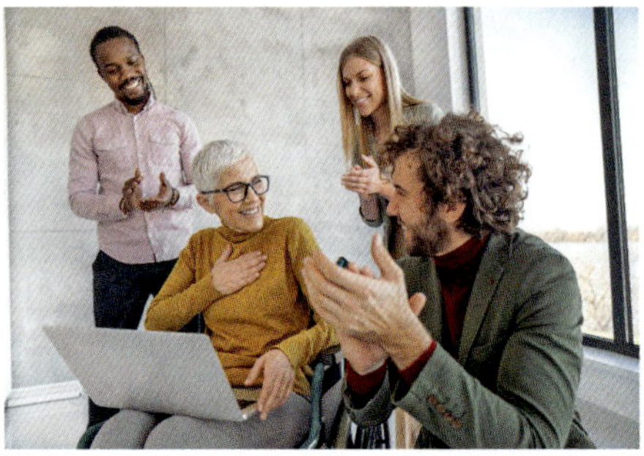

Integration – Inklusion

Die Integration von behinderten Menschen bedeutet das Einbeziehen in alle gesellschaftlichen Bereiche (Schule, Arbeit, Freizeit, Wohnen). Es wird versucht, Betroffene in ein bestehendes System, z. B. die Schule, zu integrieren, was diverse individuelle Umorganisationen mit sich bringt. Das Individuum passt sich an das System an.

Inklusion

Inklusion (lat) bedeutet „Einschluss, Dazugehörigkeit".

2009 ist die UN-Konvention für die Rechte von Menschen mit Behinderungen in Deutschland in Kraft getreten, die z. B. ein inklusives Bildungssystem fordert. Im Gegensatz zur Integration geht die Inklusion von einem System der Vielfalt aus, in dem Menschen mit Behinderungen Bestandteil einer Gesellschaft sind. Die Systeme (z. B. Schulen) passen sich an die Individuen an.

Manchmal erscheint ein Mensch besonders unterstützungsbedürftig, dieser hat aber durch jahrelange Übung sehr gut gelernt, mit seinem Handicap umzugehen und lehnt die „gut gemeinte Unterstützung" ab.

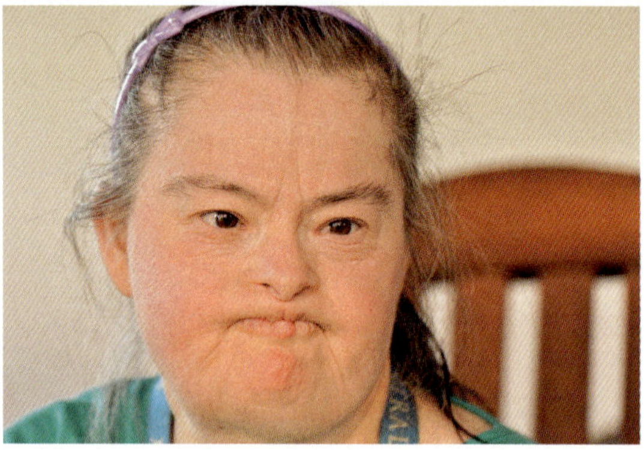

Frau mit Trisomie 21

4.4 Senioren mit Behinderungen

Menschen mit geistigen oder körperlichen Behinderungen haben keine verringerte Lebenserwartung. In der Alltagsbegleitung können Sie folglich auch auf Seniorinnen und Senioren mit Behinderung treffen, die nach beruflicher Tätigkeit berentet sind.

Wenn keine häusliche Betreuungssituation für die Betroffenen möglich ist, bieten Einrichtungen der Behindertenhilfe eine Wohnmöglichkeit, auch im Alter.
Menschen mit Behinderungen fällt der Übergang von der Arbeitswelt (Werkstätten für Menschen für Behinderung) in den Ruhestand häufig schwer. Der gewohnte Tagesablauf, der Sicherheit vermittelt hat, verändert sich, die Tagesstruktur geht verloren.
Die Alltagsbegleiterin oder der Alltagsbegleiter sorgt hier für eine sinngebende Tagesgestaltung und für einen strukturierten Ablauf, der die Selbstständigkeit der Betroffenen erhält.
Es können weitere Einschränkungen der Gesundheit auftreten. Menschen mit geistigen Behinderungen haben ein erhöhtes Risiko für demenzielle Veränderungen.
Für Senioren mit Behinderungen ist eine enge Verzahnung von (betreuter) Wohnungssituation mit der Möglichkeit von Tagespflegeangeboten und Altenpflegeeinrichtungen nötig.
Ein weiterer Umzug von einer Einrichtung der Behindertenhilfe in eine Einrichtung der Altenpflege sollte vermieden werden, da dies abermals einen Verlust des gewohnten Umfelds bedeuten würde.

„Nicht behindert zu sein ist wahrlich kein Verdienst, sondern ein Geschenk, das jedem von uns jederzeit genommen werden kann."
(R. v. Weizäcker)

5. Demenz

Als Demenz werden fortschreitende Abbauprozesse von Nervenzellen im Gehirn bezeichnet, die sich im weiteren Verlauf auch als deutlicher Verlust von Hirnmasse bzw. Hirnvolumen zeigen (siehe Abb.). Der Begriff ist aus dem Lateinischen abgeleitet: **de** bedeutet „weg, fort"; **mens** ist der Geist, der Verstand.

Menschen mit Demenz erleben einen zunehmenden Verlust ihrer kognitiven Fähigkeiten. Auch für sie gilt Art. 1 GG: Ihre Würde ist unantastbar. Sie haben volles Anrecht auf Respekt und Wertschätzung ihres So-Seins, das für andere Menschen manchmal herausfordernd sein kann.

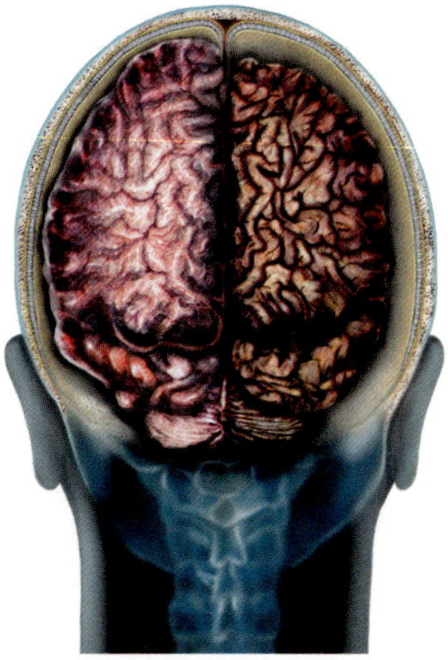

Neuropathologie der Demenz: Links ein gesundes Gehirn, rechts das Gehirn eines Menschen mit schwerer Alzheimer-Demenz

Die Wahrscheinlichkeit, an einer Demenz zu erkranken, steigt mit dem Lebensalter. Frauen erkranken dabei häufiger als Männer. Dies liegt vor allem an der höheren Lebenserwartung (Frauen derzeit ca. 82,5 Jahre, Männer ca. 77 Jahre). Demenzen treten bei ca. 10 % der Frauen über 65 Jahren auf und bei ca. 6 % der Männer gleichen Alters. Selten erkranken Menschen jüngeren Alters (unter 65 Jahre) , die Wahrscheinlichkeit steigt mit dem Alter deutlich an (über 90 Jahre Frauen 39 %, Männer 29 %; alle Zahlen gelten für Europa). (vgl. Deutsche Alzheimer Gesellschaft 2022).
In der Alltagsbegleitung ist Demenz ein relevantes Thema, da Menschen mit Demenz einen sehr großen Anteil an der Gruppe der begleiteten Menschen in der Alltagsbegleitung haben.

5.1 Formen und Merkmale

Nicht selten kommt es zur Verwechslung von zwei zentralen Begriffen: Demenz und Alzheimer. Demenz ist der übergeordnete Begriff für zahlreiche Störungsbilder. Alzheimer dagegen ist der Name einer Form von Demenz, auch Morbus Alzheimer oder **Alzheimer-Demenz** genannt. Dies ist die bekannteste und am häufigsten diagnostizierte Form der Demenz.
Es gibt eine Vielzahl von unterschiedlichen Krankheitsbildern bzw. Demenzformen. Die häufigsten Formen, denen Alltagsbegleiterinnen und -begleiter in ihrer Arbeit begegnen, sind neben der Alzheimer-Demenz die **vaskuläre Demenz**, die **Frontotemporale Demenz** und die **Lewy-Körperchen-Demenz** (auch als Lewy-Body-Demenz bezeichnet).

Demenzformen und ihre Häufigkeiten

Alzheimer-Demenz	60–70 %
Lewy-Body-Demenz	5–10 %
Frontotemporale Demenz	5–10 %
Vaskuläre Demenz	10–15 %
Andere Demenzen	15–20 %

- Am häufigsten sind die neurodegenerativen Demenzen (dazu gehören die Alzheimer-Demenz, die Lewy-Body-Demenz und die Frontotemporale Demenz). Es gibt auch noch weitere, seltene Demenzformen.
- Vaskuläre Demenzen entstehen durch ähnliche Ursachen wie Herz-Kreislauf-Erkrankungen.
- Seltener sind Demenzen, die aus anderen Krankheiten oder aufgrund von Mangelzuständen des Körpers entstehen. Man nennt diese sekundäre Demenzen.

Merkmale der Demenzen

Eine Demenz ist nach den derzeit gültigen Definitionen und unabhängig von der Demenzform, durch **mehrere der folgenden Merkmale** charakterisiert:

- Gedächtnisstörungen: Schwierigkeiten, sich neue Dinge zu merken, früher Erlebtes wird vergessen,
- Abnahme der Fähigkeit zu urteilen und zu planen,
- Abnahme der Sprachfähigkeit, wie falsche Benennung von Dingen oder Verständnisprobleme,
- Einschränkungen bei Alltagshandlungen, wie Schuhe anziehen oder Zähne putzen,
- Probleme, bekannte Wege zu finden und Probleme bei der zeitlichen Orientierung,
- Störungen im Sozialverhalten, wie auffälliges Lachen, unangemessene Wortwahl oder verstärkte oder verringerte Gefühlsäußerungen.

Zuerst machen sich bei den meisten Demenzen die Gedächtnisstörungen und die zeitlichen Orientierungsprobleme bemerkbar. Eine Demenz kann jedoch erst dann diagnostiziert werden, wenn bei einem Menschen mehrere dieser Symptome seit mindestens sechs Monaten aufgetreten sind. Vorher ist eine Demenzdiagnose, durch wen auch immer sie getroffen wurde, nicht zulässig. Auch mit Vermutungen sollte vorsichtig umgegangen werden. Eine ärztliche oder gerontopsychiatrische Diagnose ist Voraussetzung und sollte im Verdachtsfall eingeholt werden.

5.2 Neurodegenerative Demenzen

Bei den neurodegenerativen Demenzen beruht der Abbau der Nervenzellen im Gehirn auf verschiedenen Ursachen, die bisher nicht eindeutig erforscht sind.

> Der Begriff „neurodegenerativ“ setzt sich aus den Wortteilen „neuro“ für Neuronen (Nervenzellen) und „degenerativ“ (entartend, abbauend) zusammen. Neurodegenerative Demenzen sind also die Demenzen, die auf einer Entartung bzw. dem Abbau von Nervenzellen beruhen, im Gegensatz z. B. zu den vaskulären Demenzen, wo Gefäßveränderungen zur Demenz führen.

Informationsweiterleitung im gesunden Gehirn

Die vorangehend beschriebenen Symptome beruhen alle in irgendeiner Form auf gestörten „Denkprozessen“, die vor allem im Gehirn mit seinen ungefähr 86 Milliarden Nervenzellen lokalisiert sind. Diese Denkprozesse sind dort mit entsprechenden technischen Mitteln sogar bildlich darstellbar. Sie sind auf der Zellebene zusammengesetzt aus einer Vielfalt an Weiterleitungen von elektrischen Informationen von einer Nervenzelle zur nächsten. Diese Weiterleitungen der Reize erfolgt über die sie verbindenden Synapsen, das sind die Kontaktstellen zwischen zwei Nervenzellen. Hier werden Botenstoffe (Neurotransmitter) von der einen Nervenzelle in den synaptischen Spalt zwischen den beiden Zellen ausgeschüttet. Die nachfolgende Zelle nimmt über ihre Rezeptoren die Botenstoffe auf und gibt auf die gleiche Weise die Information am nachfolgenden synaptischen Spalt an die nächste Nervenzelle weiter. Dieser Prozess geschieht im Gehirn in Bruchteilen einer Sekunde und milliardenfach gleichzeitig.

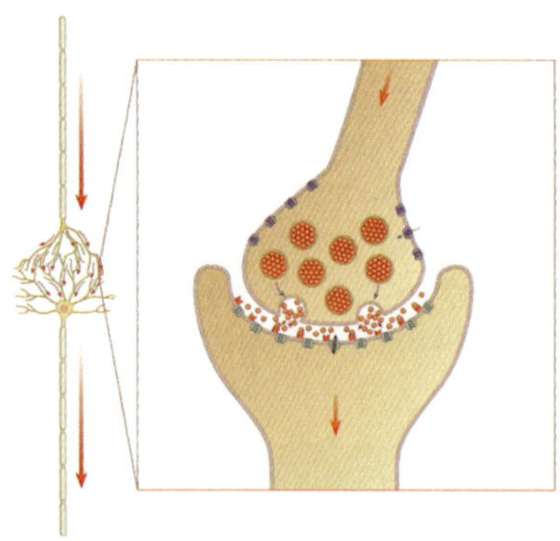

Reizweiterleitung am synaptischen Spalt: die obere Zelle gibt die Botenstoffe in den synaptischen Spalt, die untere Zelle nimmt sie über ihre Rezeptoren auf

Eiweißablagerungen

Als mögliche Ursache des Abbaus von Nervenzellen bei den neurodegenerativen Demenzen wird das Beta-Amy-

loid, auch als Plaques bezeichnet, diskutiert. Eiweißablagerungen zwischen den Nervenzellen scheinen die Reizweiterleitung am synaptischen Spalt zu behindern. Auch Eiweißeinschlüsse innerhalb der Nervenzellen durch das Tau-Protein werden als Ursache vermutet.
Botenstoffe können von den aufnehmenden Zellen nicht mehr verarbeitet werden. Mit der Zeit funktioniert die Reizübermittlung in diesen Gehirnbereichen immer schlechter und die betroffenen Nervenzellen sterben ab. Informationen können nun nicht mehr weitergegeben werden: Gedächtnisstörungen entstehen.
Die Plaque-These wird nach wie vor am meisten als Erklärung für die Entstehung insbesondere der Alzheimer-Demenz genannt. Es gibt jedoch auch Forschungserkenntnisse, die gegen diese These sprechen (z. B. aus der sogenannten Nonnenstudie, Snowdon 2001). Eine eindeutige wissenschaftlichfundierte Ursache für die Erkrankung gibt es heute noch nicht.

Alzheimer-Demenz

Die Alzheimer-Demenz ist die bekannteste und am häufigsten diagnostizierte Form der Demenzen. Der derzeitige Forschungsstand geht davon aus, dass sie von den beschriebenen Eiweißablagerungen verursacht wird. Betroffen vom Abbau der Nervenzellen sind vor allem die Region des Hippocampus und die Großhirnrinde.

Symptome der Alzheimer-Demenz

Die deutlichsten Anzeichen für eine Alzheimer-Demenz sind zunehmende Gedächtnisstörungen. Die betroffenen Menschen können sich neues Wissen und kürzlich Erlebtes nicht mehr merken. Auch die Orientierungsfähigkeit hinsichtlich Zeit und Ort nimmt ab. Später kommen auch Orientierungsstörungen hinsichtlich Situation und Person hinzu. Wortfindungsstörungen treten bereits im früheren Stadium auf. Mit der Zeit geht auch die Fähigkeit zu rechnen und zu urteilen verloren. Häufig entwickelt sich mit der Alzheimer-Demenz auch ein depressives Symptom (vgl. Kap. 6.2).
Der Beginn der Alzheimer-Demenz ist schleichend, sie entwickelt sich langsam, aber stetig immer weiter. Betroffene können jedoch, abhängig von ihrer allgemeinen Verfassung, viele Jahre mit der Krankheit leben.

> In dem Buch „Auf dem Weg mit Alzheimer“ berichtet Christian Zimmermann, ein 2015 verstorbener Münchener Unternehmer, von seinem Leben mit einer Alzheimer-Demenz, deren Diagnose er mit 57 Jahren erhielt.

Lewy-Body-Demenz

Bei der Lewy-Body-Demenz werden die Beeinträchtigungen durch eine andere Art von Eiweißablagerungen verursacht: die Lewy-Körperchen (Lewy Bodies), die sich innerhalb von Nervenzellen entwickeln. Die Krankheitssymptome ähneln teilweise den Symptomen einer Parkinson-Erkrankung (vgl. Kap. 8). Menschen, bei denen eine Lewy-Body-Demenz diagnostiziert wurde, erleben neben Gedächtnisstörungen vor allem Halluzinationen, Verlangsamung, Gleichgewichtsprobleme und Zittern. Dazu kommt oft eine verstärkte Neigung zu Stürzen.

Besonders auffällig sind die optischen Halluzinationen: Menschen mit Lewy-Body-Demenz sehen z. B. Menschen oder Tiere, die in der Realität nicht vorhanden sind; zudem besteht vielfach eine ständige Veränderung (Fluktuation) der kognitiven Fähigkeiten im Tagesverlauf.

> Helga Rohra, eine ehemalige Dolmetscherin, lebt mit der Lewy-Body-Demenz. In ihrem Buch „Aus dem Schatten treten“ beschreibt sie die Symptome dieser Demenzform in ihrem Alltag.

Frontotemporale Demenz

Die Frontotemporale Demenz ist durch einen relativ frühen, schleichenden Beginn gekennzeichnet. Die ersten Symptome treten oft schon im 50. bis 60. Lebensjahr auf. Das deutlichste Symptom ist eine auffällige Wesensveränderung. Früher ausgesprochen höfliche Menschen können taktlos werden, manche Betroffenen zeigen ein distanzloses Verhalten. Sie sind oftmals nicht mehr in der Lage, sich an soziale Verhaltensregeln zu halten. Manche Menschen mit einer Frontotemporalen Demenz zeigen sexualisierte Verhaltensweisen, die der Situation nicht angemessen sind. Apathie und Antriebslosigkeit können genauso auftreten wie Hyperaktivität.

Unterstützung für Angehörige und Begleiter

Durch das frühzeitig stark veränderte Sozialverhalten kann die Begleitung von Menschen mit einer Frontotemporalen Demenz eine große Herausforderung für alle Begleitenden werden. Angehörige brauchen in besonderem Maß Unterstützung und Entlastung. Alltagsbegleiterinnen und -begleiter sollten sich Unterstützung in Teambesprechungen und Supervision suchen.

Seltene neurodegenerative Demenzen

Neben den bisher genannten Demenzformen gibt es zahlreiche weitere Unterformen der neurodegenerativen Demenzen, von denen jedoch nur wenige Menschen betroffen sind. Das Wissen über diese Krankheitsbilder ist vor allem für Ärztinnen und Ärzte, Pflegefachkräfte und gerontopsychiatrische Fachkräfte wichtig. An diese können sich Alltagsbegleiterinnen und -begleiter bei Fragen zu Demenzformen wenden. Eine genaue Diagnose ist oftmals hilfreich, weil sich so die Ursache für bestimmte Verhaltensweisen eines Menschen mit Demenz besser einordnen lässt.

Treffen Sie in der Alltagsbegleitung auf Menschen mit seltenen Demenzformen, sollten Sie sich beim behandelnden Arzt oder der Ärztin über die genaue Symptomatik und die notwendigen Maßnahmen informieren.

5.3 Vaskuläre und andere Demenzen

Bei den vaskulären Demenzen sind Veränderungen der Blutgefäße im Gehirn (Blutgerinnsel, Ablagerungen in den Gefäßen) für die Abbauprozesse im Gehirn verantwortlich. Es kommt zu einer Mangelversorgung der Gehirnzellen mit Sauerstoff und Nährstoffen. Wird eine Gehirnregion dadurch vollständig unterversorgt, können die umgebenden Zellen absterben. Dann spricht man von einem Infarkt. Meist beruhen vaskuläre Demenzen auf vielen kleinen Infarkten, die zunächst unbemerkt blieben. Zusammen verursachen sie aber eine deutliche Schädigung des Gehirns.

Die Risikofaktoren für die Entstehung einer vaskulären Demenz entsprechen weitgehend den bekannten Risikofaktoren für Herz-Kreislauf-Erkrankungen: Übergewicht und Bewegungsmangel, Rauchen und übermäßiger Alkoholkonsum, Bluthochdruck.

Verlauf der vaskulären Demenz

Als Folge von mehreren kleineren, zunächst unbemerkten Infarkten entwickelt sich eine vaskuläre Demenz oft sehr langsam, nahezu unbemerkt. Nicht selten geschieht es dann, dass bisher unauffällige Patienten scheinbar unvermittelt kognitive Störungen entwickeln. Auch emotionale Störungen können entstehen, wie z. B. eine höhere Depressivität.

Treten diese Symptome scheinbar urplötzlich auf, kann meist von einem weiteren Hirninfarkt ausgegangen werden. Dieser hat dann zur Folge, dass ein weiteres Blutgefäß verschlossen wurde und nun eine ganze Hirnregion nicht mehr versorgt ist. In jedem Fall sollte sofort eine Ärztin oder ein Arzt hinzugezogen werden.

Der weitere Verlauf der vaskulären Demenz ist oft stufenähnlich: Lange Phasen gleicher Befindlichkeit wechseln mit abrupter Verschlechterung des Zustands ab.

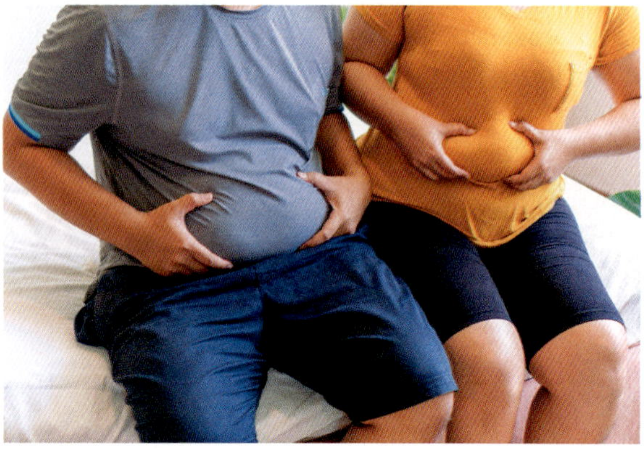

Übergewicht ist einer der Risikofaktoren für eine vaskuläre Demenz

Mischformen

Bei vielen Betroffenen lassen sich die Symptome mit fortschreitender Erkrankung nicht mehr auf eine einzelne, klar abgrenzbare Demenzform zurückführen. Es ist davon auszugehen, dass sehr viele Menschen mit Demenz an einer Mischform verschiedener Demenzen erkrankt sind: Alzheimer-Patienten haben auch vaskuläre Veränderungen, bei Menschen mit einer vaskulären Demenz treten oftmals auch Alzheimer-Symptome auf.

In der letzten Phase einer Demenz-Erkrankung unterscheiden sich die begleiteten Menschen meist kaum noch in den Symptomen. Fachleute sprechen davon, dass sich alle Demenzformen in der letzten Lebensphase angleichen.

Für die Alltagsbegleitung ist es zweitrangig, an welcher Demenzform die begleiteten Menschen erkrankt sind. Sie haben alle das Bedürfnis nach unabdingbarer Wertschätzung ihrer eigenen Person, unabhängig von Diagnosen, Fähigkeiten und Verhaltensweisen.

Sekundäre Demenzen

Neben den erwähnten Demenzen gibt es noch die sogenannten sekundären Demenzen, die unter anderem durch Tumore oder Nebenwirkungen von Medikamenten verursacht werden. Werden die Ursachen frühzeitig erkannt und beseitigt, können die demenziellen Symptome teilweise oder ganz wieder verschwinden.

5.4 Demenzstadien und Hilfebedarf

Die Veränderungen, die ein Mensch im Laufe einer Demenz durchlebt, lassen sich anhand typischer Merkmale in einzelne Stadien einteilen. Die einfachste Einteilung ist hier die frühe, mittlere und schwere Demenz. Der Hilfebedarf eines Menschen verändert sich mit der zunehmenden Schwere der Demenz stark, und die Demenzstadien geben Anhaltspunkte dafür, welche Hilfe ein Mensch in diesem Stadium möglicherweise braucht.

> Die Begleitung eines Menschen mit Demenz muss im Krankheitsverlauf immer wieder neu an seinen aktuellen Befindlichkeitszustand, an seine Kompetenzen und an seinen Hilfebedarf angepasst werden.

Demenzstadien

Eine oft verwendete Skala zur Einschätzung des Demenzstadiums ist das Clinical Dementia Rating (CDR). (Dialog- und Transferzentrum Demenz 2008)

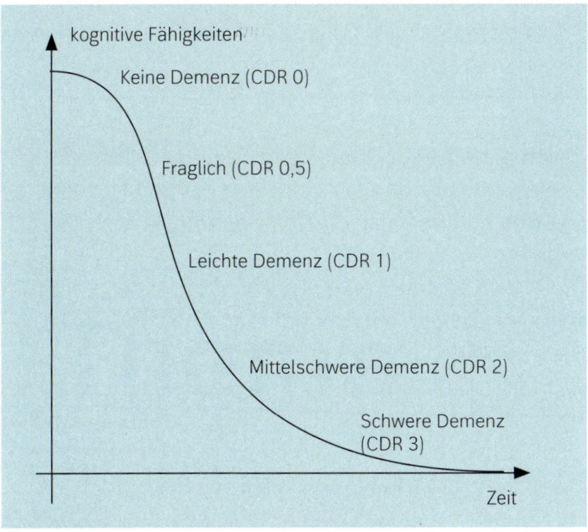

Demenzstadien nach Clinical Dementia Rating

Eine Einschätzung anhand dieser Skala wird vom behandelnden Arzt oder der Ärztin getroffen. Die Stadien beschreiben gerade im frühen Verlauf einer Demenz deutlich die Unterschiede im Hilfebedarf.

> Skalen und Einschätzungsbögen sind wichtig bei der Einschätzung des Hilfebedarfs eines Menschen. An erster Stelle muss jedoch die individuelle Situation des Menschen mit seinen aktuellen Bedürfnissen stehen.

Fraglich (CDR 0,5)

Bei Menschen, die einen Wert von 0,5 im CDR erzielen, ist es fraglich, ob es sich um eine normale Alterserscheinung oder um eine beginnende demenzielle Veränderung handelt. Sie können die Aktivitäten des täglichen Lebens weitgehend selbstständig bewältigen. Leichte kognitive Einschränkungen sind jedoch oftmals bemerkbar. Häufig zeigt sich eine leichte Vergesslichkeit von Daten und kürzlich gehörten Ereignissen. Möglicherweise kommt es zu Einschränkungen in der Berufsausübung, z. B. beim Rechnen oder Merken von Informationen aus Telefonaten.

> Menschen, bei denen keine klare Demenz-Diagnose gestellt wurde, brauchen in der Regel nur wenig oder gar keine Unterstützung. Zudem ist darauf zu achten, dass sie durch die Diagnostik und das Verhalten von Angehörigen sowie von Mitarbeitenden in Pflege und Gesundheitswesen nicht beschämt und/oder stigmatisiert werden. Dies gilt generell und für alle Menschen, die sich einer Demenzdiagnostik unterziehen.

Leichte Demenz (CDR 1)

Für Menschen mit einer leichten Demenz können erste Schwierigkeiten in komplexeren Alltagssituationen auftreten. Eine bis zu diesem Zeitpunkt ausgeübte Berufstätigkeit kann nun meist nicht mehr aufrecht erhalten werden. Oftmals zeigen sich deutlichere Einschränkungen in der Haushaltsführung, gelegentlich auch bei der Körperpflege und bei gesellschaftlichen Aktivitäten. Die Sprache wird ungenauer und verliert an Klarheit und Sinnhaftigkeit.

> Menschen mit einer leichten Demenz brauchen vielfach Unterstützung bei der Haushaltsführung und bei finanziellen Angelegenheiten. Außerdem kann es vorkommen, dass sie an die Körperpflege erinnert werden müssen.

Mittelschwere Demenz (CDR 2)

Menschen mit einer Demenz in diesem Stadium sind in der Regel nicht mehr in der Lage, sich selbst zu versorgen. Zunehmend leiden sie unter Orientierungsstörungen und Vergesslichkeit.

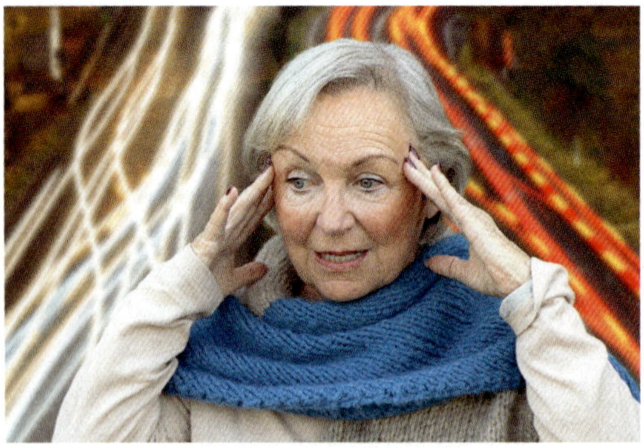

Die Orientierung fällt Betroffenen im Verlauf einer Demenz immer schwerer. Alltagssituationen, wie z. B. die Teilnahme am Straßenverkehr, werden für sie herausfordernder, jedoch nicht unmöglich.

Immer häufiger vermischen sich Vergangenheit und Gegenwart: Die Betroffenen erinnern Ereignisse aus ihrer Vergangenheit, nehmen sie aber als ihre Gegenwart wahr. Pflegende werden mit Personen aus ihrer früheren Geschichte verwechselt – genau genommen handelt es sich dabei um eine „Verkennung".
Nachdem anfänglich nur das Kurzzeitgedächtnis betroffen war, gehen im Verlauf dieses Stadiums auch zunehmend Erinnerungen aus dem Langzeitgedächtnis verloren. Die sprachliche Ausdrucksfähigkeit nimmt weiter ab. Bei vielen Menschen zeigt sich in diesem Stadium eine zunehmende Unruhe, bei anderen Betroffenen kann aber auch eine ausgeprägte Apathie vorherrschen. Welche Symptome besonders ausgeprägt sind, kann sowohl von der Demenzform, aber natürlich auch von den persönlichen Charaktereigenschaften abhängen, die durch eine Demenz nicht verloren gehen.

Menschen mit einer mittelschweren Demenz brauchen Unterstützung in fast allen Bereichen des Lebens. Sie benötigen meist Anleitung bei der Körperpflege und brauchen vielfach Hilfe und Anleitung beim Essen und Trinken.

Schwere Demenz (CDR 3)

Menschen im Stadium einer schweren Demenz sind nicht mehr in der Lage, Alltagsaktivitäten auszuführen. Sie sind vollständig von Hilfe abhängig und können sich verbal kaum noch ausdrücken. Ihre Äußerungen beschränken sich oft auf wenige Wörter und erscheinen für Außenstehende zusammenhanglos. Zunehmend verliert ein Mensch mit einer schweren Demenz die Kontrolle über seine Körperfunktionen, meist einhergehend mit Harn- und Stuhlinkontinenz. Bei einem weiteren Fortschreiten der Demenz werden die Betroffenen vielfach bettlägerig.

Menschen mit einer schweren Demenz sind in allen Lebensbereichen auf Hilfe angewiesen. Erforderlich ist meist die vollständige Übernahme von Nahrungsversorgung, Körperpflege und Versorgung der Ausscheidungen.

6. Psychische Erkrankungen

6.1 Überblick

Seit dem 01.01.2020 gilt offiziell die ICD-11, das Internationale Instrument der WHO zur Klassifizierung von Krankheiten. Wie lange es dauern wird, dies auch in Deutschland anstelle der ICD-10 anzuwenden, ist nicht zu sagen. Die ICD-11 wird einige altersbedingte, psychische Erkrankungen beinhalten, die bisher so nicht erfasst waren. Das heißt, bisher kann z. B. eine Krankheit wie die „Massive Trauerreaktion" nicht diagnostiziert werden. Es wäre also wünschenswert, dass die ICD-11 umgehend verankert wird.

Psychische Gesundheit beschreibt die Fähigkeit, den Kontakt mit sich und der Umwelt gelungen zu gestalten und durch Anpassung die Veränderungen des täglichen Lebens zu bewältigen.
Dies setzt ausreichende Fähigkeiten in der Selbsterkenntnis und der Selbstbehauptung voraus. Wem diese Fähigkeiten fehlen oder bei wem sie nur schwach ausgeprägt sind, läuft Gefahr, psychisch zu erkranken. Auch außerordentliche Ereignisse, wie das Erleben eines schweren Unfalls, können einen Menschen psychisch krank machen.
Es gibt verschiedene Ursachen für den Ausbruch einer psychischen Erkrankung. Einige Menschen sind von ihren **persönlichen Anlagen** her betroffen, z. B. durch eine Schizophrenie mit in der Kindheit und Jugend (Hebephrenie), einen angeborenen frühkindlichen Autismus oder durch die gehirnorganische Schädigung in Folge einer Infektion.

Etwa 35 % der über 65-Jährigen leiden unter einer psychischen Erkrankung, davon sind ca. 8 % dringend behandlungsbedürftig. Weniger als 40 % aller psychisch Erkrankten erhalten eine Behandlung.

Bei anderen Menschen müssen bestimmte Ereignisse auf eine bestimmte **Veranlagung zum Verhalten** aufeinandertreffen, um den Ausbruch der Erkrankung auszulösen. Wer beispielsweise große Verluste verbunden mit Hilflosigkeit erlebt (oft Auslöser für Depressionen), schreckliche Ereignisse, die nicht verarbeitet wurden (Posttraumatische Belastungsstörung), oder massive Verunsicherungen in der Entwicklungszeit vom Kindesalter zum Erwachsenen (erzeugt häufig Suchtverhalten), kann psychisch erkranken.

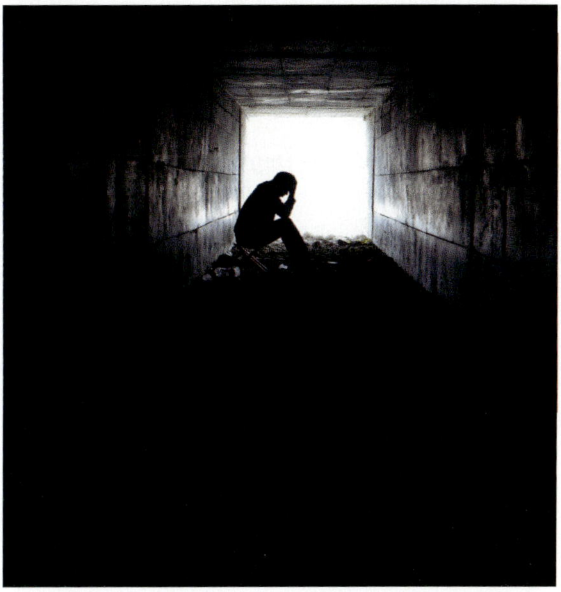

Psychische Veränderungen können verschiedene Ursachen haben

Es ist ebenso möglich, durch operative Eingriffe (Hirnverletzung), Narkosen (Durchgangssyndrom), Folgen einer anderen Erkrankung (Schlaganfall) oder durch Medikamente und Drogen (L-Dopa) psychische Veränderungen zu erleben, die vorübergehend oder dauerhaft sein können. Auch die demenziellen Erkrankungen gehören zu den psychischen Krankheiten (siehe Kap. 5).

> Jeder Mensch kann zu jeder Zeit psychisch erkranken.

Im Alter häufig auftretende psychische Veränderungen sind:

- Depression
- Delir
- Angststörungen
- wahnhafte (paranoide) Störungen
- Schizophrenie
- Schlafstörungen
- chronische Schmerzen ohne diagnostizierbare Ursachen
- Suchterkrankungen
- Suizidgefährdung
- Anpassungsstörungen

> Das Delir (Zustand der Verwirrung) gehört zu den häufigsten psychiatrischen Erkrankungen bei den über 60-Jährigen.
> Bei ca. 40 % dieser Altersgruppe wird im Laufe eines Krankenhausaufenthaltes ein Delir diagnostiziert.
> Bei etwa 17 % der über 65-Jährigen ist das medikamenteninduzierte Delir verantwortlich für die Aufnahme in eine psychiatrische Akutstation – und damit der häufigste Grund. Ein Delir ist immer lebensbedrohlich und ein Akutfall.

Zur Diagnose einer psychischen Erkrankung gehören folgende Merkmale des Verhaltens und Erlebens.

- **Statistische Seltenheit:** Ein Verhalten/Erleben muss ungewöhnlich sein – das Problem: Vieles ist ungewöhnlich, aber nicht unbedingt krank, zum Beispiel besondere sexuelle Vorlieben.
- **Normabweichung:** Das Verhalten entspricht nicht dem Verhalten der Allgemeinheit, wie beispielsweise antisoziales oder straffälliges Verhalten.
- **Verursachen persönliches Leid:** Das Erleben ist für die Betroffenen kaum zu ertragen (zum Beispiel bei Depressionen und Angststörungen).
- **Führen zur Beeinträchtigung der Lebensführung:** Eine Situation lässt ein normales Leben kaum noch zu (beispielsweise nicht mehr das Haus verlassen zu können aufgrund einer Angststörung).

6.2 Depressionen

Am Beispiel der Depressionen lässt sich die Vielfalt psychischer Erkrankungen anschaulich darstellen.
Die depressiven Erkrankungen gehören zu den affektiven Störungen (Erleben der Gefühle). Sie verlaufen in unterschiedlichen Schweregraden, können einzeln oder in Kombination mit anderen Erkrankungen auftreten.

Kennzeichen von Depressionen

Das Erleben ist häufig von Niedergeschlagenheit und einer Einengung der Gefühle bis hin zur Gefühllosigkeit geprägt sowie von andauerndem Grübeln, von Vorstellungen der Hilflosigkeit, von Schuldgefühlen und einem Gefühl der Minderwertigkeit bis hin zum Wunsch der Selbstvernichtung.

Sogenannte maskierte Depressionen zeichnen sich z. B. durch die Übersteigerung von Antrieb und Aktivitäten aus oder verstecken sich hinter Suchterkrankungen.

Ursachen von Depressionen

Die Ursachen für Depressionen sind sehr vielschichtig. Depressionen entstehen vermutlich als Antwort auf Lebensanforderungen und nicht gelungene Bewältigungsstrategien. Anforderungen wie Stress und Überforderung, ein depressives oder suchtkrankes Elternhaus bzw. ein solcher Partner, erlernte Hilflosigkeit, verzerrte Umweltinterpretation sowie nicht erlernte adäquate Gefühlskompetenzen (besonders hinsichtlich Wut, Trauer und Angst) bereiten der Depression den Weg.
Depressionen als Ausdruck von Ängsten vor Arbeitslosigkeit, Krankheit, Armut und Vereinsamung stellen inzwischen ein gesellschaftliches Phänomen dar.
„Weltweit stehen Depressionen in Ländern mit mittlerem oder hohem Einkommen an erster Stelle der Krankheitslast." (WHO 2008)

> Normale Trauerprozesse werden fälschlicherweise als Depression interpretiert. Die Trauernden sollen oft schon nach wenigen Wochen aufhören zu trauern. Die verleugneten Gefühle führen mitunter in eine Depression; es wäre besser, die Trauer so lange zuzulassen, wie sie anhält.

Wie die Anzahl gesunder Lebensstilfaktoren und die psychische Gesundheit von Männern und Frauen zusammenhängen, zeigen die Daten aus den Studien des Gesundheitsmonitorings (vgl. Robert Koch-Institut 2013, Studie GEDA 2009, Erhebung 2008).

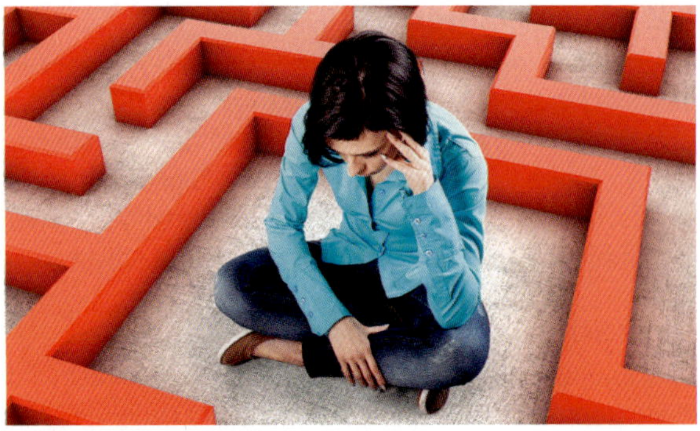

Depression als Ausdruck von Angst

Geschlechterunterschiede

Neueren Untersuchungen zufolge (GBE-Kompakt – 2/2013) lassen sich geschlechtsspezifische Unterschiede in der Symptomatik von Depressionen darstellen.

Bei Männern finden sich eher die folgenden Symptommuster:
Irritabilität, Aggressivität und antisoziales Verhalten

Bei Frauen finden sich dagegen eher folgende Symptome:
Unruhe, depressive Verstimmung und Klagsamkeit.
Allmählich integriert die Diagnostik von Depressionen diese diagnostischen Geschlechterunterschiede. Daher werden Depressionen bei Männern häufiger erkannt als noch vor wenigen Jahren.

Ausgewählte Formen der Depression

Dysthymie, auch neurotische Depression, chronische Depression oder depressive Persönlichkeit.
Diese depressive Erkrankung wird in leichter, aber dauerhafter Form erlebt. Dazu gehören Leistungseinbußen/-minderung, Rückzug aus sozialen Kontakten und eine emotionale Verflachung. Es werden keine intensiven Höhen und Tiefen erlebt, die Betroffenen empfinden das Leben zwar als mühsam, aber sie bewältigen weitgehend den Alltag.
Die Dysthymie zählt zu den leichten Depressionen.
Kombiniert mit Episoden leicht euphorischer Stimmung spricht man von **Zyklothymie**.
Treten bei einem Menschen **starke depressive Episoden** auf, dann ist dies ein sehr ernst zu nehmender Zustand, der behandelt werden muss. Diese Episoden sind gekennzeichnet von der Unfähigkeit, den Alltag zu bewältigen, von Unruhe, von dem Wunsch, tot zu sein, sowie von der Unfähigkeit zu handeln.
Erlebt ein Mensch abwechselnd schwere depressive Phasen (Niedergeschlagenheit) und starke euphorische Phasen (extremste Ideen und Gefühle/Triebe), dann wird dieser Wechsel als **bipolare Störung** oder auch als manisch-depressives Verhalten bezeichnet.
Depressionen können auch als Begleiterkrankung von ursächlich anderen Erkrankungen auftreten, etwa im Verlauf der Parkinsonerkrankung.

> Depressionen verändern die Wahrnehmung, das Erleben und die Denkfähigkeit, sie können auch zu Wahnvorstellungen und wahnhaften Überzeugungen führen.

Der Versuch, die Depression allein zu bewältigen, führt unter Umständen in eine Sucht (Alkohol, Tabletten, Dro-

gen, Spiele, Arbeit) oder zu chronischen, nicht näher definierbaren Schmerzen (Rücken-, Kopfschmerzen), zu einer chronischen körperlichen Erkrankung ohne Befund (psychosomatische Erkrankung) oder in die Abhängigkeit von anderen Menschen (Angst, allein zu sein).
Depressives Verhalten kann sich mit aggressivem Verhalten abwechseln.

Behandlung von Depressionen

Depressionen werden mit unterschiedlichen therapeutischen Methoden behandelt.
Aktuell eingesetzte **Medikamente** sind je nach Ausprägung der Grunderkrankung: Antidepressiva, Neuroleptika und Sedativa.
Psychotherapeutische Angebote reichen von der Gruppen- und Einzeltherapie mit tiefenpsychologischen Gesprächen über die Kunst- und Musiktherapie bis hin zu neueren Methoden der kognitiven Verhaltenstherapie, wie MBCT (Achtsamkeitsbasierte kognitive Therapie).
Psychische Erkrankungen älterer Menschen werden zu selten entdeckt und behandelt, und wenn doch, dann eher medikamentös als therapeutisch. Aber auch ein alter Mensch hat ein Recht auf bestmögliche Behandlung, also auch auf psychotherapeutische Versorgung (siehe Pflege-Charta).
Die Nationale VersorgungsLeitlinie für die Behandlung von unipolaren Depressionen beschreibt neben dem diagnostischen Vorgehen auch die Behandlungs- bzw. Therapieempfehlung.
Als allgemeine Behandlungsziele gelten für Patienten mit depressiven Störungen:

- die Symptome der depressiven Störung zu vermindern und letztlich eine Remission zu erreichen;
- die Mortalität zu verringern, insbesondere Suizide zu verhindern;
- die Wahrscheinlichkeit für einen direkten Rückfall oder eine spätere Wiedererkrankung zu reduzieren;
- wenn keine Besserung erreicht werden kann, dann eine Verschlimmerung zu verhüten.

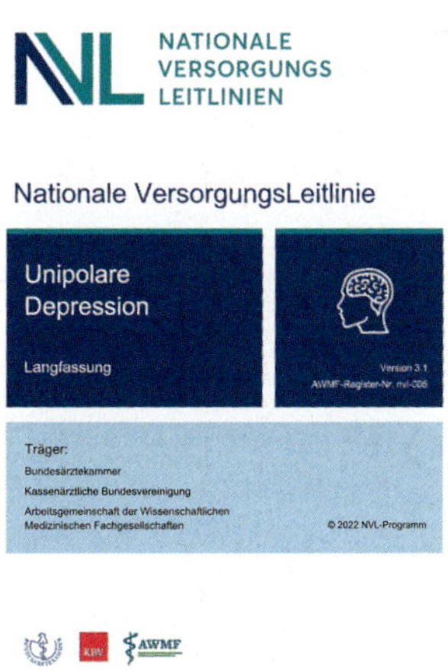

Nationale VersorgungsLeitlinie Unipolare Depression (Quelle: Ärztliches Zentrum für Qualität in der Medizin, 2022)

6.3 Umgang mit Depressiven

Einige Regeln für den Umgang mit Betroffenen

- „Ich akzeptiere die Depression als Erkrankung,
- ziehe den Arzt oder die Ärztin zu Rate,
- bleibe geduldig,
- überfordere mich nicht,
- bin zurückhaltend mit gutgemeinten Ratschlägen."

Einen depressiven Menschen dazu zu motivieren, wieder am Leben teilzunehmen und Freude zu empfinden, ist eine schwierige Aufgabe. Da die – oft schon lange – unterdrückten Gefühle viel Kraft von den Erkrankten fordern, sind die Betroffenen nicht selten sehr erschöpft und antriebslos, weshalb sie sich auch immer weniger zutrauen.

> Aber: Intensive körperliche Betätigung verändert das Erleben in der Depression. Bewegung an der frischen Luft, anstrengend und mindestens zweimal täglich für 30 Minuten, sollte trainiert werden.

Die veränderte Wahrnehmung der Umgebung kann zu Misstrauen und Vorurteilen führen, der Mensch unterstellt seiner Umgebung „schlechte Gedanken" über ihn.

> Aber: Die Einbindung in Gruppenerleben und die „Überprüfung der Befürchtungen" auf ihren Wahrheitsgehalt hin sind wichtige Bestandteile auf dem Weg zur Gesundheit.

Die emotionale Verflachung, also das gefühlte „Fehlen von Gefühlen", führt zu Desinteresse und Rückzug. Alles wird als sinnlos empfunden, Kontakte werden vermieden; die eigene Hilflosigkeit drückt sich hierin aus.

> Aber: Aktivitäten und Begegnungen mit anderen Menschen oder mit Tieren können verschüttete Gefühle wieder aktivieren.

Die Affekte Trauer, Wut und Angst werden unter Umständen nicht mehr verstanden und als Schmerz oder Unwohlsein geäußert.

Erkrankte Menschen brauchen eine unterstützende Umgebung, um sich ihrer Gefühle wieder bewusst zu werden und die eigenen Empfindungen reflektieren zu können.

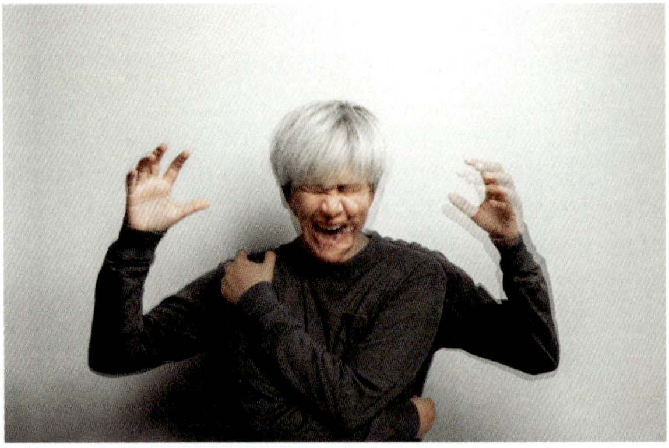

Plötzliche Gefühlsausbrüche können sehr heftig ausfallen

Für Irritation auf beiden Seiten sorgen manchmal plötzliche Gefühlsausbrüche, die bisweilen sehr heftig ausfallen können. Sie sollten als Zeichen einer gesunden Lebensäußerung aufgefasst werden und nicht als „Verschlechterung" der Krankheit.
Depressive Menschen wissen selbst ganz gut, dass es schöner wäre, wenn sie „sich freuen könnten" und wenn sie „wieder aktiver" wären. Gute Ratschläge führen aber meist zu Abwehr und Konflikten, also weiter in die Depression hinein statt hinaus, und sie verstärken eher noch die bereits starken Schuldgefühle der Betroffenen. Erkrankte benötigen die Möglichkeit, an der Umgebung teilzuhaben, ohne dabei den „hohen" Erwartungen der Angehörigen oder Pflegenden entsprechen zu müssen.

> **!** Ein depressiver Mensch kann am Ausflug teilnehmen, muss sich aber nicht freuen, sondern darf sich so fühlen, wie ihm gerade zumute ist.

6.4 Abhängigkeitserkrankungen

Abhängigkeitserkrankungen von alten Menschen stellen eine große Herausforderung für die Umgebung dar.

Zu den häufigsten Suchterkrankungen im Alter gehören:

- Nikotin-Abhängigkeit
- Alkohol-Abhängigkeit
- Beruhigungsmittel-Abhängigkeit
- Abführmittel-Abhängigkeit (Frauen)
- Ess-Sucht

	Körperliche Abhängigkeit	Psychische Abhängigkeit	„Kontrollverlust"	Sonstige Merkmale
Konflikttrinker (Alpha-Trinker)	nein	ja	nein	trinkt häufig sehr viel bei Problemen
Gelegenheitstrinker (Beta-Trinker)	nein	nein	nein	trinkt vornehmlich an Wochenenden und/oder in Gesellschaft; hat aber bereits körperliche und geistige Schäden
Süchtiger Trinker (Gamma-Trinker)	ja (meist)	ja	ja	kann Tage und Wochen ohne Alkohol auskommen
Gewohnheitstrinker (Delta-Trinker)	ja	nein (kann sich aber entwickeln)	nein	trinkt regelmäßig viel; kommt häufig aus alkoholnahem Beruf
Quartalstrinker (Epsilon-Trinker)	ja (nach Trinkexessen)	nein	ja (bei Trinkexessen)	trinkt unregelmäßig in Abständen, in der Zwischenzeit normal

Alkoholiker – Einteilung nach Prof. E. M. Jellinek

Soll kranken und hilfebedürftigen Menschen „erlaubt“ werden, Alkohol zu trinken, Zigaretten zu rauchen, übermäßig oder gar nicht zu essen, Beruhigungsmittel einzunehmen?
Alte Menschen sind ebenso „abhängige Menschen“ wie jüngere, sie sind genauso angewiesen auf ihre Suchtmittel und haben das gleiche Recht, sich zu schaden. Es besteht somit ein Recht auf Suchtmittel (siehe Pflege-Charta).

> Aber: Der oft schon sehr geschwächte Organismus eines alten Menschen verträgt nicht mehr die gewohnten Mengen an Suchtmitteln. Medikamentöse Behandlungen können es gefährlich machen, eine Sucht weiter zu betreiben. Ein vernünftiges Abwägen der jeweiligen Umstände ist daher wichtig. Das Einverständnis des Betroffenen wird hier vorausgesetzt.

Keinesfalls sollte ein Suchtmittel plötzlich entzogen werden. Es besteht die Gefahr, ein Delir auszulösen, das in den meisten Fällen lebensbedrohlich ist. Da Suchterkrankungen oft verheimlicht werden, ist bei auffälligen Symptomen wie

- plötzlicher Verwirrtheit,
- Wegdämmern,
- Halluzinationen,
- plötzlich auftretenden Kreislaufproblemen oder
- starkem Fieber

an einen unfreiwilligen Entzug zu denken. Über diese Symptome muss unbedingt eine Ärztin oder ein Arzt informiert werden.

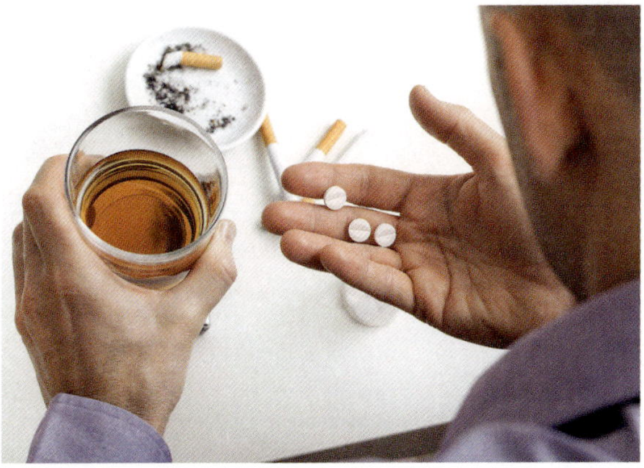

Beruhigungsmittel, Alkohol und Nikotin

Auch eine nicht mehr praktizierte Sucht hat noch Einfluss auf das ErLeben und Verhalten eines Menschen. In Krisensituation besteht immer die Möglichkeit eines Rückfalls in das frühere Verhalten.

> „Wenn die Seele krank ist – PSYCHOTHERAPIE im höheren Lebensalter“
> Eine Broschüre, herausgegeben von der BAGSO (Bundesarbeitsgemeinschaft der Senioren-Organisationen e. V.) und der Deutschen Psychotherapeutenvereinigung e. V.

Frühere Suchterkrankungen beeinflussen häufig den Verlauf aktueller Erkrankungen. So kann der atypisch sprunghafte Verlauf einer Demenzerkrankung auf eine ehemalige Alkoholabhängigkeit zurückzuführen sein oder der galoppierende Verlauf einer Herzerkrankung spiegelt jahrzehntelangen Nikotinmissbrauch wider.
Suchterkrankungen wirken sich nicht nur körperlich sehr schädigend aus, sie zerstören häufig auch die Beziehungen im sozialen Umfeld. Solche zerstörten Beziehungen können eine Erklärung dafür sein, dass ein pflegebedürftiger Mensch zwar Verwandtschaft hat (Kinder, Frau, Geschwister), aber kaum oder keinen Besuch bekommt.

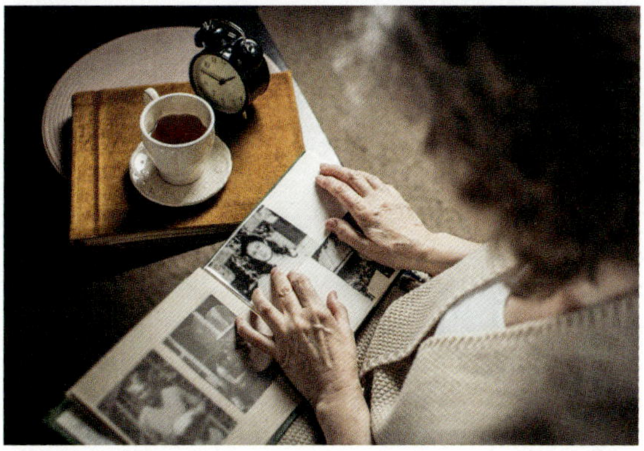

Lebensbiografie

Umgang mit (ehemals) suchterkrankten Menschen

Die Kränkungen des Alters zu begleiten, die Folgesituationen in die Lebensbiografie zu integrieren und den Schmerz darüber zu akzeptieren, sind die (schweren) Aufgaben, die vor den alten Menschen und ihren Helferinnen und Helfern liegen.
Suchterkrankte Menschen sehnen sich oft besonders nach Anerkennung durch ihre Umgebung. Das meist sehr niedrige Selbstwertgefühl benötigt im Alltag viel Bestätigung. Trotzdem ist die Unsicherheit den anderen Menschen gegenüber meist dauerhaft.
Für die Begleitungsarbeit heißt das, den Menschen mit Respekt und freundlicher Zuwendung zu begegnen, sie

zu ermutigen, zu ihrem Lebensweg zu stehen und mit ihnen einen Platz in der Gemeinschaft zu finden. Die Anerkennung des eigenen Lebenswerks, auch durch andere, ist für einen suchtkranken Menschen von großer Bedeutung.

Schlafstörungen – ein besonderes Problem und eine psychische Erkrankung

Über Schlafstörungen klagt die Hälfte der über 65-Jährigen; Frauen verbringen im Durchschnitt 42 Minuten schlaflos im Bett, Männer 72 Minuten.
Diese Beschwerden haben unterschiedliche Ausprägungen und werden wie folgt beschrieben:

- Häufiges Aufwachen 48 % der Betroffenen
- Einschlafstörungen 33 % der Betroffenen
- Zu frühes Aufwachen 22 % der Betroffenen

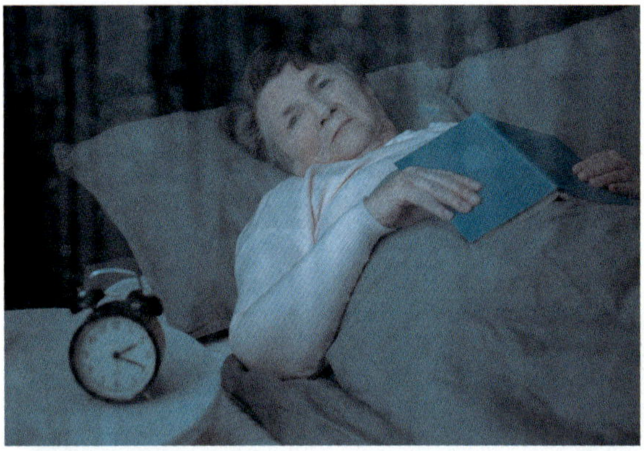

Schlafstörungen

Beobachtungen zeigen, dass der Schlaf älterer Menschen deutlich weniger erholsam ist als der Schlaf im jüngeren Alter, denn sie erreichen sehr selten tiefe Schlafzustände (Stadium 3 und 4).
Viele der Schlafveränderungen sind auf das Alter zurückzuführen, allerdings können sie das Verhalten während des Tages verändern und zu unerwünschten Folgen führen, wie

- Wegdämmern und Unaufmerksamkeit,
- Einbuße der sozialen und allgemeinen Leistungsfähigkeit,
- Veränderung der Persönlichkeit,
- Denk- und Gedächtnisstörungen,
- Stürze und Schwindel.

Schlafstörungen können sehr unterschiedliche Ursachen haben und werden wie folgt klassifiziert:

- körperliche Ursachen: Herz, Übergewicht, Atmung
- psychische Ursachen: Angst und Depressionen, Albträume
- unruhige Beine (Restless-leg-Syndrom)
- suchtmittelabhängige Ursachen

Alte Menschen benötigen viel Bewegung und Angebote für Abend- und Nachtaktivitäten, um trotz der Schlafstörungen ein würdevolles Leben zu führen.

7. Diabetes

In diesem Kapitel wird es um die Störung des Blutzuckerstoffwechsels und das Erkennen von Entgleisung während der Alltagsbegleitung gehen.

> **Diabetes mellitus (griech.)** bedeutet „honigsüßer Durchfluss“ und bezeichnet eine chronische Erkrankung des Blutzuckerstoffwechsels mit hohen Blutzuckerwerten (Hyperglykämie).

7.1 Blutzuckerstoffwechsel

In der Bauchspeicheldrüse (Pankreas) wird Insulin, ein Hormon, gebildet. Mit der Nahrung nimmt der Mensch Zucker (Glukose) auf. Glukose ist ein wichtiger Energielieferant für die Körperzellen und Insulin sorgt dafür, dass Glukose aus dem Blut in die Körperzellen aufgenommen wird.
Beim Diabetes mellitus kann der Zucker nicht in die Zellen gelangen. Im Blut erhöht sich der Blutzuckerwert (Hyperglykämie), was zu Schädigungen verschiedener Organe führen kann.

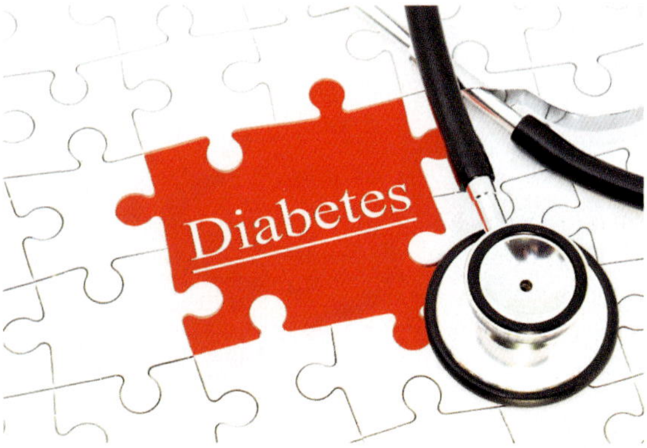

Regelmäßige Kontrolle untersuchungen sind wichtig

Die normalen Blutzuckerwerte liegen je nach Messart und Messgerät bei 60–140 mg/dl bzw. bei 6,8–7,8 mmol/l.

Es gibt verschiedene Formen der Zuckerkrankheit. Für die Praxis ist es wichtig, die Unterschiede zwischen dem Typ 1 und Typ 2 zu kennen.

7.2 Diabetes mellitus Typ 1

Bei Menschen mit einem Typ 1 Diabetes erlischt die Insulinproduktion in der Bauchspeicheldrüse. Mit fortschreitender Erkrankung wird überhaupt kein Insulin mehr gebildet. Die Erkrankung tritt in der Regel bereits im Kindesalter auf und muss lebenslang mit der Zufuhr von Insulin behandelt werden. Insulin muss immer an den aufgenommen Zucker in der Nahrung angepasst sein. Das bedeutet eine Ernährungsumstellung der Betroffenen. Die Symptome sind vermehrte Urinausscheidung, Durst, Hunger, Infektanfälligkeit, Abgeschlagenheit, Gewichtsverlust, Hauterkrankungen und Veränderung im Verhalten; der Beginn ist in der Regel akut.

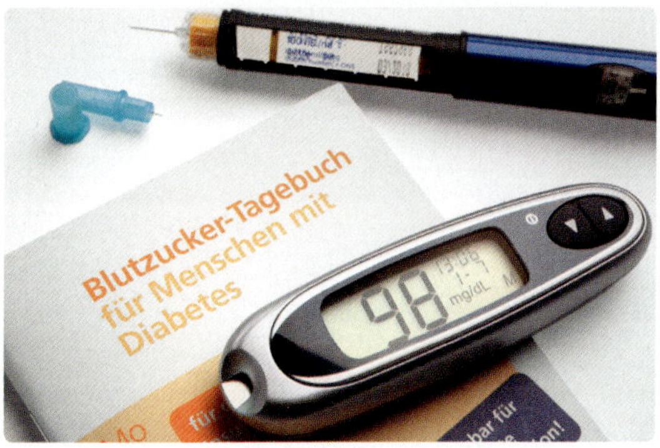

Insulingabe und Kontrolle

7.3 Diabetes mellitus Typ 2

Bei Menschen mit einem Typ 2 Diabetes werden die Körperzellen unempfindlich gegen Insulin. Dieses liegt in der Regel an einem Überangebot an Glukose. Die Erkrankung tritt sowohl bei Kindern als auch im Alter auf und ist häufig Folge von Übergewicht und Bewegungsmangel. Die Behandlung erfolgt durch Ernährungsumstellung und Bewegung. Gelegentlich sind orale Medikamente notwendig, selten die Injektion von Insulin. Symptome sind ähnlich wie beim Typ 1, beginnen aber schleichender. Zusätzlich können Sehstörungen und Sensibilitätsstörungen z. B. an den Füßen auftreten.

7.4 Stoffwechselentgleisung

Als Alltagsbegleiterin oder -begleiter sollten Sie die Anzeichen der Unter- und Überzuckerung erkennen können und müssen entsprechend handeln.

Über- und Unterzuckerung

Unterzuckerung (Hypoglykämie)	Überzuckerung (Hyperglykämie)
Ursache Zu wenig Nahrung Zu viel Insulin gespritzt Zu viel Bewegung Alkohol Aufregung, Stress	**Ursache** Zu viel Nahrung Zu wenig Medikamente Infekte
Plötzlich akute Symptome Hunger Müdigkeit Bewusstseinseintrübung Vermehrtes Schwitzen Schneller Puls Verwirrung Unruhe, Zittrigkeit Blässe Blutzuckerwert niedriger als 50 mg % oder 3 mmol	**Langsam schleichende Symptome** Durst Müdigkeit Bewusstseinsstörung Trockene Haut Azetongeruch Langsamer Puls Übelkeit, Erbrechen Langsame, tiefe Atmung Blutzuckerwert über 200 mg % oder 11,0 mmol
Maßnahmen Bei klarem Bewusstsein → Zufuhr von Traubenzucker Fachkraft informieren Bei Bewusstseinsstörung → Seitenlage und Notruf	**Maßnahmen** Bei klarem Bewusstsein → Mineralwasser anbieten Fachkraft informieren Bei Bewusstlosigkeit → Seitenlage und Notruf

!

Als Alltagsbegleiterin oder -begleiter verabreichen Sie **niemals** Insulin. Sie dürfen auch **nicht** den Blutzucker messen.
Bei unklarer Situation ist eine Fachkraft zu informieren. Traubenzucker dürfen Sie ggf. verabreichen.

7.5 Folgen von Diabetes mellitus

Menschen mit Diabetes mellitus sind besonders gefährdet, durch Schädigung von Blutgefäßen und Nerven an folgenden Spätschäden zu erkranken:

- Sehstörungen durch Schädigung der kleinen Gefäße an der Netzhaut
- Schädigung der Nieren, bei einem Blutzuckerwert über 180 mg/dl wird Zucker über den Urin ausgeschieden, was die Gefäße belastet
- Sensibilitätsstörung (Taubheit, Ameisenkribbeln) vor allem am Fuß
- Diabetischer Fuß – die Blutversorgung ist eingeschränkt, bei zusätzlichen Sensibilitätsstörungen kann es leichter zu Wunden und Infektionen kommen. Diese heilen schlechter und so kann es bei schwerem Verlauf zu Amputationen kommen.
- Schädigung der Gefäße im Gehirn mit einer Erhöhung des Risikos für Schlaganfall und demenzielle Veränderung
- Herz-Kreislaufstörungen; Erhöhung des Blutdrucks
- Durch die Beeinträchtigung der Lebensaktivitäten haben an Diabetes Erkrankte ein erhöhtes Risiko für Depressionen und Angststörungen
- Erhöhte Anfälligkeit für Infektionen

In der Alltagsbegleitung von Menschen mit Diabetes mellitus ist deshalb auf solche Symptome zu achten, diese müssen sofort an die Fachkraft weitergegeben werden.

Die Beachtung der Ernährungsregeln, die Angst vor Folgeerkrankungen und die vielen Blutzuckermessungen und Insulinspritzen können Betroffene sehr beeinträchtigen. Im Umgang mit Diabetikern sollten Sie entsprechend sensibel sein. Gruppenaktivitäten, die auch eine gemeinsame Mahlzeit beinhalten, müssen entsprechend mit der Fachkraft oder den Betroffenen abgestimmt werden.

7.6 Bedeutung für Alltagsbegleitung

Bei der Unterstützung im Alltag müssen bestimmte Dinge beachtet werden:

- Die Alltagsbegleiterin oder der Alltagsbegleiter muss bei gemeinsamen Aktivitäten Traubenzucker mit sich führen bzw. sich davon überzeugen, dass die an Diabetes erkrankte Person selbst Traubenzucker für Notfälle dabei hat.
- Eine körperliche Überanstrengung ist zu vermeiden.
- An Diabetes Erkrankte sollten bequeme, feste Schuhe und Strümpfe ohne Gummizug tragen.
- Wird Unterstützung beim Schuhe- und Sockenanziehen benötigt, muss dieses schonend passieren, um den Fuß nicht zu verletzen. Beobachtungen müssen der Fachkraft weitergeben werden.
- Bestehen Sehstörungen, muss auf eine Gestaltung der Umgebung geachtet werden, um Stürze zu vermeiden.
- Menschen mit Diabetes mellitus können sich durch die vielen Einschränkungen isolieren und zurückziehen, hier ist eine sensible Aktivierung durch die Alltagsbegleitung gefordert.

Abgrenzung zur Pflege
Die Beratung zum Diabetes mellitus, die Pflege, Therapie und Dokumentation ist Aufgabe der Pflegefachkraft. Beobachtungen oder Unklarheiten müssen von der Alltagsbegleitung an die Fachkraft weitergegeben werden.

8. Parkinson verstehen

In diesem Kapitel wird eine Erkrankung des Nervensystems und der Umgang damit in der Alltagsbegleitung behandelt.

Schüttellähmung – neurologische Erkrankung mit den Hauptsymptomen erhöhter Muskelwiderstand (Rigor), Bewegungsarmut (Akinese) und Zittrigkeit (Tremor)

8.1 Ursachen

Im Nervensystem sorgt eine Vielzahl von Botenstoffen für eine Reizweiterleitung. Nur so sind gezielte Reaktionen und koordinierte Bewegungsabläufe möglich. Beim Morbus Parkinson wird ein Überträgerstoff im Nervensystem (Dopamin) nicht mehr gebildet. Es kommt zum Ungleichgewicht zwischen den verschiedenen Botenstoffen, wodurch neurologische Funktionen, insbesondere Bewegungsabläufe, beeinträchtigt werden.
Auch Erkrankungen des Gehirns, Vergiftungen oder bestimmte Medikamente können die Symptome auslösen (Sekundärer Parkinson).

8.2 Symptome

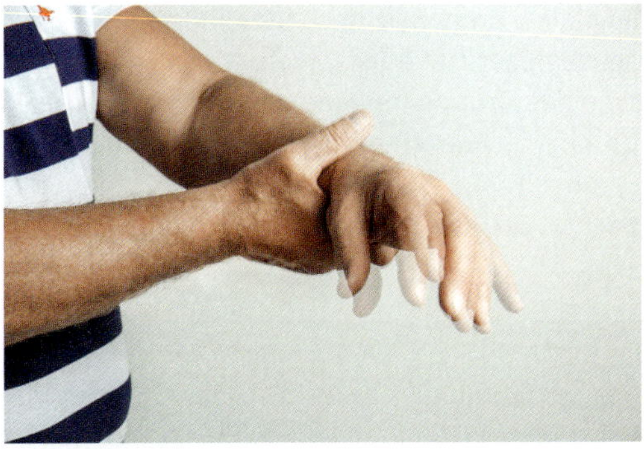

Schüttellähmung

Der Muskelwiderstand ist bei an Parkinson Erkrankten erhöht. Bewegungsabläufe sind verlangsamt und wirken starr oder ruckartig. Das Starten und Stoppen von Bewegungen ist schwieriger, Betroffene sind extrem sturzgefährdet. Bewegungen sind häufig sehr schmerzhaft. Die typische Zittrigkeit vor allem der Hände tritt auch in Ruhe auf. Die Finger und Hände wirken, als ob sie Münzen zählen würden.
Die neurologischen Störungen führen zu weiteren Störungen:

- Speichelfluss ist vermehrt
- Talgproduktion ist erhöht (Salbengesicht)
- vermehrtes Schwitzen
- Blasenstörung

Die Psyche ist ebenfalls beeinträchtigt, es kommt zu

- Stimmungsschwankungen und
- depressiven Veränderungen.

Im Verlauf der Erkrankung kann zusätzlich eine demenzielle Veränderung auftreten.

8.3 Behandlung

Die Behandlung erfolgt medikamentös (Medikamentengabe vor dem ersten Aufstehen) und mit gezielter Ergo- und Physiotherapie. Eine Parkinsonerkrankung ist nicht heilbar, die Medikamente lindern nur die neurologischen Ausfälle.

8.4 Umgang mit Betroffenen

Die Alltagsbegleiterin oder der Alltagsbegleiter muss jegliche Form von Stress und Zeitnot vermeiden, da die Symptome verstärkt würden. Der Umgang mit Betroffenen erfordert Zeit und Geduld.
Die Selbstständigkeit der Patientinnen und Patienten soll erhalten bleiben, zu Bewegungen und Kommunikation muss immer wieder angeleitet werden. Im Tagesablauf ist insbesondere auf eine konsequente Sturzprophylaxe zu achten.

> **!** Die Alltagsbegleitung darf keine eigenständige Therapie anbieten, daher muss sie sich bei den zuständigen Therapeutinnen und Therapeuten über Möglichkeiten zur Anleitung zu Bewegungs- und Sprachübungen informieren.

Das Nutzen von **Hilfsmitteln** erleichtert dem Parkinsonpatientinnen und -patienten eine größtmögliche Selbstständigkeit. Dazu können spezielle Hilfsmittel zur Nahrungsaufnahme dienen (z.B. Löffel, Teller mit erhöhtem Rand, Griffverstärkung). Glas, Becher und Teller sollten eher halbgefüllt sein, so wird ein Verschütten vermieden.

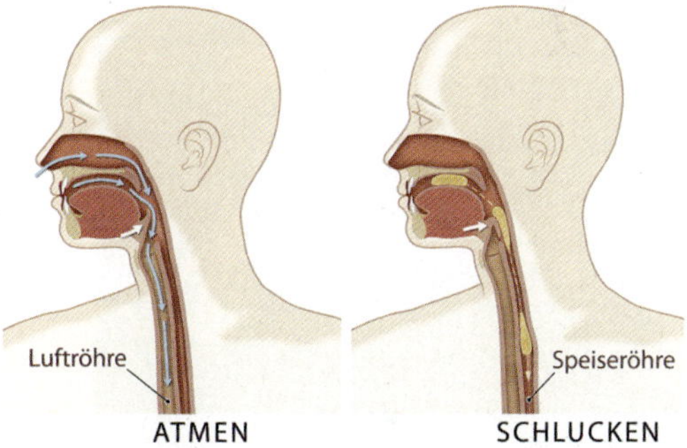

Was passiert beim Schlucken und Atmen?

Wenn Betroffene zum Verschlucken neigen, ist das Anreichen von Nahrung Aufgabe der Fachkraft. Nach dem Essen sollte immer eine Mundpflege ermöglicht werden, da Erkrankte häufig einen trockenen Mund haben.
Eine Toilettensitzerhöhung erleichtert die Ausscheidung, die Alltagsbegleiterin oder der Alltagsbegleiter achtet auf ggf. vereinbarte Toilettenzeiten.
Die Alltagsbegleitung sollte auch nicht zu früh am Tag beginnen, da Betroffene am Morgen mit Pflege, Ankleiden und Frühstück schon sehr belastet sind.

9. Bewegungsapparat

Menschen in der Alltagsbegleitung sind oft von Erkrankungen des Bewegungsapparates betroffen. Häufige Erkrankungen sind:

- Entzündliches Gelenkrheuma (Entzündung der Gelenke),
- Arthrosen (Abnutzung/Abbau des Gelenkknorpels),

- Osteoporose (Verlust an Knochensubstanz),
- Morbus Bechterew (entzündliche Wirbelsäulenerkrankung).

Neben den unterschiedlichen Ursachen und Symptomen von oben beschriebenen Erkrankungen, über die die Alltagsbegleitung sich bei der Fachkraft informieren muss, gibt es gemeinsame Symptome:
- Schmerzen
- Schwellungen
- Steifigkeit
- neurologische Ausfälle
- Fehlhaltungen

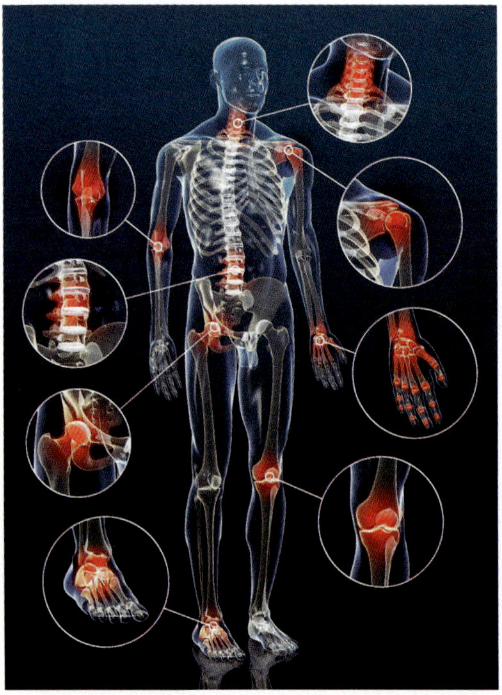

Erkrankungen der Gelenke

Die Alltagsbegleiterin oder der Alltagsbegleiter muss die begleiteten Menschen gezielt auf diese Probleme beobachten und die Fachkraft informieren. Patientinnen und Patienten mit Erkrankungen des Bewegungsapparates sind beispielsweise sturzgefährdet; eine konsequente Sturzprophylaxe ist daher notwendig. Beim Ankleiden wird zunächst die betroffene Extremität angekleidet, das Auskleiden beginnt mit der gesunden Extremität. Hilfsmittel (Haltegriffe, Spezialbesteck, Rollatoren) sollen eingesetzt werden, um die Selbstständigkeit lange zu erhalten.
Die Betroffenen sind bei den Alltagsaktivitäten häufig langsamer, die Beschwerden können sich bei Anstrengungen, bei Witterungsänderungen verstärken.

Die chronischen Schmerzen führen bei Betroffenen häufig zu psychischen Beeinträchtigungen, ein entsprechend sensibles Umgehen der Alltagsbegleiterin oder des Alltagsbegleiters ist erforderlich.
Im Vorfeld eines Gruppenangebots ist genau zu prüfen, ob dieses für die Betroffenen geeignet ist. So lassen sich z. B. bestimmte Spielsteine von Menschen mit rheumatischen Erkrankungen nicht greifen.

Bei Erkrankungen des Bewegungsapparates handelt es sich häufig um ein chronisches Geschehen. Betroffene haben über Jahre gelernt, mit ihren Problemen umzugehen. Die Alltagsbegleiterin oder der -begleiter beachtet im Umgang mit Betroffenen deren Biografie und das bisherige Handling der Probleme.

10. Herz-Kreislaufsystem

Herz-Kreislauf-Erkrankungen nehmen mit zunehmendem Alter zu. **Risikofaktoren** sind:
- Arteriosklerose (Gefäßverengung)
- Übergewicht
- Bewegungsmangel
- Rauchen
- falsche, fett- oder salzreiche Ernährung
- Bindegewebsschwäche mit Ausbildung von Varizen (Krampfadern)
- bestehende Vorerkrankung (z. B. Diabetes mellitus).

Häufige Erkrankungen sind:
- Bluthochdruck
- niedriger Blutdruck
- Herzinsuffizienz (Herzschwäche)
- Varikosis (Krampfadern)

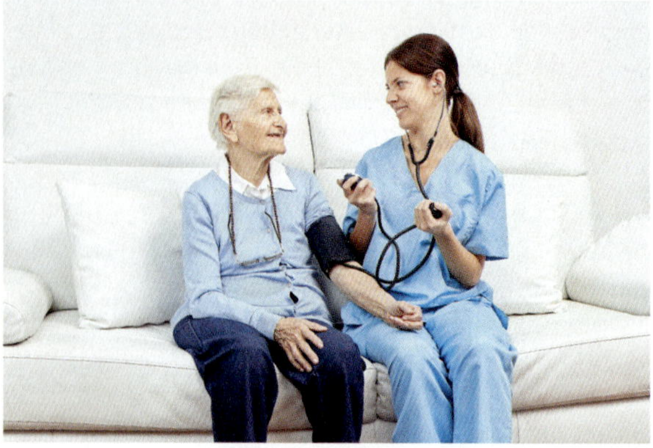

Beobachtung des Kreislaufs

Besteht eine solche Erkrankung, muss sich die Alltagsbegleiterin oder der Alltagsbegleiter bei der Fachkraft über Symptome und individuelles Handling informieren. Die betroffenen Patientinnen und Patienten sind in der Regel körperlich wenig belastbar und benötigen bei den Alltagsaktivitäten mehr Zeit.

Es besteht immer die Gefahr einer plötzlich eintretenden Verschlechterung, die lebensbedrohlich sein kann und eines sofortigen Handelns bedarf.

Folgende Symptome erfordern das sofortige Hinzuziehen einer pflegerischen oder medizinischen Fachkraft oder, falls diese nicht zugegen ist, das Absetzen eines Notrufs:

- Luftnot
- Beklemmungsgefühle im Brustkorb oder Oberbauch
- plötzlicher stechender Schmerz im Brustkorb
- plötzlicher ausstrahlender Schmerz in einer Extremität
- Anschwellen einer Extremität
- Ödembildung (bei Druck auf die Stelle bleibt eine Delle im Gewebe sichtbar)
- Verfärbung der Haut (rot, blass, blau)
- plötzliche Verfärbung oder Blässe nur einer Extremität
- Panik, Angst, große Unruhe
- Schwindel, Ohnmacht
- plötzliche Übelkeit, Erbrechen
- plötzliches Anschwellen eines Gefäßes (Schläfe, Hals)
- Bewusstseinsstörung bis zum Bewusstseinsverlust

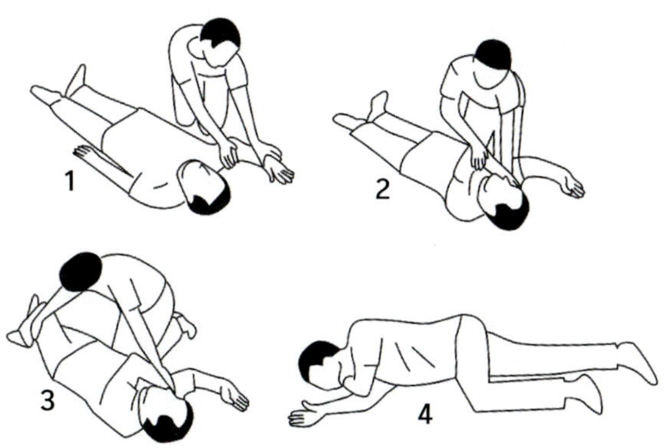

Stabile Seitenlage in 4 Schritten

> Die Symptome verschlechtern sich bei Aufregung und Stress. Das besonnene und ruhige Umgehen mit einem Notfall entschärft die Situation.

Bis Hilfe eingetroffen ist, muss der oder die Betroffene beruhigt werden. Frischluftzufuhr kann hilfreich sein. Die Vitalzeichen werden überprüft. Die Person wird entsprechend gelagert, z. B.

- Oberkörperhochlage bei Verdacht auf Herzinfarkt und vorhandenem Bewusstsein,
- Seitenlage bei Bewusstlosigkeit und vorhandener Atmung und es wird entsprechend den Regeln zur Ersten Hilfe weiter gehandelt.

Um mit solchen Situationen umgehen zu können, ist die Absolvierung eines „Erste-Hilfe-Kurses“ vor Beginn der Tätigkeit als Alltagsbegleiterin oder Alltagsbegleiter zwingend nötig. Die erworbenen Kenntnisse müssen alle zwei Jahre in einem Erste-Hilfe-Training aufgefrischt werden. Erste-Hilfe-Kurse werden z. B. von verschiedenen Hilfsorganisationen angeboten (z. B. Malteser Hilfsdienst, DRK, ASB, Johanniter u. a.). Die Grundqualifizierung ist per Gesetz in der Ausbildung zur Alltagsbegleiterin und zum Alltagsbegleiter integriert.

Andere Bewohnerinnen und Bewohner sollten je nach Möglichkeit entweder zu Hilfeleistungen mit herangezogen werden oder aber ruhig und bestimmt des Zimmers verwiesen werden, um die Betroffenen nicht zusätzlich zu belasten.

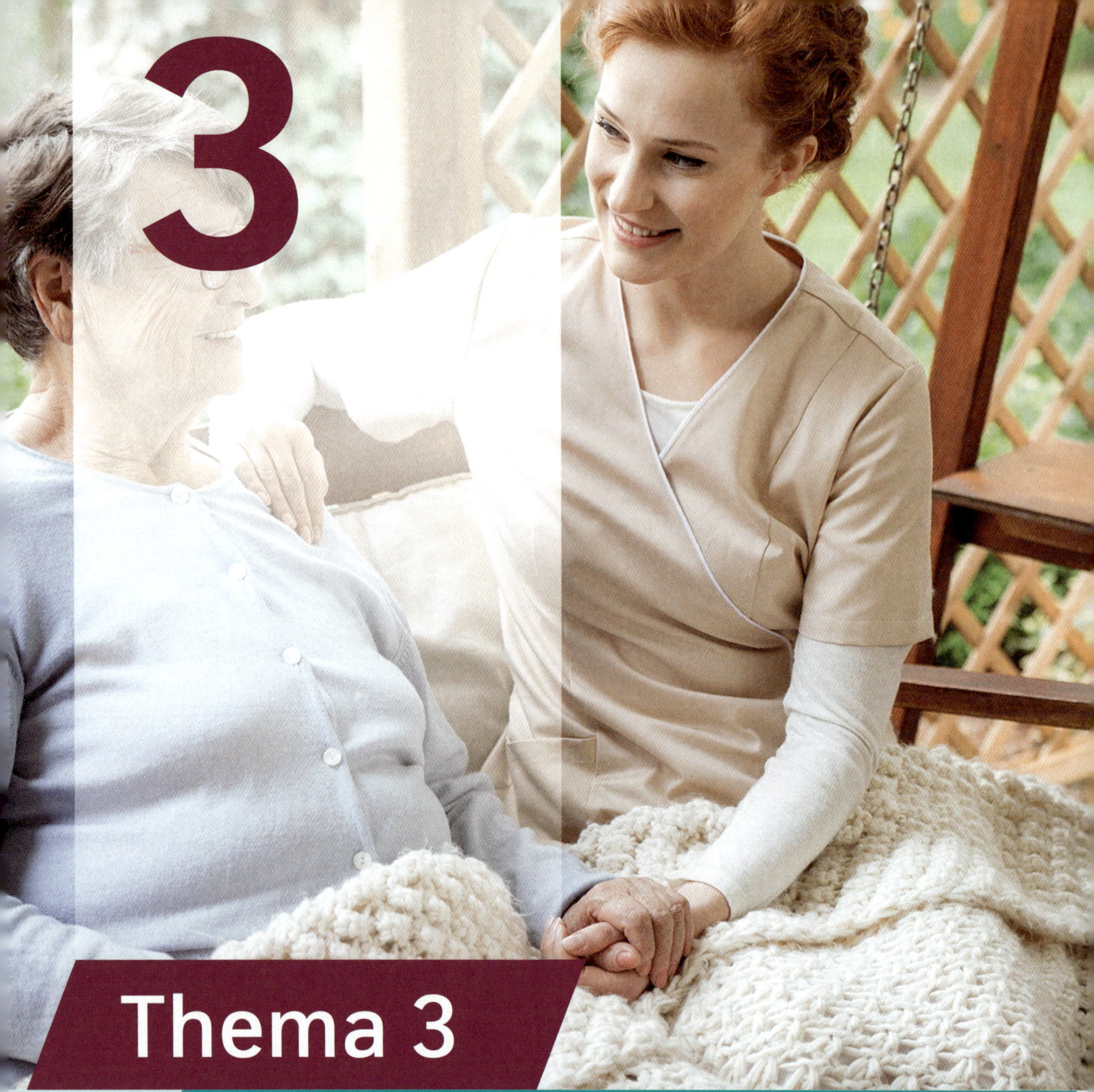

Thema 3

Miteinander umgehen

1. Kommunikation

Als Kommunikation bezeichnet man den Austausch von Informationen zwischen zwei oder mehreren Personen. Ziel und Inhalt von Kommunikation ist es, sich einem anderen Menschen mitzuteilen und zu verstehen, was dieser mitteilen möchte.

> Man kann nicht nicht kommunizieren.

Dieser Satz des Kommunikationspsychologen Paul Watzlawick ist ein wichtiger Leitsatz: Menschen tauschen im Kontakt immer Informationen aus. Auch ein Schweigen oder das Vermeiden eines Blickes sagt etwas aus und ist somit Kommunikation.
Alltagsbegleiterinnen und -begleiter treffen in ihrer Arbeit auf Menschen, deren Kommunikationsfähigkeit aus verschiedenen Gründen stark eingeschränkt sein kann. Sie müssen in der Lage sein, diese Einschränkungen zu erkennen, und sie müssen angemessene Wege finden, um diese Menschen zu verstehen und sich ihnen verständlich zu machen.

Verbale und nonverbale Kommunikation

Informationen werden auf verschiedene Weise an die Kommunikationspartner vermittelt:

- mit verbaler (sprachlicher) und
- nonverbaler (nicht-sprachlicher) Kommunikation.

Mit der **verbalen Kommunikation** (Sprache) werden vor allem Sachinformationen weitergegeben: Wer? Was? Wo? Wann? Die **nonverbale Kommunikation** (Körpersprache) vermittelt dagegen, wie es dem Sprecher oder der Sprecherin mit der Situation und dem Inhalt der Kommunikation innerlich geht. Die nonverbale Kommunikation vermittelt emotionale Inhalte. Sie hat einen sehr hohen Anteil an der Alltagskommunikation.

> In der **Alltagskommunikation** werden über 80 % der Informationen allein durch den nonverbalen Anteil der Kommunikation übermittelt. Höchstens 20 % der Informationen werden durch Worte übermittelt.

Alltagsbegleiterinnen und -begleiter müssen daher sowohl beachten, was sie sagen, als auch, wie sie etwas sagen. Körpersprache, Tonfall, Sprechgeschwindigkeit und Lautstärke müssen bewusst eingesetzt und die Wirkung auf die begleiteten Menschen bedacht werden: „Der Ton macht die Musik."

1.1 Nonverbale Kommunikation

Das Verstehen der Körpersprache ist Menschen teilweise angeboren, teilweise erwerben sie diese Fähigkeit in der frühen Kindheit. Dadurch ist das Wissen über die Bedeutung der Körpersprache auch sehr fest im Langzeitgedächtnis verankert. Menschen mit Demenz verlieren im Laufe der Erkrankung zwar zunehmend die Fähigkeit, die verbale Sprache anzuwenden und zu verstehen. Die Fähigkeit, Körpersprache zu interpretieren, geht jedoch auch bei einer Demenz kaum verloren.

> Als Alltagsbegleiterin oder Alltagsbegleiter muss man sich stets bewusst sein, dass auch das Nicht-Beachten eines anderen Menschen oder das Nicht-Antworten eine Information ist.

Elemente der Körpersprache

Die Körpersprache setzt sich aus verschiedenen Anteilen zusammen:

- Mimik
- Gestik
- Blickkontakt
- Körperhaltung
- soziale Distanz

Jeder Mensch kennt und nutzt diese Elemente, allerdings jeder in unterschiedlichem Maße. Manche Menschen können über einige Elemente der Körpersprache nicht oder nur eingeschränkt verfügen (z. B. bei Gehörlosigkeit oder Blindheit). Dies muss in der Alltagsbegleitung berücksichtigt werden.

Mimik

Als Mimik bezeichnet man den **Gesichtsausdruck**. Betrachtet man den Gesichtsausdruck eines anderen Menschen, der Ekel, Wut oder Trauer verspürt, so wird deutlich, dass es für manche Informationen keine Worte braucht, um sie zu verstehen. Allein die Gesichtszüge können ausdrücken, was der Andere fühlt. Viele Menschen mit Demenz achten sehr intensiv auf die Mimik ihres Gegenübers. Wenn sie die verbale Sprache nicht mehr verstehen, suchen sie nach Informationen im Gesicht des Menschen, mit dem sie in Kontakt sind.

Gestik

Die Gestik ist die Gesamtheit an Bewegungen der Finger, Hände und Arme. Durch Zeigen, Gestikulieren, Formen mit Händen und Armen können nonverbal komplexe Informationen vermittelt werden. Dies erlebt man deutlich, wenn man sich von Menschen, deren Sprache man nicht versteht, einen Weg erklären lässt: Trotz fehlender verbaler Verständigung kann man meist gut „verstehen“, welchen Weg man nehmen muss.

Blickkontakt

Durch den Blickkontakt signalisiert man einem anderen Menschen „Ich nehme Sie wahr.“ Blickkontakt ist ein wichtiges Kommunikationsmittel in der Alltagsbegleitung. Blickkontakt anzubieten bzw. aufzunehmen sollte möglichst der **erste Kontakt** zwischen Begleiter oder Begleiterin und dem hilfebedürftigen Menschen sein. Erst wenn auf diese Weise Kontakt hergestellt ist, sollte mit dem Gespräch und einer Tätigkeit (beim Aufstehen helfen, Getränk anreichen etc.) begonnen werden.

> Blickkontakt sollte immer der Erstkontakt sein.

Körperhaltung

Die Körperhaltung ist ebenfalls ein Element der nonverbalen Kommunikation. Sie ist für Alltagsbegleiterinnen und -begleiter in zweierlei Hinsicht wichtig:

- Ihre eigene Haltung wird – zumeist unbewusst – von Bewohnerinnen und Bewohnern beobachtet und gedeutet und
- sie selbst beobachten die Körperhaltung der begleiteten Menschen und können daraus möglicherweise Informationen über deren Befindlichkeit erhalten.

Ob jemand mit hängenden Schultern steht („sich hängen lässt“), nach vorn übergebeugt geht („eine schwere Last trägt“) oder mit den Händen in den Hosentaschen vor anderen Menschen steht (betont lässig, „interessiert mich alles nicht“): Beobachtende Menschen nehmen diese Körperhaltung wahr und interpretieren sie für sich. Nicht immer ist diese Interpretation richtig. Doch oft hilft die bewusste Wahrnehmung der Körperhaltung dabei, einen anderen Menschen besser zu verstehen.

Körperhaltung der Alltagsbegleiterin/des Alltagsbegleiters

In der Begleitung von Menschen mit Demenz ist der bewusste Einsatz der eigenen Körperhaltung wichtig:

- sich mit dem Körper ganz dem Gegenüber zuzuwenden, zeigt Interesse,

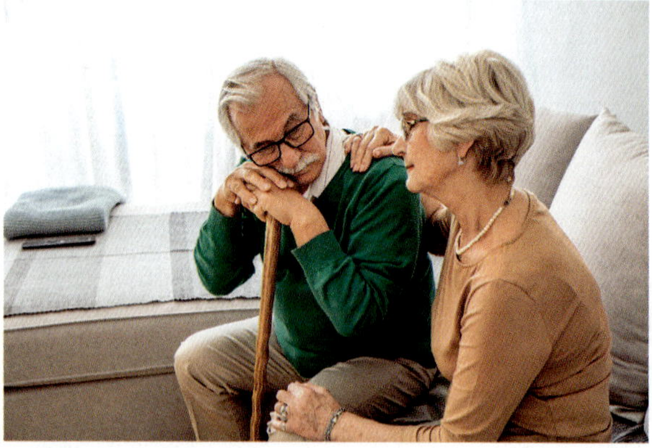

Wortlose Kommunikation – durch Körperhaltung

- auf Augenhöhe zu gehen, nicht „von oben herab“ zu sprechen, schafft Vertrauen,
- offene Körperhaltung mit vor dem Körper befindlichen Händen zeigt Offenheit.

Soziale Distanz

Auch der räumliche Abstand, den Menschen zueinander halten, hat eine Aussagekraft. Dieser Raum, der auch als soziale Distanz bezeichnet wird, wird ebenso wie die anderen Elemente der Körpersprache unbewusst wahrgenommen und gedeutet. Man unterscheidet zwischen vier verschiedenen sozialen Räumen, in denen Menschen unterschiedlich definierte Abstände zueinander einhalten:

- der **intime Raum**, der direkte körperliche Kontakt und die unmittelbare Nähe: Hier lässt man normalerweise nur Partner oder (eigene) Kinder länger als nur einen kurzen Moment herein.
- der **persönliche Raum**, etwa eine Unterarmlänge: Hier dürfen Freunde und nahestehende Personen sich auch längerfristiger annähern.
- der **soziale Raum**, etwa eine Armlänge: Dies ist der normale Kontaktabstand in beruflichen und sozialen Kontakten.
- der **öffentliche Raum** bezeichnet den Abstand, den man automatisch zu fremden Personen z. B. auf der Straße hält.

Angemessener Abstand

In sozial definierten Situationen (Supermarktschlange, Linienbus, Klassenzimmer) ist es möglich, einen geringeren Abstand als normalerweise üblich auch von Fremden zuzulassen. In allen anderen Situationen achten die meisten Menschen jedoch nahezu unbewusst darauf, möglichst den angemessenen Abstand zu wahren.
In Pflege- und Begleitungsbeziehungen muss der begleitete Mensch ständig das Eindringen von relativ

fremden Menschen in seinen persönlichen oder sogar intimen Raum in Kauf nehmen. Deswegen ist es wichtig, dass man sich nach einem notwendigen engen Kontakt (z. B. bei der Unterstützung beim Händewaschen, Jacke anziehen etc.) wieder in den angemessenen Abstand zurückzieht. Dem begleiteten Menschen wird gezeigt: „Ich erkenne Ihre Grenzen und respektiere sie." Dies schafft Vertrauen und erhöht das Sicherheits- sowie das Selbstwertgefühl der betroffenen Menschen.

Das bewusste und respektvolle Wahren der angemessenen sozialen Distanz ist eine Form der wertschätzenden nonverbalen Kommunikation.

1.2 Vier Schnäbel und vier Ohren

Auch die verbale Kommunikation enthält mehrere Ebenen. Das gesprochene Wort ist meist mehrdeutig, und das gegenseitige Verstehen ist nicht selbstverständlich.

Menschen verstehen im Alltagsgespräch meist viel weniger von dem, was ein Gesprächspartner mit seinen Worten wirklich ausdrücken will, als beide Beteiligten annehmen.

Das ist weder böse Absicht noch Unfähigkeit, sondern beruht auf einer Mischung aus unklarer Formulierung des Sprechers, ungenauem Zuhören der Gesprächspartner und zahlreichen psychologischen Vorgängen, die auf Sprechen, Zuhören und das Wahrnehmen der Gesamtsituation einwirken. In der Kommunikation laufen ständig „nebenbei" verschiedene Prozesse gleichzeitig ab – und das bei allen am Gespräch Beteiligten. ab. Man kann diese Vorgänge anhand des **Kommunikationsquadrats** etwas genauer unter die Lupe nehmen.

Das Kommunikationsquadrat

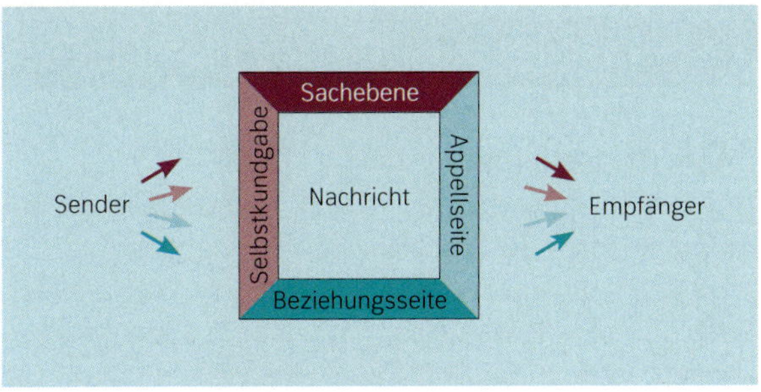

Kommunikationsquadrat nach Schulz von Thun

Das Modell des Kommunikationsquadrats stammt von dem Kommunikationspsychologen **Friedemann Schulz von Thun** (2010). Es zeigt, dass Kommunikation nicht einfach nur aus einer eindeutigen, unmissverständlichen Botschaft besteht, sondern mehrere verschiedene Informationen bzw. Botschaften gleichzeitig vermittelt:

- eine **Sachinformation**: Sie beschreibt neutral die Sache, um die es geht.
- eine **Beziehungsinformation**: Sie beschreibt, wie der Sprecher die aktuelle Beziehung zu seinem Gesprächspartner sieht.
- eine **Selbstkundgabe**: Sie zeigt, wie es dem Sprecher gerade geht, wie er sich fühlt.
- einen **Appell**: Er verdeutlicht, was der Sprecher mit seiner Bemerkung beim Gesprächspartner bewirken möchte.

Vier Botschaften in einem Satz

Während also ein Sprecher einem Gesprächspartner eine Sachinformation vermittelt, sagt er unterschwellig gleichzeitig, wie er ihn einschätzt oder ob er ihn mag, was er von ihm, dem Gesprächspartner, erwartet und wie es ihm selbst gerade geht. Das alles findet Platz in einem einzigen Satz! Dieser Prozess läuft ständig und ununterbrochen sowohl in der Alltagskommunikation als auch in der beruflichen Kommunikation ab: Menschen sprechen, Menschen hören zu und sie tauschen dabei – meist unbewusst – mehrere Informationen gleichzeitig aus.

Mehr zum Kommunikationsquadrat: www.schulz-von-thun.de/die-modelle/das-kommunikationsquadrat

Kommunikationsmodell im Alltag

Der Sinn dieses Kommunikationsmodells ist es nicht, ständig jeden gehörten oder gesprochenen Satz auf die Goldwaage zu legen. Das ist unmöglich und würde eine entspannte Kommunikation verhindern. In der beruflichen Kommunikation ist das Modell aber hilfreich, um schwierige Kommunikationsprozesse besser zu verstehen. Man kann damit **Auslöser für Konflikte** erkennen und insgesamt für mehr Verständlichkeit sorgen. Dafür muss man zuerst einmal zwischen dem „Sender" (Sprecher/Sprecherin) und dem „Empfänger" (Zuhörer/Zuhörerin) eines Gesprächs unterscheiden.

Kommunikation in der Alltagsbegleitung

In der normalen Kommunikation im Alltag sind beide Gesprächspartner gleichermaßen für eine gute Kommunikation verantwortlich: der Sender für die verständ-

liche Artikulation seines Anliegens, der Empfänger für das aufmerksame Zuhören.
In der Kommunikation in der Alltagsbegleitung sieht dies etwas anders aus:
- Die begleiteten Menschen sind in ihrer Kommunikation oft sehr eingeschränkt und können keine Verantwortung mehr für Verständlichkeit übernehmen,
- die Angehörigen sind vielfach bereits mit der Bewältigung der Erkrankung ihres Angehörigen stark gefordert. Sie haben oft wenig Kraft und Energie, auf die Kommunikation mit Alltagsbegleitenden und Pflegekräften besonders zu achten.

Es ist also ein Teil der Aufgaben der Alltagsbegleiterin oder des Alltagsbegleiters (wie auch aller Kolleginnen und Kollegen aus anderen Berufsgruppen), für eine gute Kommunikationskultur und angemessenes Kommunikationsverhalten zu sorgen.

Der „vierschnäbelige" Sender

Als Sender bezeichnet man den Gesprächspartner, der in einem Gespräch gerade eine Information vermitteln will. Er spricht **„mit vier Schnäbeln"**, weil er nach dem Modell vier Botschaften gleichzeitig „sendet". Natürlich wechseln die Rollen von Sender und Empfänger innerhalb eines Gesprächs häufig. Immer wieder aber ist man als Alltagsbegleiterin und -begleiter selbst in der Rolle des Senders und kann aus dieser Perspektive heraus für ein besseres Verständnis sorgen.

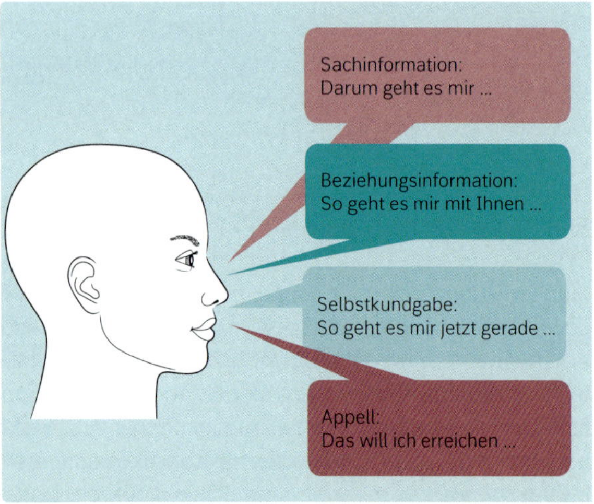

Der „vierschnäbelige" Sender

Sachinformation des Senders

Um welche Sache geht es mir genau? Klare Formulierungen, kurze Sätze, immer eine Sache nach der anderen besprechen – das ist wichtig für eine gute und verständliche Kommunikation.

Beziehungsinformation des Senders

Wie geht es mir mit meinem Gesprächspartner? Es ist hilfreich, sich darüber klar zu werden, ob man den Gesprächspartner möglicherweise nicht leiden kann, durch ihn verunsichert ist oder Angst vor ihm hat. Wer sich dieser eher unangenehmen Aspekte bewusst ist, kann verhindern, dass diese Emotionen zu stark ins Gespräch einfließen. Auch in der Kommunikation mit Menschen mit Demenz ist es wichtig, dass der Sender sich seiner eigenen Gefühle bewusst ist und diese nicht mit denen des begleiteten Menschen vermischt.

Selbstkundgabe des Senders

Wie geht es mir selbst eigentlich gerade? Ärger, Unlust, Müdigkeit – irgendwie bekommt der Gesprächspartner das mit. Über die Körpersprache werden diese Informationen unterschwellig mit vermittelt. Hilfreich ist es, dies in angemessener Form anzusprechen („Ich fühle mich gerade nicht wohl", „Ich habe mich vorhin über eine andere Sache geärgert"). So kann der Gesprächspartner das Verhalten einordnen und bezieht es weniger auf sich.

Appell des Senders

Was will ich, dass der andere machen oder denken soll? Versteckte Aufforderungen verschlechtern oft die Kommunikation. Wenn Sie als Alltagsbegleiterin oder Alltagbegleiter jemanden zu etwas auffordern muss oder will, sollten Sie dies auch deutlich als Aufforderung formulieren.

Der vierohrige Empfänger

Ebenso wie man als Alltagsbegleiter oder -begleiterin immer wieder Sender in der Kommunikation ist, so ist man auch immer wieder Empfänger. Schulz von Thun beschreibt diese Rolle als den **„vierohrigen Empfänger"** und verdeutlicht damit, dass Menschen in der Kommunikation ständig alle vier Botschaften (Sachinformation, Beziehungsinformation, Selbstkundgabe und Appell) hören.

> **!** Menschen mit Demenz können meist nicht mehr verständlich und klar kommunizieren. Dies muss durch aufmerksames und wertschätzendes Zuhören in der Alltagsbegleitung aufgefangen werden.

Hören der Sachinformation

Um welche Sache geht es genau? Was sind die Fakten? Aufmerksames Zuhören, Nachfragen bei Verständnisproblemen und das vorläufige Ausblenden der anderen Botschaften hilft, das Gespräch auf die Sachebene zu konzentrieren.

Hören der Beziehungsinformation

Wie geht es dem anderen in dieser Situation mit mir? Hat er Vertrauen oder misstraut er mir? Fühlt er sich wohl im Gespräch bzw. im Kontakt mit mir? Was will er mir sagen über seine Sicht unserer Beziehung?

Hören der Selbstkundgabe

Was sind die inneren Antriebe und Bedürfnisse des Gesprächspartners in dieser Situation? Wie fühlt er sich, was geht in ihm innerlich vor?

Hören des Appells

Was will mein Gesprächspartner in diesem Gespräch erreichen? Warum sagt er, was er sagt? Was soll ich tun, fühlen und denken seiner Meinung nach?

Hören mit vier Ohren

Alltagsbegleiterinnen und -begleiter sind insbesondere in der Kommunikation mit Menschen mit Demenz gefordert, auf ihr eigenes Hinhören bewusst zu achten und herauszufinden, mit welchem „Ohr" sie besonders aufmerksam zuhören.

> Bei den meisten Menschen sind ein oder zwei „Ohren" besonders stark ausgeprägt, sie achten besonders auf Informationen in diesem Bereich.

Konflikte durch „einohriges" Hören

Menschen mit einem ausgeprägten **„Appellohr"** neigen dazu, alle Äußerungen anderer Menschen als Arbeitsaufforderung zu verstehen. Sie sind ständig „auf dem Sprung", die Appelle anderer auszuführen. Damit lassen sie sich leicht ausnutzen, was weder gut für sie noch für Kolleginnen, Kollegen oder die begleiteten Menschen ist.

Menschen mit einem ausgeprägten **„Beziehungsohr"** neigen dazu, in allen Äußerungen anderer Menschen Angriffe auf sich selbst oder Abwertungen der eigenen Person zu vermuten. Dadurch sind sie schnell gekränkt und legen viele Äußerungen „auf die Goldwaage". Dies kann zu Missverständnissen oder Streit führen.

> Als Alltagsbegleiterin oder -begleiter sollten Sie alle vier Ohren gleichzeitig aktivieren. Aufmerksames Zuhören reduziert Missverständnisse.

1.3 Hilfreiche Kommunikation

Der amerikanische Psychologe **Carl Rogers** (1902–1987) entwickelte den **Personzentrierten Ansatz**. Dieser Ansatz ist Grundlage vieler theoretischer Modelle für die Kommunikation in der Pflege und im Sozialwesen und damit auch für die Alltagsbegleitung (vgl. Rogers, 1985).

Der Personzentrierte Ansatz besagt, dass es für die hilfreiche Begleitung eines Menschen notwendig ist, dass der Begleiter drei Grundhaltungen im Umgang mit dem Klienten oder Bewohner entwickelt: **Wertschätzung, Empathie und Echtheit**. Allein durch eine dementsprechende innere Haltung tritt man einem begleiteten Menschen so gegenüber, dass dieser sich ernst genommen und verstanden fühlt.

Grundlage von Betreuungskonzepten

Zahlreiche Betreuungskonzepte für Menschen mit Demenz, wie z. B. die validierende Begleitung (vgl. Thema 4, Kap. 4) bauen auf den Grundhaltungen nach Rogers auf. Auch der Ansatz der personzentrierten Pflege von Tom Kitwood (Kitwood 2013) und der Expertenstandard Beziehungsgestaltung in der Pflege von Menschen mit Demenz (Deutsches Netzwerk für Qualitätsentwicklung in der Pflege 2019) haben ihre Wurzeln in dem Ansatz von Rogers.

Voraussetzung für die hilfreiche Begleitung eines Menschen mit Demenz oder Behinderung ist allgemein

- die grundsätzliche Wertschätzung der Begleiterin/des Begleiters gegenüber dem begleiteten Menschen,
- die Bereitschaft und die Fähigkeit, sich in den begleiteten Menschen einzufühlen (Empathie) und seine Situation „durch seine Brille" zu sehen,
- die Bereitschaft und Fähigkeit, sich im Kontakt zu dem begleiteten Menschen echt zu verhalten, also sich nicht zu verstellen (Rogers 1985).

Wertschätzung

Die wichtigste Voraussetzung für Ihre Begleitung eines Menschen mit Demenz ist die Bereitschaft und Fähigkeit, dem Menschen wertschätzend zu begegnen.

> Wertschätzung bedeutet: „Ich erkenne den grundsätzlichen Wert dieses Menschen an, was immer er auch gerade tut oder wie er sich verhält."

Wertschätzung ist keine Tätigkeit, sondern eine **innere Haltung**, die möglichst umfassend entwickelt werden sollte. Supervision und Fortbildungen zu Kommunikation und Persönlichkeitsentwicklung können dabei hilfreich sein. Jedoch kann man diese Haltung als Alltagsbegleiterin meist nicht kontinuierlich über eine Achtstundenschicht durchhalten. Es ist daher eine **immer wieder neu herzustellende Grundhaltung**.

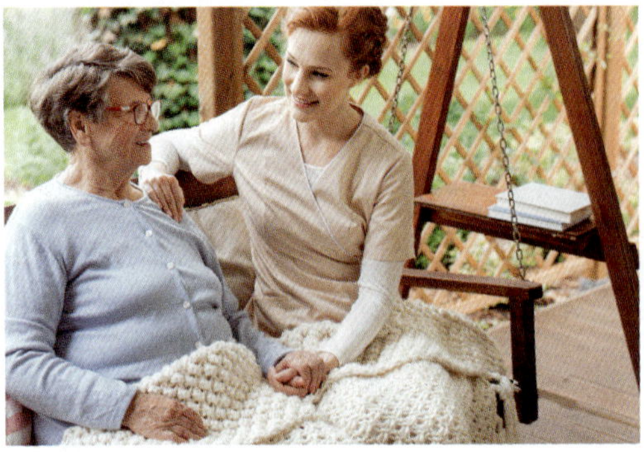

Wertschätzende Zuwendung

Wertschätzende Kommunikation beruht auf der Annahme, dass der andere Mensch immer einen Grund für sein Verhalten hat. Sie ist getragen von einer grundsätzlichen Freundlichkeit und Offenheit für den anderen Menschen. Wertschätzende Kommunikation ist frei von Abwertungen, Beschimpfungen und Beleidigungen.

Wenn die Wertschätzung fehlt

Es kann vorkommen, dass Sie als Begleiterin oder Begleiter trotz innerer Bereitschaft einen begleiteten Menschen nicht wertschätzen kann. Möglicherweise bestehen Schwierigkeiten, bestimmte Verhaltensweisen oder Äußerungen des begleiteten Menschen zu akzeptieren. Dies sollte im Team und in der Supervision offen angesprochen werden unter Berücksichtigung

- der Lebensgeschichte des begleiteten Menschen,
- eventueller Krankheitsdiagnosen, die das Verhalten erklären können,
- andere mögliche Gründe für das Verhalten.

So können alle Mitarbeitenden mehr Verständnis und eine größere Wertschätzung für den begleiteten Menschen entwickeln. Ist dies in Einzelfällen nicht möglich, ist es wichtig, nach einer passenderen Begleitung für diesen Menschen zu suchen.

Der begleitete Mensch hat ein Recht darauf, wertschätzend begleitet zu werden.

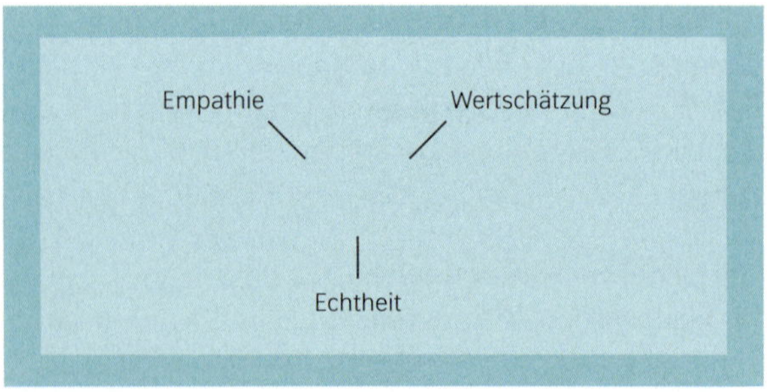

Empathie

Um die Lebenssituation und die aktuelle Wirklichkeit eines Menschen mit Demenz zu verstehen, ist es notwendig, sich in ihn einzufühlen.

Empathie bedeutet einfühlendes Verstehen.

Empathie für einen Menschen zu entwickeln, erfordert **die Bereitschaft, sich in seine Situation hineinzuversetzen**:

- Wie mag es sein, wenn man vor 85 Jahren geboren wurde und Kriege, Hungerzeiten und Armut miterlebt hat?
- Wie mag es sich anfühlen, wenn man nur noch unscharf sehen kann und auch das Hören bereits stark eingeschränkt ist?
- Wie mag es sich anfühlen, wenn man nur noch mit größter Kraftanstrengung aufstehen kann und Gleichgewichtsprobleme es einem erschweren, gerade stehen zu bleiben?
- Und vor allem: Wie mag es sich anfühlen, wenn man immer mehr vergisst, wo man lebt, wer die Menschen um einen herum sind und dass man selbst schon ein langes ereignisreiches Leben gelebt hat? Wenn man in seiner eigenen Welt lebt, die die anderen um einen herum nicht verstehen zu scheinen? Wenn man kritisiert und belehrt wird?

Alltagsbegleiterinnen und Alltagsbegleiter sollten zur Einfühlung gelegentlich die Körperhaltung des begleiteten Menschen einnehmen: Wie fühlt es sich an, wenn man sich so bewegt? Wie fühlen sich Einschränkungen an?

Empathische Kommunikation geschieht auf der Grundlage eines **„Verstehen-Wollens"**. Nicht immer ist es möglich, genau die Gründe für das Verhalten eines Menschen zu verstehen. Dennoch spürt der begleitete Mensch, ob sein Gesprächspartner ihn ehrlich verstehen möchte oder ob er einfach nur einige oberflächliche Sätze von sich gibt.

> Empathische Kommunikation zeigt dem Gegenüber immer wieder: „Ich höre zu, ich nehme Sie wahr, ich versuche Sie zu verstehen."

Echtheit

Echtheit, auch als **Kongruenz** oder **Authentizität** bezeichnet, ist die dritte der Grundhaltungen nach Carl Rogers.

> Echtheit bedeutet, dass inneres Erleben und äußeres Verhalten eines Menschen übereinstimmen.

Als Alltagsbegleiterin oder Alltagsbegleiter sollten Sie immer wieder versuchen, sich über Ihr inneres Erleben bewusst zu werden. Dazu gehört es, Gefühle wie Wut, Trauer und schlechte Laune wahrzunehmen. Viele Menschen mit Demenz spüren diese Gefühle bei ihren Begleitpersonen unterschwellig und werden dadurch verunsichert.

Echtheit erfordert,

- die eigenen Gefühle wahrzunehmen,
- die **Verantwortung für die eigenen Gefühle zu übernehmen** (es sind „meine" Gefühle, für die der begleitete Mensch nichts kann, egal was er getan hat),
- die Gefühle in angemessener Form zu zeigen.

Angemessene Echtheit

Menschen mit Demenz müssen jedoch nicht ganz genau erfahren, wie sich ihre Begleitperson gerade fühlt. Hier gilt es, eine Balance zu finden: Einerseits sollte die Alltagsbegleiterin oder der Alltagsbegleiter echt sein und eigene Gefühle auch mitteilen, wenn sie gerade stark in die Arbeitssituation einfließen. Andererseits können Menschen mit Demenz mit dem vollen Umfang einer solchen Echtheit nicht umgehen. Sie sind damit überfordert.

Die Begleitperson zeigt daher am besten nur so viele ihrer persönlichen Emotionen, wie der begleitete Mensch wissen muss, um die Situation zu verstehen, und stellt eigene Themen ansonsten zurück. Vor einem begleiteten Menschen seine Gefühle auszubreiten, ist unangemessen.

Auch das Erzählen von eigenen Geschichten ist bei Menschen mit Demenz meist unangemessen. Wichtiger und hilfreicher ist es, durch aktives Zuhören ins Gespräch über die Gefühle und Erinnerungen des begleiteten Menschen zu kommen.

> In der Alltagsbegleitung geht es um „angemessene Echtheit" – angemessen für den begleiteten Menschen. Es geht nicht darum, jedes Gefühl und jede schlechte Laune dem Bewohner mitzuteilen.

Gerade in diesen Situationen ist eine gute Selbstpflege wichtig. Über belastende Situationen und Ärger sollten Sie im Team oder in der Supervision sprechen, um Stress und Ärger nicht mit sich herumzutragen.

Aktives Zuhören in der Alltagsbegleitung

Als eine einfache und gleichzeitig grundlegende Technik bietet das „Aktive Zuhören" die Grundlage einer helfenden Beziehung in nahezu allen Bereichen des Gesundheitswesens. Es wird z. B. in therapeutischen Gesprächsformen und in der Sterbebegleitung genutzt. Beim Aktiven Zuhören versucht die Alltagsbegleiterin oder der Alltagsbegleiter sich in das Gegenüber einzufühlen, um ihm oder ihr in eigenen Worten wiederzugeben, was sie nicht nur sachlich, sondern auch emotional von ihm oder ihr verstanden hat. Die Grundhaltung ist ein einfühlendes Verstehen-Wollen.

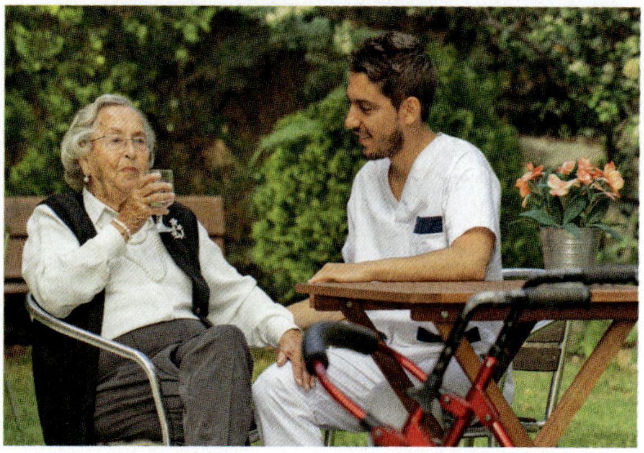

Positive Zuwendung als Basis der Beziehung

Das Aktive **Zuhören** wird als „aktiv“ bezeichnet, weil es sehr bewusst geschieht. Man konzentriert sich für einen begrenzten Zeitraum nur auf das Anliegen des Gegenübers.

Aktives Zuhören beinhaltet:
- ohne innere Vorbehalte und mit Interesse zuhören: Was sagt der Gesprächspartner über sich selbst?
- Blickkontakt, Nicken, verbale Bestätigungen („Aha“, „Ja“) in angemessener Form einsetzen
- den Gesprächsinhalt mit eigenen Worten wiedergeben: „Sie haben gesagt, dass …“
- dem Gesprächspartner zurückmelden, was man glaubt, wahrgenommen und verstanden zu haben: „Ich habe herausgehört, dass Sie sich Sorgen machen über …“

Aktives Zuhören kann auch „im Vorübergehen“ eingesetzt werden, wenn Sie bemerken, dass der begleitete Mensch gerade traurig, bedrückt oder wütend ist und Sie verstehen möchten, was in ihm vorgeht. Aktives Zuhören ist auch eine Grundtechnik der validierenden Begleitung (vgl. Thema 4, Kap. 4).

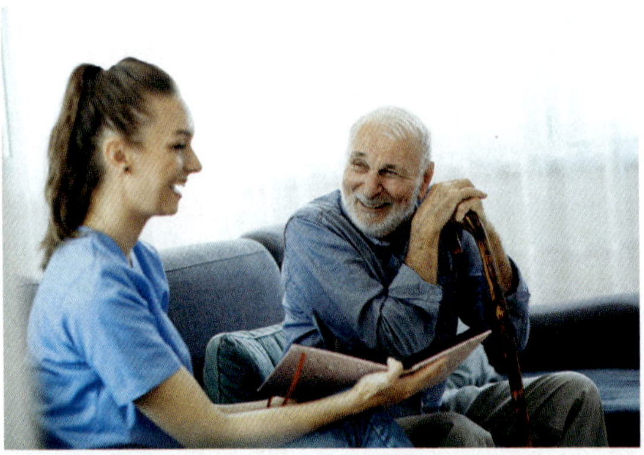

Aktives Zuhören ohne innere Vorbehalte

2. Kommunikation und Beziehungen

In der Alltagsbegleitung hat man täglich mit unterschiedlichen Gruppen von Menschen zu tun: Bewohnerinnen und Bewohner, Angehörige, Kolleginnen und Kollegen anderer Berufsgruppen usw. Sie haben jeweils unterschiedliche Erwartungen an die Alltagsbegleiterinnen und -begleiter. Dementsprechend gestaltet sich auch die Kommunikation unterschiedlich.

2.1 Kommunikation mit Bewohnerinnen und Bewohnern

Die Kommunikation mit einem alten Menschen, der kognitiv voll orientiert ist, unterscheidet sich zuerst einmal nicht von der Kommunikation mit einem jüngeren Menschen, der kognitiv voll orientiert ist. Zu beachten ist jedoch immer:
- Augenhöhe bei sitzenden Menschen
- Blickkontakt als erster Kontakt
- deutliche Aussprache, langsam sprechen
- nur von vorn ansprechen

Diese Punkte sind unabhängig von kognitiven Einschränkungen wichtig. Wenn jedoch zu den altersbedingten auch geistige Veränderungen hinzukommen, ist es notwendig, das Kommunikationsverhalten anzupassen.

Kommunikation bei Demenz

Menschen mit Demenz leben oftmals in einer anderen Wirklichkeit als die Menschen, die sie begleiten (vgl. Thema 2, Kap. 5). Ihre Fähigkeit zur Orientierung im Hier und Jetzt wird geringer. Alltagsbegleiterinnen und -begleiter sind daher gefordert, bewusst die Beziehung zu gestalten. Sie stellen immer wieder den Kontakt her und reagieren auf die Kontaktversuche der begleiteten Menschen.

Mitgehen und begleiten

Nicht nur körperliche Begleitung ist notwendig, sondern auch das Mitgehen, das Begleiten in der Kommunikation. Menschen mit Demenz haben zunehmend geringere Sprachfähigkeiten. Daher versucht die Alltagsbegleitung, die Themen und Anliegen der Bewohnerinnen und Bewohner zu verstehen und sie darin zu begleiten.

Der Mensch mit Demenz bestimmt das Thema.

Ernst nehmen und anerkennen

Menschen mit Demenz verlieren zunehmend das Wissen darüber, wer sie sind. Sie vergessen Zusammenhänge und verlieren zunehmend ihr lebenslang erworbenes Wissen. Sie können sich an immer weniger Ereignisse aus ihrem Leben erinnern. Die vorhandenen Erinnerungen ernst zu nehmen und anzuerkennen ist Aufgabe der Alltagsbegleiterin und des Alltagsbegleiters.

Bestätigen und spiegeln

Eine der wichtigsten Kommunikationsformen in der Kommunikation mit Menschen mit Demenz ist das **Spie-**

geln. Dies ist Teil der validierenden Begleitung (vgl. Thema 4, Kap. 4) und wird dort näher erläutert. Ziel ist es, eine verständnisvolle, wertschätzende Beziehung aufzubauen, indem die Wahrnehmung des begleiteten Menschen bestätigt und ihm gespiegelt wird, was für Gefühle und Antriebe Sie bei ihm wahrnehmen.

Körpersprache bewusst einsetzen

Da eine demenzielle Veränderung in der Regel auch mit einer Verschlechterung der Sprache einhergeht, ist der verbale Austausch zunehmend eingeschränkt. Dann ergänzt die Körpersprache mehr und mehr das gesprochene Wort. Die Elemente der Körpersprache werden bewusst genutzt, um sich dem begleiteten Menschen verständlich zu machen.

Kommunikation bei veränderter Wahrnehmung

Wahn und Halluzinationen sind **Denk- und Wahrnehmungsstörungen**, die im Zusammenhang mit einer Demenz auftreten können. Beide können der Begleiterin oder dem Begleiter unsinnig erscheinen. Sie sind in diesem Moment aber die Wirklichkeit des betroffenen Menschen. Wahn und Halluzination erfordern unterschiedliche Kommunikationsstrategien. Gemeinsam ist, dass der betroffene Mensch unbedingt ernst genommen werden muss. Beruhigendes und ggf. ablenkendes Kommunikationsverhalten kann bei einigen Betroffenen sinnvoll sein, während es bei anderen Betroffenen das wahnhafte Denken oder die halluzinative Wahrnehmung noch verstärken kann.

Wahn

Wahnhafte Vorstellungen können im Zusammenhang mit einer Demenz, aber auch mit anderen Erkrankungen auftreten. Es handelt sich um eine **Denkstörung**.

> Wahnvorstellungen sind nichtkorrigierbare Überzeugungen, an denen der betroffene Mensch festhält, obwohl sie der objektiven Wirklichkeit widersprechen.

Wahnvorstellungen bei Menschen mit Demenz

Bestimmte Wahnvorstellungen treten im Zusammenhang mit einer Demenz häufiger auf, z. B.

- **Verfolgungswahn**; der betroffene Mensch glaubt, dass bestimmte Personen ihn beleidigen, beschuldigen, ablehnen oder ihm Böses zufügen wollen.
- **Verarmungswahn**; hier wird angenommen, dass man verarmt sei, auch Diebstahlsbeschuldigungen („Man hat mich bestohlen!") können vorkommen.

Sinnvolles Kommunikationsverhalten

Es ist sinnlos, den betroffenen Menschen mit logischen Argumenten belehren zu wollen. Ein Mensch mit Wahnvorstellungen ist nicht zu korrigieren. Es kann ihn kränken oder beschämen, wenn auf die Fehlerhaftigkeit seines Denkens verwiesen wird. Auch kann dies Aggressionen verursachen. Sinnvoll ist es, die Wahnvorstellungen als für den Betroffenen bedeutsam zu akzeptieren, ohne das Thema zu vertiefen oder durch Nachfragen sogar noch zu verstärken.

> Der Wahn hat für den betroffenen Menschen eine wichtige Bedeutung, für ihn sind seine Gedanken und Wahrnehmungen sinnvoll.

So kann der Verarmungswahn ein innerpsychischer Weg sein, von den als unerträglich empfundenen Verlusten abzulenken, und der Verfolgungswahn kann aus zunehmender Vereinsamung entstanden sein.

Halluzinationen

Im Gegensatz zu Wahnvorstellungen sind Halluzinationen Wahrnehmungsstörungen, die Betroffene aber nicht steuern können.

> Halluzinationen sind Sinneswahrnehmungen, für die kein Reiz vorhanden ist.

Erscheinungsformen von Halluzinationen

Form	Wahrnehmung
Optische Halluzination	Es werden Personen, Gegenstände oder Farben gesehen, die nicht vorhanden sind.
Akustische Halluzination	Es werden Geräusche gehört, die nicht vorhanden sind.
Haptische Halluzination	Es werden Berührungen gespürt, die nicht stattfinden.

Hilfreich ist es, die halluzinierten Aspekte nicht explizit anzusprechen, aber die damit verbundenen Gefühle ernst zu nehmen. Halluzinationen werden von der oder dem Betroffenen nicht immer als unangenehm empfunden. Es können auch als angenehm empfundene Halluzinationen auftreten.

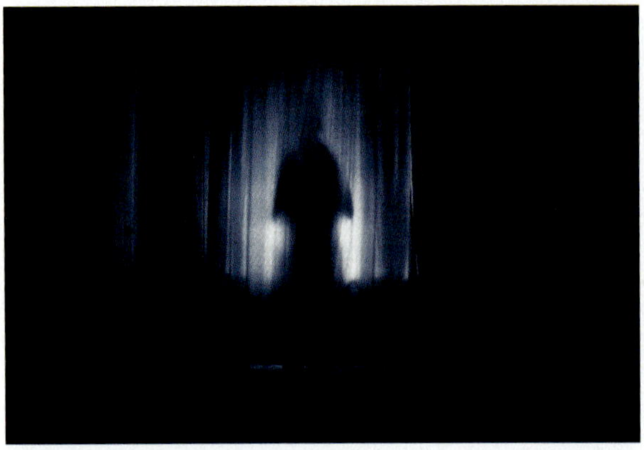

Halluzinationen – für andere unsichtbar

> Auf keinen Fall darf die oder der Betroffene deutlich korrigiert werden, wenn sie/er dies nicht annehmen kann.

Die Begleitperson kann vorsichtig erwähnen, dass sie selbst diese Dinge nicht sehen oder hören kann. Im Vordergrund sollte die Akzeptanz für die Wahrnehmung des begleiteten Menschen stehen. Angemessen ist oft, der Bewohnerin oder dem Bewohner zu vermitteln, dass sie/er in Sicherheit ist und jemand da bleibt, wenn sie/er sich ängstigt. Ein Patentrezept gibt es jedoch nicht.

> Bei halluzinierten Stimmen, die dem begleiteten Menschen möglicherweise etwas befehlen, muss er sehr genau beobachtet werden. Es ist sinnvoll, konkret nachzufragen: „Was sagt Ihnen diese Stimme?", um herauszufinden, ob der Mensch sich oder andere möglicherweise gefährden könnte, wenn er auf diese Stimme hört. Diese Vorgehensweise gehört jedoch in die Verantwortung der Pflegefachkraft.

Die Begleitung eines halluzinierenden Menschen kann herausfordernd sein und darf nicht in der Alleinverantwortung der Alltagsbegleiterin oder des Alltagsbegleitersliegen. Eine enge Abstimmung mit Pflegefachkräften (Fallbesprechungen) und behandelndem Arzt oder der Ärztin ist erforderlich.

Geistige Behinderung

Je nach Art der geistigen Behinderung müssen in der Kommunikation mit dem begleiteten Menschen andere Voraussetzungen als bei einem Menschen mit Demenz beachtet werden. In der Begleitung geistig behinderter Menschen trifft man auf

- Menschen, die aufgrund ihrer Behinderung keine klar artikulierende Sprache erworben haben,
- Menschen, die sich nur mit Zeichensprache oder mit Lauten verständigen,
- Menschen, die aufgrund eingeschränkter kognitiver Fähigkeiten einen komplexen Satzbau und schwierige Wörter nicht verstehen können,
- Menschen, die nicht in der Lage sind, Kontakt zu anderen Menschen aufzunehmen.

Was ist gleich?

> Menschen mit Behinderungen haben das gleiche Bedürfnis nach Wertschätzung und Empathie ihrer Begleitpersonen wie alle anderen begleiteten Menschen.

Neben der Wertschätzung und dem einfühlenden Verstehen ist der Einsatz der Körpersprache genauso wichtig wie in der Kommunikation mit Menschen mit Demenz. So können sprachliche Einschränkungen in der Kommunikation ausgeglichen werden.

Was ist anders?

Bei der Begleitung von Menschen mit (geistigen) Behinderungen müssen ihre besonderen biografischen Erfahrungen bedacht werden: Berufsausbildung, Ehe und Kinder sind oder waren für viele kein Bestandteil ihres Lebens. Dafür haben viele als Arbeitsfeld die Werkstätten für Menschen mit Behinderungen erlebt und teilweise bereits seit früher Jugend in Wohnstätten oder Wohngruppen gelebt. In der Kommunikation geht es also um andere Erfahrungen. und Themen.

> Menschen mit einer geistigen Behinderung haben je nach individuellen Voraussetzungen wenig enzyklopädisches Weltwissen erworben, also wenig Wissen, das in Büchern und Lexika steht. Dies ändert sich mit der jüngeren Generation aber zunehmend, da jüngere Menschen mit Behinderungen durch Fernsehen und insbesondere das Internet wesentlich mehr Weltwissen, z. B. in Bildern, Videos oder in Leichter Sprache, erwerben können als die älteren Generationen.

In der biografisch orientierten Begleitung von Menschen mit geistiger Behinderung kann man nicht von dem Faktenwissen ausgehen, das in der Erinnerung vieler Menschen mit Demenz zumindest noch bruchstückhaft vorhanden ist (z. B. politische Ereignisse, Musik- oder Literaturwerke).

Leichte Sprache

Ein anderer Unterschied ist die sogenannte Leichte Sprache, die für die Kommunikation mit vielen Menschen mit Behinderungen angemessen ist.

> Den Unterschied zeigt ein Begriffsvergleich in der Wikipedia und bei Hurraki, dem Wörterbuch-Wiki in Leichter Sprache:
> https://de.wikipedia.org/wiki/Alter
> https://hurraki.de/wiki/Alter

Kennzeichen der Leichten Sprache sind:

- kurze Sätze
- nur eine Aussage pro Satz
- Vermeidung des Konjunktivs („könnte“, „müsste“)
- Verwendung von Aktivsätzen („Das Essen steht auf dem Tisch“ statt „Das Essen wird schon auf den Tisch gestellt“

> Mit dem Begriff „Leichte Sprache“ ist keine Kindersprache gemeint.

2.2 Kommunikation im Berufsalltag

Neben der Kommunikation mit Bewohnern sind die Gespräche mit Kolleginnen und Kollegen im Team ein wichtiger Bestandteil der alltäglichen beruflichen Kommunikation. Ebenso wichtig sind daneben auch die Gespräche mit ehrenamtlich Mitarbeitenden.

Berufliche Anlässe

Der Austausch von Informationen zwischen den Mitarbeiterinnen und Mitarbeitern unterschiedlicher Tätigkeitsbereiche ist eine der wichtigsten Grundlagen guter Alltagsbegleitung. Für diesen Austausch gibt es zahlreiche informelle wie formelle Anlässe:

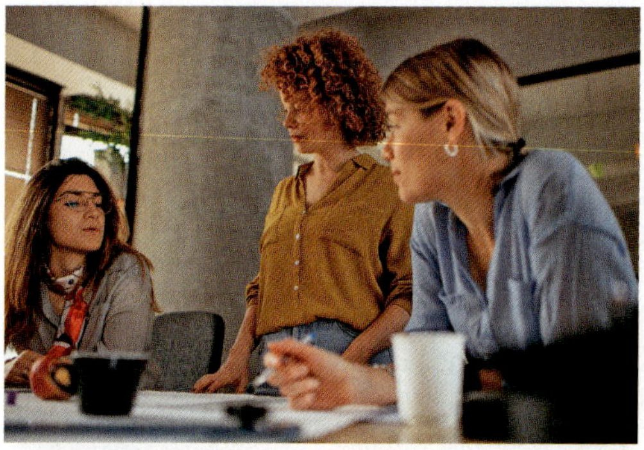

Die Übergabe ist für Alltagsbegleiterinnen und -begleiter wichtig

Übergabe

Sie findet meist beim Schichtwechsel der pflegerischen Kräfte statt. Hier werden die aktuellen Informationen über die Bewohnerinnen und Bewohner ausgetauscht. Alltagsbegleiterinnen und -begleiter sollten grundsätzlich anwesend und aktiv beteiligt sein, soweit die Übergabe in ihrer Arbeitszeit liegt. Andernfalls muss eine gesonderte Übergabe für die Alltagsbegleitung eingeplant werden.

Teambesprechung

Teambesprechungen finden je nach Einrichtung wöchentlich bis monatlich statt. Hier werden **aktuelle Entwicklungen**, Veränderungen, neue Maßnahmen und neue Bewohnerinnen und Bewohner besprochen. Auch hier ist die Teilnahme der Alltagsbegleiterin oder des Alltagsbegleiters selbstverständlich.

Fallbesprechungen

Fallbesprechungen finden oftmals innerhalb der Teambesprechung statt. Meist ist es aber sinnvoller, einen eigenen Termin für eine Fallbesprechung anzusetzen. Ziel ist es, das Verständnis aller an Pflege und Betreuung beteiligten Mitarbeiterinnen und Mitarbeiter für die betreuten Menschen zu erhöhen.

Eine Fallbesprechung besteht aus

- der Vorstellung der Biografie einer Bewohnerin oder eines Bewohners,
- dem Zusammentragen von wichtigen weiteren Informationen über die Person,
- der Beschreibung von möglicherweise herausforderndem Verhalten und anderen Situationen,
- der Entwicklung angemessener Pflege- sowie Begleitungsmaßnahmen bzw. Lösungen für aktuelle Herausforderungen.

Dabei geht es auch darum, dass die Begleiter und Begleiterinnen den begleiteten Menschen in seinem So-Sein mehr wertschätzen können und zu einer tieferen Empathie befähigt werden.

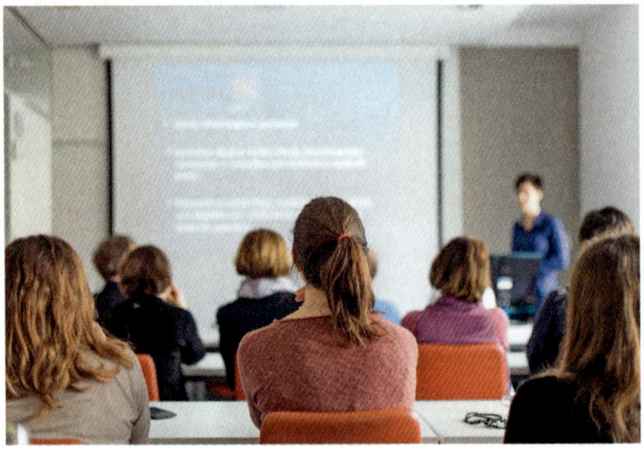

Supervision und Fortbildungen sind selbstverständlich auch für Alltagsbegleiterinnen und -begleiter

Supervision

Die Supervision dient dem Austausch der Mitarbeiterinnen und Mitarbeiter untereinander zu bestimmten Themen. Die Teamsupervision legt den Schwerpunkt auf die Zusammenarbeit im Team. Es werden aber auch belastende Themen wie Sterbebegleitung oder Umgang mit Aggressionen oder die Auseinandersetzung mit der beruflichen Rolle bearbeitet. Die Supervision wird in der Regel von einer externen Supervisorin oder einem externen Supervisor geleitet. Damit ist gewährleistet, dass das Besprochene nicht an die Leitungskräfte weitergegeben wird und ein vertrauensvoller, offener Austausch möglich wird.

> **!** Was innerhalb der Supervisionsgruppe besprochen wurde, bleibt auch in der Gruppe und wird auf keinen Fall an Außenstehende weitererzählt.

Weitere Kommunikationssituationen

Natürlich gibt es zahlreiche weitere Kommunikationsanlässe, die nicht formell strukturiert sind. Viele Informationen müssen schnell weitergegeben werden, viele Entscheidungen schnell getroffen werden. Dann kann nicht auf eine Teambesprechung gewartet werden. Dafür haben die meisten Wohnbereiche oder Stationen ein Übergabeverfahren, durch das Vorfälle außer der Reihe weitergegeben werden. So werden alle Kolleginnen und Kollegen informiert.

Kommunikation mit Vorgesetzten und Kollegen

Zu Beginn der Tätigkeit als Alltagsbegleiterin oder Alltagsbegleiter in einer Einrichtung ist zu klären,

- welchem Team man angehört,
- zu welchen Besprechungen man gehen soll,
- mit welchen Arbeitsbereichen Absprachen zu treffen sind.

Ebenso wichtig ist zu klären, wo die eigene Position in hierarchischen so wie kommunikativen Prozessen ist.

- Wer ist wem gegenüber weisungsbefugt? Wer darf wem eine Aufgabe delegieren?
- Wer ist für die Einarbeitung der Alltagsbegleiterinnen oder -begleiter zuständig?
- Wen muss oder darf man ggf. auch im Umgang mit Bewohnerinnen und Bewohnern anleiten (z. B. Praktikantinnen/Praktikanten)?

Position der Alltagsbegleiterin/des Alltagsbegleiters

Über die Rolle und Befugnisse von Alltagsbegleiterinnen gibt es sehr unterschiedliche Ansichten, daher sollten diese Fragen bei Antritt eines neuen Arbeitsplatzes geklärt werden.
Folgende Regelungen sind Beispiele für die **disziplinarische Stellung** von Alltagsbegleiterinnen oder Alltagsbegleitern:

- Mitglied des Sozialen Dienstes und daher dessen Leitung oder der Pflegedienstleitung direkt unterstellt,
- Mitglied eines Wohnbereichsteams und daher der Wohnbereichsleitung unterstellt,
- einzige Mitarbeiterin für Betreuung in einem kleinen Heim oder einer Wohngemeinschaft und direkt der Geschäftsleitung unterstellt,
- Mitarbeiterin in einem ambulanten Dienst und der Pflegedienstleitung unterstellt,
- eigenverantwortlicher Alltagsbegleiter in einem Privathaushalt und nur dem Auftraggeber gegenüber verantwortlich.

Der oder die jeweilige Vorgesetzte ist **weisungsbefugt**, ebenso deren Stellvertretende. Ob und wie weit auch andere examinierte Pflegefachkräfte weisungsbefugt sind, sollte geklärt werden, da sich aus diesem Themenbereich häufig Konflikte ergeben.

Kollegiale Zusammenarbeit

Ein Ziel der Zusammenarbeit in der Begleitung von hilfebedürftigen Menschen sollten kollegiale, vertrauensvolle Beziehungen unter den Mitarbeiterinnen und Mitarbeitern sein. Die Grundhaltungen Empathie, Wertschätzung und Echtheit gelten auch in diesen Kommunikationsbeziehungen.

> Um andere Menschen begleiten und pflegen zu können, ist eine grundlegende Wertschätzung und die Bereitschaft zu gegenseitiger Empathie im Team unabdingbar.

Alltagbegleiterinnen und -begleiter sollten im Rahmen der eigenen Möglichkeiten auf eine **wertschätzende Kommunikation unter Kolleginnen** und Kollegen hinarbeiten. Die Beachtung der Grundlagen der Kommunikation (vgl. Kap. 1 und 2) ist dafür sehr hilfreich.

> Die Gesamtverantwortung für die Kommunikation im Team liegt bei der Führungskraft. Die Verantwortung für die einzelnen Kommunikationsbeziehungen liegt aber bei den Mitgliedern des Teams.

Neid im Team

Als Alltagsbegleiterin oder -begleiter muss man damit rechnen, dass man auf Neid trifft („Die darf immer die schönen Dinge machen!") oder dass andere Mitarbeiter oder Mitarbeiterinnen die Alltagsbegleitung abwerten, weil sie „nicht so wichtig" sei. Alltagsbegleitende haben jedoch den **gleichen Stellenwert** für die Begleitung der Bewohner wie die Mitarbeitenden aller anderen Aufgaben- und Funktionsbereiche.
Hier hilft eine offene Kommunikation, das Ansprechen derartiger Situationen in der Teamsitzung oder Teamsupervision und das bewusste Begegnen auf Augenhöhe.

Ehrenamtliche

Die Begleitung von Menschen mit Demenz ist ein Arbeitsfeld, in dem häufig auch auf ehrenamtliche Mitarbeiterinnen und Mitarbeiter tätig sind. Da die meisten Ehrenamtlichen in der Begleitung und der Betreuung tätig sein wollen, ist es meist eine der Aufgaben der Alltagsbegleiterin oder des Alltagsbegleiters, diese mit einzubinden, sie zu unterstützen und zu begleiten.

> Ehrenamtlich Mitarbeitende arbeiten freiwillig und bekommen in der Regel keine Bezahlung, sondern höchstens eine Aufwandsentschädigung.

Es handelt sich dabei also nicht um Mitarbeiter und Mitarbeiterinnen, die bestimmte Aufgaben verpflichtend übernehmen müssen, sondern um freiwillig arbeitende, unbezahlte Personen. Diese versprechen sich von ihrer Arbeit Verschiedenes:

- anderen Menschen helfen zu können und gebraucht zu werden,
- sinnvolle Gestaltung des Ruhestands,
- die Möglichkeit, der Gesellschaft etwas zurückgeben zu können für das, was man selbst im Leben an Gutem erfahren hat,
- das Arbeitsfeld kennenzulernen, Neues zu lernen.

Insgesamt gibt es ein **breites Spektrum an Gründen** für das Ehrenamt. Auch die Motivation, längerfristig mitzuarbeiten, ist unterschiedlich. Außerdem unterscheiden sich Ehrenamtliche auch in Belastbarkeit und Stabilität im Umgang mit den oftmals herausfordernden Situationen. Alltagsbegleiterinnen und -begleiter stehen ihnen dabei zur Seite und unterstützen sie. Ehrenamtliche brauchen mehr Erklärungen als Fachkräfte, denn sie bringen meist kein Fachwissen mit. Manche Dinge müssen mehrfach erklärt werden, da sie für einen fachfremden Menschen höchst ungewöhnlich erscheinen (man denke nur an seine eigenen Anfänge in diesem Arbeitsfeld). Respekt und Wertschätzung für die ehrenamtliche Tätigkeit sollte selbstverständlich sein.

Vermittlerfunktion

Oftmals müssen Alltagsbegleiterinen und -begleiter auch vermitteln zwischen den Bedürfnissen der begleiteten Menschen und den Aktivitäten der ehrenamtlichen Begleiter: wenn z.B. ein ehrenamtlicher Mitarbeiter nur für eine Stunde am Nachmittag kommen kann und unbedingt singen möchte, die begleiteten Menschen aber an diesem Tag mehr Ruhe als Aktivität brauchen.
Das sind immer wieder Balanceakte, in denen Ehrenamtliche sich möglicherweise mit ihrem Hilfsangebot nicht verstanden fühlen. Ihnen muss wertschätzend vermittelt werden, dass Art, Zeitpunkt und Dauer eines Angebots immer vom Menschen mit Demenz und seiner Befindlichkeit bestimmt werden und dass manchmal ein ruhiges Beieinandersitzen und Handhalten eine hilfreichere Begleitung ist als Singen oder Aktivität.

> Ehrenamtliche sind keine Konkurrenz der Alltagsbegleiterin oder des Alltagsbegleiters, sondern können deren Arbeit ergänzen und unterstützen.

2.3 Begleitung von Angehörigen

Ob Sie als Alltagsbegleiterin in einer stationären Pflegeeinrichtung oder ambulant in privaten Haushalten tätig ist, fast immer trifft man auch auf Angehörige der begleiteten Menschen. Und meist brauchen auch diese eine Form von Begleitung wie z. B.

- Angehörige, die den Partner, die Mutter oder den Vater mit einer Demenz schon lange zu Hause gepflegt haben,
- hochaltrige Eltern von selbst bereits alt gewordenen Menschen mit geistigen Behinderungen, die ihr Leben lang für ihr Kind gesorgt haben und nun im hohen Alter an ihre Grenzen kommen.

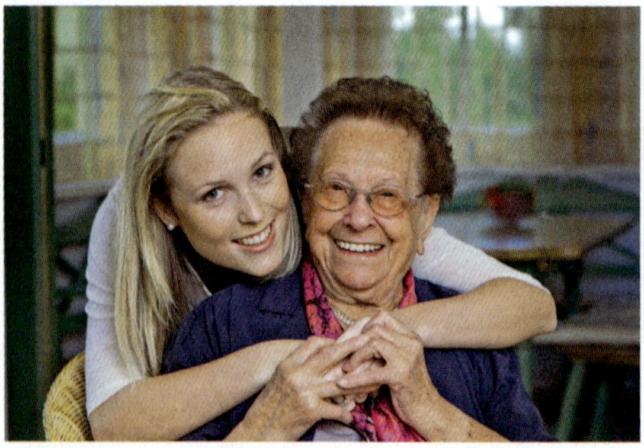

Begleitung eines Angehörigen

Häufig wird die Alltagsbegleiterin oder der Alltagsbegleiter auch Ansprechpartner für Fragen, Sorgen und Nöte sein.

Situation der Angehörigen

Angehörige, die ein hilfe- und pflegebedürftiges Familienmitglied im eigenen Haushalt oder in dessen Wohnung über einen längeren Zeitraum betreut, begleitet und ggf. auch gepflegt haben, befinden sich meist in einer Ausnahmesituation: Monate-, manchmal jahrelang standen die Bedürfnisse des hilfebedürftigen Familienmitglieds im Vordergrund, und alle Familienmitglieder mussten sich in irgendeiner Form diesem unterordnen:

- körperliche Pflege, z. T. rund um die Uhr
- nächtliches Aufstehen für Toilettengänge oder beim Umherwandern des Angehörigen
- Verzicht auf Freizeitbeschäftigung
- Rückgang der sozialen Kontakte
- Einschränkungen bei der Berufstätigkeit
- kaum Rücksichtnahme auf eigene Erkrankungen usw.

Am Ende der Kraft

Oftmals wird Hilfe von außen erst dann geholt oder der zu pflegende Mensch in einer Pflegeeinrichtung untergebracht, wenn zumindest die familiäre Hauptpflegeperson mit ihren Kräften am Ende ist. Dies sind oft die weiblichen Familienmitglieder, Töchter, Schwiegertöchter, Lebensgefährtinnen. Aber auch Männer pflegen und tragen allein die Verantwortung. Viele Männer pflegen ihre Partnerin, wenn diese an Demenz erkrankt. Sie alle haben in unterschiedlichem Ausmaß Unterstützungs- und Beratungsbedarf.

Unterstützung und Beratung

Auch Angehörige, deren pflegebedürftiges Familienmitglied in einer stationären Pflegeeinrichtung lebt, brauchen gelegentlich Unterstützung und Beratung im Umgang mit ihrem Familienmitglied

- bei **herausforderndem Verhalten**, das sie nicht verstehen und akzeptieren können,
- bei der Gewöhnung an die Tatsache, dass der Ehemann, die Ehefrau, der Vater oder die Mutter nicht mehr zum früheren, vertrauten Verhalten zurückkehren wird,
- bei der Akzeptanz, dass der pflegebedürftige Angehörige mit scheinbar ungewöhnlichem Verhalten keinen ärgern oder kränken will,
- und nicht zuletzt in der Sterbebegleitung und beim Loslassen des Familienmitglieds.

Auch Angehörige brauchen Hilfe

Insbesondere in der ersten Zeit nach dem Einzug eines pflegebedürftigen Familienmitglieds haben viele Angehörige Schuldgefühle. Sie machen sich Vorwürfe, dass sie den Vater, die Mutter oder den Ehepartner nicht zu Hause weiter pflegen konnten. Aus diesen Schuldgefühlen heraus kommen sie entweder sehr häufig oder manchmal fast gar nicht mehr zu Besuch. Hier kann das Aktive Zuhören (vgl. Kap. 1.3) eine hilfreiche, wenn auch nur begrenzte Unterstützung sein.
Manchmal reichen Verständnis und ein offenes Ohr nicht aus. Gelegentlich äußern Angehörige immer wieder Schuldgefühle oder auch Aggressionen und Vorwürfe gegenüber dem pflegebedürftigen Familienmitglied. Dies kann für die Alltagsbegleiterin oder den Alltagsbegleiter belastend sein und auch den zeitlichen Rahmen sprengen.

> Alltagsbegleiterinnen und -begleiter sind keine Therapeuten der Angehörigen.

Dann kann es sinnvoll sein, den Angehörigen behutsam an andere Hilfsangebote zu verweisen. Manchmal hilft auch der Hinweis, der Angehörige möge doch einmal mit dem eigenen Hausarzt über seine Situation sprechen.

> Unterstützungsmöglichkeiten für Angehörige findet man z. B. bei der örtlichen Alzheimergesellschaft.
> https://www.deutsche-alzheimer.de/

Konflikte mit Angehörigen

Sowohl in der stationären wie auch in der ambulanten Alltagsbegleitung sind Konflikte mit Angehörigen keine Seltenheit. Missverständnisse und Konflikte gehören zum Leben in einer Gesellschaft dazu. Zwischen Angehörigen und Begleiterin oder Begleiter eines Menschen mit Demenz oder Behinderung gibt es verschiedene Gründe für Konflikte, z. B. wenn Angehörige

- wollen, dass der pflegebedürftige Mensch genauso begleitet wird wie vorher im häuslichen Umfeld,
- nicht mit ihren Schuldgefühlen umgehen können und daher den Begleitenden Vorwürfe über schlechte Begleitung machen,
- nur die Situation sehen, in der sie zu Besuch sind, und nicht berücksichtigen, welche Betreuung ihr Familienmitglied über den Tag bekommen hat,
- persönliche Abneigungen gegen einzelne Mitarbeiterinnen oder Mitarbeiter haben.

Angemessenes Verhalten

Es ist nicht immer einfach, auf Vorwürfe mit Empathie und Wertschätzung zu reagieren. Dennoch ist es meist der „Königsweg".

> Angehörige, die sich mit ihren Vorwürfen ernst genommen fühlen und merken, dass man versucht, sie zu verstehen, beginnen meist auch, ihr eigenes Verhalten zu verändern.

Sie versuchen oftmals nun ihrerseits, die Gesamtsituation der Begleitung besser zu verstehen. Meist kommt es dann zu einem konstruktiven Gespräch, in dem die Alltagbegleiterin oder der Alltagsbegleiter – ggf. mit Begleitung einer Kollegin oder einem Kollegen – versucht, die Wünsche der Angehörigen mit den Rahmenbedingungen der Einrichtung abzustimmen.

Wenn Konflikte eskalieren

Wenn derartige Gespräche und ein akzeptierender Umgang nicht zu einer Verständigung führen, ist es jedoch an der Zeit, die **Vorgesetzten mit einzubinden** und so auf der nächsthöheren Ebene eine Klärung herbeizuführen.

> Beleidigungen und persönliche Kränkungen müssen nicht hingenommen werden.

Höflich bleiben, sich abgrenzen („Bitte lassen Sie das!") und der Verweis an die Vorgesetzten sind hier ein angemessenes Verhalten.

Angehörige als Kontrollinstanz

Ein Grund für dauerhafte Konflikte ist, wenn Angehörige sich immer wieder als misstrauisch kontrollierend erweisen. Es ist verständlich, dass Angehörige immer wieder einen prüfenden Blick auf die Rahmenbedingungen und die Versorgung ihres Familienmitglieds haben. Fast immer bleibt es dabei bei einem aufmerksamen, höflichen und interessierten Verhalten, welches als eine Art „Qualitätskontrolle" zum Alltag in Pflegeeinrichtungen gehört.

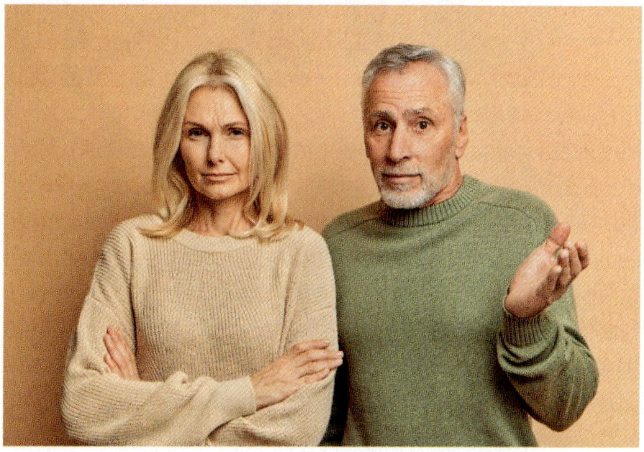

Angehörige sind auch Kontrollinstanz

Kontrolle mit misstrauischer Grundhaltung

Schwieriger wird es für die Alltagsbegleiterin, wenn die Kontrolle aus einer misstrauischen Grundhaltung mit einem suchenden Blick für Fehler heraus geschieht. Dies kann zu enormem Stress während der Arbeit führen, weil man ständig befürchten muss, sich trotz sorgfältiger, achtsamer Arbeitsweise wegen kleiner Vorkommnisse rechtfertigen zu müssen. Sinnvoll ist es daher

- die von Angehörigen kontrollierten Punkte sorgfältig zu dokumentieren,
- ständige Kontrolle höflich anzusprechen und nach den Gründen dafür zu fragen,
- gegebenenfalls zu versuchen, eine Klärung in Anwesenheit der Vorgesetzten herbeizuführen,
- sich bewusst zu machen, dass man hier in einer sozialen Rolle kritisiert wird („die Alltagbegleiterin"), nicht als Person („ich") – das kann helfen, unberechtigte Kritik von sich fernzuhalten.

Wenn es in diesem Zusammenhang zu einem Vorwurf der Vernachlässigung oder zu ernsthaften Beschuldigungen (Diebstahl, Misshandlungen) kommt, sollten Sie umgehend die Vorgesetzten informieren und auf einer Dokumentation des Sachverhalts bestehen.

Angehörige als Kooperationspartner

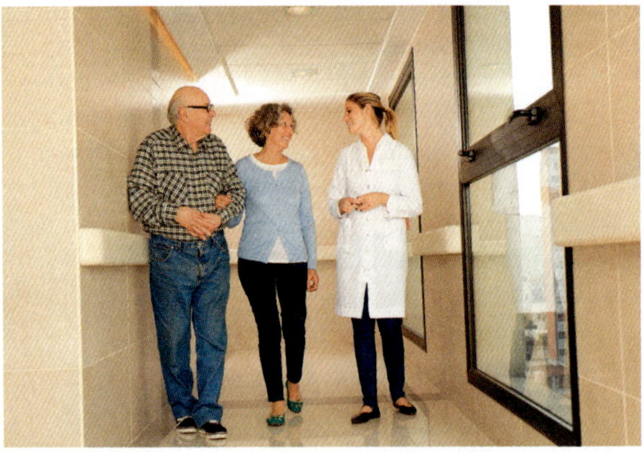

Viel häufiger als die vorhergehenden Beispiele ist jedoch der Fall, dass Angehörige offen für einen positiven Kontakt zu den Mitarbeiterinnen und Mitarbeitern sind. Grundsätzlich sollten die Angehörigen als Kooperationspartner in der Alltagsbegleitung gesehen werden. Sie sind wichtig für den begleiteten Menschen und sie sind oft die wichtigste Informationsquelle, um etwas über seine Lebensgeschichte zu erfahren.

Biografiearbeit mit Unterstützung der Angehörigen

Insbesondere in der biografisch orientierten Begleitung (vgl. Thema 4, Kap. 5) eines pflegebedürftigen Menschen ist die Alltagsbegleitung oft auf die Kooperation mit den Angehörigen angewiesen. Nur sie kennen wichtige Ereignisse aus seinem Leben, die der begleitete Mensch selbst nicht mehr erzählen kann, weil er sie vergessen hat. Dennoch können diese Details sehr wichtig für die Pflege und Begleitung sein.

- bei Unruhezuständen in der Nacht: Wie hat derjenige früher geschlafen, z. B. bei offenen oder geschlossenen Vorhängen?
- bei eingeschränkter Nahrungsaufnahme: Was waren die Lieblingsspeisen?
- bei Angstzuständen: Was für traumatische Erlebnisse hatte der Mensch im früheren Leben?

Diese Informationen bekommt man oft nur von Angehörigen. Ihnen muss daher erklärt werden, dass mit diesem Wissen viele Unruhezustände oder sogar Krisen verhindet werden können. Dies ist ein wichtiger Teil der Beziehungsgestaltung mit Angehörigen.

Möglichkeiten und Grenzen von Angehörigen als Partner in der Begleitung

Angehörige haben viele Möglichkeiten, unterstützend in der Pflege und Begleitung ihres Familienmitglieds tätig zu werden:

- Begleitung bei Spaziergängen und Ausflügen,
- Aktivieren von Erinnerungen durch Geschichtenerzählen, Fotos anschauen und Unterstützung geben bei vertrauten Tätigkeiten aus dem früheren Leben,
- Essen und Getränke anreichen,
- Anwesenheit und Mitfeiern von Festen im Jahreskreis, Geburtstagen und anderen Anlässen.

Doch diese Unterstützung hat auch ihre Grenzen:

- Angehörige dürfen nicht als Ersatzpflegekräfte herangezogen werden,
- Angehörige machen vieles so „wie immer", während ihr Familienmitglied durch die fortschreitende Demenz eine andere Begleitung braucht (z. B. hinsichtlich der Ernährung oder der geeigneten Gesprächsthemen etc.).

Angehörige haben zudem nicht das vollständige Wissen über die Lebensgeschichte ihres Familienmitglieds, wie z. B. über

- traumatische Erlebnisse: Sie sind oft im Familienkreis nicht bekannt (z. B. sexuelle Gewalterfahrungen),
- Kriegserfahrungen: Sie wurden oft nur beschönigend berichtet,
- sexuelle Orientierungen: Sie wurden aus Scham verheimlicht (z. B. Homosexualität), aber auch sexuelle Vorlieben: Über so etwas sprach man nicht.

Viele Verhaltensweisen, die mit einer Demenz auftreten, sind genau in jenen Erfahrungen begründet, die der begleitete Mensch früher vor seinen Angehörigen verborgen hatte. Angehörige sind also oftmals nur eine begrenzte Informationsquelle, und nicht alles kann mit ihnen besprochen und geklärt werden.

3. Hör-, Seh- und Spracheinschränkungen

Hören, Sehen und Sprechen sind wichtige Voraussetzungen für die gesamte Persönlichkeitsentwicklung. Sie dienen der Kontaktaufnahme, der Kommunikation sowie dem Aufbau zwischenmenschlicher Beziehungen. Schädigungen in diesen Bereichen können die Lebensqualität erheblich beeinflussen.

3.1 Eingeschränkte Hörfähigkeit

Umweltgeräusche beeinflussen das menschliche Handeln und Verhalten. Das Ohr besitzt einerseits die Funktion eines Alarmorgans, zum Beispiel bei Sirenen, Autos auf der Straße oder Donnergrollen bei Gewitter. Andererseits kann es auch angenehme Geräusche und Klänge aufnehmen, zum Beispiel Musik, Meeresrauschen oder das Rascheln von Laub im Herbst. Während Musik Freude und andere Emotionen auslöst, kann Geräuscharmut zu Ängstlichkeit und einem Gefühl der Isolation bzw. des Ausgeschlossenseins führen.

Schwerhörigkeit

> Schwerhörigkeit ist der Sammelbegriff für Auswirkungen verschiedener pathologischer Veränderungen oder Erkrankungen im Bereich des Ohrs (Außenohr, Mittelohr, Innenohr, Gehörnerven oder Hörzentrum im Gehirn). Allgemein unterscheidet man die Schallleitungs- und Schallempfindungsschwerhörigkeit. Beide Formen können auch kombiniert auftreten.

Eine Schwerhörigkeit kann vererbt, aber auch erworben sein. Betroffene werden „Schwerhörigkeit" als eine mehr oder weniger eingeschränkte Hörfähigkeit beschreiben.

Ursachen für eine Schwerhörigkeit

Ursachen für eine Schwerhörigkeit sind z. B.

- Zerumen (Ohrenschmalzpfropf) im Außenohr,
- Entzündungen im Mittelohr,
- Schallleitungsschwerhörigkeit,
- Innenohrinfektionen,
- Altersschwerhörigkeit.

Charakteristisch für eine Schwerhörigkeit ist, dass Geräusche oder Stimmen nicht mehr wahrgenommen werden. Dem Betroffenen fällt es beispielsweise schwer, Gespräche am Telefon oder im Fernsehen bzw. Radio zu verfolgen.

Formen der Schwerhörigkeit

Form	Merkmale
Schallleitungs-schwerhörigkeit	• Funktionsstörung des äußeren und des Mittelohres
Schall-empfindungs-schwerhörigkeit	• Störung im Innenohr bzw. Hörzentrum im Gehirn • Arten: sensorisch (über Sinnesreize), neural (über Nervenimpulse), zentral
Altersbegleitende Schwerhörigkeit	• Physiologische Abnahme des Hörvermögens im Alter • Betrifft bes. höhere Frequenzen

Ausmaß von Schwerhörigkeit

- Gering: Ticken der Armbanduhr wird nicht mehr gehört
- Mittelgradig: Grundgeräusche (fließender Verkehr durch geschlossenes Fenster) werden nicht mehr gehört
- Hochgradig: normale Unterhaltung kann trotz Blickkontakt nicht mehr gehört werden
- An Taubheit grenzend: laute Musik und Geräusche auf belebter Straße werden nicht mehr gehört
- Taubheit: Zustand völliger Gehörlosigkeit

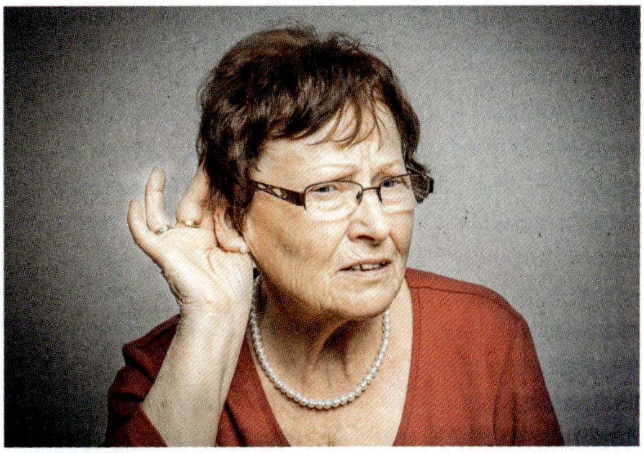

„Wie bitte? Ich kann Sie nicht verstehen."

Altersschwerhörigkeit

Infolge einer Desensibilisierung von Sinneszellen im Innenohr (Schnecke) sowie allgemein nachlassender Funktionsfähigkeit des Hörapparates kann es zu einer verminderten Aufnahmefähigkeit und Weiterleitung von akustischen Reizen kommen. Es wird vermutet, dass eine Altersschwerhörigkeit auch die Folge kleiner Hörschäden im Laufe des Lebens sein kann. Gleichzeitig kann eine Beeinträchtigung der Sprachverständigung auftreten. Das gesprochene Wort wird nicht mehr richtig verstanden und die Betroffenen sprechen lauter.

Symptome einer Altersschwerhörigkeit

- Hohe Tonlagen werden nicht mehr gut gehört.
- Probleme treten auf, wenn mehrere Leute im Raum reden – Gesprochenes kann aus Hintergrundgeräuschen nicht herausgefiltert werden.
- Beim Fernsehen treten Probleme auf – besonders bei Hintergrundmusik, z. B. im Film kann Gesprochenes nicht mehr richtig gehört werden.

Umweltfaktoren können den Prozess der Schwerhörigkeit beschleunigen, z. B. Stress, Lärm, Medikamente, Hypertonie, Stoffwechselstörungen, z. B. Schilddrüsenunterfunktion, Nierenerkrankungen, zerebrale Durchblutungsstörungen.

Der Prozess der Schwerhörigkeit kann nicht aufgehalten werden, aber mit Hilfsmitteln können Defizite kompensiert werden.

Taubheit

Taubheit bedeutet, dass Töne und Geräusche nicht mehr wahrgenommen werden können.

Ursachen von Taubheit

Für eine Taubheit oder Gehörlosigkeit kommen als Ursachen verschiedene Schädigungen infrage, die sowohl angeboren als auch später erworben sein können, z. B.:

- erblich bedingte Fehlbildungen von Mittelohr, Innenohr und/oder Hörnerv im Ohr,
- schädigende Einflüsse während der Schwangerschaft (z. B. bestimmte Medikamente, Alkohol und Infektionen wie Röteln),
- Erkrankungen nach der Geburt (z. B. Meningitis, Mumps, Masern, chronische Mittelohrentzündung).
- Neben der Taubheit kann auch gleichzeitig eine Sehbehinderung auftreten, die Taubblindheit. Sie ist eine eigenständige Art der Behinderung, bei der Hör- und Sehsinn so stark beeinträchtigt sind, dass kein Sinn den anderen ausgleichen oder kompensieren kann.

Bei jedem Neugeborenen wird heute ein Hörtest durchgeführt. Auch in den folgenden Untersuchungen wird das Gehör getestet. Besteht ein Verdacht auf Schwerhörigkeit oder Taubheit kann mithilfe einiger Tests bestimmt werden, wo die Ursache liegt.

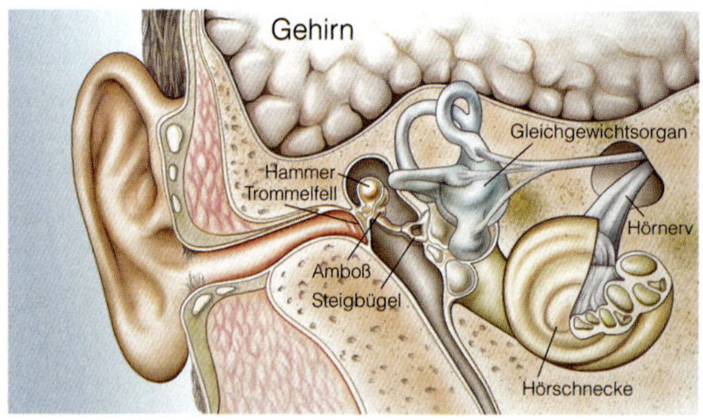

Aufbau des Ohres

Unterscheidung von Taubheit

Unterscheidung	Merkmal
Praktische Taubheit	• Patient kann keine Geräusche mehr hören • jedoch kann audiometrisch nachgewiesen werden, dass das Innenohr noch Hörreste wahrnimmt
Absolute Taubheit	• keine Hörreste werden wahrgenommen
Taubheit vor Sprachentwicklung (prälinguale Taubheit)	• Patient wird vor Entwicklung seiner Sprache taub • kann sich auf Entwicklung des Sprachvermögens auswirken und zu Stummheit führen
Taubheit nach Sprachentwicklung (postlinguale Taubheit)	• Patient wird nach Entwicklung seiner Sprache taub • Sprachvermögen bleibt unberührt

Umgang mit Hörgeräten

> Ein Hörgerät ist ein Medizinprodukt, das dazu dient, das Hörvermögen schwerhöriger Personen auf elektroakustische Weise zu verbessern.

Hörgeräte funktionieren ähnlich wie Lautsprecherverstärker. Ein Hörgerät verstärkt die Töne, die schwerhörige Menschen nur ansatzweise hören. Der Hörverlust kann deshalb nur teilweise ausgeglichen werden. Klassische Hörgeräte wie das Hinter-dem-Ohr-Gerät (Abkürzung: HdO) werden mit einem Bügel am äußeren Ohr befestigt. Andere Modelle werden direkt im Gehörgang eingesetzt (Im-Ohr-Gerät, abgekürzt IdO). Inzwischen gibt es auch Hörsysteme, die bei bestimmter Indikation ganz oder teilweise implantiert werden.

> Vor der Körperpflege (insbesondere Baden oder Duschen) und Untersuchungen oder Behandlungen mit Strahlen (Röntgen) müssen Hörgeräte entfernt werden.

Das HdO besteht aus einem Ohrpassstück, dem bügelartigen Schallschlauch und dem Gerät. Das Gerät mit MTO-Schalter, Lautstärkeregler und Batteriefach liegt hinter dem Ohr. Das Ohrpassstück wird für jeden Patienten individuell angefertigt, es ist über den Schallschlauch mit dem Hörgerät verbunden.

Einsetzen eines Hinter-dem-Ohr-Hörgerätes

- vor dem Einsetzen überprüfen, welches Gerät auf welche Seite gehört
- Gerät einschalten und niedrigste Lautstärke wählen, um das unangenehme Pfeifen (Rückkoppelung) zu vermeiden
- leichtes Ziehen an der Ohrmuschel nach hinten kann das Einsetzen des Ohrpassstückes in den äußeren Gehörgang erleichtern
- bei Pfeifton nach dem Einsetzen sitzt das Gerät eventuell noch nicht korrekt
- bleibt der Pfeifton bestehen, muss eventuell die Batterie erneuert werden

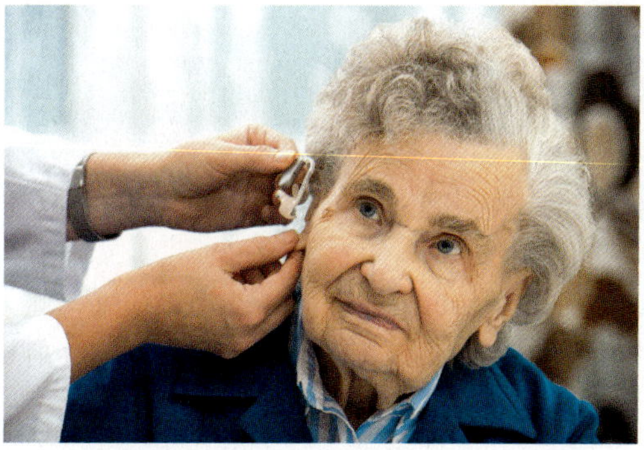

Einsetzen eines Hinter-dem-Ohr-Hörgeräts

Bei Stellung des Schalters auf 0 ist das Gerät ausgeschaltet. Bei normalem Gebrauch wird das Hörgerät auf den Modus M (Mikrofon) eingestellt. Die Lautstärke kann dann je nach Bedarf an einer Zahlenskala eingestellt werden. Vor dem Herausnehmen des Gerätes wird die Lautstärke wieder auf die niedrigste Stufe eingestellt. Das Ohrpassstück wird entfernt und das Gerät ausgestellt (Schalter auf 0). Anschließend wird das Ohrpassstück auf eventuelle Verunreinigung hin kontrolliert und gesäubert, gegebenenfalls nach Gebrauchsanweisung in ein Reinigungsbad eingelegt.

Einsetzen und Entfernen eines Im-Ohr-Hörgerätes

- Hörgerät ausschalten
- mit Kanalende nach vorn das Gerät im Gehörgang platzieren – Gerät mit der blauen Markierung in linkes Ohr und Gerät mit roter Markierung in rechtes Ohr
- mit Drehbewegungen und leichtem Zurückziehen des Ohrläppchens Position korrigieren
- vor Entfernen das Gerät ausschalten
- beim Einsetzen einer neuen Batterie auf die richtige Polung achten

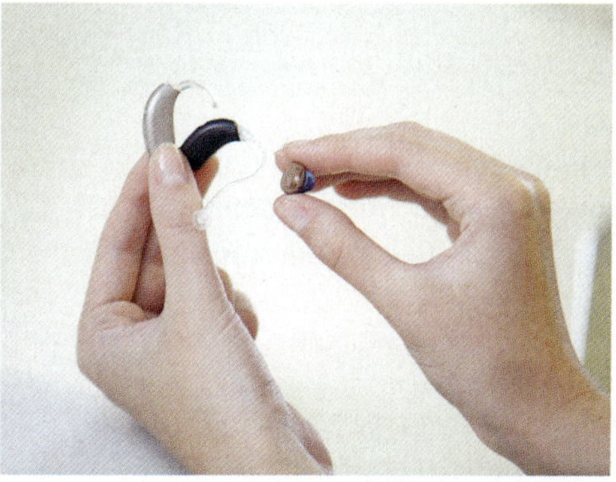

Hörgeräte, die hinter oder im Ohr zu tragen sind

> Ein „Im-Ohr-Gerät“ ist sehr klein und kann beim Einsetzen oder Entfernen leicht zu Boden fallen!

Reinigung und Instandhaltung von Hörgeräten

Das Ohrpassstück sollte täglich mit einem weichen, trockenen Tuch abgerieben werden. Dabei wird die Schallaustrittsöffnung überprüft. Sie darf auf keinen Fall verstopft sein, da sonst die Schallübertragung vom Hörgerät zum Ohr gestört ist. Mindestens einmal pro Woche wird das Ohrpassstück gründlicher gereinigt, zum Beispiel in einem speziellen Reinigungsbad oder mithilfe eines Pflegesets.

Beispiel für die Anwendung eines Hörgeräte-Reinigungsbades:

- Ohrpassstück vom Hörgerät trennen
- Plastikeinsatz aus Reinigungsbecher entnehmen
- Reinigungstablette einlegen und Becher mit Wasser füllen
- Einsatz mit Ohrpassstück in Reinigungsbecher einsetzen
- Reinigungszeit: 30 Min. bis mehrere Stunden (bei Bedarf auch über Nacht)
- Ohrpassstück mit Einsatz entnehmen und unter fließendem Wasser abspülen
- trocknen lassen und Ohrpassstück und Hörgerät wieder verbinden.

> Wenn das Hörgerät **Schmerzen** im Ohr verursacht, ist es wahrscheinlich nicht richtig platziert. Ansonsten sollte der Hörgeräte-Akustiker hinzugezogen werden.

Hörgeräte sind empfindliche Instrumente. Es sollte deshalb Folgendes beachtet werden:

- Geräte niemals der offenen Sonne oder einer heißen Heizung aussetzen
- Gerät nicht beim Föhnen tragen
- zum Baden und Duschen Hörgerät immer entfernen
- Geräte in den dafür vorgesehenen Etuis lagern
- Hörgerät nicht auf den Boden fallen lassen
- Kontakt zu chemischen Lösungsmitteln kann Gerät schädigen
- Ohrpassstück regelmäßig vom eigentlichen Gerät trennen und gemäß Herstellervorgaben reinigen

> Wenn das Gerät eine Funktionsstörung hat, ist ein Hörgeräte-Akustiker zu konsultieren. Eine selbstständige Reparatur darf nicht durchgeführt werden.

Wenn das Gerät nicht benutzt wird, sollte es ausgeschaltet werden, um die Batterie zu schonen. Wird das Hörgerät über einen längeren Zeitraum nicht benutzt, wird die Batterie entnommen und trocken gelagert.

Umgang mit hörgeschädigten Menschen

In Bezug auf die Kommunikation mit hörgeschädigten Menschen kann es zu Missverständnissen und Informationseinbußen kommen. Menschen mit einer Hörschädigung können ein gesteigertes Misstrauen aufweisen. Da sie keine Umweltgeräusche aufnehmen können, fühlen sie sich unsicher.
Außerdem besteht die Gefahr der Isolation und Vereinsamung.

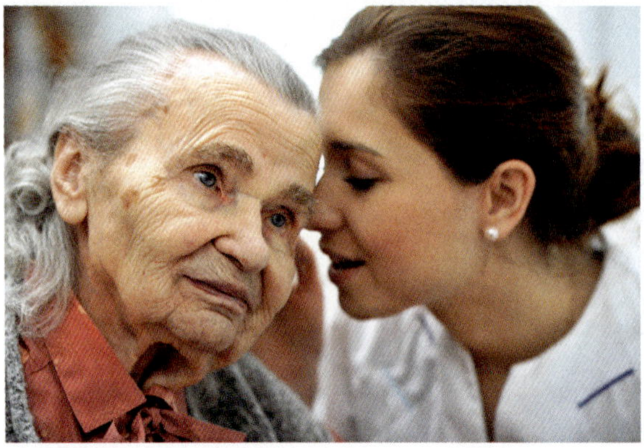

Person stets von ihrer „besseren“ Seite ansprechen

Im Umgang mit hörgeschädigten Menschen ist beispielsweise Folgendes zu berücksichtigen:

- Vertrauen aufbauen
- Information über alle Maßnahmen
- von vorn auf Betroffenen zugehen
- nicht lauter, sondern deutlich und langsam sprechen
- Gesicht des Sprechers sollte deutlich sichtbar sein (hell beleuchtet), damit Betroffener vom Mund ablesen kann
- Dialekt vermeiden und einfache, klare Sätze verwenden
- kleine Gesprächspausen einlegen
- wichtige Informationen aufschreiben

Der Betreffende sollte ermutigt werden, sich zu äußern, falls etwas nicht verstanden wurde.
Gespräche sollten nur mit Blickkontakt geführt werden.

> Vor einem Gespräch werden alle unnötigen Geräuschquellen ausgeschaltet, wie etwa der Fernseher, das Radio usw. Schreien bzw. sehr lautes Sprechen ist kontraindiziert, weil manche schwerhörigen Menschen hörempfindlich sind.

Wenn die Hörbehinderung auf einer Seite schwächer ausgeprägt ist, sollte die Person stets von ihrer „besseren" Seite angesprochen werden.
Als Hilfsmittel können auch Bildtafeln und Wortkarten, Tafel und Kreide sowie Schreibblock und Stift eingesetzt werden.
Komplizierte Sachverhalte lassen sich beispielsweise durch eine Zeichnung besser erklären.
Hilfreich sind auch kabellose Kopfhörer, die der Betroffene tragen kann, damit zum Beispiel Nachbarn nicht durch Lärm aus dem Fernseher, dem Radio usw. gestört werden. Es sollen Fernseher benutzt werden, die Untertitel einblenden können.

> Schwerhörige Menschen können sich leicht erschrecken. Das Betreten der Wohnung oder des Zimmers der oder des Betroffenen kann deshalb mit einem kurzen An- und Ausschalten der Beleuchtung angekündigt werden.

Ein guter Kontakt zu den Angehörigen ist wichtig, da diese bei fortgeschrittener Schwerhörigkeit oftmals noch am besten mit dem Betreffenden kommunizieren können.

> Wenn sich zwei Alltagsbegleiterinnen oder -begleiter in Gegenwart von Menschen mit Hörschädigung über diesen unterhalten, so wird er in das Gespräch einbezogen. Alles andere würde Misstrauen auslösen oder fördern.

3.2 Eingeschränkte Sehfähigkeit

Grundsätzlich kann jede erworbene Störung der Struktur des visuellen Systems zu einer eingeschränkten Sehfähigkeit führen. Hauptursachen für sind vor allem:

- neurologisch bedingte Sehstörungen nach Schlaganfall, Schädel-Hirn-Trauma oder Tumor,
- Katarakt („grauer Star"),
- Diabetische Retinopathie (Erkrankung der Netzhaut durch Diabetes mellitus),
- Makuladegeneration (Erkrankungen des Auges, die den „Punkt des schärfsten Sehens" der Netzhaut betreffen),
- Glaukom („grüner Star").

> Eine Sehbehinderung ist eine Einschränkung des Sehens, welche das Orientierungsvermögen der Patientin oder des Patienten maßgeblich herabsetzt. Die ausgeprägteste Form der Sehbehinderung ist die Blindheit.
> ***Blindheit*** ist ein Fehlen des Sehvermögens, das entweder angeboren ist oder erworben wurde.

Eine Sehbehinderung ist eine Einschränkung des Sehens, welche das Orientierungsvermögen des Patienten maßgeblich herabsetzt. Die ausgeprägteste Form der Sehbehinderung ist die Blindheit.
Blindheit ist ein Fehlen des Sehvermögens, das entweder angeboren ist oder erworben wurde.
Eine Blindheit liegt vor, wenn die Sehstärke auf zwei Prozent des Normalwertes gesunken ist. In solchen Fällen sind Betroffene nur noch in der Lage, hell und dunkel zu unterscheiden. Die wichtigsten Ursachen für Blindheit sind:

- Schädigungen der Netzhaut
- Erkrankungen des Sehnervs
- Glaukom („grüner Star")
- Katarakt („grauer Star") sowie
- Beschädigungen des Sehzentrums im Hirn etwa durch Durchblutungsstörungen, Tumore oder entzündliche Prozesse.

Nach der gesetzlichen Definition in Deutschland liegt eine Blindheit vor, wenn die Sehschärfe (Visus) höchstens 0,02 ist oder eine Einschränkung des Gesichtsfeldes auf 5 Grad und weniger besteht. Eine Sehschärfe unter 0,05 wird als hochgradige Sehbehinderung bezeichnet. Sehbehinderungen können die Erwerbsfähigkeit und soziale Teilhabe erheblich beeinträchtigen.

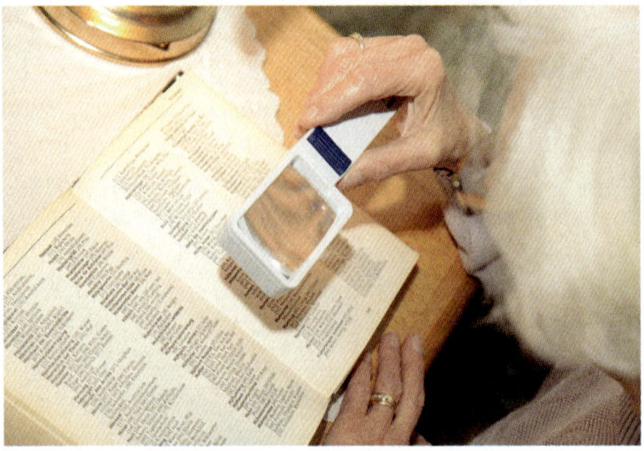

Leuchtlupe für Menschen mit einschränkungen

Hilfsmittel im Alltag

In allen Bereichen des Alltags können entsprechende Hilfsmittel Sebeingeschränkten Menschen viele Tätigkeiten erleichtern oder ihrer eigenen Sicherheit dienen. Dennoch haben Betroffene häufig Schwierigkeiten, Gestik und Mimik zu erfassen oder in Gesprächsgruppen mitzuverfolgen, welche Person gerade spricht.
Ein eingeschränktes Sehvermögen beeinträchtigt die selbstständige Orientierung und Fortbewegung. Daher ist es wichtig, dass Stolperfallen vermieden werden, um Stürze zu verhindern.

Hilfsmittel im Alltag

Hilfsmittel	Beispiele
Markierungen und Kontraste mit z. B. Nagellack, Konturenpaste für Hinterglasmalerei, Gummibänder	• Schalter und Geräteeinstellungen z. B. an Computertastaturen, Waschmaschinen, Herden oder an Abspielgeräten im Medienbereich, Treppenstufen usw. • Reflexstreifen an der Kleidung u. Geh- und Orientierungshilfen • Kontraste bei Geschirr verwenden
Mobilitätshilfen und Kennzeichnungen	• weißer Blindenlangstock • gelbe Armbinde mit drei schwarzen Punkten am Oberarm • Badekappe, die beim Schwimmen auf Sehbehinderung hinweist
Kommunikationshilfen	• Geräte mit einer Sprachausgabe • Telefone mit großen Tasten

Hilfsmittel im Alltag

Hilfsmittel	Beispiele
Hilfsmittel für den Haushalt	• Mikrowellen mit sprachgesteuerter Bedienführung • Bügeleisen mit tastbaren Markierungen für Dampfstärke und Temperatur • Personenwaagen und Küchenwaagen mit Sprachausgabe • Messbecher mit tastbarer Messeinteilung innen u. außen • Füllstandsanzeiger für Gefäße mit Piepton • Farberkennungsgeräte mit Sprachausgabe

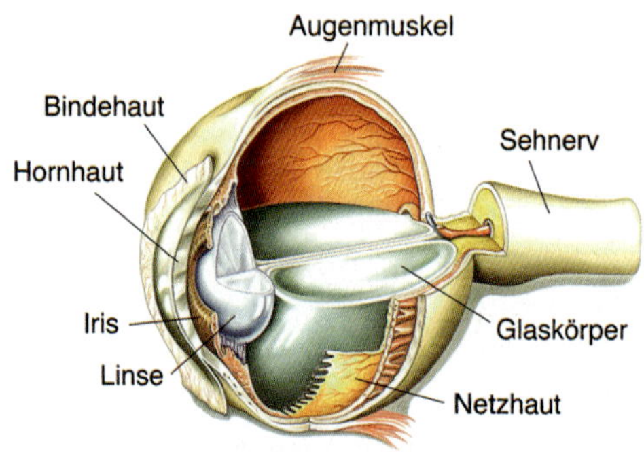

Aufbau des Auges

Hilfsmittel im Alltag

Hilfsmittel	Beispiele
Hilfsmittel für die Freizeit	• Brett- und Würfelspiele mit extragroßen Symbolen
Sehhilfen	• Brille • Taschenfernrohr (Monokular) • Standlupen, Umhängelupen, Handlupen, Leuchtlupen • Lupenbrille • Fernrohrbrille

Umgang mit sehbehinderten Patienten

Tipps für den Umgang mit Menschen mit Sehbehinderung:

- beim Betreten des Raumes durch Ansprechen oder Geräusche bemerkbar machen
- Person direkt ansprechen, Handlungen ankündigen

- Hindernisse beseitigen oder darauf hinweisen
- zum Führen den Arm reichen und Sicherheit geben
- Person nicht schieben oder vorwärts stoßen
- Absätze, Treppen, An- und Abstiege immer rechtzeitig ankündigen
- Gebrauchsgegenstände immer an gewohnter Stelle platzieren
- wichtige Gegenstände immer griffbereit legen
- Speisen und Getränke immer gleich platzieren bzw. beschreiben (z. B. Vorstellung einer Uhr zu Hilfe; „Kartoffeln auf 9 Uhr!")

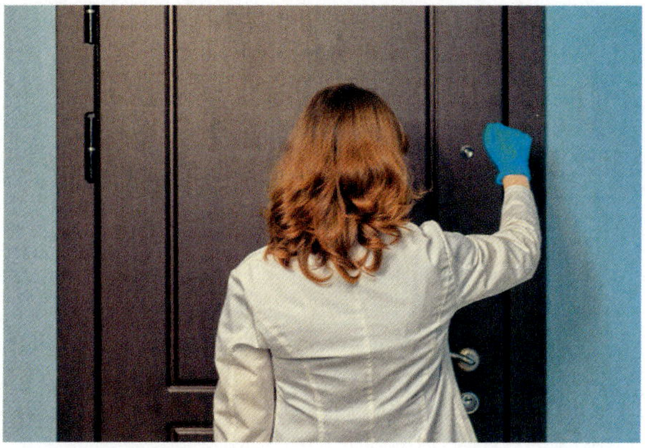

Beim Betreten des Raumes durch Anklopfen und Ansprechen bemerkbar machen

3.3 Spracheinschränkungen

Das Sprachvermögen ist das wichtigste Kommunikationsmittel, das uns zum Informationsaustausch zur Verfügung steht. Störungen in diesem Bereich werden auch als Aphasien bezeichnet und können bis zum Verlust der erworbenen Sprache führen.

> Als Sprachstörung bezeichnet man eine Beeinträchtigung des kommunikativen Gebrauchs der Sprache.

Eine Sprachstörung ist eine Störung der gedanklichen Erzeugung von Sprache. Sprachaufbau und Sprachvermögen sind beeinträchtigt. Im Gegensatz dazu ist bei der Sprechstörung die motorische Erzeugung von Lauten betroffen. Betroffene sind in der Lage, Sprachlaute fließend und fehlerfrei zu artikulieren. Symptome von Sprechstörungen sind z. B. eine eingeschränkte bzw. verminderte Verständlichkeit, Atemkontrolle, Lautstärke oder die Beweglichkeit von Lippen und Zunge.

Sprach- und Sprechstörung können auch gemeinsam auftreten.

Bei einer Sprachstörung kann der Prozess des Verstehens ebenso betroffen sein wie der Prozess der Sprachproduktion, also der Artikulation. Sprachstörungen werden durch Erkrankungen des Gehirns, z. B. durch einen Schlaganfall, Blutungen oder Tumoren hervorgerufen.

Arten von Sprachstörungen

Art	Merkmale
Sprachentwicklungsstörung	• Sprachabbau und -verlustsyndrome, z. B. Aphasie, Sprachabbau bei Demenz • Schriftsprache gestört • Sprachverständnis gestört; fehlende akustische Wahrnehmung
vollständiges Ausbleiben der Sprachentwicklung	• gravierendste Sprachstörung • Taubstummheit (Unfähigkeit zu hören und sich dabei sprachlich ausdrücken zu können)
gehemmte Sprachentwicklung	• Unfähigkeit, Sätze nach grammatischen Regeln richtig zu bilden • morphologische Fehler der Wortbeugung und syntaktische Fehler der Wortstellung im Satz charakteristisch

Sprachstörungen können folgende Ebenen betreffen:

- Artikulation
- Redefluss
- Stimme
- Atmung
- Sprechplanung

Ursachen von Sprachstörungen

Sprachstörungen können unterschiedliche Ursachen haben. Sie können rein körperlichen, aber auch seelischen Ursprungs, angeboren oder durch ein prägendes Erlebnis beziehungsweise einen physischen Prozess bedingt sein. Häufige Ursachen oder Risikofaktoren sind z. B.:

- allgemeine Entwicklungsstörungen (z. B. Hirnreifestörungen)
- genetisch bedingte Krankheiten/Syndrome (z. B. Down-Syndrom)
- geistige und körperliche Behinderung sowie Mehrfachbehinderungen

- Schädel-Hirn-Trauma
- Entzündungen in der Hirnregion
- Hörstörungen
- familiäre Sprachschwächen
- muskuläre und koordinative Störungen von Lippen und Zunge, die zusätzlich zu Kau- und Schluckstörungen führen können

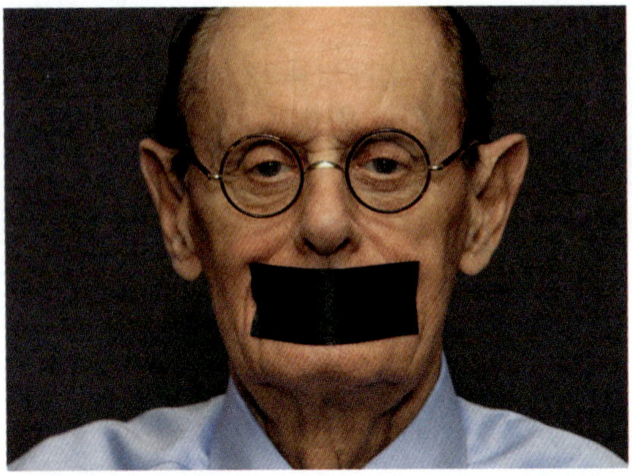

Menschen mit Sprachstörungen sind auf Unterstützung und Verständnis angewiesen

Folgen von Sprachstörungen

Sprachstörung	Folge
Dysarthrie/ Dysarthrophonie	• Störungen bei Ausführung von Sprechbewegungen aufgrund von Läsionen des Gehirns
Sprechapraxie	• Störungen bei Planung der Sprechmotorik (ausführende Organe nicht beeinträchtigt), oft Kombination mit Sprachstörung (Aphasie)
Audiogene Sprechstörungen	• Störungen infolge fehlender Rückkopplung bei hochgradiger Schwerhörigkeit oder Taubheit
Stottern	• Wiederholen, Dehnen und Blockieren von Lauten, Silben, Teilwörtern und Wörtern mit Begleitsymptomen wie z. B. Sprechangst
Poltern	• schnelle, überhastete Sprechweise und undeutliche Aussprache • gedankliche Planung des Sprachinhaltes ist beeinträchtigt

Symptome bei Menschen mit Behinderung mit Sprachstörungen sind z. B.:

- mundmotorische Störungen
- Störung der Nahrungsaufnahme
- stark eingeschränkter Wortschatz
- stark eingeschränktes Sprachverständnis
- stereotyper Gebrauch sehr weniger und häufig unverständlicher Lautgebilde
- verwaschene, undeutliche Aussprache

Was ist eine Aphasie?

> Die Aphasie ist eine zentrale Sprachstörung, die durch Schädigung der Sprachregion z. B. nach Schlaganfällen bei unzureichender Blutversorgung des Gehirns entstehen kann.

Je nach Schweregrad und Lokalisation können auch sprachabhängige Leistungen wie Lesen, Schreiben und/oder Rechnen beeinträchtigt sein.

Standardsyndrome einer Aphasie

Form	Merkmale
Broca-Aphasie	• weitgehend funktionierendes Sprachverständnis • Sprachproduktion gestört; Telegrammstil
Wernicke-Aphasie	• weitgehend erhaltene Sprachproduktionsfähigkeit • Sprachverständnis gestört • Wortneuschöpfungen • endloses und inhaltsloses Reden • fehlendes Störungsbewusstsein
Amnestische Aphasie	• gestörte Wortfindung • Sprachproduktionsfähigkeit u. Sprachverständnis vorhanden
Globale Aphasie	• Sprachverständnis und die Sprachproduktion gleichermaßen gestört

Bei einem hohen Prozentsatz der Menschen mit Aphasie geht die Erkrankung mit einer Halbseitenlähmung einher.

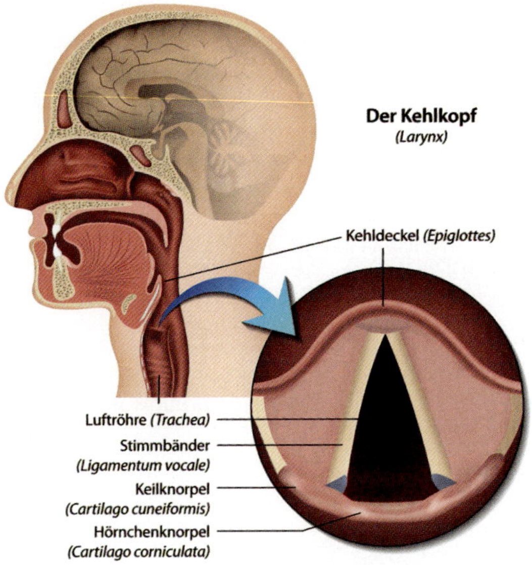

So funktioniert das Sprechen – die Sprechorgane

Typische Symptome bei Aphasie sind z. B.:

- Sprachverständnisstörungen und Wortfindungsstörungen
- Stereotypien (stereotypes Wiederholen mehr oder weniger passender Äußerungen)
- Lautersetzungen (Vertauschung, Ersetzung, Auslassung oder Hinzufügung falscher Laute im Wort)
- Automatismen (Hervorbringen von immer den gleichen Wörtern oder Silben, die nicht in den Kontext passen)
- eingeschränkter oder übersteigerter Sprachantrieb
- eingeschränktes Sprachgedächtnis
- Störung der Sprachmelodie, Schreib- und Lesefähigkeit

Umgang mit Menschen mit Sprachstörungen

Menschen mit Sprachstörungen sind auf Unterstützung angewiesen. Sie müssen lernen, die sprachliche Einschränkung zu akzeptieren, und herausfinden, welche anderen Kommunikationsformen außerhalb der Sprache noch möglich sind.

> Menschen mit einer Sprachstörung sind gleichwertige Gesprächspartner.

Mit den Betroffenen wird respektvoll umgegangen. Es ist besonders auf Gesichtsausdruck, Gesten und Körperhaltung zu achten, denn Sprache ist nicht die einzige Art zu kommunizieren.

Während eines Gespräches ist u. a. wichtig:

- Person nicht bevormunden, sondern respektieren
- Ruhe vermitteln und Zeit einplanen
- Hintergrundgeräusche vermeiden
- Blickkontakt halten
- Unterbrechungen vermeiden
- keine Fehler korrigieren, bei Nichtverstehen um Wiederholung bitten und Verstandenes wiedergeben
- langsam und deutlich sprechen in einfachen, kurzen Sätzen
- Gestik und Mimik einsetzen (nonverbale Kommunikation ist wichtig)

Basale Stimulation bei eingeschränkter Sprachfähigkeit

Über die basale Stimulation werden Erinnerungen angeregt und Gefühle geweckt. Dadurch kann es einen nichtsprachlichen Austausch geben, der sehr intensiv sein kann. Beispiele dafür sind u. a.:

- Hören: Modulation und Lautstärke der Stimme ruft Gefühle hervor; Musik kann Stimmungen beeinflussen
- Sehen: Bilder, Umgebung, Filme, Blumen, Farben, Mimik
- Riechen: Düfte haben Auswirkungen auf die Stimmung und Körperfunktionen (Aromatherapie)
- Schmecken: Geschmackssinn ist mit Geruchssinn eng verbunden, Geschmack kann zu Emotionen, Erinnerungen und Wohlbefinden führen
- Fühlen: Über die Haut lassen sich Körperfunktionen und Gefühle beeinflussen (beruhigendes Streicheln, atemstimulierende Einreibung, über den Kopf streichen)
- Gleichgewicht: Schaukeln (Sessel, Hollywoodschaukel) wirkt entspannend

Hilfsmittel für Sprachstörungen

Es gibt zahlreiche Arten von Hilfsmitteln, um Menschen mit verschiedenen Formen von Sprachstörungen zu unterstützen, effektiv zu kommunizieren.

> Die Art und Schwere der Sprachfehler ist der bestimmende Faktor bei der Auswahl von Hilfsmitteln.

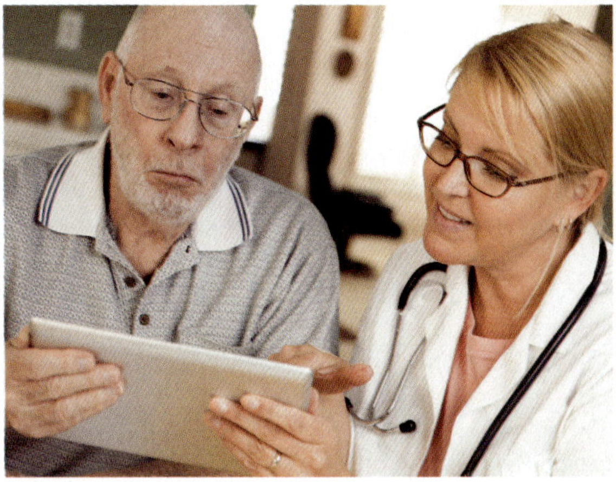

Ruhe vermitteln und Zeit einplanen

Hilfsmittel bei Sprachstörungen

Hilfsmittel	Merkmale
Symboltafeln	• Kommunikation durch Symboltafeln, Buchstaben- oder Zeichensätze
Sprachausgabe, Sprachsynthesizer	• Menschliche Sprechstimme wird erzeugt • Fließtext in akustischer Sprachausgabe
Kommunikatoren	• ermöglichen selbstständige, direkte Kommunikation

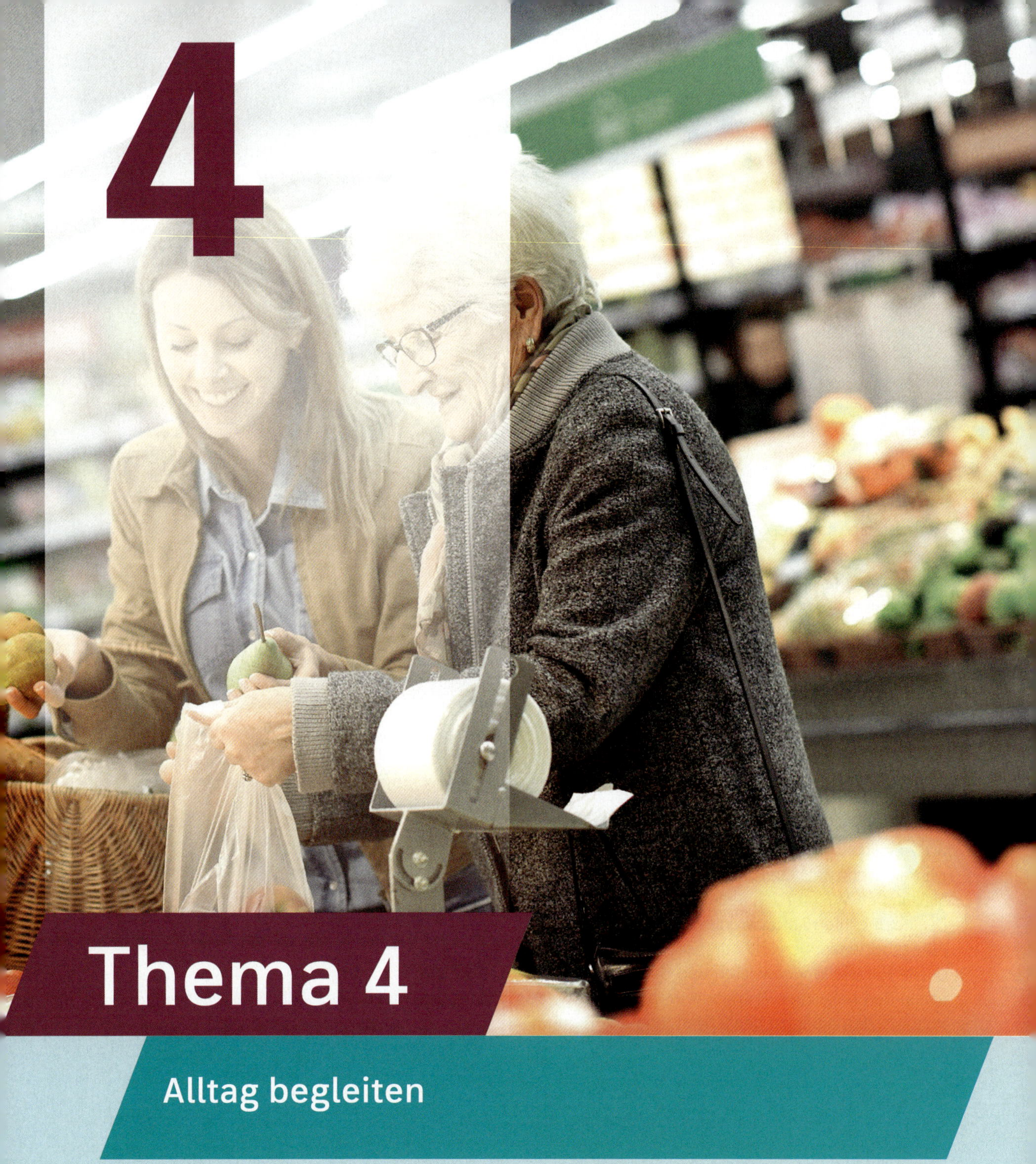

4

Thema 4

Alltag begleiten

1. Grundlagen der Begleitung

1.1 Bedeutung des Begriffs Alltag

Warum wurde der Begriff Alltagsbegleiterin/Alltagsbegleiter ausgewählt, um diesem Beruf einen Namen zu geben? Manche nennen ihn auch Seniorenbegleiterin/-begleiter oder Präsenzkraft. Aber es werden nicht nur Senioren begleitet, sondern auch die hauswirtschaftliche Versorgung sowie diverse andere Aufgaben übernommen. Es wird der Alltag begleitet.
Die Bewältigung des Alltags hat für Menschen, deren Leben durch eine Erkrankung beeinträchtigt ist, eine gewichtige Bedeutung.
Psychisch erkrankte Menschen haben hierbei besonders große Probleme, weil ihnen viele Fähigkeiten und Kompetenzen dazu teilweise oder ganz verloren gegangen sind.

Sie benötigen Unterstützung bei der
- zeitlichen und räumlichen Orientierung,
- tagesstrukturierenden Gestaltung,
- praktischen Umsetzung von lebensgrundlegenden Verrichtungen und Aktivitäten,
- Aktivierung, sich um Notwendigkeiten zu kümmern,
- Abwägung von Wichtigkeiten,
- Wahrnehmung von Außenterminen,
- Auseinandersetzung mit der Umwelt.

So ziemlich alle Alltagsaktivitäten können schwierig werden, wenn Betroffene durch eine Erkrankung die Fähigkeit, den Mut und den Bezug dazu verlieren, sich der Realität mit ihren Anforderungen zu stellen.
Alltagsbegleiterinnen und Alltagsbegleiter sollen individuelle Hilfestellungen leisten und das Bindeglied zwischen den möglichen Antrieben, Impulsen sowie dem Wunsch, den Alltag zu bewältigen, und den Hindernissen sein.

Alltag bedeutet:
- **sich um sich selbst zu kümmern**, sich zu waschen, zu kleiden, zu schlafen, aufzustehen, sich zu ernähren, Medikamente zu nehmen und sich gesund zu erhalten.
- **sich um seine Umgebung zu kümmern**, eine bewohnbare Wohnung zu haben, Reparaturen vorzunehmen, Wäsche zu waschen, sauber zu machen, Müll zu entsorgen, Tiere und Pflanzen zu versorgen und einzukaufen.
- **mit Anforderungen umzugehen**, Post zu erledigen, Anrufe zu tätigen, Termine abzusprechen und einzuhalten, Geldgeschäfte zu tätigen.
- **Kontakte aufrechtzuerhalten**, Freunde und Verwandte erkennen zu können, zu besuchen, anzurufen, einzuladen und zu gratulieren.
- **Außenaktivitäten aufrechtzuerhalten**, Krankengymnastik, Arztbesuche, Friedhofsbesuche, an Veranstaltungen teilzunehmen, sich zu bewegen, Einkäufe zu tätigen, Besuche, Urlaube und Ausflüge zu machen.
- **informiert zu sein durch Zeitungen**, Rundfunk und Fernsehen, durch Gespräche mit Nachbarn und durch die Aufklärung von Ärzten und Therapeuten.

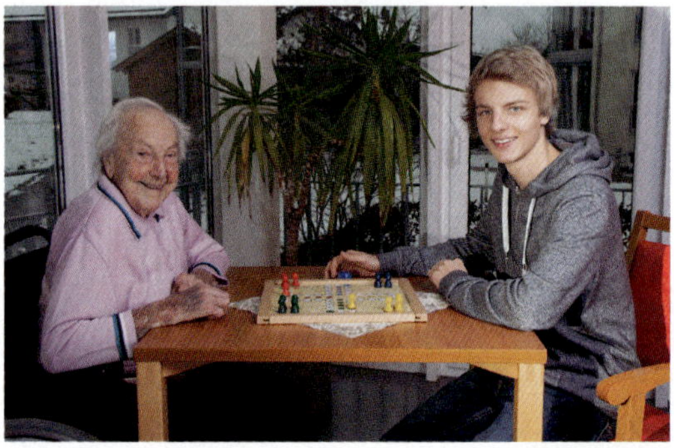

Alltagsaktivitäten

!

Alltagsbegleiterinnen und -begleiter haben die Aufgabe, den Alltag für die begleiteten Menschen, soweit es möglich ist, aufrechtzuerhalten.
Sie ermutigen sie, am Alltagsgeschehen teilzunehmen, oder beziehen sie in Teilbereichen in die Alltagsgestaltung ein und stehen mit Rat zur Seite.

Die Bewältigung des Alltags erzeugt ein Bewusstsein von Selbstsicherheit, Unabhängigkeit und Identität.
Die wesentlichen Aspekte von **Selbstbestimmung** in der eigenen Umgebung, **Nützlichkeit** durch die Erledigung von Aufgaben und **Sinnhaftigkeit** durch die Erbringung von Leistungen erhalten den Lebenswillen im Menschen. Aus diesen Gründen ist es so wichtig, den Alltag zu begleiten oder zu gestalten.
Je geringer die Fähigkeiten der Betroffenen sind, selbst ihren Alltag zu gestalten, desto wichtiger werden für Alltagsbegleiterinnen und -begleiter die Informationen, die sie aus der persönlichen Biografie der begleiteten Menschen sowie aus der Zeitgeschichte gewinnen können, die sich während ihrer Lebenszeit ereignet hat. Diese Informationen machen es möglich, einen wahrscheinlich gelebten Alltag nachzuahmen und damit für eine identitätsstiftende Umgebung zu sorgen.

Alltagsgestaltung und Biografiearbeit hängen also eng miteinander zusammen.
Alltagsstrukturierende Maßnahmen können sein:

- Aufsteh- und Zubettgehzeiten
- Mahlzeiten
- Aktivitäts- und Ruhezeiten
- Besuchszeiten
- Feste und Feierlichkeiten
- Wochentage einzuhalten
- Rituale
- Feste Termine

1.2 Den Handlungsauftrag erkennen

In Ihrer Funktion als Alltagsbegleiterin oder als Alltagsbegleiter wird es häufig vorkommen, dass Sie sich bei Arbeitsbeginn Aufgaben vorgenommen haben, zu denen Sie im Laufe des Tages nicht kommen oder die sich als nicht passend erweisen. Trotzdem ist es richtig und professionell, dass die Alltagsbegleiterin oder der Alltagsbegleiter ein Konzept für den Tag mitbringt. Genauso wichtig ist aber auch Flexibilität hinsichtlich der Tagesereignisse und der Tagesstimmungen der begleiteten Menschen oder Gruppen.

!

Die Begleiterin oder der Begleiter erkennt den Handlungsauftrag anhand der Tagesform der Bewohner, an Wünsche und Möglichkeiten, die sie/er mit Wissen und Können zu einer professionellen Alltagsbegleitung verbindet.

1.3 Die erlernte Hilfslosigkeit

Wenn von anderen abhängige Menschen nicht in die Gestaltung der Abläufe in ihrer Umgebung einbezogen werden, dann verlieren sie existenzielle Fähigkeiten. Die Heilerziehungspflege beschäftigt sich schon lange mit dem Thema der „erlernten Hilflosigkeit". **Dabei lernt der begleitete Mensch von der Begleiterin.**
Das Modell der **„erlernten Hilflosigkeit"** von Seligman (1975) besagt:
„Eine Person, die die Erfahrung gemacht hat, dass Handlungsergebnisse unabhängig von ihrem Verhalten und Bemühen sind, lernt, dass zwischen diesen beiden Faktoren kein Zusammenhang besteht.
Nach wiederholten **Unkontrollierbarkeitserfahrungen** bildet sich die Erwartung zukünftiger Unkontrollierbarkeit auch für Situationen aus, die kontrollierbar sind."
Das bedeutet: Wenn man die Handlungsmöglichkeiten der Bewohner einschränkt, nimmt man ihnen nicht nur die Misserfolge, sondern auch die Erfolge. Sie lernen, dass es gleichgültig ist, ob sie etwas können oder nicht, und werden dadurch entmutigt und desorientiert.
Die Bewohner erleben einen totalen **Kontrollverlust über ihr Leben** durch unsere ständige Übernahme von Handlungen. Man nennt es zwar „Hilfe geben", doch man erzeugt damit eine „erlernte Hilflosigkeit".

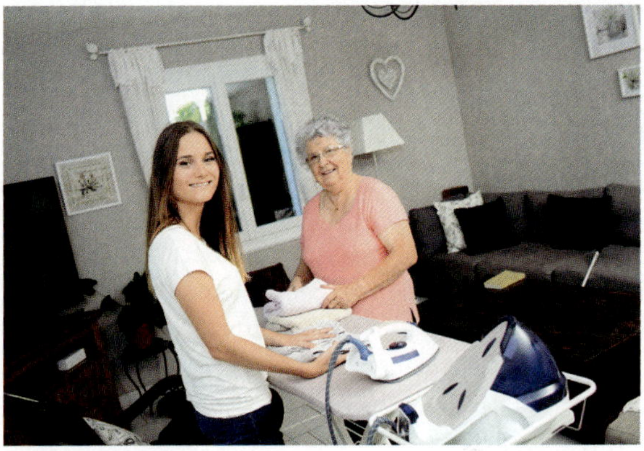

Ist Hilfe nötig oder nicht?

Ein **Praxisbeispiel** soll verdeutlichen, wie weitreichend der Einfluss der Hilfshaltung von Beschäftigten auf die Fähigkeiten eines Bewohners sein kann.
Herr S. ist 90 Jahre alt und fast erblindet. Hell, Dunkel und Umrisse kann er noch gut erkennen. Er bedient ein großtastiges Telefon allein.
Als Herr S. neu in der Einrichtung ist, leidet er anfänglich sehr unter der mangelnden Orientierung in der unvertrauten Umgebung. Er hat mit zehn verschiedenen Mitarbeiterinnen Umgang, die sich nach den ersten vier Wochen Aufenthalt von Herrn S. zur Fallbesprechung zusammensetzen.
Während dieser Besprechung wagt eine Mitarbeiterin folgendes Thema anzusprechen:
„Sagt mal bitte, wie geht ihr damit um, dass Herr S. beim Toilettengang immer sein Glied festgehalten haben will, weil er ja die Toilette nicht sehen kann? Mich stört das, aber er will partout nicht sitzen, gibt es da keine andere Lösung?"
Diese Anfrage löste erst einmal Schweigen in der Runde aus, dann äußern sich alle Mitarbeiterinnen zu dem Thema. Bei zwei anderen läuft der Toilettengang genauso ab, von einem Großteil bekommt Herr S. die unterschiedlichsten Hilfen wie z. B. Hose runterziehen, abwischen, anziehen, aufstehen oder hinsetzen, Hände waschen und anderes. Interessant war, dass alle immer nur einige dieser Hilfen anboten, die auch angenommen wurden. Was aber machte Herr S. mit den anderen Verrichtungen?

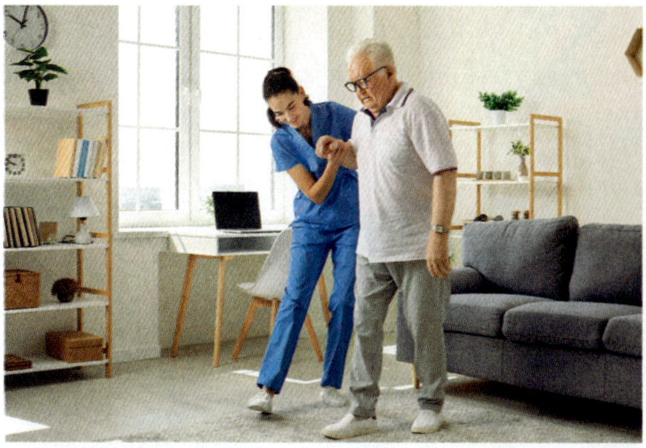

Anleiten und Rehabilitieren

Eine Mitarbeiterin, die mit dem Thema „Anleiten und Rehabilitieren" sehr vertraut ist, hörte sich die Beschreibungen ihrer Kolleginnen genau an und berichtet dann: „Ich bin am ersten Tag mit Herrn S. auf Toilette gegangen und habe ihn anhand meiner Beschreibung und Begleitung den Weg fast allein finden lassen. Erst war er sehr unsicher und ängstlich, aber er hat mir geglaubt, dass ich jeden Notfall erkenne und ihm dann auch helfen werde. Als wir vor der Toilette standen, hat er eine Pause gemacht. Dann habe ich ihm die Toilette erklärt: ‚Vom Türrahmen aus eine halbe Rechtsdrehung, da erreichen Sie das Waschbecken, dort finden Sie rechts die Seife und links die Handtücher, tasten Sie einmal danach, jetzt einmal umdrehen und Sie stehen vor der Toilette. Sie können Ihre Hose allein runterziehen und wieder herauf? Dann gehe ich jetzt weg und komme in zwei Minuten wieder; ich warte vor der Tür auf ein Zeichen von Ihnen. Sagen Sie mir, wann ich wiederkomme? Genau, in zwei Minuten, und ich warte vor der Tür."
Die Mitarbeiterin sagte außerdem: „Die einzige Hilfe, die Herr S. in den vier Wochen von mir bekommen hat, war, dass ich ihn manchmal auf dem Weg korrigiert habe, damit er die Richtung findet. Er kann ganz allein zur Toilette gehen."

> **!** Die erlernte Hilflosigkeit entsteht aus dem Verhalten der Helfenden.

Nachfolgend soll nun die „ressourcenorientierte Hilfeperspektive" besprochen werden – oder einfacher gesagt: Wie gelangt man von der Aussage „Der kann das nicht allein!" zu „Wie wenig Hilfe braucht er, um es selbst zu schaffen?"

Tauschen Sie sich mit Ihren Kolleginnen und Kollegen aus, was jemand bei denen kann oder nicht und vermuten Sie immer zu erst einmal, dass die oder der Betroffene (fast) allein zu Lösungen kommt.

Sieben geragogische Leitsätze werden dabei beachtet (nach M. Pörtner, 2010):

- **1. Klarheit, Sicherheit und Vertrauen schaffen**
  [...] in der Kommunikation, im räumlichen Umfeld (Stichwort: Orientierung), in den täglichen Abläufen, organisatorischen Rahmenbedingungen und persönlichen Bezügen.
- **2. Das Erleben als Schlüssel zum Verstehen und Handeln begreifen**
  Das eigene Erleben jedes Menschen ist Teil und Ausdruck seiner Persönlichkeit und ist der Schlüssel zu den Ressourcen. Jemanden in seinem Erleben ernst zu nehmen heißt, den Menschen wahrzunehmen und seine Bedürfnisse zu verstehen.
- **3. Auf Ressourcen bauen**
  Das Altern wird oft nur mit Verlusten gleichgesetzt. Befragt man aber ältere Menschen danach, so sprechen sie auch häufig von den Gewinnen im Alter, der Weisheit, dem Einklang und der Erleichterung.
- **4. Entwicklung als lebenslangen Prozess verstehen**
  Das Leben ist Entwicklung und die dauert bis zum letzten Atemzug. Es geht im Alter darum, die gemachten (Lebens-)Erfahrungen zu verarbeiten und anzunehmen. Und das ist eine Haltung, die in das Selbstkonzept des Einzelnen integriert werden muss. Erst dann sind die Veränderungen, die sich nicht am Leistungsprinzip orientieren, in der letzten Lebensphase als Entwicklungsschritte zu begreifen.
- **5. Selbstverantwortung**
  Selbst verantwortlich zu sein bedeutet auch, das Leben noch ein Stück bestimmen zu können – auch wenn es sich dabei nur um für uns sehr kleine Alltäglichkeiten handelt, wie beispielsweise, ob Marmelade oder Honig auf dem Brötchen ist, ob der schwarze oder blaue Rock angezogen wird, ob die Tür angelehnt oder geöffnet ist.
- **6. Den Menschen in seiner Persönlichkeit wahrnehmen**
  Menschen werden schnell auf ihr äußeres Erscheinungsbild oder ihr Verhalten reduziert – ihr Leben tritt dabei in den Hintergrund und damit auch die persönlichen Bedürfnisse.
- **7. Es gibt nicht nur (m)eine Realität**
  Andere Menschen ernst zu nehmen, heißt anzuerkennen, dass deren Realität eine andere sein kann als die eigene. Wenn sich Menschen im Alter in eine

innere Realität zurückziehen, dann kann das damit zusammenhängen, dass sie gerade mit persönlichen Dingen beschäftigt sind und sich in einem wichtigen Entwicklungsabschnitt befinden.

1.4 Bedürfnisse – Handlungsauftrag

Um Menschen in ihren Bedürfnissen zu verstehen, wird nachfolgend über die allgemeinen menschlichen Bedürfnisse gesprochen und über die besonderen Bedürfnisse von an Demenz erkrankten Menschen.

Ein Bedürfnis zu haben, meint einen unabänderlichen Bedarf zu haben, dessen Erfüllung die Lebensfähigkeit des Menschen erhält.

Es gibt eine Hierarchie der Bedürfnisse, die in der Bedürfnispyramide nach Abraham Maslow, unterschieden in materielle und nichtmaterielle Bedürfnisse, dargestellt wird.

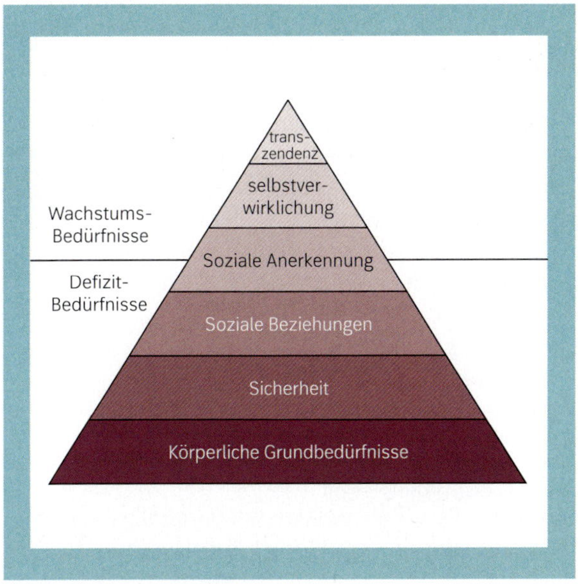

Bedürfnispyramide nach Maslow

Zu beachten ist, dass sich die Bedürfnisse aufgrund der Lebenssituation in ihrer Wichtigkeit verschieben können. Menschen im mittleren Lebensalter bewerten die Befriedigung der Grundbedürfnisse in Form von Besitz und Konsum deutlich höher als Kinder, kranke und alte Menschen.

Im Alter ist das Vorhandensein von Beziehungen und die Anerkennung der eigenen Lebensleistung wichtiger, als ein großes Haus zu besitzen oder fünf Mahlzeiten am Tag zu bekommen.

Tom Kitwood hat sich in seinem Bemühen um psychisch erkrankte Menschen mit deren Bedürfnissen beschäftigt und ist zu dem Ergebnis gekommen, dass diese Menschen besonders bedürftig sind hinsichtlich:

- Trost
- primärer Bindung
- Einbeziehung
- Beschäftigung
- Identität

Diese fünf zentralen psychischen Bedürfnisse vereinigen sich in dem Bedürfnis nach Liebe, das die Umgebung dem Bedürftigen in Form von „bedingungslosem Angenommensein" vermittelt.

Diesen psychischen Bedürfnissen unterliegen alle Menschen, für hilfebedürftige Menschen werden sie aber besonders wichtig.
Aus diesen Erkenntnissen entwickelte Kitwood das Konzept der **„Personenzentrierten Pflege"**.

Wie werden Bedürfnisse mitgeteilt?

Handelnd	Verbal	Non-verbal
Nehmen	Sprache	Mimik
Geben	Wünschen	Gestik
Herstellen	Fordern	Körperhaltung
Kontakt	Ablehnen	Atmung
Zerstören	Laute	Muskelspannung
Tauschen	Tonstärke	Bewegungen

Problematik für die Helfenden der an Demenz erkrankten Person

- Die Person kann ihre Bedürfnisse häufig nicht mehr mit Worten mitteilen, die Hauptkommunikation in der Welt funktioniert durch den Gebrauch von Worten.
- Die Person drückt ihre Bedürfnisse zunehmend über die Körpersprache und immer weniger über das gesprochene Wort aus, die Helfenden müssen die Signale der Körpersprache erlernen.
- Die Person kann sich oft nicht mehr situationsgerecht verhalten, die Helfenden müssen individuelle Ausdrucksweisen erkennen können.

- Psychische Bedürfnisse haben einen hohen Stellenwert, die Helfenden sollten ihre „Angebote" danach ausrichten und nicht die für sie wichtigen Bedürfnisse befriedigen (sauber statt zufrieden).

Möglichkeiten der Bedürfnisäußerung der fünf zentralen psychischen Bedürfnisse (Tom Kitwood)

- **Trost** – hängende Schultern, leerer Blick, Trauer, Nähe suchendes Verhalten (fragen, hinterherlaufen), weinen, wehklagen und stöhnen
- **Primäre Bindung** – Attachment-Verhalten – beständiges Rufen nach einer Person, um Hilfe rufen, Anklammern, Hinterherlaufen, „Festhalten" im Gespräch
- **Einbeziehung** – suchendes Umhergehen, Aufmerksamkeit heischendes Verhalten zeigen, Attachment-Verhalten, sozial unbeteiligt, zurückgezogen sein
- **Beschäftigung** – anderen helfen wollen, auf der Suche nach Beschäftigung sein, umhergehen, kramen, sammeln, ordnen, zerreißen, aufstapeln, nesteln an eigener Kleidung/Bettdecke, Tischdecke/Katheter/Inkontinenzmaterial, mit Ausscheidungen spielen
- **Identität** – auf der Suche sein, andere beschuldigen, beschimpfen, eigene Beeinträchtigungen und andere Sichtweisen leugnen, dieselben Fragen immer wieder stellen

Welche Angebote können die Helferinnen und Helfer machen, um diese so wichtigen Bedürfnisse zu befriedigen?

- **Trost** – das Leiden anerkennen und Beistand leisten, Zuversicht geben, sich zuwenden, aufmerksam zuhören, im Kontakt „präsent" sein, Gefühle stellvertretend für Betroffene formulieren, Blickkontakt aufnehmen, verständnisvolles Zunicken, Hand halten, Taschentuch reichen, behutsame Umarmungen
- **Primäre Bindung** – Hilfe, Beziehungen durch beziehungsfähige Pflegepersonen gestalten, feste Bezugspersonen; Gesten/Berührungen/Worte im Kontakt verwenden, die Nähe und Sicherheit ausdrücken; bewusstes, mehrmaliges Aufsuchen des Menschen, bewusstes Anlächeln, Hand halten, Versicherung geben wiederzukommen, Person nicht abweisen

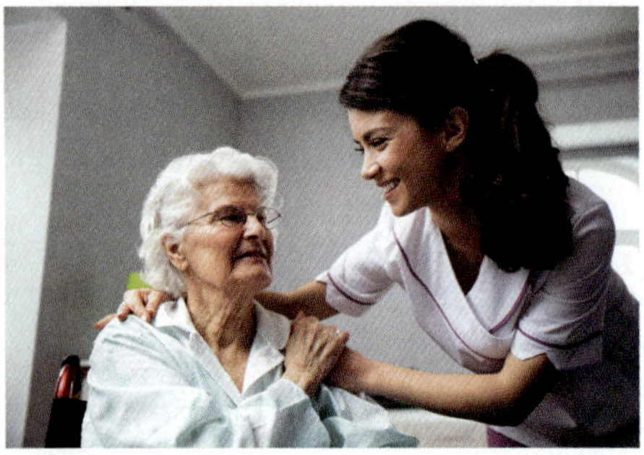

Zuversicht geben

- **Einbeziehung** – „Mitnehmen" zu Alltagsverrichtungen, Aufgaben geben, Einladung zu regelmäßigen, begleiteten Kleingruppen, einfühlsame Ansprache, Einbindung in die Gruppe, Schutz in der Gruppe gewährleisten durch vermittelndes Eingreifen
- **Beschäftigung** – Angebote machen zum Betasten, Ordnen, Verstecken, Sammeln; in Alltagsaktivitäten einbeziehen; zusammenarbeiten bei der Körperpflege, beim Ankleiden, Kochen, backen, „Reparieren", staubwischen, ohne dabei bestimmte Ergebnisse erreichen zu wollen; sich absichtslos zum Singen, Tanzen, Schunkeln und Spielen zur Verfügung stellen, Eigenbeschäftigung tolerieren
- **Identität** – mit dem (erinnerten) Namen ansprechen, unterscheiden ob „du" oder „Sie" gewünscht wird, in gewohntem oder gewünschtem Sprachcode ansprechen, alte Rollen kennen und respektieren, Lebensleistungen bewusst ansprechen und würdigen; keine Konfrontation hinsichtlich von Fehlern, Beeinträchtigungen; bedeutsame Gegenstände und Routinen integrieren, Biografiearbeit, z. B. in Form von Erinnerungsalben

Neben diesen Grundhaltungen gegenüber den Bedürfnissen von Menschen mit Demenz ist es nötig, **Handlungsräume** zu schaffen.

Jeder Mensch lebt in einem System, das Situationen danach analysiert, inwiefern sie selbst bestimmt werden können. Wingchen prüft sie nach folgenden Fragen (J. Wingchen, 2004):

- Was **möchte** die Person gern tun?
  Wunschraum
- Was **kann** die Person tun?
  Handlungsspielraum
- Was **traut sich** die Person zu?
  Kontrollüberzeugung

Dort, wo sich die drei Räume überschneiden, findet die Selbstbestimmung statt.
Nur wenn der eigene Wunsch auf Verwirklichungsmöglichkeiten trifft und ein Mensch sich die Durchführung auch zutraut, kann er erfüllt werden.

Je größer die Schnittmenge ist, desto größer wird die Möglichkeit der Selbstbestimmung.

Der Handlungsauftrag an Betreuungskräfte kann also nur lauten:

- „Hilf mir, meine Wünsche wahrzunehmen und zu äußern!"
- „Gib mir Raum zum Handeln und Umsetzen!"
- „Mach mir Mut und trau mir etwas zu!"
- „Erweitere den Raum für mein selbstbestimmtes Leben!"

1.5 Spannungsfeld Wohl vs. Auftrag

Pflege- und Betreuungsangebote werden meist aus der Sicht der Anbietenden entwickelt und formuliert. Das hat zur Folge, dass sie ihre eigenen Wünsche, Vorstellungen, Befürchtungen und Ansichten als Grundlage für die Gestaltung eines zufriedenstellenden Angebots nehmen. Damit ist das Problem des nicht vollzogenen Perspektivwechsels beschrieben. Die Betreuungsarbeit gerät durch die Orientierung an den Wünschen der Betroffenen stellvertretend für diese in Konflikte mit der Umwelt. Dies ist ein wichtiger Teil der Betreuungsarbeit. Auf diese Konflikte treffen Alltagsbegleiterinnen und -begleiter in stationären Einrichtungen und ambulanten Versorgungen gleichermaßen.

Beispiele für tägliche Konflikte der zu begleitenden Menschen mit ihrer Umwelt

- Soll am Gruppenangebot teilnehmen – möchte den Gang auf und ab gehen.
- Soll mit dem Essen fertig werden – möchte die Begleiterin an seiner Seite haben.
- Soll sauber aussehen – möchte mit der Blumenerde arbeiten.
- Soll zum Frisör – hat Angst vor dem Spiegel und der Schere.

Diese Liste ist noch endlos erweiterbar. Entscheidend ist, dass hier Ziele (Wünsche) für die Bewohnerin oder den Bewohner von einer Umwelt formuliert werden, die nicht danach fragt, ob es auch die eigenen Wünsche sind (Charta der Menschenrechte).
Alltagsbegleiterinnen und -begleiter bekommen häufig den Auftrag, mit sanften Mitteln diese Ziele am Bewohner umzusetzen, ihn zu überreden oder zu manipulieren. Auf der einen Seite besteht die Notwendigkeit, ein Vertrauensverhältnis zum Bewohner aufzubauen und zu pflegen, aber auf der anderen Seite muss dieses Vertrauen erschüttert werden, um fremdbestimmte Ziele durchzusetzen und um arbeiten zu können – dieses Spannungsfeld stellt eine große Herausforderung dar.
Sie kann nur gelingen, wenn es Betreuungskräften gelingt,

- Verständnis in der Umwelt für die Bedürfnisse und Möglichkeiten der Betroffenen zu erzeugen,
- Grenzen zu setzen und Konflikte auszutragen gegen zu gut gemeinte Aufträge,
- das Vertrauen der Bewohnerinnen und Bewohner zu erhalten,
- den Bewohnern Wahlmöglichkeiten zu verschaffen,
- mit Bewohnern und Auftraggebern Kompromisse zu schließen,
- Ängste und Missverständnisse zwischen Bewohnern und der Umwelt aufzulösen,
- ein Vertrauensverhältnis zu den Auftraggebern herzustellen, das Handlungsräume ermöglicht,
- Kolleginnen und Kollegen zur Zusammenarbeit im Sinne der Bewohner zu bewegen.

Alltagsbegleiterinnen und Alltagsbegleiter sind die **Schnittstelle in der Kommunikation** zwischen den Betroffenen und ihrer Umwelt. Sie müssen in der Lage sein, die Bewohnerwünsche zu erkennen, zu ermöglichen und durchzusetzen.
Sie können auch einmal selbst angegriffen werden oder auf Neid und Unverständnis treffen. Es kann sich daraus aber auch eine neue Sicht auf den Bewohner eröffnen, ein besseres Verstehen seiner Handlungen und ein reiches und respektvolles Miteinander. Besonders in häuslichen Zusammenhängen kann eine professionelle Alltagsbegleitung Beziehungen entlasten und neu mitgestalten. Die Berücksichtigung der **Bedürfnisse aller Beteiligten** führt zu einer guten Arbeits- und Lebensatmosphäre.
Weder die völlige Regelfreiheit oder Freiheit von allen Notwendigkeiten des Lebens noch die totale Unterordnung in Abläufe sind ein guter Weg, Menschen im Alltag zu begleiten.
Der gewählte Kompromiss, der Respekt vor den Bedürfnissen aller und die gemeinsame Lösung der Aufgaben, das ist Alltagsbegleitung im Spannungsfeld seiner Umgebung.

2. Handwerkszeug

In diesem Kapitel soll verdeutlicht werden, worauf es bei Aktivierungen und Angeboten für begleitete Menschen ankommt, was unbedingt beachtet werden sollte und welche Möglichkeiten es gibt.

2.1 Einzel- und Gruppenangebote

Einzelangebote bieten die Möglichkeit, selbst Menschen mit weit fortgeschrittener Demenz individuell zu aktivieren. Es besteht genügend Raum und Zeit, für eine intensive Betreuung. Bei einem Gruppenangebot dagegen werden sowohl gemeinsames Erleben als auch die Kommunikation gefördert. Da jeder Mensch individuell ist, sollte sehr genau überlegt werden, wo sich die oder der zu Betreuende wohlfühlt. Zum Beispiel wäre ein Mensch, der Geselligkeit sehr schätzt, in einer Gruppe glücklicher als bei einem Einzelangebot. Manchmal kommt es aber auch auf die Tagesform an. Ideal ist es daher, beides anzubieten.

> Der zu betreuende Mensch entscheidet, was für ihn richtig ist.

Einzel- und Gruppenangebote können unterschiedlich gestaltet werden. Es gibt die Möglichkeit, reine Bewegungsgruppen anzubieten wie zum Beispiel Kegeln, Gymnastik, Tanzen. Oder die Angebote werden unter ein Thema gestellt. Themenorientierte Angebote erleichtern den zu begleitenden Menschen die Teilnahme und bieten Orientierung. Hierbei können verschiedene Materialien zum Einsatz kommen. Diese werden mit Rätseln, Liedern und kurzen Bewegungssequenzen verknüpft.

Ausgangsbasis und Ziele

Als Ausgangsbasis für individuelle Angebote sind bestimmte Informationen über die zu betreuende Person besonders wichtig. Die biografischen Hintergründe sind ebenso zu beachten wie das Stadium der Demenz als auch die verbliebenen Fähigkeiten. Hilfreich für eine sorgfältige Einschätzung ist:

- die Beobachtung des begleiteten Menschen,
- die Zusammenarbeit mit dem Pflegepersonal,
- die Zusammenarbeit mit Angehörigen/Betreuenden.

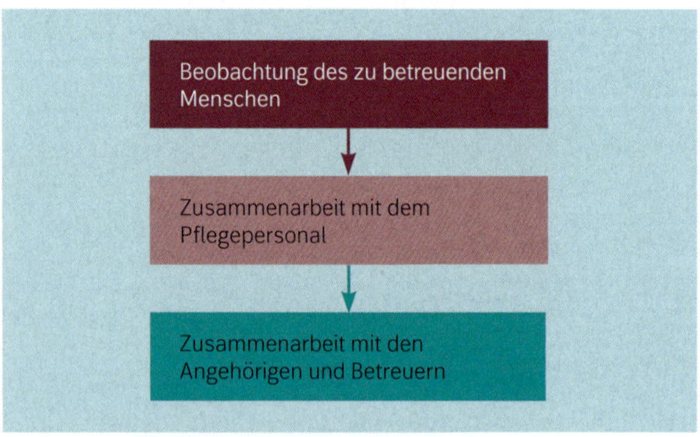

Informationsquellen für individuelle Angebote

Beobachtung des zu begleitenden Menschen

Bei der Beobachtung des zu begleitenden Menschen geht es insbesondere darum, welche Fähigkeiten vorhanden sind und wo Einschränkungen bestehen.
Es wird in fünf Bereiche unterteilt:

Fähigkeiten

Mobilität	• Hyper- und Hypomobilität
Grob- und Feinmotorik	• Beweglichkeit • Finger-Hand-Koordination • Hand-Auge-Koordination
Kognition	• Konzentration • Merkfähigkeit • Orientierung • Auffassungsvermögen
Sprache	• Lautstärke • Formulierung von Sätzen
Wahrnehmung	• Sehen • Hören • Tasten • Fühlen • Riechen • Schmecken

Die Fähigkeiten spielen eine große Rolle für die Auswahl und Durchführung des jeweiligen Angebotes. So ist es beispielsweise sehr unbefriedigend für einen Teilnehmer, wenn ihm eine Aktivität angeboten wird, die er aufgrund seiner Einschränkung nicht mehr ausführen kann. Dies kränkt ihn und führt ihm nur vor Augen, was er nicht mehr kann, anstatt sein Selbstwertgefühl zu stärken.

> **!** Es sollen keine Defizite aufgeführt werden.

Ein weiterer, sehr wichtiger Beobachtungspunkt ist das Stadium der Demenz, in dem sich der zu Begleitende befindet (vgl. Thema 2, Kap. 5.4).

Zusammenarbeit mit dem Pflegepersonal

Eine gute Zusammenarbeit mit dem Pflegepersonal erleichtert und ergänzt die Einschätzung. Unabdingbar sind gemeinsame Übergaben oder Teamsitzungen, in denen ein Austausch stattfindet.

> **!** Ein begleiteter Mensch kann sich täglich verändern oder Verhaltensauffälligkeiten entwickeln, die gemeinsam schneller und effizienter zu lösen sind.

Zusammenarbeit mit Angehörigen und Betreuenden

Das Gleiche gilt bei der Zusammenarbeit mit den Angehörigen und Betreuern. Besonders bei der Biografie können die Angehörigen oder Betreuer eine wichtige Lücke schließen (vgl. Kap. 2.2 und 2.3).

> ✓ Es steht immer das subjektive Empfinden des zu betreuenden Menschen im Vordergrund.

Angebote und ihre Ziele

Alle Angebote haben verschiedene Ziele, die möglichst immer erfüllt werden sollten.

Beispiele

Angebot	Ziele
Erinnerung und Biografie	• Stabilisierung des Langzeitgedächtnisses • Förderung der Kommunikation
Bewegung	• Erhaltung der Motorik • Förderung der Körperwahrnehmung
Garten- und Haustierpflege	• Förderung von Sinneswahrnehmungen • Erhaltung der Selbstständigkeit • Jahreszeitliche Orientierung
Gestalterische und handwerkliche Tätigkeiten	• Unterstützung von Hobbys • Förderung der Fein- und Grobmotorik
Hauswirtschaftliche Tätigkeiten	• Unterstützung der Orientierung • Erhaltung von Ritualen
Spiele	• Erhaltung des Sozialverhaltens • Stärkung des Selbstvertrauens
Singen und Musik	• Spaß und Lebensfreude • Förderung der Kontaktfähigkeit

Rahmenbedingungen für Angebote

Für ein gelungenes Angebot ist es hilfreich, genügend Material zur Verfügung zu haben. Besonders für die themenorientierten Angebote ist es eine Arbeitserleichterung, wenn die Materialien gut sortiert an einem festen Ort stets griffbereit aufbewahrt werden. Für die unterschiedlichen Themen können beispielsweise Schuhkartons oder Plastikboxen bestückt werden.

Beispiele für Themenkisten

Urlaub	• Muscheln • Postkarten • Weltkarte
Garten	• Gläser mit Kräutern • Gartenhandschuhe • Buch mit Bauernregeln

Auch alle anderen Materialien wie Bücher, Filme, Musikinstrumente, Handarbeits- und Bastelmaterial sollte einen festen Ort haben. So ist ein schneller Zugriff für alle gesichert. Aber nicht nur das Material ist ausschlaggebend für ein gutes Angebot, sondern auch die folgenden Rahmenbedingungen.

Punkt 1: Räumlichkeiten

Für die Gruppenangebote sollte ein fester Raum gewählt werden, der ausreichend Platz bietet, und dessen die Beleuchtung hell genug ist (empfohlen werden 500 Lux in Augenhöhe). Von Vorteil ist ein großer Tisch, auf dem alle Materialien gut sichtbar ausgebreitet werden können, und alle Teilnehmenden, inbesondere Menschen im Rollstuhl, genügend Bewegungsfreiheit haben. Um eine ruhige Atmosphäre zu gewährleisten, sind unbedingt sämtliche Lärm- und Störfaktoren, wie z. B. Durchgangsverkehr, zu vermeiden. Am besten geeignet ist ein separater Raum, in dem die Tür bei Bedarf geschlossen werden kann.

> **!** An Demenz erkrankte Menschen sind häufig sehr geräuschempfindlich und lassen sich schnell ablenken oder verlieren das Interesse, wenn es zu unruhig wird.

Die Raumtemperatur sollte angenehm sein und der Raum frisch gelüftet. Im Sommer können die Angebote auch im Freien stattfinden. Ein lauschiger Platz im Garten oder auf der Terrasse bietet Abwechslung und frische Luft.

> **!** Auf genügend Sonnenschutz achten und direkte Sonneneinstrahlung vermeiden.

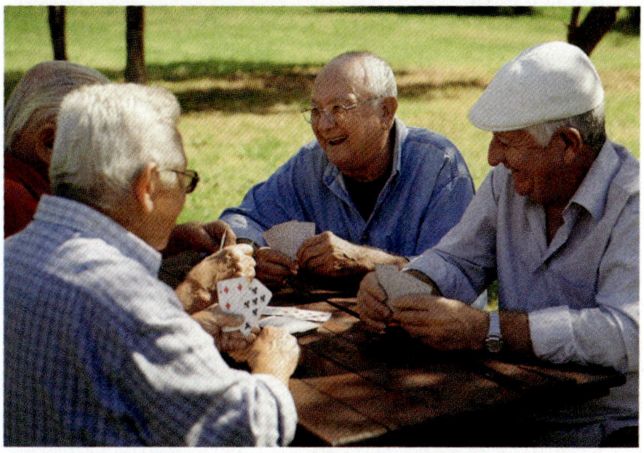

Gesellige Spielrunde im Garten

Für Einzelangebote gilt das Gleiche, außer dass sie auch in Privatzimmern stattfinden können.

Punkt 2: Zeitpunkt

Wichtig für Gruppenangebote ist der Zeitpunkt an dem sie stattfinden. Es sollten keinerlei andere Aktionen nebenher laufen, wie z. B. das Mittagessen. Ideal sind die Zeiten sowohl zwischen Frühstück und Mittagessen, als auch nach dem Kaffeetrinken bis zum Abendbrot. Der Zeitpunkt sollte sich in den täglichen Ablauf einfügen und genug Abstand zu anderen Tätigkeiten lassen. Um den zu begleitenden Menschen Orientierung durch feste Tages- und Wochenstrukturen bieten zu können, empfiehlt sich, die Angebote täglich zur selben Uhrzeit stattfinden zu lassen. Unterstützend wirkt auch ein Tages-/Wochenplan, in dem alle Angebote mit Uhrzeit und Ort genannt werden. Ein weiterer Vorteil von solchen Plänen ist es, dass auch Personal, Angehörige und Besucher sich leichter zurechtfinden, wann welche Angebote stattfinden.

Angehörige dürfen und sollten bei Angeboten ruhig mit einbezogen werden.

Punkt 3: Teilnehmerinnen und Teilnehmer

Die Anzahl der Teilnehmenden sollte im besten Fall nicht mehr als zehn sein. Ideal ist für eine Gruppe eine Teilnehmerzahl von acht, da es sonst zu unübersichtlich und unruhig wird. Außerdem ist darauf zu achten, inwieweit die Teilnehmenden zusammenpassen, sich gegenseitig ergänzen und verstehen. Ausschlaggebend hierfür sind zum Beispiel der Schweregrad der Demenz und die Bedürfnisse jedes Einzelnen. Jede Gruppe besteht aus aktiven und passiven Menschen; jede Person sollte ihr Maß an Aufmerksamkeit bekommen. Durch Verteilung der Aufgaben an die Teilnehmenden wird das Selbstwertgefühl jedes Einzelnen gestärkt und eine Gemeinschaft entsteht. Die Menschen fühlen sich integriert und wertgeschätzt.

Punkt 4: Dauer

Ein Gruppen- oder Einzelangebot sollte immer demselben Ablauf folgen. Für die Teilnehmenden werden so deutliche Impulse gesetzt und die Teilnahme erleichtert. Es wird ihnen damit Sicherheit und Orientierung geboten.

Phasen eines Gruppenangebotes:

• **Begrüßung**	10 bis 15 Minuten
• **Verlauf**	Maximal 45 Minuten
• **Ausklang**	10 bis 15 Minuten

Sowohl die **Begrüßung** als auch der **Ausklang** können und dürfen zeitlich variieren. Der **Verlauf** sollte aber möglichst nie die 45 Minuten überschreiten, da sonst eine Überforderung droht. Deutliche Anzeichen hierfür sind:

- Ermüdung
- verstärkter Bewegungsdrang
- Aggression

Bei einem Einzelangebot gilt eine andere Zeitplanung. Da hier der oder die Begleitete viel mehr Aufmerksamkeit bekommt und intensiver auf einen Menschen eingegangen werden kann, sollte ein Angebot insgesamt maximal 30 Minuten in Anspruch nehmen.

Erläuterung der drei Phasen

Die drei Phasen, nach denen ein Angebot verläuft, erleichtern den Begleiteten die Teilnahme und fördern das Interesse.

Die Begrüßung

Die Begrüßung ist die Einleitung in das jeweilige Angebot und eine Art Aufwärmphase.

- Die Nennung des Datums und der Jahreszeit bietet Orientierung.
- Die Begrüßung per Händedruck verleiht Wertschätzung.
- Ein Begrüßungslied schafft ein Ritual.

Die Vorstellung und Einleitung des Angebotes gibt den Impuls für den weiteren Verlauf.

Der Verlauf

Im Verlauf eines Angebotes ist es sinnvoll, auf die Gesprächsführung zu achten und eventuell einzuschreiten, wenn es zu unruhig wird. Es kommt durchaus vor, dass eine Gruppe zäh verläuft und sehr schleppend ist. Die Ursache könnte sein, dass das Angebot zu langweilig aufgebaut oder nicht an die jeweiligen Teilnehmenden angepasst ist. Je nach Befinden und Interesse der Teilnehmenden sollte das Angebot individuell abgestimmt sein, um so auf die jeweiligen Bedürfnisse flexibel reagieren zu können.

Unbedingt sollte auf genügend Flüssigkeitszufuhr geachtet werden. Hierzu können zwischendurch Getränke angeboten werden.

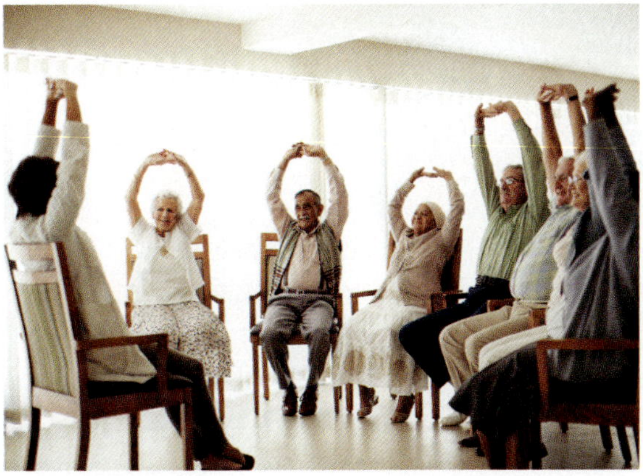

Bewegungsangebot

Der Ausklang

Am Ende jedes Gruppenangebotes ist es ganz wichtig, für etwas Entspannung zu sorgen. Das Angebot sollte daher möglichst nicht unmittelbar an eine nächste Aktivität, z. B. das Mittagessen, anknüpfen. Ein Zeitabstand von mindestens 20 Minuten bietet Raum für Orientierung und Ruhe.

- Die Verabschiedung mit Händedruck verleiht Wertschätzung und setzt einen Impuls
- Die Begleitung der Teilnehmer bietet Sicherheit und Orientierung
- Ein Abschiedslied schafft wieder ein Ritual

> Auch bei der Durchführung ist die Anwesenheit einer zweiten Alltagsbegleiterin, eines Alltagsbegleiters oder einer Pflegekraft hilfreich, z. B. für Toilettengänge oder wenn jemand die Gruppe vorzeitig verlassen möchte.

2.2 Aktivierungen im Alltag

Demenziell erkrankte Menschen sind erheblich in ihrer alltäglichen Welt eingeschränkt. Ihr Orientierungssinn lässt nach, ihre Selbsteinschätzung geht allmählich verloren, und die Sinneswahrnehmungen ändern sich. Um sich als Mensch nicht zu sehr zu isolieren und das Leben noch lebenswert zu gestalten, sind kurze Aktivitäten im Alltagsgeschehen sehr wichtig. Sie bieten, zusätzlich zu den Einzel- und Gruppenangeboten, mehrmals täglich die Möglichkeit, die zu betreuenden Menschen ohne großen Aufwand zu aktivieren. Es wird ihnen ein Alltag angeboten, wie sie ihn von jeher gewohnt sind.

Ziele und Grundlagen von Aktivitäten im Alltag

- Sie geben Sicherheit in Form von wiederkehrenden Ritualen.
- Sie stärken das Selbstwertgefühl durch Erhalt der Selbstständigkeit.
- Sie schenken Wertschätzung durch individuelle Angebote.
- Sie strukturieren den Tages- und Wochenablauf durch regelmäßige Tätigkeiten.
- Sie stützen das Langzeitgedächtnis durch Erinnerungen, die aktiviert werden.
- Sie erhalten so lange wie möglich die Sinne durch spezielle Aktivierungen.

> Alle Aktivitäten sollten immer freiwillig sein.

Eine ideale Grundlage für Alltagsaktivitäten ist es, ein gutes Gleichgewicht aus sozialer Kompetenz und Fachwissen zu erreichen. Die beste Kenntnis über Medizin und Krankheit hilft wenig, wenn die Sympathie für den Menschen fehlt, der einem gegenübersitzt.
Hilfreich sind

- eine wertschätzende Grundhaltung,
- die eigene Freude und Echtheit,
- Interesse an der Lebensgeschichte bzw. der Meinung des anderen und
- Offenheit.

Je mehr Echtheit geboten wird, desto mehr Vertrauen wird ausgelöst. Wenn Distanz und Nähe richtig dosiert eingesetzt werden, ist eine gute Basis für eine gelungene Aktivität geschaffen. Für einen kurzen Moment wird Freude erlebt, werden Erinnerungen geweckt, Trost geschenkt und das sinnliche Erleben gefördert.
Weitere Punkte sind außerdem Spontanität, keine Angst vor Wiederholungen, Ideen zulassen und Humor.

Unabhängig davon, ob es sich um eine Aktivierung im Alltagsgeschehen, ein Einzelangebot oder ein Angebot in der Gruppe handelt, gilt es immer dieselben Grundlagen zu beachten:

- Weniger ist oft mehr
- Kenntnis über die Biografie
- genügend Zeit und Raum für Antworten und Reaktionen lassen
- möglichst viele Sinne ansprechen
- Bewegung integrieren

Es geht als Alltagsbegleiterin und -begleiter darum, einen Menschen kennenzulernen, seine Bedürfnisse, Abneigungen und Vorlieben zu erfahren und ihm so eine geeignete, individuelle Lebensbegleitung anbieten zu können. Aktivierungen im Alltagsgeschehen können immer mit Rätseln, Liedern oder Reimen verbunden werden und entwickeln sich so zu einem attraktiven Angebot, das beiden Seiten Spaß bereitet. Auf die Kommunikation mit begleiteten Menschen wird in Kapitel 3.2.1 genauer eingegangen.

Ein anderer Punkt, der nicht außer Acht gelassen werden sollte, ist die Aufklärung der Angehörigen. Viele verstehen die Einbindung ihrer zu betreuenden Personen in die Alltagsgeschehnisse als „Arbeit". Dies sollte unbedingt vermieden werden. Offene Gespräche und das Einbeziehen der Angehörigen bei den Aktivierungen helfen dabei. So sehen sie auch, was die oder der zu Begleitende noch kann und dass es ihr/ihm gut geht. Transparenz den Angehörigen gegenüber schafft Vertrauen und bietet Raum für neue Ideen und Impulse.

Beispiele für Aktivitäten

Es gibt im Alltag viele Möglichkeiten der Aktivierung. Manchmal ist es hilfreich, nicht zu kompliziert zu denken. Die einfachsten Dinge können oft den größten Erfolg haben.

Rahmenbedingungen für Alltagsaktivitäten

Teilnehmende	• 1 Alltagsbegleiter/-in + 1 Teilnehmer/-in oder • 1 Alltagsbegleiter/-in + eine Kleingruppe mit 2 bis 5 Teilnehmerninnen
Demenzstadien	• leichte Demenz • mittelschwere Demenz • schwere Demenz
Ort	• beliebig • im Zimmer, am Bett, im Wohnraum, im Garten usw.
Zeit	• 10 bis 20 Minuten • mehrmals täglich • spontan oder zu festen Zeiten

Haushaltstätigkeiten

Tätigkeiten im Haushalt bieten den begleiteten Menschen ein Gefühl der Selbstständigkeit und Tagesstrukturierung an. Viele erhaltene Fähigkeiten können weitergelebt werden und tragen dazu bei, Unruhe oder Aggressionen abzubauen.

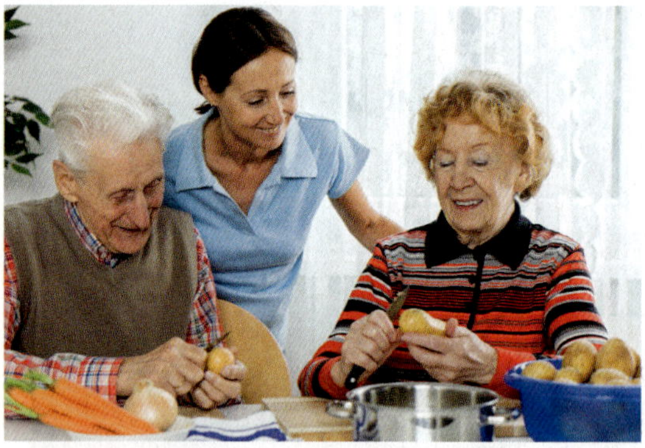

Gemeinsam Mahlzeiten zubereiten

> **!** Es muss darauf geachtet werden, dass die Tätigkeiten sofort und befriedigend ausgeführt werden können.

Die Tätigkeiten können flexibel und spontan in den Tagesablauf bzw. das Tagesgeschehen integriert werden und viel Spaß bereiten.
Beispiele für Haushaltstätigkeiten:
- Geschirr abwaschen/abtrocknen
- Wäsche pflegen
- Tisch decken/abräumen
- Putzen
- Fegen/Kehren

Kochen und Backen

Auch Kochen und Backen funktionieren als kurze spontane Aktivierung. Es gibt einfache Dinge, die auch Begleitete mit einer mittelschweren Demenz bewältigen können. Viele Bewegungsmuster, wie z. B. das Schneiden von Zwiebeln, sind im Langzeitgedächtnis gespeichert und können jederzeit wieder erinnert und abgerufen werden. Je nach Einrichtung gibt es die Möglichkeit, zwischendurch einen Obstsalat zuzubereiten oder in einer kleinen Gruppe einen Teil des Mittagsessens selbst zu kochen. Es muss dabei aber immer auf genügend Unterstützung geachtet werden, und es dürfen nicht zu viele Tätigkeiten auf einmal sein, da sonst schnell eine Überforderung droht.

> **!** Verletzungsgefahr: Personen bei Schneidetätigkeiten im Blick behalten.
> Verbrennungsgefahr: Personen bei Tätigkeiten am Herd/Ofen immer begleiten.

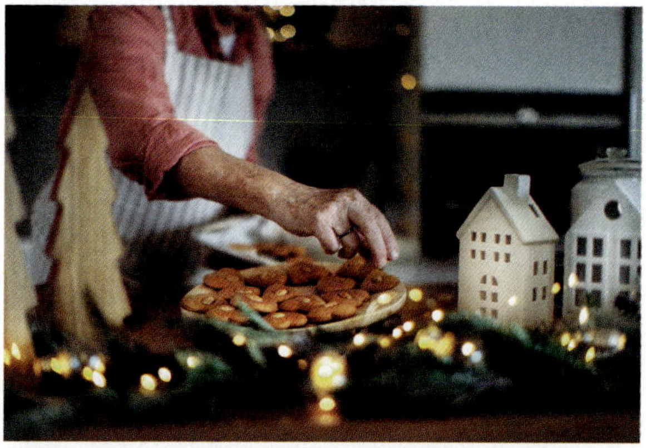

Der Duft von selbst gebackenen Plätzchen erinnert und aktiviert

Manchmal reicht es als Aktivierung schon aus, wenn jemand einen Apfel essen möchte, diesen mit Unterstützung selbst schälen zu lassen. So werden nicht nur alte Bewegungsmuster abgerufen, sondern der Apfel wird als ganze Frucht wahrgenommen. Gleichzeitig entsteht auch Raum für Gespräche und Erinnerungen. Vielleicht besaß dieser Mensch einen großen Garten mit alten Apfelbäumen und erzählt von der alljährlichen Apfelernte.
Weitere Tätigkeiten können sein:

- Teig kneten
- Zutaten abwiegen/abmessen
- Sahne schlagen

> Unbedingt auf Allergien und Erkrankungen beim Genuss/Verzehr von Lebensmitteln achten.

Näheres zu den Hygienestandards finden Sie in Thema 5.

Handarbeiten

Früher gehörten Handarbeiten zu den täglichen Aufgaben einer Hausfrau. Aber auch Männer haben solche Tätigkeiten ab und an übernommen.
Zu den gebräuchlichsten gehören:

- Häkeln/Stricken
- Nähen/Stopfen
- Sticken/Knüpfen

Vielleicht gibt es ein altes Küchenhandtuch, in dem unbedingt ein Loch gestopft werden muss, oder an einem Hemd fehlt ein Knopf. Gemeinsam kann die Alltagsbegleiterin oder der Alltagsbegleiter mit dem zu begleitenden Menschen die Tätigkeiten ausführen und vermittelt so ein Gefühl der Selbstständigkeit. Bei den meisten Menschen sind die vielen Handgriffe, die beispielsweise zum Annähen eines Knopfes benötigt werden, immer noch im Langzeitgedächtnis verankert. Schwieriger wird es, je weiter die Demenz fortgeschritten ist, da die Feinmotorik nachlässt. Aber auch diesen Menschen kann eine kurze Aktivierung im Bereich Handarbeit geboten werden. Sie können die verschiedenen Materialien und Stoffe erfühlen und ertasten, oder bei einfachsten Dingen, wie z. B. beim Aufnehmen von Wolle, eingebunden werden.

> Auf eine mögliche Verletzungsgefahr durch Nadeln und Schere ist zu achten sowie auf das Verschlucken von kleinen Gegenständen, wie z. B. Knöpfe.

Die unterschiedlichen Materialien können in einem Nähkästchen aufbewahrt werden und dienen somit auch sehr gut als 10-Minuten-Aktivierung oder für ein themenorientiertes Einzel- oder Gruppenangebot.

Kreative Tätigkeiten

Im Alltag sind unzählige Tätigkeiten zusammen mit den zu begleitenden Menschen möglich, sowohl kleine Dinge und Aufgaben, die einen „normalen" Tagesablauf ermöglichen, als auch kreative Tätigkeiten.
Zu dem Bereich des Kreativen gehören:

- Malen
- Basteln
- Werken

Alltägliche Aktivierungen sollen auch jahreszeitliche Orientierung bieten. Feiertage und Feste können ebenso mit gemeinsam hergestellter Dekoration hervorgehoben werden wie auch alle Jahreszeiten.
Beispiele:

- Karneval, Ostern, Weihnachten
- Frühling, Sommer, Herbst, Winter

Es können monatlich Gedichte aufgehängt werden, die gemeinsam geschmückt werden, oder Kalender, auf denen Bilder zu den jeweiligen Jahreszeiten zu sehen sind. **Werken** bietet sich nicht nur für die Männer sehr gut an. Beispielsweise können sehr leicht Klanghölzer oder Schilder für den Kräutergarten angefertigt werden. Aber auch das einfache **Malen** von Bildern oder das Ausmalen von Mandalas bietet eine Auszeit und kann entspannend wirken.

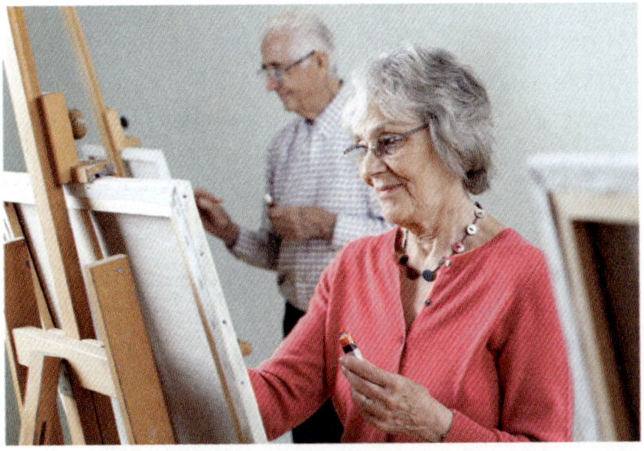

Malen zur Entspannung

Gedächtnisstützende Tätigkeiten

Gedächtnisstützende Tätigkeiten können alle Art von Gedächtnisspielen sein oder auch das morgendliche Kreuzworträtsel in der Tageszeitung. Sprichwörter sowie Redewendungen von früher werden gern vervollständigt und lockern eine Tätigkeit wie das einfache Abwaschen beispielsweise auf.

Gartentätigkeiten

Eine Tätigkeit im Freien baut Stresshormone ab und regt sämtliche Sinne an. Es müssen nicht immer komplette Abläufe sein, sondern auch das Fegen von Laub oder das Riechen an Kräutern fördert viele Sinneswahrnehmungen. Selbst ein einfacher Spaziergang oder das Verweilen auf einer Bank an einem lauschigen Plätzchen bietet Ruhe und Entspannung. Es sollte immer genügend Zeit für das Betasten von Pflanzen gegeben werden. Oft wird die Umgebung spielerisch erforscht.

> ! Es ist auf giftige Pflanzen zu achten.

Der Garten weckt viele Erinnerungen und bietet auch jahreszeitliche Orientierung an. Je nach Pflanzenstand kann erkannt werden, welcher Monat gerade ist.

> ✓ Dabei sollte man sich Zeit lassen und auf die Bedürfnisse des zu Begleitenden eingehen.

Beispiele für Gartentätigkeiten:

- Blumen gießen/pflanzen
- Unkraut zupfen
- Kräuterbeete anlegen
- Obst/Gemüse ernten

Außer im Garten gibt es auch die Möglichkeit, im Haus zu „gärtnern“. Auf vielen Fensterbänken ist Platz für Blumen oder Kräuter. Zu Ostern bieten kleine „Kresse-Nester“ eine jahreszeitliche Orientierung. Es kann direkt vor den Augen selbstständig geerntet und frisch verzehrt werden. Auch schön bestückte Vasen bieten Raum für eine Aktivität. Beispielsweise kann ein frisch gepflückter Strauß beschnitten und arrangiert werden.

Näheres zum Thema Garten siehe Kapitel 3.

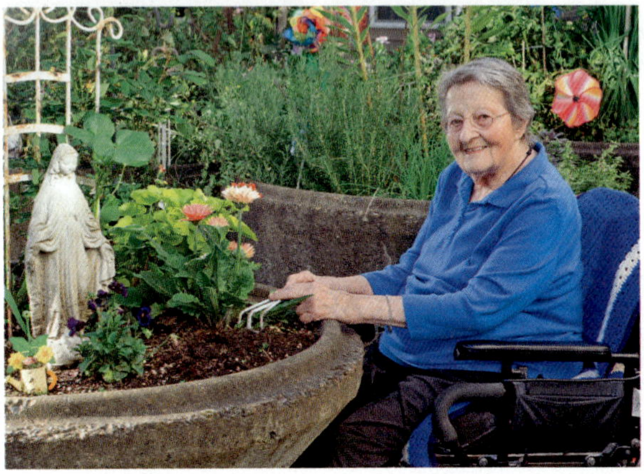

Gartentätigkeiten unterstützen die jahreszeitliche Orientierung

Haustiere

Ein Haustier bietet dem zu Begleitenden Freude und körperliches Wohlbefinden. Tiere haben eine entspannende Wirkung auf den Menschen, physisch wie auch psychisch. Es können kleine Aufgaben übernommen werden, wie beispielsweise das Füttern oder Kämmen der verschiedenen Tiere. Allein diese kurzen Tätigkeiten vermitteln Wohlbefinden und geben dem Alltag einen Sinn.

> ! Mögliche Allergien und die notwendige Hygiene müssen beachtet werden. Eine regelmäßige Versorgung und Impfung der Tiere ist sicherzustellen.

Näheres zu diesem Thema siehe Kapitel 6.5.

2.3 Ausflüge, Feste und Projekte

Eine schöne Abwechslung zum Alltagsgeschehen bieten Ausflüge, Feste oder Projekte. Sie bedürfen einer guten Planung und Organisation, um erfolgreich durchgeführt werden zu können.

Zielsetzung:
- Kulturelles Erleben
- Förderung von Kontakten und Kommunikation
- Positives Erleben

Ausflüge

Ausflüge sind als Tages- oder Halbtagesausflüge möglich. Voraussetzungen dafür sind immer die jeweilige Verfassung der einzelnen innen und Teilnehmer und genügend Personal für die Durchführung.
Beispiele für Ausflüge:
- Schifffahrten auf Flüssen oder Seen
- Theater- und Museumsfahrten
- Ausflug in die Region mit einem Mittagessen oder Kaffeetrinken
- Gottesdienste und Andachten in den Kirchen der Region

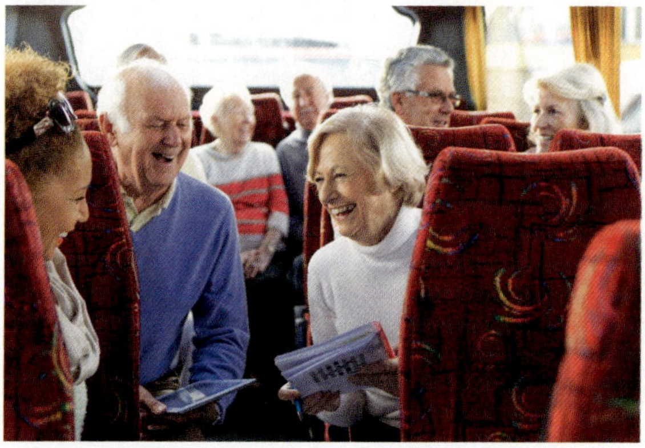

Ausflüge stärken das Gemeinschaftsgefühl

> Ausflüge stärken das Gemeinschaftsgefühl und unterstützen die Selbstständigkeit.

Für eine problemlose Durchführung sind einige Punkte vorab zu klären:
- Welche Einschränkungen bestehen, welche Ressourcen und Fähigkeiten sind noch vorhanden?
- Welche Ausflugsziele stehen in unmittelbarer Umgebung zur Auswahl?
- Welche Interessen können bedient werden?
- Steht genügend Personal für die Begleitung zur Verfügung?
- Sind vor Ort rollstuhlgerechte Wege vorhanden?
- Ist ein seniorengerechter Transport möglich?
- Sind genügend Toiletten vor Ort?

Das Ziel sollte in einem angemessenen Zeitraum erreichbar sein. Zu lange Fahrten strengen zu sehr an und nehmen im Vorfeld die Freude. Auch ist es absolut notwendig sicherzustellen, dass für den Fall eines gesundheitlichen Zwischenfalles eine Pflegekraft dabei ist und alle notwendigen Medikamente vorher gestellt und mitgereicht werden.

Feste

Um dem Alltag zu entfliehen und für Höhepunkte zu sorgen, ist ein Fest ein ideales Angebot.
Ziele:
- Lebensfreude und Wohlbefinden steigern
- Gemeinschaft erleben
- Kulturelle Traditionen pflegen
- Jahreszeitliche Orientierung

Möglichkeiten bieten sich das ganze Jahr über. In vielen Einrichtungen finden in regelmäßigen Abständen immer wiederkehrende Feste statt, zu denen viele Angehörige, Besucherinnen und Besucher herzlich eingeladen werden.

Feste im Kalenderjahr

Feste	Beispiel
Religiöse Feste	Erntedank-Gottesdienst, Sankt Martin
Jahreszeitliche Feste	Sommerfest, Karneval/Fasching
Lebensbegleitende Feste	Geburtstage, Namenstage

Planung

Für ein gelungenes Fest ist eine gute Planung die wichtigste Grundlage. Es sollte rechtzeitig vorher besprochen werden, wer für welche Aufgaben zuständig ist und unter welchen Thema das Fest laufen soll. Wenn beispielsweise ein Weihnachtsfest geplant wird, sollte dieses auch unmittelbar um Weihnachten herum stattfinden, damit die begleiteten Personen auch den Bezug zum Fest herstellen können. Eine gute Teamarbeit erleichtert die gesamte Vorbereitung. Es gibt sieben wichtige Punkte für eine gute Planung von Festen:

Punkt 1: Themenfindung
- Welches Fest und was soll gefeiert werden?
- Informationen und Ideen zu dem jeweiligen Thema sammeln

Punkt 2: Terminfestlegung
- In welcher Jahreszeit, an welchem Tag und zu welcher Uhrzeit soll das Fest stattfinden?

Punkt 3: Räumlichkeiten
- In welchen Räumen ist es möglich, das Fest zu feiern?

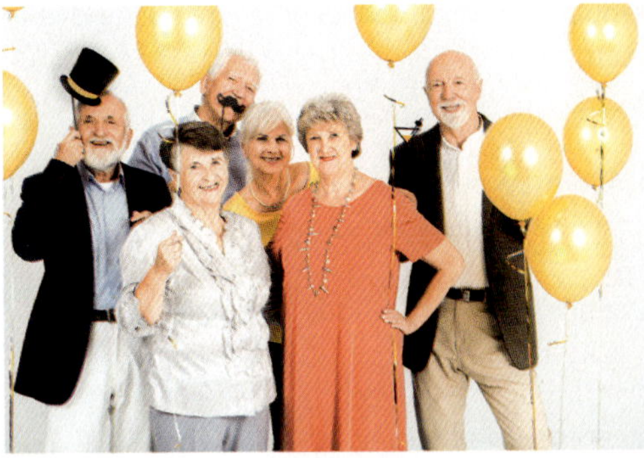

Feste bieten Abwechslung zum Alltag

> Das Platzangebot sollte ausreichend sein, insbesondere für Menschen mit Rollstuhl oder Rollator.

- Gibt es genug Raum oder eventuell eine kleine Bühne für Auftritte von Künstlerinnen und Künstlern?
- Sind genügend Steckdosen für technische Hilfsmittel (Mikrofon, Verlängerungskabel) vorhanden?

Punkt 4: Ablaufplan/Programm erstellen
- Wer ist für welche Aufgaben zuständig?
- Wann soll was stattfinden (Künstlerauftritte)?

> Ein Ablaufplan mit Uhrzeiten ist sehr hilfreich.

- Welche Gäste sollen kommen?
- Welche Künstlerinnen oder Künstler sollen auftreten?

Punkt 5: Dekoration/Musik auswählen
- Wie soll geschmückt werden?

> Um einen engeren Bezug zum Fest für die begleiteten Menschen herzustellen, kann gemeinsam geschmückt oder die Dekoration hergestellt werden.

- Welche Musik passt?
- Musikerinnen/Musiker oder Künstlerinnen/Künstler passend auswählen und kontaktieren
- eine Musikanlage organisieren

Punkt 6: Essen und Trinken organisieren
- Was soll an Speisen und Getränken angeboten werden?
- Service für den Tag sicherstellen
- Küche rechtzeitig informieren

Punkt 7: Einladungen
- Einladungen rechtzeitig versenden und um Antwort bitten

Auch Basare sind eine weitere Möglichkeit zu feiern. Die Adventszeit bietet eine schöne Stimmung dafür und es können vorher in Gruppen- oder Einzelangeboten Kleinigkeiten hergestellt werden, die dann zum Verkauf angeboten werden, beispielsweise verschiedene Marmeladensorten, Körnerkissen oder kleine Duftsäckchen.

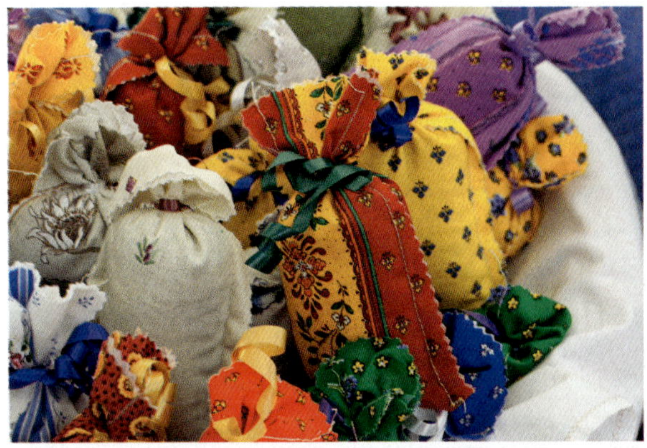

Selbst hergestellte Duftsäckchen

Fotos von dem Festtag, die gemeinsam angeschaut oder an Angehörige versendet werden, runden das Fest ab und sind eine schöne Erinnerung.

Projekte
Projekte sind einmalige oder langfristige Initiativen, die mithilfe von Ehrenamtlichen, Grundschulen oder Kindertagesstätten durchgeführt werden. Sie stärken die Gemeinschaft und das soziale Umfeld. Es können spezielle Hobbys umgesetzt werden, z. B.:
- Bridge
- Schwimmgruppen
- Sprachkurse

Generationsübergreifende Projekte helfen dabei, Toleranz und Verständnis gegenseitig zu fördern. Ältere Menschen sind Kindern gegenüber oftmals sehr aufgeschlossen. Umgekehrt knüpfen Kinder schnell und unbefangen Kontakt, wenn sie genügend auf die Situation vorbereitet sind. Auf jeden Fall braucht ein solches Generationsprojekt viel Vorbereitung und gegenseitiges Interesse. Die Kindergruppen sollten immer von ihren Pädagoginnen oder Pädagogen begleitet werden. In dieser Konstellation sind Ausflüge möglich, aber auch die gemeinsame Gestaltung von Festen.

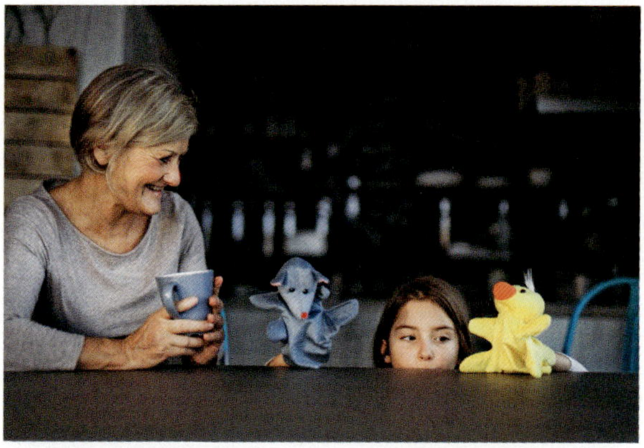

Generationsübergreifende Projekte fördern Verständnis

Einige Beispiele:

Spielgruppen	• Wettspiele im Freien • Gesellschaftsspielrunden
Kreative Tätigkeiten	• Ostereier färben • einen Adventskalender basteln
Feste	• Tanzaufführungen • Theaterstücke

Notwendig ist ein guter Kontakt zu Vereinen, Ehrenamtlichen, Schulen, Kindergärten und Kirchengemeinden. Dieser sollte regelmäßig gepflegt werden.

3. Grundlegende Bedürfnisse

Die grundlegenden Bedürfnisse eines Menschen sind oft die wichtigsten: Bewegung und Entspannung, der Wunsch nach Licht und frischer Luft, nach Kontakt und Berührung sind Grundbedürfnisse des menschlichen Seins. Dies gilt auch für das Leben von alten und behinderten Menschen. Diese Bedürfnisse zu berücksichtigen und zu ihrer Erfüllung beizutragen, ist Bestandteil der Alltagsbegleitung.

3.1 Bewegung und Entspannung

Bewegung

Bewegung ist eine Voraussetzung, um Körper und Geist gesund zu erhalten. In Studien wurde nachgewiesen, dass regelmäßige körperliche Bewegung einen positiven Effekt auf die geistige Leistungsfähigkeit hat, auch bei einer bereits bestehenden Demenz. Durch regelmäßige und ausreichende Bewegung kommt es oft zu einer

- Verbesserung der Stimmungslage,
- Verminderung von Schlafstörungen,
- Verbesserung der Alltagskompetenz,
- Verbesserung von Wahrnehmung und Denken.

Daneben können sich verschiedene Körperfunktionen, allgemeine Fitness und Balance verbessern. Je nach sportlicher Aktivität werden Kraft und Ausdauer gefördert. Insgesamt steigern sich Lebensqualität und die Fähigkeit, Alltagssituationen zu bewältigen.

Körperliches Training

Als körperliches Training gelten auch Spaziergänge. Sie sollten mindestens 30 Minuten dauern und sind auch mit Rollator möglich. Aber auch andere Bewegungsformen sind geeignet, die in spielerischer Form ausgeübt werden können: Gymnastik, Kegeln, Tischtennis, Tanzen und andere Sportarten. Alle Bewegungsaktivitäten sind mit kleinen Abwandlungen auch für Menschen im Rollstuhl geeignet. Ihr Bewegungsbedarf muss besonders berücksichtigt werden, da ihnen das alltägliche Gehen als Bewegung fehlt.

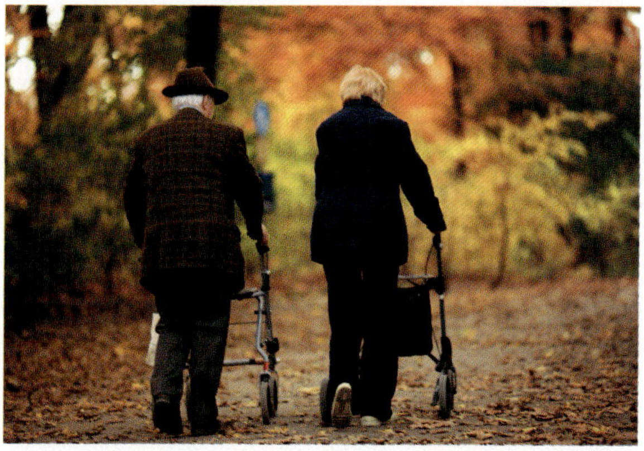

Spaziergänge mit Rollator gelten auch als körperliches Training

> Das SimA®-Konzept fördert sowohl Bewegung als auch Kognition älterer Menschen. Es besteht aus körperlichen und geistigen Trainingseinheiten, die auch für Menschen mit Demenz geeignet sind. (Oswald u.a. 2012, www.sima-akademie.de)

Bewegung muss täglicher Bestandteil im Leben der begleiteten Menschen sein. Bewohnerinnen und Bewohner von Pflegeheimen können die Alltagsbegleiterin oder den Alltagsbegleiter beispielsweise beim täglichen Gang zum Post- oder Zeitungholen oder bei Einkäufen begleiten. Sinnvolle Alltagsaktivität und Bewegung werden so verknüpft. Bei Bewegung außerhalb des Hauses werden gleichzeitig die Bedürfnisse nach Tageslicht und frischer Luft befriedigt.

> Jeder gemeinsame Weg ist gelebte Normalität und gleichzeitig Bewegungsförderung.

Entspannung

Ebenso wichtig wie Bewegung ist die Entspannung im Alltag der begleiteten Menschen. Viele Menschen mit Demenz befinden sich in einer ständigen Anspannung. Ursache hierfür ist u.a. der zunehmende Verlust an Kontrolle über das eigene Leben.

> Menschen mit Demenz brauchen für Alltagsaufgaben und Verarbeitung der Sinnesreize zusätzliche Zeit und Energie. Dies lässt eine Entspannung selten zu.

Als Alltagsbegleiterin oder Alltagsbegleiter sollten Sie daher auch für bewusste Entspannungssituationen sorgen. Dafür kann an die biografischen Gewohnheiten des begleiteten Menschen angeknüpft werden (vgl. Thema 5, Kap. 5). Für Entspannung sorgen z. B. die Mittagsruhe, vertraute Musik, ein warmes Getränk, aber auch die ruhige Anwesenheit vertrauter Menschen.

Entspannungsverfahren

Darüber hinaus bieten sich Entspannungsverfahren wie Progressive Muskelentspannung, Yoga oder Aromatherapie an. Um die Verfahren richtig anzuwenden, ist jedoch eine gesonderte Ausbildung erforderlich. So lernt man die Möglichkeiten und Risiken der jeweiligen Methode kennen.

3.2 Tageslicht und frische Luft

Mit Eintritt einer Pflegebedürftigkeit haben Menschen immer weniger Möglichkeiten, die natürlichen Bedürfnisse nach Licht und Luft selbstständig zu befriedigen. Grund dafür ist meist die eingeschränkte Mobilität. Dazu kommt, dass pflegebedürftige Menschen oft nicht mehr selbst darüber entscheiden können, wann und wie lange sie nach draußen kommen. Die Wahrnehmung von Tageslicht und frischer Luft ist jedoch ein wichtiger gesundheitsförderlicher Faktor. Dies muss in der Alltagsbegleitung berücksichtigt werden.

Tageslicht

Bei vielen Menschen mit Demenz ist der Tag-Nacht-Rhythmus gestört. Sie leiden unter Tagesmüdigkeit und gleichzeitig unter Schlafstörungen in der Nacht. Dafür gibt es u.a. zwei Ursachen:

- eine eingeschränkte Wahrnehmung des normalen Hell-Dunkel-Rhythmus von Tag und Nacht durch seltene Aufenthalte im Freien,
- eine demenziell wie altersbedingte Abnahme der Ausschüttung von Melatonin, das dem Körper das Einsetzen der Dunkelheit signalisiert.

Der gestörte innere Rhythmus wirkt sich ungünstig auf den Schlaf und auf die gesamte Befindlichkeit des Menschen aus. Durch einen Mangel an Licht und Störungen im Tag-Nacht-Rhythmus wird auch das Sundowning-Phänomen verursacht.

> Sundowning nennt man das Phänomen, dass manche Menschen mit Demenz zum Sonnenuntergang („sundown") sehr unruhig werden.

Maßnahmen

Tageslicht ist eine wichtige Intervention bei Schlafstörungen und Unruhezuständen. In einem gewissen Maß kann der Tag-Nacht-Rhythmus durch mindestens zwei Stunden helles Tageslicht im Freien am Vormittag positiv beeinflusst werden. Alternativ wird auch Lichttherapie eingesetzt.

> Als Lichttherapie bezeichnet man den Einsatz von Lampen mit dem gleichen Spektrum wie das Sonnenlicht und einer sehr hohen Helligkeit (Lux).

Hilfreich ist oftmals

- ein fester Tagesrhythmus mit festen Zeiten für Mahlzeiten, Zu-Bett-Gehen und Aufstehen,
- die Reduzierung von Störungen des Nachtschlafs (keine oder nur geringe Lichtquellen, auch bei Kontrollgängen der Nachtwache).

Frische Luft

Menschen mit Demenz hilft die Wahrnehmung von frischer Luft und Naturgerüchen bei der Orientierung im Alltag und im jahreszeitlichen Geschehen.

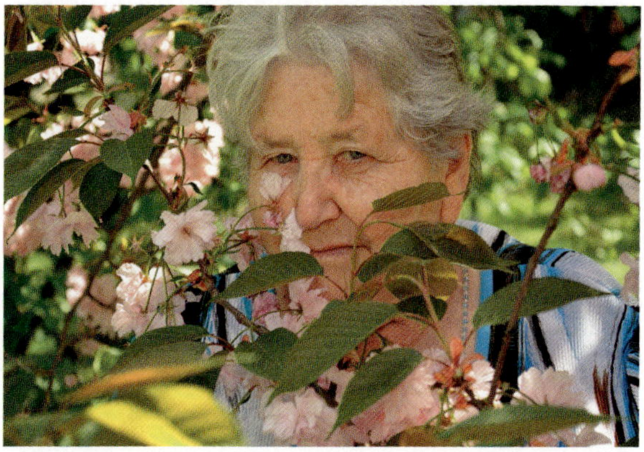

Aufenthalt im Freien bietet frische Luft, Tageslicht und Sinnesreize

Sie sollten sich mindestens einmal täglich für eine angemessene Zeit an der frischen Luft aufhalten können.

> Draußen sein als Alltagsaktivität ist auch an Regentagen oder bei Schneefall möglich. Dabei ist auf sichere Wege, angemessene Kleidung und Sonnen- und Wetterschutz zu achten.

Auch schwerstpflegebedürftige Menschen können im Pflegebett an die offene Terrassentür oder nach draußen gebracht werden, solange dies ihrer allgemeinen Verfassung zuträglich ist. Warm zugedeckt, mit Mütze und Schal vor der Kälte und ggf. auch mit einer Sonnenbrille vor der tiefstehenden Wintersonne geschützt, können auch die Bewohnerinnen und Bewohner von Pflegeoasen selbst im Winter eine kurze Zeit im Freien verbringen. Barrierefreie Terrassen oder Gärten, die genug Platz für einige Pflegebetten und Pflegerollstühle bieten, sind die wichtigste Voraussetzung dafür.

> Jeder Mensch hat ein Bedürfnis nach Erleben der Außenwelt und der Natur. Im Rahmen seiner Möglichkeiten sollte er dies auch wahrnehmen können.

3.3 Kontaktbedürfnisse

Alle Menschen haben das Bedürfnis, als eigenständige Menschen wahrgenommen zu werden. Alle Menschen haben – in unterschiedlichem Ausmaß – das Bedürfnis nach Kontakt, Berührung und Trost. Die begleiteten Menschen, insbesondere diejenigen, die in stationären Einrichtungen leben, haben oftmals nur noch wenige Kontaktmöglichkeiten. Dies gilt besonders, wenn sie keine Angehörigen mehr haben oder nur selten Besuch bekommen. Alltagsbegleiterinnen und -begleiter sollten diese Bedürfnisse sensibel wahrnehmen und dafür sorgen, dass sie erfüllt werden können.

Soziale Kontakte ermöglichen

Die Sozialkontakte von Menschen, die der Alltagsbegleitung bedürfen, sind oft reduziert. Freunde und Bekannte sind vielfach verstorben. Der Kontakt zu noch lebenden Familienmitgliedern wird weniger. Durch den geistigen Abbau infolge der Demenz fällt es oft schwer, neue Kontakte zu den Mitbewohnerinnen und Mitbewohnern in einer Pflegeeinrichtung aufzunehmen. Alltagsbegleiterinnen und -begleiter haben daher die Aufgabe, Kontakte zu ermöglichen und selbst als Kontaktperson zur Verfügung zu stehen. Dafür ist eine genaue Beobachtung notwendig: Wer scheint sich mit wem zu verstehen? Wer tut wem gut?

> Menschen mit Demenz können sowohl Gefühle von Zuneigung wie auch von Abneigung untereinander haben. Nicht alle Bewohner können „sich riechen“.

Oftmals ergeben sich überraschende und teilweise auch herausfordernde Kontakte:

- Fürsorge für andere Bewohnerinnen und Bewohner
- gemeinsames Gehen oder Schieben im Rollstuhl
- Freundschaften und Liebesbeziehungen
- aber auch Streit, Eifersucht, Neid und Konkurrenz

Auch Letztere sind als normaler Ausdruck zwischenmenschlicher Kontakte zu akzeptieren, solange keiner der Beteiligten darunter leidet.

Berührung und Körperkontakt

Körperkontakt, Berührung und Zärtlichkeit sind weitere Bedürfnisse alter Menschen, die oftmals nicht ausreichend befriedigt werden. Alltagsbegleiterinnen und -begleiter sind gefordert, angemessene Formen des Körperkontaktes und der Berührung zu ermöglichen, wie

Streicheln, Handhalten, in den Arm nehmen. Als angenehm empfinden viele Menschen auch Kopf- oder Gesichtsmassagen. Besonders begrüßt und genossen wird oftmals auch der Körperkontakt zu Tieren (vgl. Kap. 6.5).

> Bedürfnisse nach Körperkontakt können sehr unterschiedlich ausgeprägt sein. Eine genaue Beobachtung, was welchem Menschen angenehm ist, ist wichtig.

Sexuelle Bedürfnisse

Gelegentlich entwickeln sich Beziehungen zwischen Bewohnern, in denen die Partner auch ihre sexuellen Bedürfnisse miteinander befriedigen können. Wenn dies für beide eindeutig angenehm und genussvoll ist, sollte kein Außenstehender Einfluss nehmen. Wichtig ist jedoch, bei Menschen mit eingeschränkten kognitiven und verbalen Fähigkeiten zu beobachten, ob beide einer intimen und/oder sexuellen Beziehung wirklich zustimmen (siehe hierzu auch Kap. 8.1).

> Einige begleitete Menschen äußern den Wunsch nach Befriedigung ihrer sexuellen Bedürfnisse ausdrücklich. Sexualbegleitung oder Sexualassistenz kann ein geeignetes externes Angebot für sie sein.

Trost

Im Verlauf einer Demenz verspüren viele betroffene Menschen Trauer über die erlittenen Verluste des Lebens. Der Verlust an Kräften und Kontrolle über das eigene Leben prägt immer wieder den Alltag der begleiteten Menschen. Zusammen mit aktuellen Kränkungen und Schmerzen sorgt dies dafür, dass Menschen des Trostes bedürfen.

> Trost ist die emotionale Unterstützung eines Menschen, der trauert oder Schmerzen hat.

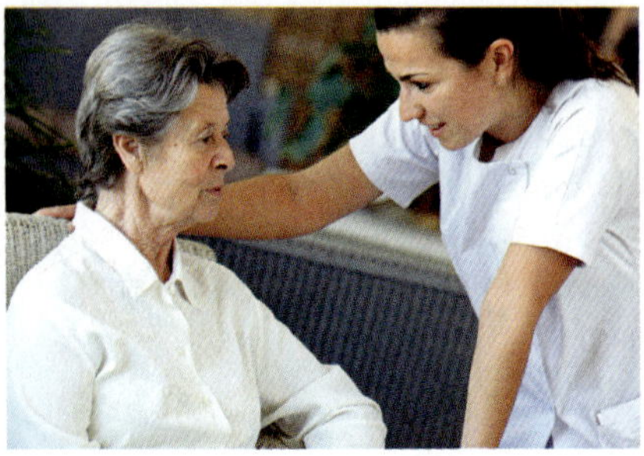

Trostbedürftigkeit

Trost als Alltagsbegleitung

Tröstliche Begleitung hält den Schmerz oder Verlust des begleiteten Menschen mit aus. Es ist eine wiederkehrende Form der Unterstützung, die Alltagsbegleiterinnen und -begleiter erbringen. Dabei wird der Grund für Trauer oder Schmerz nicht geleugnet und nicht beschönigt, sondern so angenommen, wie er dem trostbedürftigen Menschen gerade erscheint. Stille, unauffällige Bewohnerinnen Bewohner haben ebenfalls ein Bedürfnis nach Trost, auch wenn sie es nicht durch Tränen oder Worte ausdrücken können.

> Trauer, Schmerz und Leid können auch hinter Rückzugsverhalten und Nahrungsverweigerung verborgen sein.

Tröstend können ganz unterschiedliche Dinge sein: Die Hand halten, verständnisvolle Worte, mit dem anderen schweigend Trauer oder Schmerz aushalten. Für religiöse Menschen kann auch das Vorlesen eines Gebets oder einer Bibelstelle tröstlich sein.

> Einfach nur da zu sein und mit auszuhalten ist ein Zeichen von Wertschätzung für einen anderen Menschen.

4. Menschen mit Demenz begleiten

Die validierende Begleitung („Validation") ist ein Konzept zur Begleitung von Menschen mit Demenz, die sich aufgrund der kognitiven Veränderungen (vgl. Thema 2, Kap. 5) immer weniger hinsichtlich Zeit, Ort, Situation und Person orientieren können. Sie vergessen zunehmend, in welcher Zeit, an welchem Ort und in welcher Situation sie sich befinden. Sie leben zunehmend in ihrer eigenen Realität.

> Validieren bedeutet „für gültig erklären".

> Validierende Begleitung erkennt die Wahrnehmung der oder des Betroffenen als für sie/ihn gültig an und korrigiert diese nicht.

Vergebliche Realitätsorientierung bei fortgeschrittener Demenz
Der Versuch, zunehmend desorientierte Menschen an der Realität der „gesunden" Menschen zu orientieren („Sie sind hier im Altenheim"), ist ab dem mittleren Stadium einer Demenz meist vergeblich. Es verunsichert den begleiteten Menschen zusätzlich. Gefühle wie Scham, Angst und Zweifel können ausgelöst werden und das desorientierte Verhalten verstärken. Es ist daher notwendig, dass sich Begleit- und Betreuungskräfte auf die Wahrnehmung und die Realität der Betroffenen einlassen und sie in dieser Wahrnehmung ernst nehmen und bestätigen.

4.1 Hintergrund

Die Validation als Betreuungskonzept für Menschen mit Demenz geht auf die amerikanische Sozialarbeiterin Naomi Feil zurück. Sie erlebte in ihrer Arbeit, dass Menschen mit fortgeschrittener Demenz (sie spricht von „desorientierten alten Menschen") auf das bis dahin übliche Realitätsorientierungstraining (ROT) mit gesteigerter Unruhe und teilweise mit Aggressivität reagierten. Mit der von ihr entwickelten Validation dagegen begibt man sich als Begleiter auf die Wirklichkeitsebene des Menschen mit Demenz und akzeptiert diese als seine Wirklichkeit.
Validation nach Feil (Feil/de Klerk-Rubin 2017) geht von der Annahme aus, dass das desorientierte Verhalten Ausdruck ungelöster Probleme ist und legt Wert auf die Deutung von Symbolen, die der alte Mensch verwendet.

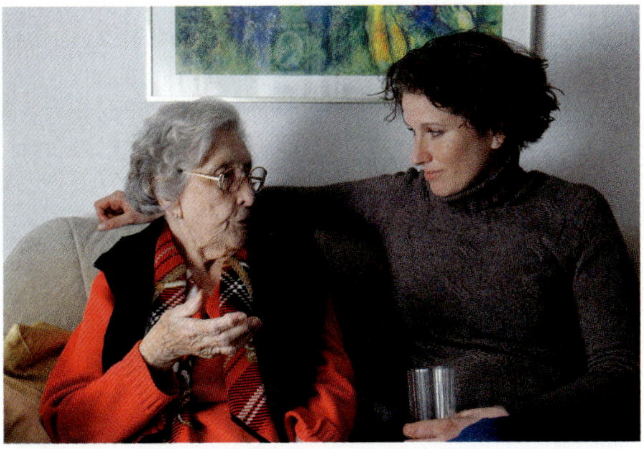

Validation – die Wahrnehmung des anderen anerkennen

Im Rahmen einer Arbeitsgruppe entwickelte die deutsche Psychogerontologin Nicole Richard in den 1990er-Jahren den Ansatz von Feil weiter. Es entstand die **Integrative Validation** (Richard 2014). Die Integrative Validation steht vor allem dafür, die Gefühle und Antriebe des Menschen mit Demenz anzunehmen und seine Ressourcen zu stärken. Dadurch soll ein Gefühl der Zugehörigkeit und Sicherheit vermittelt und die Ich-Identität gestärkt werden.

http://www.integrative-validation.de

Die Grundhaltungen sind in beiden Ansätzen weitgehend gleich; beide Ansätze sind in Pflegeeinrichtungen im gesamten deutschsprachigen Raum verbreitet. Allerdings wird in vielen Einrichtungen nicht klar benannt, nach welchem Ansatz vorgegangen wird. Wichtig ist vor allem, dass alle Mitarbeiterinnen und Mitarbeiter die personzentrierte Grundhaltung leben, wie sie auch der Expertenstandard Demenz vorgibt. Dies gilt nicht nur für Pflegekräfte und Alltagsbegleitung, sondern auch für die Beschäftigten aus Verwaltung, Küche, Hauswirtschaft und Haustechnik.
Im Folgenden werden die Grundzüge einer validierenden Begleitung vorgestellt, wie sie entsprechend dem Expertenstandard Beziehungsgestaltung und auch der Rahmenempfehlungen zum Umgang mit herausforderndem Verhalten (vgl. Kap. 7) empfohlen werden.

Personzentrierte Haltung
Hinter dem Ansatz der Validation steht das humanistische Menschenbild und der personzentrierte Ansatz nach Carl Rogers (vgl. Thema 3, Kap. 1.3). Dieser geht davon aus, dass jeder Mensch das Bedürfnis nach Wertschätzung seines Selbst hat. Jeder Mensch möchte als wichtig und wertvoll für die Gemeinschaft wahrgenommen werden.
Menschen mit Demenz verlieren jedoch immer stärker das Wissen über sich selbst – ihre Ich-Identität – und zunehmend die Kontrolle über ihr Leben. Das Bedürfnis nach Wertschätzung verlieren sie jedoch nicht. Nach dem personzentrierten Ansatz ist es die Aufgabe der Begleiterinnen und Begleiter, Menschen mit Demenz als eigenständige Person wahrzunehmen und sie dabei zu unterstützen, ihre Ich-Identität zu bewahren und ihnen möglichst viel Selbstbestimmung über ihr Leben zu ermöglichen.

4.2 Vorgehensweise der Validation

Verschiedene Haltungen und Fähigkeiten sind Bestandteil einer validierenden Begleitung:
- den begleiteten Menschen als einzigartige Person wertschätzend annehmen,
- den begleiteten Menschen genau wahrnehmen und einfühlend verstehen wollen,

- die Fähigkeit, mit dem begleiteten Menschen validierend zu kommunizieren,
- sinnvolle Unterstützungsmöglichkeiten für den begleiteten Menschen entwickeln.

Den begleiteten Menschen als einzigartige Person wertschätzend annehmen

Die grundsätzliche Wertschätzung gegenüber dem Menschen mit Demenz ist eine unverzichtbare Voraussetzung für validierende Begleitung (vgl. Thema 3, Kap. 1.3). Es kann jedoch Momente geben, in denen die Alltagsbegleiterin oder der Alltagsbegleiter vorübergehend keine Wertschätzung für den begleiteten Menschen empfinden kann. Dies kann der Fall sein, wenn jemand aggressivem Verhalten ausgesetzt war oder wenn die eigene Scham- oder Ekelgrenze überschritten wurde. Dann kann es notwendig sein, vorübergehend aus der Situation herauszugehen (die Sicherheit des begleiteten Menschen muss jedoch so gut wie möglich gewährleistet sein). Anschließend sollte die Situation mit Kolleginnen und Kollegen reflektiert werden.

!

Das Ziel sollte sein, das Verhalten des Menschen einordnen und verstehen zu können, um anschließend wieder in die Wertschätzung für ihn zurückzugelangen.

Bereitschaft, den begleiteten Menschen genau wahrzunehmen und einfühlend verstehen zu wollen

Zu Beginn der validierenden Begleitung stehen immer die genaue Beobachtung und das gründliche Kennenlernen des begleiteten Menschen.

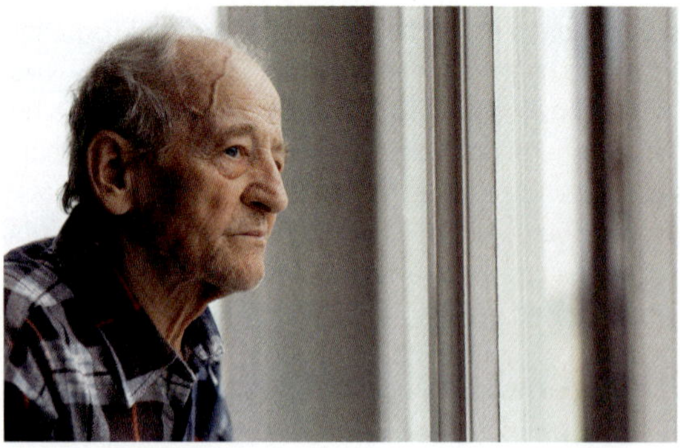

In Gedanken und Gefühlen in der eigenen Vergangenheit

Menschen mit Demenz leben im Verlauf der Demenz zunehmend in einer anderen Wirklichkeit als die Menschen, die sie begleiten. Meist befinden sie sich dann in Bereichen ihrer Vergangenheit, die sie im Hier und Jetzt als real erleben.
Die Wirklichkeit des Pflegeheims, der Wohngemeinschaft oder des familiären Haushalts, in dem sie leben, erkennen sie oft nicht mehr. Hier gilt es, die Wirklichkeit des Menschen mit Demenz als für ihn gültig und richtig anzunehmen.

!

Jedes Verhalten eines Menschen mit Demenz hat einen für ihn „guten Grund".

Auch wenn Begleitende diesen Grund nicht immer erkennen können, handelt der begleitete Mensch nicht grundlos. Für ihn hat jede Handlung und jedes Verhalten einen Sinn.

Beobachten und Verstehen-wollen

Validierende Begleitung beginnt mit dem Verstehen des Menschen mit Demenz. Zwar lassen sich nicht immer die genauen Gründe des Verhaltens eines anderen Menschen verstehen. Wichtig ist aber die Bereitschaft, ihn verstehen zu wollen. Ein Mensch spürt, ob man ihn verstehen will oder nicht.

- Warum läuft ein alter Mann immer zur Tür und rüttelt daran?
- Warum wischt die alte Frau immer mit der Hand über den Tisch und murmelt dabei vor sich hin?
- Warum ruft die alte Dame in ihrem Zimmer immer „Hallo", obwohl doch gerade jemand bei ihr war?

Fast immer stehen hinter derartigen Verhaltensweisen bestimmte Gefühle, Wünsche und Bedürfnisse:

- Die sogenannte Hinlauftendenz, das Gefühl, irgendwo hin zu müssen, kann hinter dem Rütteln an der Tür stehen.
- Das vertraute Gefühl, beschäftigt zu sein, aufzuräumen und sauberzumachen, kann hinter dem Wischen auf dem Tisch stehen.
- Die Unsicherheit, weil man allein ist (und den gerade stattgefundenen Kontakt bereits vergessen hat), kann hinter dem beständigen Rufen von „Hallo" stehen.

!

Trotz wertschätzender Einfühlung und sehr guter Kenntnis des begleiteten Menschen kann es nie zu sicherem Wissen über dessen Gefühle und Antriebe kommen. Es bleibt stets eine Vermutung, was in dem anderen Menschen vorgehen mag.

In der Alltagsbegleitung können Begleitende tagtäglich neues Wissen über den begleiteten Menschen und seine Gefühle und Bedürfnisse bekommen.

Einfühlung in die Lebensgeschichte

Um sich in einen Menschen mit Demenz einfühlen zu können, ist es hilfreich, möglichst genau über seine Biografie, seine Lebensgeschichte informiert zu sein (vgl. Kap. 5). Viele Anhaltspunkte lassen sich aus dem Wissen über seine Kindheit, prägende Erlebnisse in Jugend und Erwachsenenalter und einige wichtige Personen aus seinem Leben gewinnen. Vor diesem Hintergrund kann man sich in diesen Menschen einfühlen:

- Wie mag er gelebt haben?
- Was hat ihm Freude gemacht?
- Wovor hatte er Angst?
- Was waren belastende Erlebnisse?
- Wen hat er geliebt?
- Was hat er verabscheut?

Empathie ist auch ohne Vorwissen möglich

Doch auch ohne genaues Wissen über einen Menschen kann man sich in diesen einfühlen: Die Beobachtung z. B. der Körpersprache (vgl. Thema 3, Kap. 1.1) sagt etwas aus über sein momentanes Befinden. Zur Einfühlung in einen anderen Menschen kann man sich folglich fragen:

Ist er ...

- aufgeregt?
- ängstlich?
- freudig erwartungsvoll?
- zufrieden?
- durch Schmerzen belastet?
- verunsichert?

All diese Emotionen können durch Einfühlung in die Körpersprache erahnt oder erspürt werden. „In den Schuhen des anderen gehen" ist eine häufig verwendete Formulierung für empathisches Verstehen.

Die Fähigkeit, mit dem begleiteten Menschen validierend zu kommunizieren

Die validierende Kommunikation ist ohne die vorhergehenden Punkte nicht wirksam und hilfreich.

> Validierend zu kommunizieren heißt, dem anderen Menschen zu zeigen: „Ich nehme Sie wahr, so wie Sie sind. Es ist gut und richtig für Sie, so zu sein."

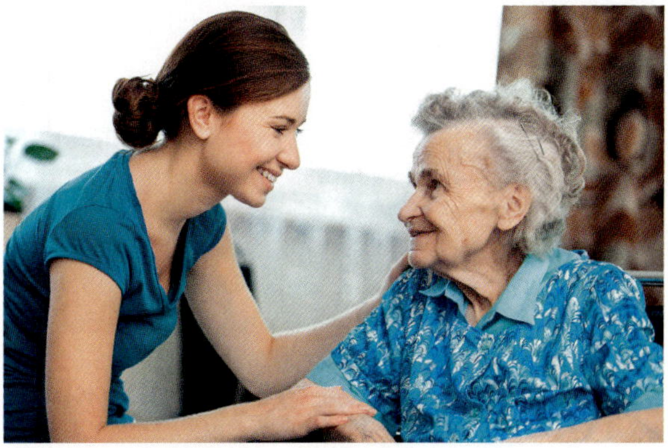

Direkte Zuwendung als Voraussetzung für Validation

Spiegeln

In allem, was ein Mensch tut und sagt, werden Gefühle und Bedürfnisse deutlich. Diese werden durch validierende Kommunikation aufgenommen und gespiegelt. Spiegeln bedeutet, dass man dem Gegenüber mit Worten und Körpersprache zeigt („spiegelt"), was man bei ihm gerade verstanden oder wahrgenommen hat.

Spiegeln von Bedürfnissen und Verhaltensgründen

- Bei dem an der Tür rüttelnden Mann wird das vermutliche Bedürfnis, zu einem bestimmten Ort zu gelangen, gespiegelt: „Sie müssen nach/zu (...)"
- Der über den Tisch wischenden Frau wird das vermutete Bedürfnis nach Beschäftigung und ihr Fleiß gespiegelt: „Sie sind beschäftigt" –„Sie haben zu tun." – „Sie sind immer ganz fleißig."
- Der rufenden Frau wird ihr Tun und die vermutete Unsicherheit gespiegelt: „Sie rufen." – „Sie wissen gar nicht, wer hier noch so ist."

Fragehaltung

Wichtig ist eine indirekte Fragehaltung: Man formuliert leicht fragend, ohne den anderen auszufragen, aber auch ohne ihm ein bestimmtes Gefühl oder Verhalten zu unterstellen. Diese Haltung wird folgend durch ein Fragezeichen in Klammern markiert: (?).

- Richtig: „Sie rufen(?)"
- Falsch: „Warum rufen Sie?"
- Falsch: „Sie rufen ja schon wieder, Sie wollen wohl nicht allein sein."

Zu Anfang muss diese indirekte Fragehaltung bewusst eingeübt werden. Doch sie macht einen gewaltigen Unterschied aus, denn der begleitete Mensch merkt: „Jemand will mich verstehen. Ich werde wahrgenommen."

Sinnvolle Unterstützungsmöglichkeiten für den begleiteten Menschen entwickeln

Validation ist keine Methode, mit der die gesamte Begleitung gestaltet werden kann. Die validierende Begleitung besteht aus bestimmten Haltungen, Kommunikationstechniken und Umgangsweisen. Um einen Menschen mit Demenz umfassend zu begleiten, wird sie in Kombination mit anderen Ansätzen und Methoden zusammen verwendet, wie Basale Stimulation (vgl. Kap. 6.4), Tiertherapie (vgl. Kap. 6.5), Gartenarbeit (vgl. Kap. 6.6) und das alltägliche Handwerkszeug der Alltagsbegleitung (vgl. Kap. 2).

- Mit dem an der Tür rüttelnden Mann wird man Mantel und Hut holen und ihn auf einen kleinen Spaziergang begleiten. Hier bieten sich Gesprächsthemen rund um seine Lebensthemen an, gegebenenfalls auch über das Ziel, an das er beim Türrütteln dachte: sein Elternhaus, die heimatliche Natur, den Beruf, den er früher ausübte. Im Spaziergang dann ist es möglich, ihn wieder auf andere Themen zu lenken und zurückzubegleiten.

> „Keine Zeit"? Leitend sollen die Bedürfnisse der begleiteten Menschen sein, nicht die Rahmenbedingungen. Das erfordert manchmal Kompromisse und manchmal kreative Lösungen.

- Für die über den Tisch wischende Frau werden Alltagsaktivitäten passend zu ihrer früheren Tätigkeit als Hausfrau gesucht: Immer sind Lappen zum Tischabwischen vorhanden, mit denen sie ihrem Bedürfnis nach Arbeit entsprechen kann. Dabei ist es nicht wichtig, ob dies in den Augen der Begleiterinnen eine sinnvolle Tätigkeit ist. Wichtig ist, dass es für die Frau bedeutungsvoll und stärkend für ihre Ich-Identität ist: „Das bin ich, eine fleißige Hausfrau, die immer beschäftigt ist."

> Alle Mitarbeiterinnen und Mitarbeiter müssen über diese Maßnahmen und ihre Bedeutung für einzelne Bewohnerinnen oder Bewohner informiert sein.

- Die rufende Frau wird regelmäßig von möglichst vielen Kollegen aufgesucht, wobei sie jeweils mit validierenden Sätzen angesprochen wird.

> Beständiges Rufen kann nicht durch eine validierende Haltung allein reduziert werden. Dennoch profitiert die alte Frau, wenn man ihr trotz des Rufens wertschätzend und validierend begegnet.

4.3 Validierende ambulante Begleitung

Eine Alltagsbegleiterin kommt dreimal wöchentlich, um mit Frau Benn, die an einer Demenz erkrankt ist, spazieren zu gehen. Herr Benn, der seine Frau ansonsten allein pflegt, kann diese Zeit nutzen, um sich etwas auszuruhen und Dinge zu erledigen.

Herausforderung für die Begleiterin

Obwohl sie offensichtlich die Alltagsbegleiterin mag und sonst mit ihrem Mann gern spazieren geht, weigert sich Frau Benn bereits nach kurzer Zeit jedes Mal, wenn die Alltagsbegleiterin kommt, die Schuhe anzuziehen und das Haus zu verlassen. Ausgangssituation ist stets der Küchentisch, an den man sich zuerst mit Herrn Benn setzt, um gemeinsam eine Tasse Kaffee zu trinken. Nach mehreren vergeblichen Versuchen, Frau Benn zu überreden, versuchte die Alltagsbegleiterin die Situation einfühlend und wertschätzend anzunehmen.

Validierendes Gespräch

Alltagsbegleiterin (A): „Sie möchten nicht spazieren gehen (?)."
Frau B.: „Doch, doch, ich gehe gerne spazieren."
A: „Dann hole ich jetzt Ihre Schuhe, damit wir losgehen können." (Holt die Schuhe.)
Frau B.: „Was sollen denn die Schuhe? Ich ziehe jetzt keine Schuhe an."
A: „Wir wollten miteinander spazieren gehen (?)."
Frau B.: „Ja, wollten wir das? Nein, ich gehe jetzt nicht spazieren."
A: „Sie möchten jetzt nicht spazieren gehen (?)."
Frau B.: „Nein, das will ich jetzt nicht, ich sitze jetzt hier."
A: „Sie finden es gerade so schön hier, gemeinsam, ganz gemütlich (?)."
Frau B.: „Ja, ist doch schön hier gerade, wie wir hier sitzen, nicht wahr?"
A: „Ja, wir haben es gerade ganz gemütlich miteinander."

Einfühlung in Frau B.

Die Alltagsbegleiterin erkennt, dass das Bedürfnis nach dem gemeinsamen Kaffeetrinken und Gemeinschaftserleben größer war als das auch vorhandene Bedürfnis nach Bewegung. Dass sie zum Spazierengehen verabredet waren, hatte Frau Benn bereits wieder vergessen.

> In der validierenden Begleitung gilt: Stets das stärkste Gefühl zuerst spiegeln und anerkennen.

So beließ sie es für dieses Mal beim Kaffeetrinken und sie hatten eine gemütliche Stunde. Damit wurde Frau B. einfühlsam begleitet und ihr Bedürfniskonflikt wurde wertschätzend gelöst. Dies geschah auf der Basis eines validierenden Gesprächs, in dem die Begleiterin sie ernst nahm und zu verstehen versuchte.

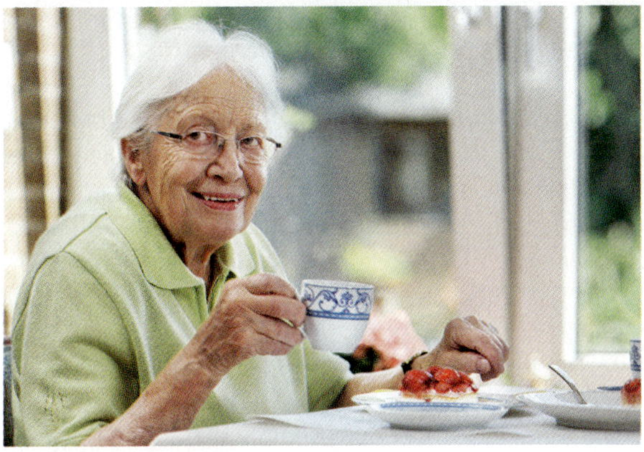

Kaffeetrinken - vertraut und beruhigend

Weitere Lösungssuche

Für den nächsten Besuch vereinbarte die Alltagsbegleiterin Folgendes mit Herrn Benn: Bei ihren weiteren Besuchen rief sie ihn kurz vorher an, sodass dieser auf ihr Kommen vorbereitet war. Herr Benn konnte sie daher mit seiner Frau bereits an der Tür empfangen.

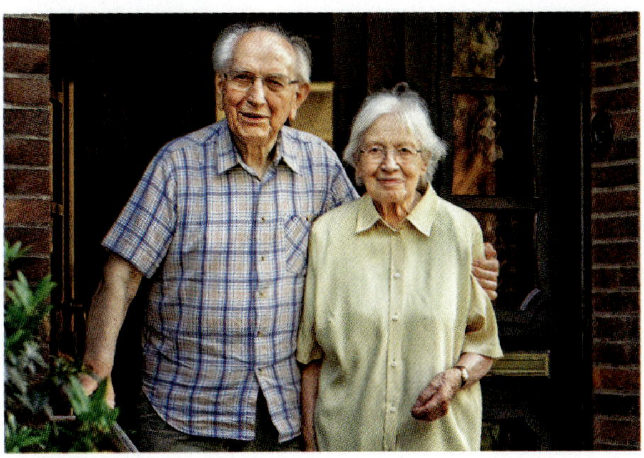

Zum Spaziergang verabredet

Im Begrüßungsgespräch wurde nur über das Spazierengehen gesprochen und Frau Benn zog sich bereitwillig die Schuhe an. Dafür hatte Herr Benn bereits einen Stuhl am Eingang bereitgestellt. So wurde kein Bedürfniskonflikt bei Frau Benn erweckt und sie ging gern mit der Alltagsbegleiterin spazieren. Das gemütliche Kaffeetrinken fand nun nach dem Spaziergang statt. Damit wurden beide Bedürfnisse von Frau Benn wertgeschätzt und befriedigt, und ein dauernder Konfliktpunkt war vermieden.

> Validierende Gesprächsführung ist nur ein Bestandteil einer wertschätzenden Begleitung. Das Gespräch wird mit anderen wertschätzenden und Ich-stärkenden Verhaltensweisen und Betreuungskonzepten verbunden.

4.4 Stationäre validierende Begleitung

Die Bewohnerin Frau Cziep kommt in dem Wohnbereich, in den sie erst vor drei Wochen gezogen ist, nicht zur Ruhe. Ständig läuft sie umher und mischt sich überall in das Gespräch ein, auch bei fremden Angehörigen. Die Pflegekräfte werden von ihr ebenfalls teilweise herumgeschickt und angewiesen. Zunehmend stören sich Besucher wie Mitarbeiterinnen daran. Die viele Lauferei und die Anstrengung, die für Frau Cziep damit verbunden ist, schwächen sie zudem und verhindern, dass sie ausreichend isst und trinkt.

Herausforderung für die Begleiterin

Aufgrund der Zielsetzung, Frau Cziep wertschätzend zu begleiten, fällt es der Alltagsbegleiterin schwer, Frau Cziep in diesen Umgangsformen zu korrigieren, da sie sie nicht kränken und verunsichern möchte. Daher begleitet sie Frau Cziep an einem Vormittag für eine Weile, um zu verstehen, welche Gründe und Antriebe Frau Cziep für diese Verhaltensweisen haben mag.

Validierendes Gespräch

A: „Sie sind immer unterwegs, ganz beschäftigt."
Frau C.: „Ja, die Arbeit muss ja gemacht werden, so viele Leute hier, die alle etwas brauchen und wissen wollen."
A: „Sie wollen alle etwas von Ihnen wissen (?)."
Frau C.: „Ja sicher, die müssen ja alle wissen, wo sie hinsollen, die kennen sich hier ja gar nicht aus."
A: „Da müssen Sie ihnen helfen (?)."

Frau C.: „Ja, genau, helfen, erklären muss ich. Da ist immer viel zu tun."
A: „Viel zu tun, ja, da ist wirklich viel zu tun. Da kommt man kaum zur Ruhe (?)."
Frau C.: „Nein, Ruhe gibt es kaum. Das ist manchmal schon ganz schön anstrengend, immer so auf den Beinen zu sein. Müde macht das."
A: „Müde sind Sie manchmal. Ja, dann ist es gut, auch Pause zu haben, wenn Sie müde sind. Sie haben sicher immer auch Pause gemacht bei der Arbeit (?)."
Frau C.: „Ja natürlich, ich hab' immer meine Pause gemacht, da habe ich mein Frühstück gegessen, wissen Sie, mein Brot und etwas Obst."
A: „Etwas zu essen und sicher auch etwas zu trinken, das tut gut in so einer Pause. Und die haben Sie sich auch sicher verdient (?). Schauen Sie mal hier, das ist doch ein guter Platz für eine Pause. Kommen Sie, setzen wir uns ein wenig hin."
Frau C.: „Ja, das ist eine gute Idee, eine Pause ist gut."
A: „Kommen Sie, setzen Sie sich. Ich habe hier auch etwas zu trinken für uns und etwas Obst. Äpfel mögen Sie gerne, nicht wahr?"

Einfühlung in Frau C.

Die Alltagsbegleiterin erkennt im validierenden Gespräch die Bedürfnisse, die Frau Cziep im Arbeitsleben hatte und nun in Verkennung der Situation im Wohnbereich weiter ausleben möchte: Fleiß, Wissen, Hilfsbereitschaft, Organisationstalent und Kommunikationsfähigkeit. Sie validiert einige dieser Bedürfnisse und zeigt Frau Cziep damit, dass es gut und richtig ist, so zu sein und zu handeln, wie sie es tut.
Durch das anschließende Spiegeln des ebenfalls vorhandenen Bedürfnisses nach Ausruhen und Pause kann sie Frau Cziep zu einer Ruhepause bewegen.

Weitere Lösungssuche

In der Folge lenkt die Alltagsbegleiterin das Gespräch auf Alltags- und Familienthemen der Frau Cziep und sorgt so dafür, dass Frau Cziep eine Weile sitzen bleiben und zur Ruhe kommen kann. Auch nachdem die Alltagsbegleiterin wieder zu anderen Bewohnern gegangen ist, bleibt Frau Cziep noch einen Moment allein sitzen und isst ihren Apfel auf, bevor sie dann irgendwann wieder aufsteht und sich auf eine erneute Arbeitsrunde begibt.

Biografischer Hintergrund

Die Alltagsbegleiterin erfährt in der Folgezeit, dass Frau Cziep früher am Informationstresen eines großen Unternehmens gearbeitet hat und für den Empfang von Besuchern sowie Lieferanten zuständig war.

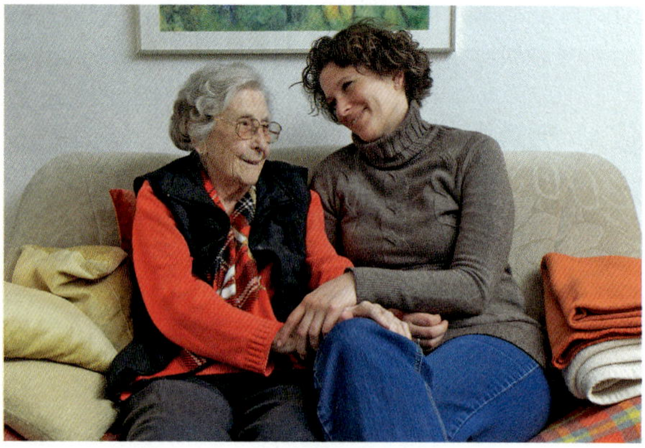

Eine ruhelose Frau wird beim Ausruhen unterstützt

Vor diesem Hintergrund ist es nun allen Mitarbeiterinnen möglich, in weiteren Situationen immer wieder die Bedürfnisse von Frau Cziep ähnlich wie im beschriebenen Gespräch zu validieren und sie dann zu einer Pause zu bewegen, in der – wie bei der Arbeit auch – ein kleiner Pausenimbiss zu sich genommen wird.
Mit der Zeit ließ das übergroße Bedürfnis von Frau Cziep, ständig alle Personen in die richtige Richtung zu schicken, nach und zeigte sich in einem wesentlich geringeren Ausmaß, das von den Mitarbeiterinnen immer wieder auch im Vorübergehen validierend angenommen und bestätigt werden konnte. Frau Cziep wurde ruhiger und wieder kräftiger, auch weil sie wieder regelmäßig zum Essen und Trinken kam.

Zusammenfassung

Validieren bedeutet, sich in das Erleben des Menschen einzufühlen und innerlich mit ihm mitzugehen. Seine Wirklichkeit wird als für ihn richtig akzeptiert.
Die Alltagsbegleiterin oder der Alltagsbegleiter bleibt dabei auf der eigenen Wirklichkeitsebene. Sie oder er spiegelt die Bedürfnisse nur und geht auf die lebensgeschichtlichen Hintergründe ein. Eine wertschätzende Distanz wird gewahrt.

> ! Es wird unbedingt vermieden „mitzuspielen", als lebe man selbst auf der Realitätsebene des begleiteten Menschen.

4.5 Grenzen der validierenden Begleitung

Nicht immer ist eine validierende Haltung der angemessene Weg, um einen Menschen mit Demenz zu begleiten. Daher ist eine vorhergehende bzw. begleitende Diagnostik durch einen Facharzt wichtig. Validierende Begleitung ist eine Methode für die Begleitung von Menschen mit Demenz und sollte nur angewendet werden, wenn eine Demenz-Diagnose vorliegt. In anderen Fällen ist sie nur eingeschränkt sinnvoll oder sogar ungeeignet („kontraindiziert"), wie bei

- Demenz im Frühstadium,
- geistiger Behinderung,
- Depression,
- Schizophrenie.

Demenz im Frühstadium

Menschen mit einer beginnenden Demenz sind oft sehr darauf bedacht, sich angemessen zu verhalten. Sie versuchen, ihre Erinnerungslücken und Orientierungsschwierigkeiten zu überspielen oder zu verstecken. Sie reagieren oft mit Ablehnung auf validierendes Spiegeln und die damit verbundenen Gefühle (Scham, Unsicherheit, Orientierungslosigkeit). Sie möchten nicht darüber sprechen. Dies muss akzeptiert werden und die validierende Haltung zurückgestellt werden. In diesen Situationen kann die Realitätsorientierung oftmals angemessener sein. Sie hilft dem begleiteten Menschen, seine Würde zu wahren und Scham zu vermeiden.

> Abwehr gegenüber Einfühlung und wertschätzendem Spiegeln ist zu akzeptieren. Für manche Menschen ist es unangenehm, wenn andere versuchen, sich in ihr Gefühlsleben einzufühlen.

Mit fortschreitender Demenz kann sich dies ändern. Daher muss immer wieder neu entschieden werden, welche Art der Begleitung ein Mensch gerade braucht.

Demenz und Depression

Während bei einer Demenz eine validierende Haltung meist hilfreich ist, kann diese Haltung die Symptome einer Depression ungünstig verstärken. Für Menschen mit der Diagnose Depression, aber ohne Demenz, ist die validierende Begleitung nicht geeignet.

Es kommt jedoch vor, dass Menschen gleichzeitig an einer Demenz und einer Depression leiden. Dies sind Herausforderungen, die eine Alltagsbegleiterin oder ein Alltagsbegleiter nicht allein lösen sollte. In der Praxis sollte die angemessene Betreuung dieses Menschen in enger Abstimmung mit einem Neurologen erfolgen und in Fallbesprechungen im Team immer wieder reflektiert werden.

- Validierende Haltung nur, wenn die demenziellen Veränderungen aktuell im Vordergrund stehen (mangelnde Orientierung, Erinnerungslücken).
- Verzicht auf bestätigendes Spiegeln, wenn die depressiven Symptome (z. B. Motivationsmangel, Apathie) im Vordergrund stehen.

> Bei mehreren Diagnosen gleichzeitig muss die Betreuung immer eng mit den pflegerischen Fachkräften und möglichst auch mit der behandelnden Fachärztin oder dem Facharzt abgestimmt werden.

Schizophrenie

Auch bei der Schizophrenie ist eine Verstärkung der Symptome durch wertschätzendes Spiegeln nicht sinnvoll. Validation ist hier der falsche Weg.

Im Falle einer gleichzeitigen Diagnose von Schizophrenie und Demenz sollte die Betreuung in enger Abstimmung mit der Fachärztin oder dem Facharzt entwickelt werden. Alltagsbegleiterinnen und -begleiter sollten sich hier unbedingt fachliche Unterstützung holen.

Demenz und geistige Behinderungen

Die validierende Begleitung ist bei geistig behinderten Menschen, die zusätzlich eine Demenz entwickeln, nur begrenzt hilfreich. Die demenziellen Veränderungen und der kognitive Abbau verlaufen z. B. bei Menschen mit Trisomie 21 wesentlich schneller. Sprachliche Interventionen wie die Validation kommen schnell an ihre Grenzen. Dennoch ist es hilfreich, die Bedürfnisse der begleiteten Menschen wahrzunehmen und zu spiegeln. Eine verbale Kommunikation ist bei Menschen mit einer geistigen Behinderung oft schon in einem frühen Stadium der Demenz nur noch eingeschränkt möglich. Dies kann zu Frustrationen bei dem begleiteten Menschen führen. Hier ist auf andere, nichtsprachliche Mittel zurückzugreifen. Das nonverbale Spiegeln als Teil einer validierenden Haltung ist jedoch unabhängig davon ein geeignetes Hilfsmittel zur Kommunikation.

> Eine validierende Begleitung hat in vielerlei Hinsicht ihre Grenzen. Für die meisten Menschen mit Demenz ist sie aber als grundlegende Haltung der Alltagsbegleitung hilfreich, stärkend und tröstlich.

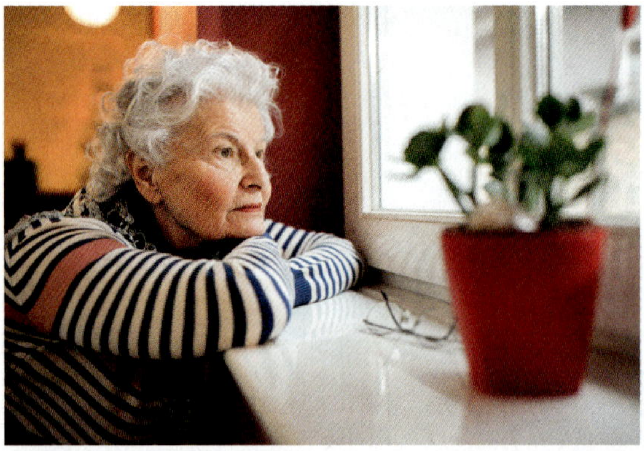

Bei einer Depression ist Validation nicht geeignet

5. Biografiearbeit

Als Biografiearbeit wird die Gesamtheit von Haltungen und Aktivitäten in Pflege und Sozialwesen bezeichnet, die sich an der Lebensgeschichte des einzelnen Menschen orientieren.

Im Rahmen stationärer Pflegeeinrichtungen wird Biografiearbeit oftmals einerseits als Erhebung der Lebensgeschichte anhand des „Biografiebogens“ (ob in der SIS oder als separate Informationssammlung) und andererseits als Gruppen- und Einzelangebote verstanden, die sich an den lebensgeschichtlichen Vorlieben, Interessen und Erfahrungen der Bewohnerinnen und Bewohner oder der Klientinnen und Klienten orientieren. Biografiearbeit kann und sollte aber darüber hinausgehen.

Eine Biografie ist mehr als der Lebenslauf eines Menschen: Es ist die gelebte Geschichte eines Menschen mit Erinnerungen an Orte, Zeiten und Menschen, Freude und Leid, Erfolge und Verluste.

Neben dem Begriff der Biografiearbeit wird oftmals auch von Erinnerungspflege und Erinnerungsarbeit gesprochen. Im Grundsatz beziehen sich alle diese Ansätze auf das gleiche Prinzip: die Lebensgeschichte eines Menschen mit Demenz für diesen lebendig zu halten. Dies unterstützt zugleich die Aufrechterhaltung der Identität des Menschen, der begleitet wird, also das für ihn noch abrufbare Wissen auf die Frage: „Wer bin ich?“ Dies ist eine wichtige Aufgabe von Alltagsbegleiterinnen und Alltagsbegleitern.

5.1 Alltag hilfebedürftiger Menschen

Man braucht für die biografische Begleitung von älteren Menschen folgende Kenntnisse:

- Wissen über die (Lebens-) Geschichte des einzelnen Menschen und
- Wissen über die einzelnen (historischen) Zeitabschnitte, in denen dieser Mensch früher gelebt hat.

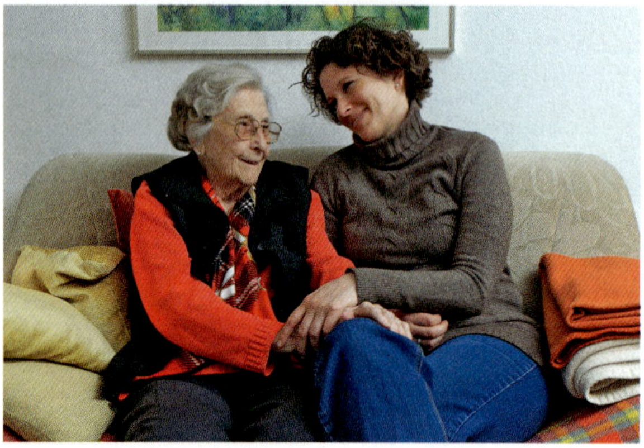

Bilder einer Lebensgeschichte

In vielerlei Hinsicht unterscheidet sich der Alltag der begleiteten Menschen heutzutage von dem Alltag, den diese als Kind, junger Mensch oder als Erwachsener hatten. Aber gerade an diesen Alltag erinnern sie sich, vor allem, wenn sie zunehmend die Erinnerung an ihr späteres Leben verlieren.

Zeitgeschichte des letzten Jahrhunderts

Um die Lebensbedingungen eines begleiteten Menschen besser verstehen zu können, muss man sich in die Ereignisse seiner Kindheit und Jugend hineinversetzen können. Ein gutes Wissen über die historischen Ereignisse ist daher hilfreich bis unerlässlich.

Erforderliches Wissen für die Alltagsbegleitung

Heute etwa 80 bis 90 Jahre alte Menschen erlebten ihre Kindheit und Jugend je nach Geburtsjahr in den Jahren 1930–1940. Aus dieser Zeit, aber auch aus den Folgejahren, sollte man Wissen haben über

- politische Ereignisse, Kriege, Vertreibungen, Flucht,
- Lebens- und Arbeitsbedingungen im privaten Umfeld (Hausarbeit, Ernährung, Wohnraumgestaltung, Kindererziehung, Familienleben, Garten),
- Arbeitsbedingungen (Berufe, körperlich harte Arbeit, Situation in Industrie und Handwerk, Lohntüten, Arbeitssituation von Frauen),

- Schule und Ausbildung (Schulmaterialien, Klassenzimmer, Bestrafungen, Lehrkraft als Respektsperson),
- Kultur und Freizeit (Musik, Theater, Kino, Anfang von Radio und Fernsehen, Kleidung und Mode, Reisen, Vereinsleben, Hobbys).

Ohne Grundwissen in diesen Themenbereichen ist es kaum möglich, einen alten Menschen verständnisvoll in seinen Erinnerungen zu begleiten.

Informationsquellen

Um das Hintergrundwissen über das Zeitgeschehen des letzten Jahrhunderts aufzufrischen, bieten sich unter anderem zahlreiche Dokumentationen im Fernsehen und Internet an. Die Kriegskindheit, also das Leben von Kindern und Jugendlichen während des 2. Weltkriegs, ist Thema vieler Filme und Bücher. Alltagsbegleiterinnen und -begleiter sollten darüber informiert sein, wie sich die in der Kriegskindheit erlebten Erfahrungen noch heute auf einen alten Menschen auswirken können.
Diese oftmals traumatischen Erfahrungen wurden unbewusst zum Teil auch an die eigenen Kinder weitergegeben. Dies nennt man „transgenerationale Weitergabe von Traumata". Auch dazu gibt es viele Veröffentlichungen, insbesondere aus der Perspektive der nächsten Generation, der sogenannten Kriegsenkel. Auch diese Generation (ab 1946 geborene Menschen) wird jetzt langsam alt. Das Thema wird damit auch in der Altenhilfe zunehmend präsent werden.

Die Hefte „Informationen zur politischen Bildung" zu verschiedenen Themen der Zeitgeschichte können Sie kostenlos bestellen bei der Bundeszentrale für politische Bildung.
www.bpb.de

Alltag früher, Alltag heute

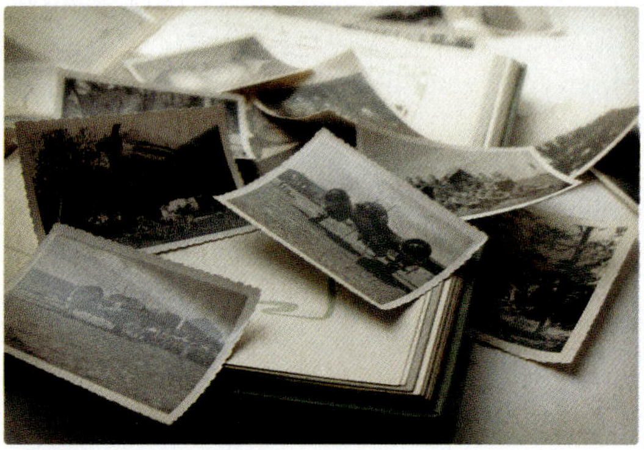

Kindheit in Kriegszeiten

Wichtig ist vor allem, sich als Alltagsbegleiterin immer wieder bewusst zu machen, dass der heutige Alltag der begleiteten Menschen nichts oder nur noch sehr wenig mit dem Alltag zu tun hat, an den diese sich erinnern. Die alten Menschen erinnern sich an andere Beziehungen, andere Inneneinrichtungen, andere Gebrauchsgegenstände, andere Nachbarschaften und Landschaften. Dabei sind die Erinnerungen nicht immer gut und schön, sondern oft auch schmerzhaft und traurig. Aber die erinnerten Räume, Menschen, Gegenstände werden von Menschen mit Demenz meist realer erlebt als die Wirklichkeit des Pflegeheims und oft sogar – in der ambulanten Begleitung – als die Wirklichkeit der eigenen heutigen Wohnung.

Zuhause

Häufig erlebt man in der Begleitung von Menschen mit Demenz eine beständige, manchmal fast verzweifelte Suche nach dem Zuhause. „Ich will nach Hause!" ist eine häufige Antwort, wenn man einen Menschen fragt, wo er denn hin möchte oder warum er so unruhig ist. Auch das scheinbare „Weglaufen" eines Menschen wurde lange genau so bezeichnet, als „Weglauftendenz". Man ging davon aus, dass Menschen aus dem Pflegeheim „weg" wollten, weil sie sich dort unwohl fühlten. Dann benannte man es einige Zeit als „Hinlauftendenz". Man ging davon aus, dass die Menschen das Pflegeheim verlassen wollen, um zu ihrem (vermeintlichen oder realen früheren) Zuhause „hin" zu gehen.

Inzwischen wird dieses Verhalten eher so verstanden, dass das äußerliche Suchen nach dem Zuhause einen innerlichen, psychischen Zustand ausdrückt: Der Mensch mit Demenz verspürt in seiner zunehmenden Desorientiertheit auch eine zunehmende innere Not. In dieser sehnt er sich nach dem Ort, der ihm als kleines Kind Geborgenheit gab – und das ist bei den meisten Menschen der Ort, an dem die Mutter, die Eltern oder andere nahe Vertraute lebten. Und das nennen fast alle Menschen ihr „Zuhause". Es geht also oftmals gar nicht um einen konkreten Ort, zu dem derjenige will. Vielmehr sucht er oder sie nach einem inneren Gefühl von „Zuhause-sein", das unabhängig vom Ort erfüllt werden kann.

Somit ist eine tröstliche Begleitung und das Ermöglichen vertrauter Rituale mindestens genauso wichtig wie der Einsatz konkreter biografisch orientierter Angebote, die folgend vertieft werden.

Im Sinne einer validierenden Begleitung ist es erforderlich, diese Erinnerungen als richtig und wichtig anzunehmen und zu bestätigen.

5.2 Biografisch orientierte Begleitung

Die Orientierung an der Lebensgeschichte jedes einzelnen Menschen muss Grundlage der Alltagsbegleitung sein. Menschen mit Demenz verlieren im Verlauf der Demenz zunehmend die Erinnerungen an viele Abschnitte ihres Lebens und das Wissen darüber, wer sie sind („Ich-Identität").

> Menschen mit Demenz brauchen andere Menschen, die sie bei der Erinnerung an ihr früheres Leben unterstützen.

Durch Erzählen von Geschichten aus dem Leben des begleiteten Menschen, durch vertraute Lieder, Gerüche und Speisen wird die Lebensgeschichte des Menschen wachgehalten, auch wenn er selbst vielleicht nicht mehr sprechen kann. Dies alles gilt es kontinuierlich in das Alltagsgeschehen einzubinden.

Wissen über Biografie des Menschen

Sowohl in der stationären wie auch in der ambulanten Begleitung eines Menschen ist das Wissen über einige Bereiche seines Lebens hilfreich und wichtig. Vielfach gehört das Erstellen einer Biografie, also die Informationssammlung über verschiedene Lebensbereiche eines Menschen, zu den Aufgaben von Alltagsbegleiterinnen und -begleitern.

Datenerhebung

Als Alltagsbegleiterin oder Alltagsbegleiter in der stationären Begleitung ist man in der Datenerhebung zumindest teilweise an die Verfahren und Dokumentationssysteme der jeweiligen Einrichtung gebunden (siehe Thema 8, Kap. 2). Um zu erfahren, welche Zuständigkeiten man selbst bei der Biografiearbeit hat, braucht man Wissen über

- die Art der Biografieerhebung im Dokumentationssystem,
- eventuelle Leitlinien oder Standards zur Biografiearbeit der Einrichtung,
- Gepflogenheiten bei der Aufnahme einer neuen Bewohnerin oder eines neuen Bewohners (Wer führt das Erstgespräch? Was wird gefragt?),
- die Zuständigkeiten für die Erhebung biografischer Daten (Pflege, Betreuung, Sozialer Dienst),
- Art und Ort der Dokumentation durch die Alltagsbegleitung.

> Für die biografische Informationssammlung ist das informierte Einverständnis des begleiteten Menschen und/oder der Betreuenden oder Angehörigen erforderlich.

Das Einverständnis einer Bewohnerin, eines Bewohners oder der Angehörigen bzw. Betreuer in die Informationssammlung und Dokumentation der Daten wird in der Regel bei der Heimaufnahme durch die Heim- oder Pflegedienstleitung eingeholt. Wenn dem nicht zugestimmt wird, ist eine Dokumentation der Daten nicht erlaubt.

Biografiebogen

Wie in stationären und ambulanten Pflegeeinrichtungen Informationen zur Lebensgeschichte eines Menschen mit Demenz erhoben und dokumentiert werden, ist zum Teil sehr unterschiedlich. Alltagsbegleiterinnen und -begleiter richten sich selbstverständlich nach den in der jeweiligen Einrichtung vorgegebenen Dokumentationssystemen.

Der klassische „Biografiebogen" hat jedoch meist ausgedient. Dies ist insofern gut, da ein „Ausfragen" der Bewohnerinnen und Bewohner und ein „Abarbeiten" des Biografiebogens unbedingt vermieden werden muss. Bestimmte Informationen über einen Menschen können jedoch im Verlauf eines Pflegeheimaufenthalts hilfreich werden. Auch der Expertenstandard Beziehungsgestaltung fragt im Auditbogen für betreute Menschen: „Finden sich in der Dokumentation ausreichende Hinweise auf die Lebenswelt und die Biografie des Menschen mit Demenz?"

Als Orientierungsrahmen, was „ausreichende Hinweise" sind, können folgende Stichpunkte genutzt werden:

- Hobbys und Freizeitaktivitäten,
- Festtagsbräuche und Rituale,
- Lebensgewohnheiten und Tagesstruktur,
- hauswirtschaftliche Gewohnheiten,
- Essbiografie.

Ausgehend von diesen Themenbereichen können im Laufe der Zeit immer neue Informationen bekannt werden, die für das Verständnis einer betreuten Person hilfreich sein können. So ergeben sich allmählich umfassende Informationen über wichtige Lebensbereiche und -erfahrungen. Was und wo dokumentiert werden sollte, wird dabei mit den Vorgesetzten abgesprochen (s. o.).

> Mit der Implementierung des Expertenstandards Beziehungsgestaltung in der Pflege von Menschen mit Demenz verändert sich in den Einrichtungen der Umgang und die Art der Dokumentation von biografischen Informationen. Dafür muss eine Pflegeeinrichtung alle Mitarbeiterinnen und Mitarbeiter in der für die Einrichtung gewählten Umgangsform mit biografischen Daten schulen. (Deutsches Netzwerk für Qualitätsentwicklung in der Pflege 2019)

> Ein Gespräch über die Lebensgeschichte eines begleiteten Menschen muss immer von Wertschätzung geprägt sein. Als Alltagsbegleiterin oder Alltagsbegleiter orientiert man sich an den Themen und an dem Gesprächstempo des begleiteten Menschen, nicht an den vom Biografiebogen vorgegebenen Fragen..

Biografiearbeit praktisch

Biografisch orientiert begleiten bedeutet, die gesamte Alltagsbegleitung an den biografisch bedingten Bedürfnissen und Interessen der begleiteten Menschen auszurichten. Wenn man gleichzeitig für die Begleitung mehrerer Menschen zuständig ist, kann dies eine Herausforderung sein. Es bedeutet, die Planung des Alltags und der Tagesstruktur immer wieder an den verschiedenen Lebenserfahrungen der Bewohnerinnen und Bewohner auszurichten. Jeder der begleiteten Menschen sollte sich an verschiedenen Punkten des Tages in seinen Lebenserfahrungen wiederfinden können.

Normalität leben

Abwaschen und Tischdecken, Hofkehren und Müllwegbringen, Zeitunglesen und Fußballgucken sind Beschäftigungen aus dem früheren Lebensalltag der begleiteten Menschen. Biografisch orientiert begleiten bedeutet daher, möglichst viele dieser Tätigkeiten in den Alltag im Pflegeheim oder der ambulanten Betreuung einzubinden wobei bei Menschen mit Demenz stets die Beziehungsgestaltung im Vordergrund stehen sollte, nicht die Tätigkeit an sich.

- gemeinsam Post oder Zeitung holen und einkaufen gehen
- gemeinsam kochen und backen, den Tisch decken und abräumen, Spülmaschine einräumen
- Blumen gießen, Tiere versorgen und kleine Reinigungs- und Reparaturarbeiten übernehmen
- Gartenbeete pflegen, Obst und Gemüse ernten und verarbeiten

> Die Aktivitäten, die früher das Leben der begleiteten Menschen bestimmten, können und sollten auch heute den Alltag bestimmen – Normalität statt alltagsferner Beschäftigung ist gefragt.

Natürlich berücksichtigt eine derartige Tagesgestaltung die Ressourcen und Wünsche der begleiteten Menschen: Keiner muss abwaschen, putzen oder kehren, der das nicht will. Die Erfahrung zeigt aber, dass viele der begleiteten Menschen dies tun wollen, weil es ihnen vertraut ist und Bestätigung gibt: „Das bin ich: eine fleißige Hausfrau, ein tatkräftiger Handwerker, ein guter Gärtner, eine gute Köchin.“ Es erfordert etwas Kreativität, auch andere Berufs- und Erfahrungsfelder zu berücksichtigen: Lehrerin, Steuerberater, Chemikerin und Bibliothekar. Doch meist finden sich kleinere Möglichkeiten, auch diese beruflichen Erfahrungen in den Alltag mit einzubinden.

> Es ist wertschätzend und validierend, einem Menschen die Beschäftigungen zu ermöglichen, die ihm ein Leben lang Struktur und Halt gaben.

Ebenso muss berücksichtigt werden, dass jemand nur noch eingeschränkte körperliche und geistige Möglichkeiten haben kann, die vertrauten Tätigkeiten auszuführen. Das kann bedeuten, dass

- die frisch eingesetzten Pflanzen wieder herausgezogen werden,
- der Tisch zum sechsten Mal hintereinander abgewischt wird, dazu mit einem schmutzigen Lappen oder dem eigenen Pullover,
- mit dem Schraubenzieher die lockere Schraube erst fest und danach alle anderen herausgedreht werden,
- das saubere Geschirr in die Spülmaschine und das schmutzige Geschirr in den Schrank geräumt wird.

Das, was die Begleiterin oder der Begleiter als „Chaos“ ansieht, kann von dem begleiteten Menschen als sinnvoll erlebt werden. Derartige Handlungen sollte man hinnehmen (wenn keine Eigen- oder Fremdgefährdung besteht) und anschließend kommentarlos in Ordnung bringen.

Selbst die vermutete Eigengefährdung muss immer wieder hinterfragt werden. Was ist wirklich gefährlich und was darf an Gefährdungspotenzial zugelassen werden, wenn die „gefährdende" Tätigkeit den Menschen beruhigt, entspannt und angenehm müde macht? Für diese Entscheidungen sind immer wieder Fallbesprechungen und die anschließende Dokumentation der Vereinbarungen notwendig!

Sinnhaftes Tun

Sinn aller biografisch orientierten Tätigkeiten ist nicht das Erledigen von Pflichten und Aufgaben, sondern
- ein freud- und lustvolles Tun,
- ein Gemeinschaftserleben,
- ein Gefühl von Bedeutung und Wichtigkeit,
- Aktivität und Normalität im Sinne des früheren Lebens.

Dies verhindert Langeweile, gibt Lebensfreude und sorgt nebenbei mit Bewegung, Licht und frischer Luft für einen aktiven Tag und einen guten Nachtschlaf. Damit wird möglicherweise auch die Normalisierung des Tag-Nacht-Rhythmus ohne Medikamentengabe ermöglicht.

!

Entscheidend für die Auswahl und die Dauer der jeweiligen Tätigkeit sind immer das Interesse, die Fähigkeiten und die Befindlichkeit des begleiteten Menschen.

Jede Tätigkeit, die Bezüge zu der Lebenssituation eines oder mehrerer Bewohner hat, kann geeignet sein für eine biografisch orientierte Alltagsbegleitung: Gesang und Musizieren, Sport und Bewegung, Gartentätigkeit und Haushaltspflichten, Handarbeiten und handwerkliche Tätigkeiten, Spielen und Vorlesen, Kochen, Backen und Essen. Ideen hierfür findet man in Kap. 2. Grundsätzlich sei hier noch einmal auf die Umsetzung des Expertenstandards Beziehungsgestaltung in der Pflege von Menschen mit Demenz verwiesen, der für die Alltagsgestaltung stets die Beziehungsgestaltung vor die Funktionalität des Pflegealltags und damit auch vor die Durchführung bestimmter Angebote zu bestimmten Tageszeiten setzt.

5.3 Lebensbuch und Erinnerungskiste

Ein Lebensbuch oder eine Erinnerungskiste kann Menschen mit Demenz helfen, sich ihrer eigenen Lebensgeschichte lebhaft und bildlich zu erinnern. Es sind Erinnerungsspeicher, in denen von Angehörigen und Betreuenden und möglicherweise unter Mithilfe des betroffenen Menschen selbst Dokumente und Zeugnisse seiner Lebensgeschichte zusammengetragen wurden.

Lebensbuch

Ein Lebensbuch kann enthalten
- Fotos, möglichst vergrößert, von wichtigen Menschen vor allem aus der Kindheit und Jugend, aber auch aus dem Erwachsenenalter (Geschwister, Eltern, Hochzeitsfotos),

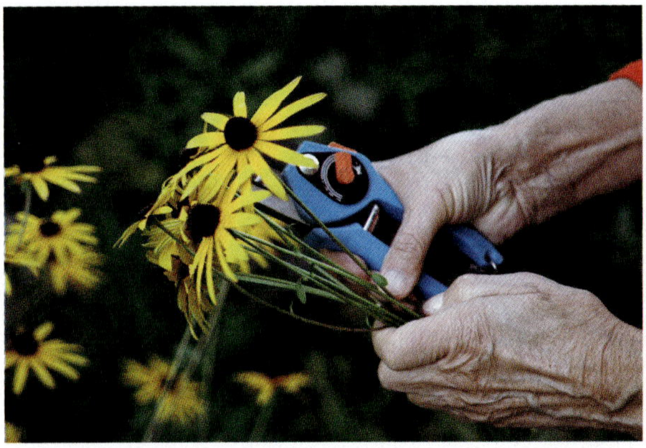

Blumen pflanzen – vertraute Tätigkeit aus der eigenen Lebensgeschichte

- Fotografien und Postkarten wichtiger Orte der Lebensgeschichte (Heimatort, frühere Wohnorte, bedeutsame Urlaubsziele),
- Fotos von Haustieren, Gärten und anderen bedeutsamen Plätzen der Lebensgeschichte,
- Kopien von Dokumenten, die eine wichtige Bedeutung hatten (Abschlusszeugnisse, Diplome, Meisterbrief),
- Geschichten, Liedtexte und Gedichte mit einer persönlichen Bedeutung.
- Weitere Dinge sind denkbar, die sich in ein Lebensbuch heften lassen. Zudem sollte die Mappe oder der Ordner auch außen einen Bezug zu der Eigentümerin oder dem Eigentümer des Lebensbuches herstellen. Auch das komplette Binden als Buch ist möglich, verhindert aber, weitere Fundstücke hinzuzufügen.

Die einzelnen Inhalte selbst sollten entweder laminiert oder in Klarsichthüllen sein, damit man sie bei Bedarf abwischen kann.

Erinnerungskiste
Eine Erinnerungskiste kann enthalten
- Fotos und Dokumente wie fürs Lebensbuch, möglichst laminiert,
- altes Spielzeug und Bücher mit persönlichem Bezug,
- Werkstücke aus dem Beruf, kleine Gerätschaften und Symbole für die frühere Berufstätigkeit,
- Schmuck, frühere Brillen, Hüte/Mützen, die aus einer bestimmten Lebensphase bedeutungsvoll (und positiv) erinnert werden,
- Medaillen, Pokale, Auszeichnungen etc.

Die Kiste kann von außen ebenfalls mit Symbolen und Bildern aus dem Leben des Menschen beklebt und verziert werden.

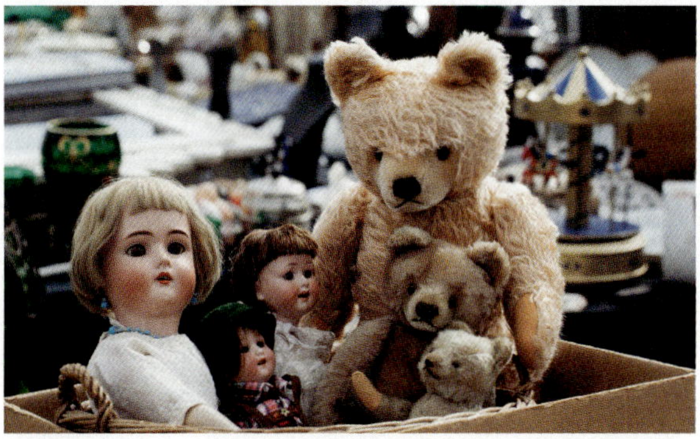

Puppen aus vergangenen Zeiten rufen viele Erinnerungen hervor

Verwendung
Beide Gegenstände, Lebensbuch wie Erinnerungskiste, können in verschiedenen Zusammenhängen eingesetzt werden:
- Anlass für ein Gespräch mit dem Bewohner, auch wenn dieser nicht mehr zu verbaler Kommunikation fähig ist,
- Beruhigung und Ablenkung nach aufregenden Situationen,
- Aktivierung im Sinne der 10-Minuten-Aktivierung (siehe Kap. 6.2).

Im Vordergrund steht immer die Unterstützung des begleiteten Menschen. Er kann sich mithilfe der gesammelten Gegenstände an Szenen und Ereignisse seines Lebens erinnern. Dies kann stärkend und beruhigend wirken.

> Die Beschäftigung mit Ereignissen aus der eigenen Vergangenheit kann aber auch negative Gefühle wie Trauer oder Angst auslösen. Es ist wichtig, diese mit auszuhalten und dabeizubleiben.

5.4 Kultursensible Pflege
Ein eigenständiger Bereich von biografisch orientierter Pflege ist die kultursensible Pflege.

> Kultursensible Pflege trägt dazu bei, dass eine pflegebedürftige Person entsprechend ihrer individuellen Werte, kulturellen und religiösen Prägungen und Bedürfnisse leben kann. (Memorandum für eine kultursensible Altenhilfe)

In Pflegeeinrichtungen leben zunehmend Menschen, die in anderen Kulturkreisen und anderen religiösen Zusammenhängen aufgewachsen sind. Um auch sie wertschätzend und verstehend begleiten zu können, brauchen Alltagsbegleiterinnen und -begleiter Wissen über die jeweiligen kulturellen, sozialen und religiösen Normen und Regeln sowie Gebräuche.

Kultursensible Pflege lernen
Bei der Vielzahl an Menschen aus unterschiedlichen Kulturen, die inzwischen in Deutschland leben, ist dies eine herausfordernde Aufgabe. Kultursensible Pflege ist ein Lernprozess für die gesamte Einrichtung. Die Aufgabe von Alltagsbegleiterinnen und -begleitern in diesem Prozess ist zuerst einmal wie bei allen Mitarbeiterinnen und Mitarbeitern
- Offenheit für ungewohnte Gebräuche,
- Interesse an religiösen/kulturellen Hintergründen,
- Kontaktaufnahme zu den Angehörigen, eventuell unter Hinzuziehung einer Person zum Dolmetschen,
- Sensibilität im Kontakt.

> Mehr zum Thema in den Handreichungen für eine kultursensible Altenhilfe (Arbeitskreis Charta für eine kultursensible Altenpflege 2002)

5.5 Herausforderungen
Alltagsbegleiterinnen und -begleiter sollten sich bemühen, die Menschen, die sie begleiten, so gut wie möglich kennenzulernen und das Wissen in angemessenem Maß auch mit Kolleginnen und Kollegen zu teilen. Dies ist durch Datenschutz, berechtigte Vorbehalte hinsichtlich der Privatsphäre sowie auch bei Zurückhaltung vonseiten der Angehörigen keine einfache Aufgabe. Sie

muss daher mit viel Sensibilität und ohne jegliches Drängen oder Bohren bewältigt werden.

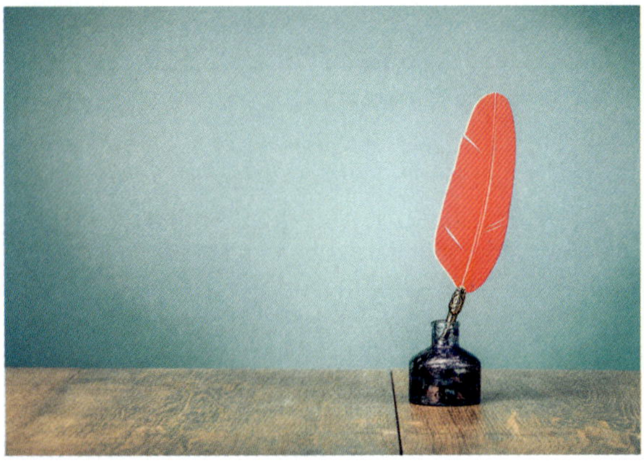

Viele Lebensgeschichten sind nicht dokumentiert

Fehlende biografischen Daten

Immer wieder ziehen Menschen in eine Pflegeeinrichtung ein, ohne dass viel mehr als ihr Geburtsdatum und -ort bekannt sind. Oft ist es eine Gratwanderung, Vertrauen zur neuen Bewohnerin oder zum neuen Bewohner sowie zu den Angehörigen aufzubauen, um weitere Informationen zu erhalten. Ihnen muss erklärt werden, dass es vor allem für die Bewohnerin oder den Bewohner hilfreich ist, wenn die an der Pflege und Betreuung Beteiligten von wichtigen Eckpunkten des Lebens erfahren.

Weigerung des begleiteten Menschen, Informationen über sich preiszugeben

Grundsätzlich hat jeder Mensch das Selbstbestimmungsrecht über seine Daten und kann damit auch die Zustimmung verweigern, dass Pflegeheime Informationen über seine Lebensgeschichte dokumentieren. Diese Weigerung ist zu akzeptieren. Eine biografisch orientierte Begleitung ist dann aber nur sehr eingeschränkt möglich und beschränkt sich auf das Wissen, das die jeweilige Begleiterin oder der jeweilige Begleiter über den betreuten Menschen hat.

Manchmal entsteht im Laufe der Begleitung ein Vertrauensverhältnis, in dessen Rahmen eine andere Haltung entsteht, sodass in der Folge von der Verweigerung zur Dokumentation abgewichen wird. Dabei darf jedoch keinesfalls manipuliert werden.

Gründe für die Ablehnung der Datensammlung

Für dieses ablehnende Verhalten kann es biografische Gründe geben, z.B. die Erfahrung von Verfolgung und Bespitzelung in jungen Jahren. Die explizite Ablehnung der biografischen Dokumentation durch die Bewohnerin oder den Bewohner ist zu dokumentieren, da es in MDK-Prüfungen möglicherweise bedeutsam sein kann.

Zusammenarbeit mit Angehörigen

Bei bereits stark desorientierten neuen Bewohnern sind oftmals nur die Angehörigen oder Betreuenden diejenigen, die biografische Informationen über den begleiteten Menschen geben können. Auch hier kann es zu Herausforderungen in der Zusammenarbeit kommen, wenn z. B. Angehörige

- kein Interesse an entsprechenden Gesprächen haben oder keine Zeit dafür finden,
- kaum Wissen über den begleiteten Menschen haben, entweder weil sie fernstehende Verwandte sind oder weil in der Familie wenig Kontakt und Austausch bestand,
- aus Scham verhindern wollen, dass bestimmte Themen aus dem Leben des begleiteten Menschen bekannt werden, z. B. Kriegsteilnahme, nationalsozialistische Vergangenheit, Gefängnisaufenthalt, aber auch (sexuelle) Gewalterfahrungen,
- einen eigenen Konflikt mit dem zu begleitenden Menschen haben, was eine objektive Auskunft behindert („Meine Mutter war sowieso nie freundlich." – „Mein Vater war schon immer so.").

Vertrauen aufbauen

An dieser Stelle muss erst Vertrauen zu den Angehörigen aufgebaut werden. Dies geschieht vor allem durch Akzeptanz des Verhaltens der Angehörigen und möglicherweise auch durch wertschätzendes Spiegeln („Das ist sicher nicht einfach für Sie, darüber zu sprechen"). Wichtig ist es vor allem,

- verständlich über die Bedeutung der biografisch orientierten Begleitung von Menschen mit Demenz aufzuklären (ggf. durch die Pflegedienstleitung),
- den Angehörigen Zeit zu lassen und sie in regelmäßigen Abständen wieder anzusprechen.

Oft ist es hilfreich, zuerst über unverfängliche Dinge zu sprechen und schwierige Themen wie psychische Erkrankungen, Gewalterfahrungen, auffällige Verhaltensweisen erst nach einer Weile auf einer vertrauensvolleren Ebene anzusprechen. Auch kann eine Vereinbarung getroffen werden, dass derartige Themen zwar mit einer vertrauten Pflegekraft besprochen, aber nicht dokumentiert werden.

Wenn Informationsquellen fehlen

Wenn ein neuer Bewohner oder eine Bewohnerin keine Angehörigen hat, aber bereits unter einer stark fortgeschrittenen Demenz leidet, wird es schwieriger, Informationen über ihn zu bekommen. Hier muss man über den Tellerrand der üblichen Verfahren der Informationsgewinnung hinausschauen und andere Quellen nutzen:

- wenn der frühere Wohnort bekannt ist, Hausarzt, Pfarrer der Gemeinde, frühere Nachbarn, ehemalige Vereinsmitglieder kontaktieren,
- Bilder des Marktplatzes, der Kirche, der alten Schule besorgen (dank Internet geht so etwas recht einfach),
- Bilder im Fotoalbum (wenn vorhanden) nach Informationen über Wohnorte, Hobbys, Reiseziele durchsuchen,
- Betreuende bitten, ggf. in alten Briefen und Akten nach hilfreichen Informationen zu suchen.

Oft können nur begrenzte Informationen gewonnen werden. Jedoch kann auf der Basis dieser Informationen möglicherweise im Gespräch mit der Bewohnerin oder dem Bewohner (bei mangelnder Sprachkompetenz auch durch nonverbale Reaktionen) herausgefunden werden, welche Themen ihr oder ihm gut tun. **Belastende Themen sind zu meiden bzw. nicht weiter zu vertiefen.**

> Biografiearbeit ohne Informationen über die Lebensgeschichte eines begleiteten Menschen ist eine Herausforderung, aber nicht unmöglich!

6. Weitere Ansätze

Für die Begleitung von Menschen mit Demenz und anderen Menschen mit Hilfe- und Unterstützungsbedarf gibt es eine Fülle an Ansätzen, Konzepten und Modellen.

> Alltagbegleiterinnen und Alltagsbegleiter sind stets begleitend und unterstützend, aber nicht „therapeutisch" tätig.

6.1 Milieutherapie

> Als Milieutherapie bezeichnet man die bewusste Gestaltung der Umgebung, sodass sie den dort lebenden Menschen Sicherheit und Geborgenheit bietet.

Unter Milieutherapie werden viele verschiedene Gestaltungsmaßnahmen, Techniken und Verhaltensweisen zusammengefasst. Der Begriff „Therapie" ist dabei irreführend, denn es handelt sich um die Gestaltung der Rahmenbedingungen und nicht um eine Behandlungsform.

Milieutherapie besteht aus drei Säulen:

- der räumlich-baulichen Gestaltung,
- dem zeitlich-organisatorischen Rahmen,
- der Einstellung und Haltung der Begleiterinnen und Begleiter.

Zusammen sollen diese drei Faktoren für ein Umfeld sorgen, das Menschen mit Demenz Wohlbefinden und Geborgenheit ermöglicht. Das Konzept berücksichtigt dabei

- die biografisch bedingten Vorlieben und Gewohnheiten der begleiteten Menschen, z. B. in Bezug auf Möbel und Raumgestaltung,
- Bedürfnisse nach Anregung und Kontakt, aber auch nach Ruhe und Rückzug,
- Bedürfnisse nach Bewegung, frischer Luft, Natur, und Garten,
- angemessene Lichtverhältnisse, Tag-Nacht-Rhythmus, bestimmte Farbkonzepte.

Geborgenheit und Orientierung im Umfeld bieten

Milieutherapeutisches Arbeiten will den dort lebenden Menschen ein Umfeld („Milieu") schaffen, in dem sie sich nach ihren Möglichkeiten gut und sicher orientieren können. Dafür setzt man Folgendes gezielt ein:

- vertraute Bilder und Symbole (z. B. an den Zimmertüren)
- vertraute Möbel und Wohnraumgestaltung sowohl in den persönlichen Räumen als auch in Fluren und Gemeinschaftsräumen
- eine angemessene Mischung aus Begegnungsräumen (Aufenthaltsraum, Wohnzimmer, Wohnküche) und Ruhezonen

Die Räume orientieren sich in der Gestaltung an dem, was den jeweiligen Bewohnerinnen und Bewohnern Geborgenheit vermittelt. Dabei wird Reizüberflutung vermieden.

> Auch die Milieutherapie baut auf den Grundhaltungen der Wertschätzung und Empathie auf.

Weitere Elemente der Milieutherapie

Auch in der Tagesgestaltung orientiert man sich in der Milieutherapie an den Gewohnheiten der begleiteten

Menschen. Dafür müssen die baulichen Rahmenbedingungen vorhanden und die Tagesstruktur immer wieder flexibel gestaltbar sein.

- gemeinsames Kochen
- Gartenarbeit
- gemeinsames Erledigen von Haushaltspflichten
- Mittagsschläfchen im Wohnzimmer
- Wannenbad am Samstag usw.

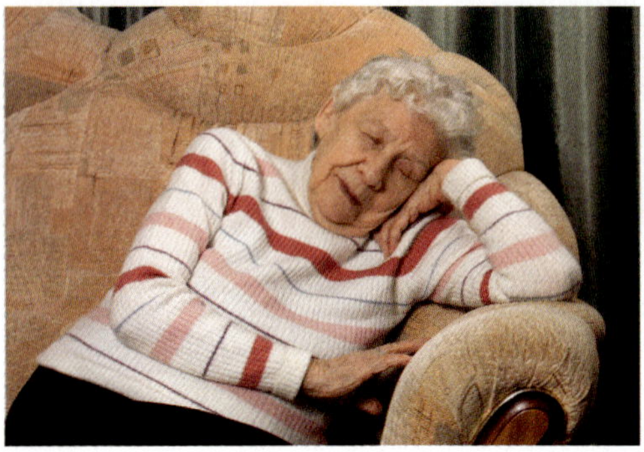

Gemütlicher Platz für den Mittagsschlaf als Teil der Milieutherapie

6.2 10-Minuten-Aktivierung

Die Methodik der 10-Minuten-Aktivierung geht auf Ute Schmidt-Hackenberg (2010) zurück.

Zeitbedarf

Es geht darum, in einer kurzen Zeit von etwa 10 bis 20 Minuten dem zu begleitenden Menschen intensiven Kontakt zu bieten und ihm das Gefühl der Wertschätzung entgegenzubringen.

> Es sollte dem Menschen immer genügend Zeit für seine Erinnerungen gelassen werden.

Ziele

Ein wichtiger und hauptsächlicher Aspekt der Kurzaktivierungen ist es, die verschiedenen Sinne anzusprechen. Dies ist schon mit kleinen Handgriffen getan und bietet den Bewohnern folgende Möglichkeiten:

- positive Gefühle zu empfinden
- sich zu erinnern
- das Langzeitgedächtnis auszuschöpfen
- Reizmangel zu vermeiden

> Mit Unterstützung ist es auch einem begleiteten Menschen möglich, sich zu erinnern.

Möglichkeiten der Kurzaktivierung

Es gibt verschiedene Wege, eine Aktivierung zu gestalten. Es geht darum, so viele Sinne wie möglich zu aktivieren. Sinnesanregungen können zum Beispiel durch Mahlen von Kaffeebohnen mit einer alten Mühle entstehen oder beim Ertasten verschiedener Gegenstände in einer Kirschkernwanne. Das Anlegen von Themen-/Aktivierungskisten oder Beuteln ist bei dieser Art der Aktivierung sehr hilfreich. Es spart Zeit und unterstützt die Spontanität. Sämtliche Themen sind möglich, wie z. B.:

- Hochzeit
- Urlaub
- Haushalt
- Garten

In diesen Kisten können Gegenstände passend zu dem jeweiligen Thema gesammelt werden.

- Fotos
- Kräuter
- Postkarten
- Wäscheklammern
- Seife

Der Fantasie sind keine Grenzen gesetzt, aber es sollte möglichst biografiebezogen sein und die Gegenstände sollten einen Wiedererkennungswert für den begleiteten Menschen haben. Zum Beispiel werden alte Holzwäscheklammern eher erkannt als die modernen aus Kunststoff. Mithilfe dieser Gegenstände können viele Sinne angeregt werden, beispielsweise durch das Ertasten des Inhalts. Es entstehen kurze, aber intensive Gespräche und der begleitete Mensch fühlt sich wahrgenommen. Es kann an jedem Ort aktiviert werden und ist in jedem Demenzstadium möglich. Diese Form der Kurzaktivierung ist einzeln wie auch in einer Gruppe durchführbar.

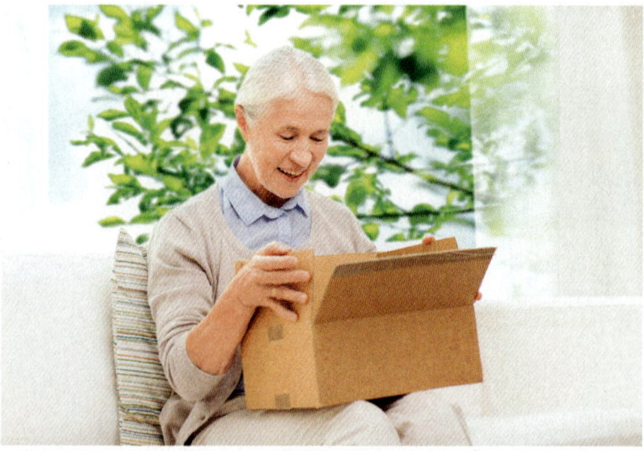

Eine Aktivierungskiste weckt Erinnerungen

Therapeutischer Tischbesuch (TTB)

Eine ebenfalls weitverbreitete und sehr bekannte Methode der Kurzaktivierung ist der therapeutische Tischbesuch von Bernd Kiefer.

Unter einem therapeutischen Tischbesuch (TTB) versteht man das systematische und zeitlich kurz begrenzte Aufsuchen von pflegebedürftigen Menschen, unter Einbezug kommunikationsanregender Medien.

Es ähnelt dem Prinzip der 10-Minuten-Aktivierung von Ute Schmidt-Hackenberg. Jedoch ist der Zeitbedarf hier weitaus kürzer gedacht. Ein bis drei Minuten sollte der Impuls gegeben werden, und dies genauso wie bei der Kurzaktivierung ruhig mehrmals täglich.

Bernd Kiefer/Bettina Rudert: Der therapeutische Tischbesuch, Vincentz Verlag

6.3 Snoezelen

Das Snoezelen (gesprochen „snuselen") geht auf ein niederländisches Konzept zur Sinnesanregung für Menschen mit Schwerst- und Mehrfachbehinderungen zurück. Die Bezeichnung ist ein Kunstwort aus den niederländischen Begriffen „snuffelen" (schnüffeln, schnuppern) und „doezelen" (dösen). Ursprünglich als eine Art Freizeitangebot eingesetzt, wird es heute oftmals therapeutisch angewendet.
Unter dem Snoezelen werden verschiedene Konzepte zur Sinnesanregung zusammengefasst. Mit Licht-, Ton- und Bewegungselementen wird versucht, Menschen mit eingeschränkter Wahrnehmungsfähigkeit positive Sinneswahrnehmungen zu ermöglichen.

Elemente des Snoezelen

- Schaukelstühle, Wasserbetten
- Tastelemente, Aromatherapie
- Lichteffekte wie Lichtsäulen, Lavalampen, „Discokugeln" und andere Licht- und Farbelemente
- Musikalische und andere auditive Elemente wie Klangwerkzeuge, Natur- und Tiergeräusche

Vorsicht mit Lichtblitzen, dem Abdunkeln des Raumes oder ungewohnt dumpfen Geräuschen! Dies kann bei alten Menschen Erinnerungen an den Krieg oder Fluchterfahrungen hervorrufen.

Ziele des Snoezelen

Die Ziele eines Snoezelen-Angebots können sehr unterschiedlich sein:

- Entspannung
- Aktivierung
- Körperwahrnehmung
- Wahrnehmung der Außenwelt

Immer steht das Wohlbefinden des begleiteten Menschen im Vordergrund. Daher müssen alle Elemente sorgfältig ausgewählt werden. Es ist zudem unerlässlich für die Begleitkraft, den Bewohner oder die Bewohnerin während des Snoezelens aufmerksam zu beobachten. Ein eventuelles Unwohlsein oder andere ablehnende Reaktionen müssen sofort wahrgenommen und es muss entsprechend reagiert werden.

Snoezelenraum und Snoezelenwagen

In stationären Einrichtungen für Menschen mit Demenz sowie für Menschen mit Behinderung gibt es oftmals spezielle **Snoezelenräume**, die mit den genannten Elementen eingerichtet und ausgestattet sind. Hierher wird der Mensch, dem mit Snoezelen ein angenehmes Umfeld geschaffen werden soll, gebracht. Der Kontakt zur Begleiterin ist immer Teil des Snoezelens. Sie bleibt während der ganzen Zeit dabei.

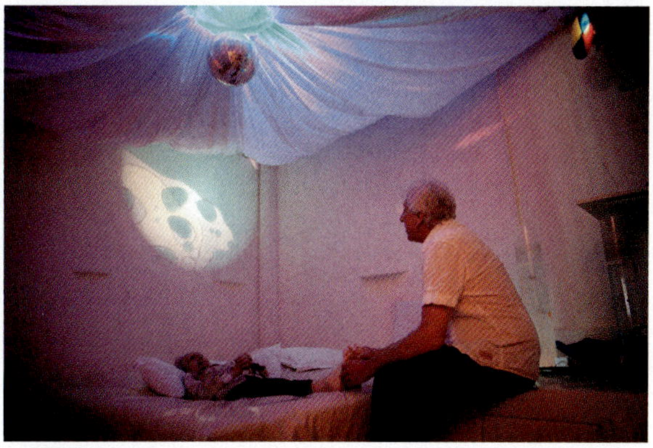

Snoezelen-Raum

Eine andere Variante ist der mobile **Snoezelen-Wagen**, auf dem verschiedene Elemente wie Tastelemente, Licht- und Toneffekte zum jeweiligen Bewohner oder zur Bewohnerin gebracht werden können.

Zeitbedarf

Es gibt keine Zeitvorgaben und auch keine Vorgaben, welchen Reizen ein Mensch ausgesetzt werden soll. Der eine Mensch liegt gern eine Stunde im Wasserbett, hört der Musik zu und folgt den Lichteffekten, bis er am Ende sogar einschläft. Ein anderer wird bereits beim Einschalten der Lichteffekte unruhig und steigert sich dort zunehmend hinein, auch Musik und andere Elemente beruhigen ihn nicht. Hier ist die Sitzung sofort zu beenden.

> Kein Mensch reagiert gleich auf Snoezelen. Der begleitete Mensch entscheidet, was er mag und was ihm gut tut.

Wie alle Verfahren, die therapeutisch angewendet werden können, sollte man auch das Snoezelen in der Alltagsbegleitung achtsam einsetzen. Es gibt Zusatzausbildungen, in denen man in den theoretischen Grundlagen und in der genauen Anwendung geschult und über mögliche Risiken detailliert informiert wird.

> Informationen und Ausbildungen:
> www.snoezelen-stiftung.de, www.isna.de/

6.4 Basale Stimulation

> Basale Stimulation ist eine Form ganzheitlicher, körperbezogener Kommunikation für Menschen mit wesentlichen Einschränkungen. (Andreas Fröhlich)

Basal steht dabei für „grundlegend, einfach", Stimulation für „Anregung, Angebot". Es ist ein Angebot zur Wahrnehmung und Kommunikation mit schwerstmehrfachbehinderten Menschen und auch für Menschen mit Demenz.

Säulen der Basalen Stimulation

Basale Stimulation setzt sich zusammen aus

- einer bestimmten inneren Haltung,
- verschiedenen Kompetenzen und Fähigkeiten,
- gezielt einzusetzenden Techniken.

Erst im Zusammenspiel werden daraus hilfreiche Angebote für die begleiteten Menschen, in denen diesen z. B. eine Wahrnehmung ihres eigenen Körpers und der Muskulatur oder ihrer Lage im Raum (Gleichgewichtssinn) ermöglicht wird.

Innere Haltung

Die innere Haltung bei der Anwendung der Basalen Stimulation sollte immer von Respekt und Wertschätzung und dem Bewusstsein für die Individualität des begleiteten Menschen getragen sein.

Kompetenzen

Stets steht der begleitete Mensch, nicht das Angebot im Mittelpunkt. Dafür braucht man

- die Fähigkeit, auf der Basis einer guten Informationssammlung Angebote biografisch orientiert planen zu können,
- die Fähigkeit, genau beobachten zu können,
- ein gutes Fachwissen, um den Hintergrund der Behinderung oder Einschränkung zu verstehen,
- die Fähigkeit zur Tagesgestaltung,
- die Berücksichtigung aller wichtigen Umweltfaktoren (Licht, Lautstärke, Raumgestaltung etc.).

> Alle Angebote müssen so geplant werden, dass eine Reizüberflutung vermieden wird.

Techniken

Nach Andreas Fröhlich, dem Begründer dieses Konzepts, kommen die Techniken der Basalen Stimulation erst nach Entwicklung von Haltung und Kompetenzen. Diese Techniken selbst sind, wie der Name sagt, basal, also an grundlegenden Wahrnehmungsbereichen des Menschen orientiert, und eigentlich recht einfach anzuwenden.

> Die Anwendung der Techniken ist nur vor dem Hintergrund der grundlegenden Haltung und Kompetenzen als Basale Stimulation anzusehen.

Stimulation verschiedener Wahrnehmungsbereiche

- Waschungen und Einreibung der Haut, Veränderung des Drucks, unterschiedliche Materialien (Schwämme, Handtücher) sowie Variation der Wassertemperatur,
- Stimulation der Körperwahrnehmung im Raum durch Schwingen und Schaukeln z. B. im Schaukelstuhl oder auf einem Wasserbett,
- orale Stimulation besonders bei parenteral ernährten Menschen, z. B. durch Förderung von Lutschen oder Bestreichen der Lippen, Zunge und Gaumen mit einem Wattetupfer o. Ä.

- Essen als basale Stimulation: Das Konzept des Gerontologen und Heimkochs Martin Biedermann will wahrnehmungseingeschränkte Menschen auch durch für sie deutlich wahrnehmbare Zubereitung der Speisen zusätzlich anregen,
- außerdem können der Seh-, Geruchs- und Hörsinn durch entsprechende Angebote angeregt werden.

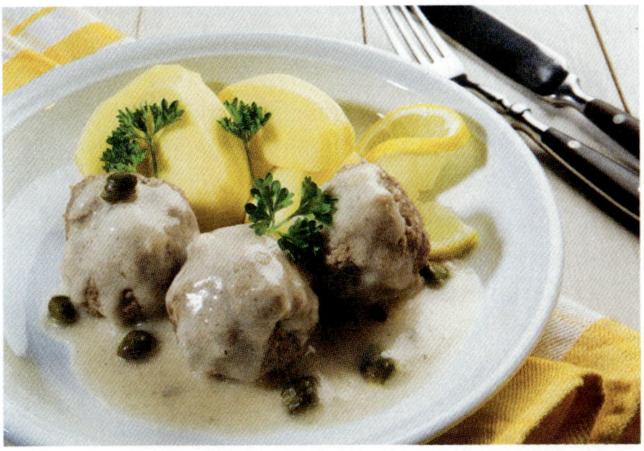

Die eigene Leibspeise – Essen als basale Stimulation

Wie bei allen anderen Konzepten auch, die therapeutisch genutzt werden können, sollte die vertiefte Anwendung nur nach einer gründlichen Schulung geschehen.

> Hinweise zur Ausbildung unter:
> www.basale-stimulation.de/

6.5 Tiergestützte Therapie

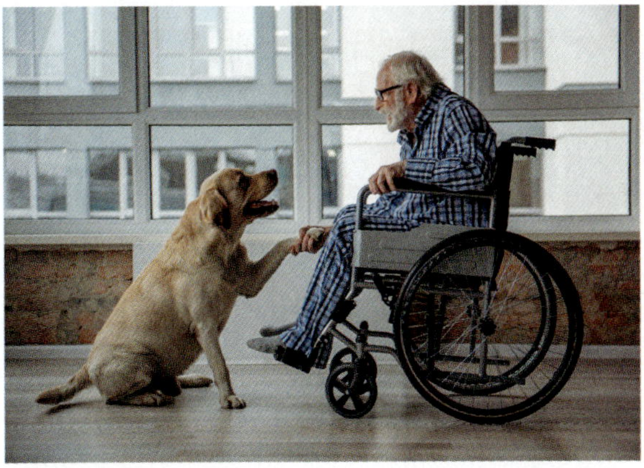

Besuch eines Therapiehundes

Tiere haben eine positive, oftmals sogar gesundheitsförderliche Wirkung auf viele Menschen. Der Umgang mit Tieren ist für Menschen mit Demenz oder Behinderungen aus mehreren Gründen oft hilfreich:

- Ihre Anwesenheit kann beruhigen, entspannen, trösten,
- Spielen und Reden mit ihnen kann Spaß machen und schafft Gemeinschaft,
- Füttern und Spielen fördern die körperliche Aktivität,
- Sprache und Erinnerungsvermögen werden aktiviert.

> Tiergestützte Therapie ist nicht für alle Menschen geeignet. Manche Menschen haben Angst oder Abneigung gegenüber Tieren, können dies aber möglicherweise nicht formulieren.

Zuwendung und Körperkontakt

Viele der begleiteten Menschen haben kaum noch Kontaktmöglichkeiten und erfahren wenig persönliche und herzliche Zuwendung außerhalb der Gruppe der Begleitenden und Pflegenden. Tiere haben hier einen unschätzbaren Wert: Sie schmiegen sich an den Menschen an, lassen sich streicheln, suchen selbst den Kontakt. Sie hören zu, auch wenn immer wieder das Gleiche erzählt wird.

Pflegebedürftige Menschen haben im Kontakt mit Tieren die Möglichkeit, Körperkontakt und Zärtlichkeit zu erfahren. Diese Bedürfnisse bleiben auch im Alter erhalten, können aber im Alltag kaum noch erfüllt werden. Tiere sind hier gleichzeitig Sozialpartner und Therapeuten: Sie geben ihre Zuneigung bedingungslos und haben dadurch einen positiven, therapeutischen Effekt.

Geeignete Tiere

Annähernd alle Haustierrassen sind geeignet für den Einsatz in der tiergestützten Therapie. Sie erfordern jedoch jeweils eigene Voraussetzung für die Haltung und haben unterschiedliche Effekte auf die begleiteten Menschen.

- Kleintiere wie **Meerschweinchen** oder **Kaninchen** in Stallhaltung können ein Ziel für Spaziergänge und eigenständige Besuche der Bewohnerinnen und Bewohner sein. Manche der begleiteten Menschen beteiligen sich dort auch gern am Füttern und am Reinigen des Stalles. Die Tiere können zudem den Menschen, die dies möchten, auf den Schoß gesetzt werden, sodass man sie streicheln und mit ihnen kuscheln kann.
- **Katzen** werden häufig eingesetzt auf Wohnbereichen, wo man ein dauerhaft lebendes Tier haben möchte. Katzen suchen selbstständig den Körperkontakt, sind aber auch sehr eigenwillig und lassen sich nicht einfach dazu bewegen, zu jemandem

hinzugehen oder bei ihm zu verbleiben, wenn sie das nicht möchten.

- **Hunde** sind ideale Begleiter in der tiergestützten Therapie. Sie sind meist sehr kontaktfreudig und genießen Streicheln und Liebkosungen. Sie aktivieren zu Bewegungen bis hin zum Spaziergang fürs Gassi-Gehen. Große Hunde, die sich freiwillig den Anweisungen und Spielaufforderungen unterwerfen, geben ein Gefühl von Stärke und Selbstvertrauen. Kleine Hunde können auf den Schoß gesetzt werden und ermöglichen so auch Menschen mit starken Bewegungseinschränkungen den Kontakt zum Tier.
- **Schafe, Ziegen** und **Hühner** halten in ländlichen Gegenden zunehmend Einzug in Pflegeheime, auch **Ponys** und **Esel** werden eingesetzt. Hiermit wird vor allem auch die Gruppe der mobilen Bewohnerinnen und Bewohner angesprochen, die die Tierweide als Ausflugsziel annehmen und teilweise bei der Versorgung der Tiere helfen. Insbesondere in landwirtschaftlich geprägten Regionen kann die Haltung von Nutztierrassen auch Teil der Biografiearbeit sein.

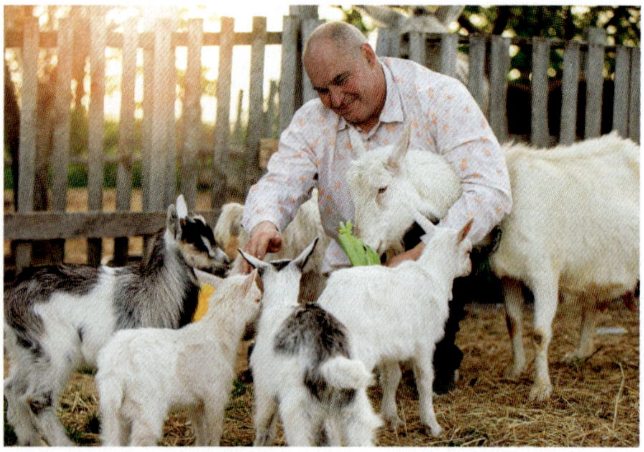

Auch möglich: Ziegen als Heimtiere

- Die Haltung von **Vögeln** in der Voliere und von **Fischen** in Aquarien ist eine altbewährte Variante von Tierhaltung im Pflegeheim. Beide Tierarten ermöglichen zwar keinen Körperkontakt, haben aber auf viele Menschen eine beruhigende oder anregende Wirkung.

Formen der tiergestützten Therapie

In der tiergestützten Arbeit mit Menschen mit Demenz oder Behinderung haben sich verschiedene Ansätze entwickelt:

- **Besuchshunde:** Freiwillige kommen mit ihren Tieren (meist Hunde) regelmäßig, meist wöchentlich, ins Pflegeheim oder zu einem Menschen nach Hause, zum Spielen mit dem Tier oder auch zu Spaziergängen
- **Tiere im Heim:** Einige Pflegeheime im ländlichen Raum halten Tiere (Kaninchen, Katzen, Schafe) und binden deren Versorgung in den Alltag der Bewohnerinnen und Bewohner ein.
- **Hunde auf dem Wohnbereich:** Als personengebundene Tiere sollten Hunde nicht von verschiedenen Personen versorgt werden. In vielen Einrichtungen aber besitzen Mitarbeiterinnen oder Mitarbeiter speziell ausgebildete Hunde und bringen diese während ihrer Arbeitszeit mit, wo sie ein „normales Hundeleben" mit eigenem Liegeplatz und Wassernapf führen und im Kontakt mit den Bewohnerinnen und Bewohnern sind.
- **Tiertherapie:** Gezielter Einsatz z. B. von Hunden und Kaninchen in der Begleitung einzelner, meist stark wahrnehmungseingeschränkter Menschen.

Möglichkeiten und Grenzen

Entgegen vielerlei Bedenken spricht bei normaler Beachtung der Hygiene nichts gegen den Einsatz von Tieren in der Begleitung von Menschen mit Demenz oder Behinderungen. Grenzen werden in der konkreten Arbeit in erster Linie gesetzt durch

- Angst oder Ablehnung einzelner Bewohner und Bewohnerinnen
- Tierhaarallergien von Bewohnern oder Betreuungskräften.

Beiden Aspekten ist durch eine angemessene und sorgfältige Planung zu entsprechen.

> **!** Alle Tiere müssen geimpft sein und regelmäßig entwurmt werden. Eine kontinuierliche Kontrolle auf Parasiten (Flöhe, Zecken, Milben) ist zusätzlich erforderlich.

Zu beachten ist allgemein

- die Auswahl des einzelnen Tieres (Kontaktfreudigkeit, Ausgeglichenheit);
- die Planung des gesamten Angebotes (Wer kümmert sich täglich um heimeigene Tiere?);
- Haftungsfragen (v. a. auch bei Besuchshunden von Ehrenamtlichen).

Bei sorgfältiger Auswahl der Tiere und Beachtung der üblichen Hygiene- und Sicherheitsaspekte ist der Einsatz von Tiertherapie in nahezu jedem Feld der Alltagsbegleitung möglich.

6.6 Natur und Garten

Naturerleben ist ein wichtiger Lebensbereich für die meisten Menschen. Gartenarbeit, Aufenthalt in der Natur, vielleicht auch durch die Arbeit in der Landwirtschaft, waren oftmals Bestandteil der Lebensgeschichte vieler der begleiteten Menschen.

Wer sein Leben lang viel an der frischen Luft und in der Natur war, braucht dies auch im Alter täglich. Dies sollte jedem begleiteten Menschen ermöglicht werden.

Es gibt zahlreiche Möglichkeiten für Aktivitäten in der Natur, die in die Alltagsbegleitung eingebunden werden können. Zuallererst gehört der grundsätzliche Aufenthalt im Freien dazu, auch im Rollstuhl oder Pflegebett. Damit wird es auch schwerstbehinderten und schwerstpflegebedürftigen Menschen ermöglicht, Natur wahrzunehmen.

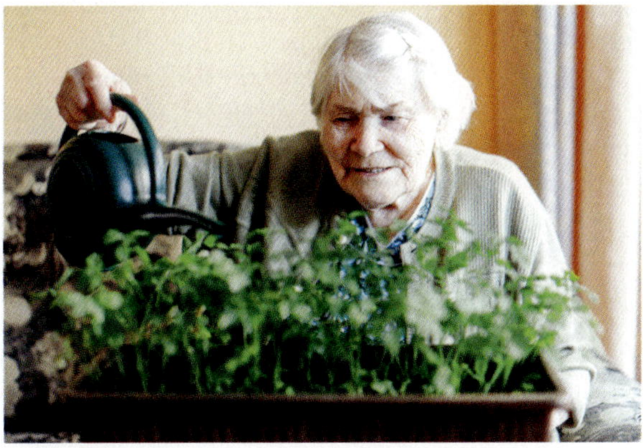

Gartenarbeit

Der bewusste Einsatz von Gartenaktivitäten wird auch als **Gartentherapie** bezeichnet. Die oftmals speziell angelegten Gärten orientieren sich besonders an den Bedürfnissen von Menschen mit Demenz. Kennzeichen dieser Gärten sind

- breite Wege, die alle zum Ausgangspunkt zurückführen,
- ausreichend Sitzgelegenheiten an verschiedenen Stellen, teilweise überdacht für Regen- und Sonnenschutz,
- Hochbeete mit Obst- und Gemüsepflanzen sowie Kräutern,
- farb- und duftintensive ungiftige Pflanzen in den Beeten,
- vertraute Pflanzen, Sträucher und (Obst-)Bäume aus der Region.

Möglichkeiten

In der Alltagsbegleitung kann man einzelne dieser Aspekte auch umsetzen, wenn in der Pflegeeinrichtung oder im Privathaushalt des begleiteten Menschen kein gesonderter Garten vorhanden ist. Möglich ist dies z. B. durch ein einzelnes Hochbeet auf dem Balkon oder Blumenkästen mit Erdbeerpflanzen und Kräutern.

Das Hantieren mit Gartengeräten, für mobile Bewohner möglicherweise auch das Laubharken im Herbst oder das Fegen von Hof oder Terrasse, das Wegharken von frisch gemähtem Gras – all dies sind Möglichkeiten, um

- die Sinne anzuregen,
- frische Luft und Tageslicht zu bekommen,
- sich zu bewegen,
- den eigenen Körper wahrzunehmen,
- den Tag zu strukturieren,
- Sinn und Zufriedenheit zu schaffen.

Die Aktivitäten müssen an die Interessen und an die Ressourcen der Bewohnerinnen und Bewohner angepasst sein.

7. Herausforderndes Verhalten

Herausforderndes Verhalten beschreibt bestimmte Verhaltensweisen von Menschen als Herausforderung an Begleitende und Pflegende.

Verhaltensweisen, die von den sozial üblichen und erwartbaren Verhaltensweisen abweichen, werden von Begleitern, Begleiterinnen wie Angehörigen oft als herausfordernd erlebt.

Beispiele für als herausfordernd empfundenes Verhalten

- Schreien, dauernde Wiederholungen von Lauten
- ständiges Fragen
- von der Begleiterin oder dem Begleiter als aggressiv erlebtes Verhalten
- scheinbar ruheloses Umhergehen
- Nicht-Essen, Nicht-Trinken

Es ist jedoch nicht so wichtig, das als herausfordernd empfundene Verhalten genau zu definieren. Viel wichtiger ist der Versuch der Alltagsbegleiterin oder des Alltagsbegleiters zu verstehen, warum der begleitete Mensch dieses Verhalten zeigt. Denn auch für die betroffenen Menschen sind ihre eigenen Verhaltensweisen oft belastend. Sie sind jedoch oft ihre einzige Möglichkeit, um Stress, Schmerzen oder andere Empfindungen zum Ausdruck zu bringen.

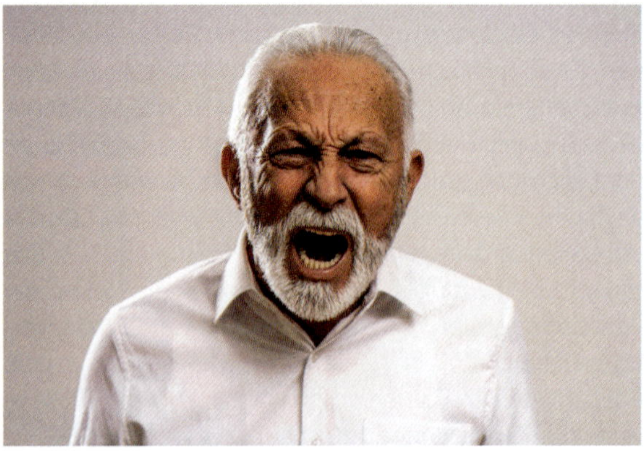

Verunsicherung oder Aggression?

> Für die Alltagsbegleiterinnen oder -begleiter ist der Umgang mit bestimmten Verhaltensweisen eine Herausforderung. Für den begleiteten Menschen hat dieses Verhalten aber einen Sinn.

Oftmals sind Verstehen und Erkennen von Veränderungsmöglichkeiten für die Begleiterinnen und Begleiter einfach. Manchmal handelt es sich jedoch um komplexere Sachverhalte. Lösungen müssen dann interdisziplinär, also in der Zusammenarbeit mit anderen Fachgruppen, gefunden werden.

Rahmenempfehlungen

Der aktuelle wissenschaftliche Stand von angemessenem und hilfreichem Umgang mit herausforderndem Verhalten sind die **Rahmenempfehlungen zum Umgang mit herausforderndem Verhalten bei Menschen mit Demenz in der stationären Altenhilfe** einer Expertengruppe im Auftrag des Bundesministeriums für Gesundheit. Sie liegen diesem Kapitel zugrunde.

> Die Rahmenempfehlungen finden Sie auf den Seiten des Bundesgesundheitsministeriums: https://www.bundesgesundheitsministerium.de/service/publikationen/details/rahmenempfehlungen-zum-umgang-mit-herausforderndem-verhalten-bei-menschen-mit-demenz-in-der-stationaeren-altenhilfe.html

7.1 Verhalten verstehen

Um die konkreten Gründe und Auslöser für ein bestimmtes Verhalten eines begleiteten Menschen zu verstehen, ist stets eine genaue Diagnostik der Situation rund um das Verhalten notwendig.

> Jedes Verhalten eines begleiteten Menschen hat für ihn selbst einen Sinn. Das gilt für alle als herausfordernd empfundenen Verhaltensweisen.

Die Rahmenempfehlungen nennen als erste Empfehlung die **verstehende Diagnostik**. Hier wird versucht, das Verhalten vor allem aus Sicht des begleiteten Menschen zu verstehen. Dies sollte stets interdisziplinär im Rahmen einer Fallbesprechung geschehen. In der Pflege spricht man in diesem Zusammenhang auch von Pflegediagnostik.

In diesem Zusammenhang wird auch empfohlen, bestimmte **Assessmentinstrumente** (Erhebungsinstrumente) für die verschiedenen Verhaltensbereiche zu verwenden. Da dies ein Kernbereich der pflegerischen Tätigkeit ist, ist die interdisziplinäre Zusammenarbeit für Alltagsbegleiterinnen und -begleiter wichtig. Im eigenen Tätigkeitsfeld kann man jedoch auch unabhängig davon auf mögliche Einflussfaktoren achten:

- Tageszeit,
- Lichtverhältnisse (Schatten, diffuses Licht),
- Lautstärke im Raum, Störungen von außerhalb (laute Fahrzeuge, plötzliche Knallgeräusche, Rasenmäher etc.),
- Situationskontext (Was war gerade geschehen? Was sollte gleich geschehen?),
- andere beteiligte, aber auch unbeteiligte Personen (Wer war dabei? Welche vertrauten Personen fehlten?).

Nicht immer ist es möglich, die genauen Gründe für Verhaltensweisen eines begleiteten Menschen zu erkennen. Wichtig ist es aber, wie auch schon zur validierenden Begleitung beschrieben, dass dem Menschen ernsthaftes und tiefes Verständnis und Wertschätzung entgegengebracht werden.

7.2 Empfehlungen für die Begleitung

Die einzelnen Ansätze und Konzepte, die die Expertengruppe in den Rahmenempfehlungen für den Umgang mit herausforderndem Verhalten nennt, wurden bereits in vorhergehenden Abschnitten erläutert. Sie werden nachfolgend noch einmal kurz im Hinblick auf die Anforderungen bei herausforderndem Verhalten skizziert.

Validieren

Valdierende Begleitung wird in den Rahmenempfehlungen als Grundlage aller Handlungsempfehlungen genannt. Wie in Kap. 4 bereits erläutert, ist die grundsätzliche Empathie und Wertschätzung der Zugang zu einem tiefen Verstehen eines Menschen mit Demenz. Bei herausforderndem Verhalten ist es notwendig, dass die Mitarbeiterinnen und Mitarbeiter aller Bereiche dem jeweiligen Menschen verstehend und akzeptierend begegnen. Das Bestätigen (Spiegeln) seiner Gefühle in herausfordernden Situationen kann der erste Zugang zu ihm sein und ihm Vertrauen in seine Begleitpersonen geben.

Erinnerungspflege

Wirkliches Verstehen wird gefördert durch ein möglichst umfassendes Wissen über Lebenszusammenhänge und Lebensthemen des Bewohners begleiteten Menschens wie es bereits in Kap. 5 zur Biografiearbeit beschrieben wurde. Ein Mensch mit herausforderndem Verhalten kann durch die bewusste Pflege seiner Erinnerungen gestärkt werden. Es vermittelt Sicherheit in der eigenen Identität (Wer bin ich?), wenn die Begleiterin oder der Begleiter ihm immer wieder angenehme Erinnerungen ermöglichen. Dies kann erheblich dazu beitragen, Unsicherheit und Stress zu reduzieren, die oftmals Auslöser für herausforderndes Verhalten sind.

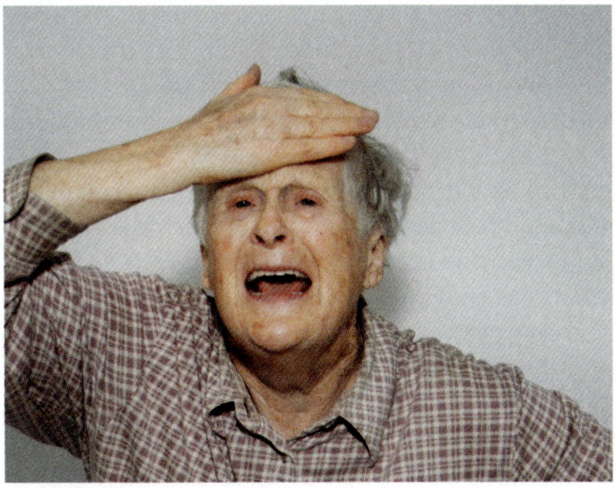

Ungewöhnliche Verhaltensweisen erfordern Wertschätzung und genaue Beobachtung der Ursachen

Berühren, Basale Stimulation und Snoezelen

In den Rahmenempfehlungen wird diesen Konzepten (Kap. 6) ein besonderer Stellenwert auch in der Prävention von herausforderndem Verhalten zugesprochen. Monotonie und Langeweile können mögliche Auslöser für herausforderndes Verhalten sein.
Aufgrund der anregenden, wahrnehmungsfördernden Wirkung der Basalen Stimulation sowie beim Snoezelen verringern diese Konzepte auch die Monotonie des Alltags vieler begleiteter Menschen.

> Langeweile kann ein Auslöser für aktives wie passives herausforderndes Verhalten sein.

Bewegungsförderung

Mindestens 30 Minuten durchgehende Bewegung täglich, abhängig von den Ressourcen und der aktuellen Befindlichkeit des jeweiligen begleiteten Menschen empfiehlt die Expertengruppe. Insbesondere dem oftmals als „herausfordernd" beschriebenen Bedürfnis nach Herumgehen vieler Menschen mit Demenz sollte Raum gegeben werden. Gehen und Bewegung, möglichst im Freien, sollte ganz normaler Bestandteil der Alltagsaktivität sein. Ausreichend Bewegung

- verhindert Langeweile,
- erschöpft angenehm und verbessert den Schlaf,
- mindert Tag-Nacht-Rhythmus-Störungen,
- wirkt ausgleichend,
- gibt dem Leben Sinn.

Der Herausforderung begegnen

Die Herausforderung des Verhaltens liegt in der Wahrnehmung der Begleiterinnen und Begleiter. Sie sind gefordert, Situationen anders wahrzunehmen und zu gestalten.

> Für sehr viele herausfordernde Verhaltensweisen gibt es Gründe, denen durch eine wertschätzende, biografiebezogene, wahrnehmungsanregende und aktive Alltagsbegleitung zumindest teilweise vorgebeugt werden kann.

8. Existenzielle Themen

In diesem Kapitel soll auf bedeutende Themen des Lebens eingegangen werden, die für die Betroffenen existenziell sein können. Bei allen Themen sind eine besondere Sensibilität und eine gute Biografiearbeit seitens der Alltagsbegleiterin und des Alltagsbegleiters notwendig.

8.1 Sexualität

Das Ausleben einer befriedigenden Sexualität gehört zu den physischen und psychischen Grundbedürfnissen des Menschen.
Das Bedürfnis nach körperlicher Zuwendung hört mit zunehmendem Alter, körperlichen oder kognitiven Einschränkungen nicht auf.
Allerdings können alters- oder krankheitsbedingte Veränderungen, z. B. eine verlangsamte Erektion oder eine trockene Vagina, zu veränderten erotisch-intimen Bedürfnissen führen.
Das Interesse am Geschlechtsverkehr sinkt in der Regel, das Interesse am Austausch von Zärtlichkeit und Masturbation hingegen nimmt zu.
Grundsätzlich ist die Sexualität biografiegeprägt. Wer sein Leben lang sexuell aktiv war, wird dieses auch im hohen Alter oder bei Einschränkungen von Körper und Geist sein.
Hinzu kommt bei den Bewohnerinnen und Bewohnern eine massive Reglementierung durch die Erziehungmethoden der Nachkriegszeiten, z. B.:

- Über Sex spricht man nicht.
- Das gehört sich nicht.
- Das ist eine eheliche Pflicht.
- Vor der Ehe nicht.
- Sünde.

Mit Beginn von kognitiven Einschränkungen z. B. bei der Frontallappendemenz fallen diese anerzogenen Normen weg und die oder der Betroffene gibt sich oft zügellos seinen Bedürfnissen hin.
Die Alltagsbegleiterin oder der Alltagsbegleiter muss dazu wissen, dass Sexualität ein hohes und gutes Körpergefühl vermittelt. Der Mensch spürt sich selbst, erhält eine gute Rückmeldung über seinen Körper – er nimmt sich selbst positiv wahr. Ausgelebte Sexualität ist ein (Lebens-)Lustgewinn.
Alle an der Pflege und Betreuung beteiligten Personen müssen deshalb die Privatsphäre der Bewohner achten. Das bedeutet, dass man sich z. B. durch deutliches Klopfen an der Tür bemerkbar macht und vor dem Eintritt auch noch einen Moment wartet.
Der Austausch von Zärtlichkeiten zwischen zwei Bewohnern sollte allerdings gut beobachtet werden:

- Wollen beide das?
- Ist es für beide gut?

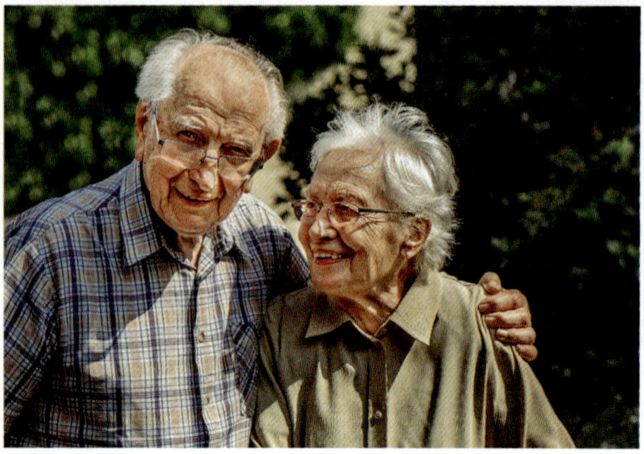

Ein glückliches Paar

Spricht alles für ein einvernehmliches Verhalten, so sollten die Begleitpersonen das tolerieren. Fühlen sich andere Gäste oder Bewohner belästigt, so ermöglicht man den beiden ein ungestörtes Beisammensein.
Das Thema Sexualität ist häufig von großer Bedeutung für Angehörige. Sie können es oft schwer ertragen, ihren „alten Vater“, „ihre betagte und verwirrte Mutter“ oder ihren „behinderten Bruder“ sexuell aktiv zu erleben.
Besonders zuspitzen wird sich die Situation, wenn es noch eine Ehepartnerin oder einen Ehepartner gibt. Hier müssen Angehörige seitens des gesamten Teams sensibel und verstehend begleitet und informiert werden.
Der verstehende Umgang mit Sexualität darf allerdings nicht zu Übergriffen führen. Eine Alltagsbegleiterin macht ihre Grenzen deutlich, indem sie z. B. bei dem Versuch einer intimen Berührung dem Bewohner ein deutliches „Stopp“ verbal und nonverbal signalisiert.
Gleichzeitig macht der Versuch ihr aber auch deutlich, dass der Bewohner noch sexuelle Bedürfnisse verspürt, die nicht befriedigt sind. Die Alltagsbegleiterin kann versuchen, dieses Bedürfnis zu kanalisieren, indem sie ihm signalisiert:

- „Sie sind noch wer!“
- „Sie sind ja noch ein ganzer Kerl!“
- Es kann an dieser Stelle hilfreich sein, den Bewohner in sein Zimmer zu bringen, um ihm dort die Gelegenheit zur ungestörten Masturbation zu ermöglichen.
- Übergriffe auf andere Bewohnerinnen oder Bewohner können keinesfalls toleriert werden. Es empfiehlt sich aber auch hier obiges Vorgehen.
- Kommen sexuelle Bedürfnisse häufiger zum Ausdruck, ist unbedingt eine interdisziplinäre Fallbe-

sprechung nötig, um nach Lösungen für den Bewohner oder die Bewohnerin zu suchen, wobei aber gleichzeitig die an der Pflege und Betreuung beteiligten Personen und Mitbewohner geschützt werden.
- Die Beteiligung der Angehörigen kann hilfreich sein, um die biografischen Hintergründe zu beleuchten.
- Es ist immer zu überprüfen, ob das Verhalten der Bewohnerin oder des Bewohners der echte Wunsch nach Sexualität ist oder ob sich um einen Hilferuf nach Zuwendung und Berührung handelt, die im Alltag häufig viel zu kurz kommt. Eine kurze Massage oder ein echtes In-den-Arm-Nehmen kann beispielsweise sexuellen Übergriffen vorbeugen.

8.2 Spiritualität

Im folgenden Kapitel geht es um Wertvorstellung und Fragen zur Sinnfindung, die Auswirkungen auf die Orientierung des Menschen haben.

Spiritualität von lat. spiritus „Geist, Hauch" = geistige, geistliche Orientierung des Menschen

Spirituell ausgerichtete Menschen haben eine individuelle oder religiös geprägte Vorstellung vom Leben nach dem Tod. Dabei ist Spiritualität nicht beschränkt auf die Angehörigen bestimmter Religionen, sondern betrifft alle Menschen, die sich mit Sinnfindung im Leben beschäftigen. Denn es ist neben der religiösen Ausrichtung auch die durch Lebenserfahrungen entwickelte einzigartige Wertvorstellung gemeint.

Gerade in Lebenskrisen, Krankheit und im Sterben bekommt die eigene Spiritualität eine hohe Bedeutung, da sie Sicherheit und Hoffnung vermittelt.

Die Alltagsbegleiterin oder der -begleiter erfährt durch die Biografie des Bewohners und eine gute Beobachtung seine spirituellen Bedürfnisse. Es trägt dazu bei, dass die Bewohnerin oder der Bewohner ihre/seine spirituellen Bedürfnisse ausleben kann, und sorgt so für Sicherheit und für Vertrauen.

Die Alltagsbegleiterin oder der Alltagsbegleiter kann zwar nicht mit allen religiösen oder spirituellen Ritualen vertraut sein, aber sie oder er sorgt für Ruhe und kann schweigend den Bewohner begleiten.

Im Gespräch mit allen an der Versorgung beteiligten Fachkräften und durch Rückfragen bei den Angehörigen kann sie wertvolle Tipps zu Religion und Anschauung erhalten und kann den Bewohner hilfreich so noch besser unterstützen.

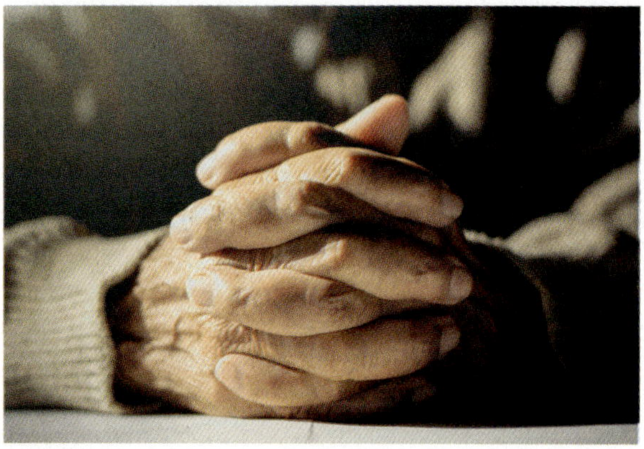

Spiritualität

Die Beachtung, der Respekt und die Wertschätzung der kulturellen Besonderheiten der unterschiedlichen Bewohnerinnen und Bewohner sind sehr wichtige Aufgaben der Alltagsbegleiterin und des Alltagsbegleiters.

Hilfreiche Angebote können sein:
- Gesprächspartner sein
- zuhören – auch nonverbal
- Besuch eines Gottesdienstes
- Lied mit religiösem Inhalt singen
- Gebet sprechen
- Zimmer mit religiösen Insignien gestalten (Bilder, religiöse Statue, Kerze etc.)
- Ruhe aushalten und ausstrahlen
- Absprache mit den Fachkräften zur Einbeziehung von Geistlichen
- regionale Besonderheiten beachten
- regionale Feste beachten/besuchen
- religiöse Feste gestalten und feiern

Für viele Lebenssituationen gibt es in den verschiedenen Religionen Hilfen, Gebote und Verbote für die Gläubigen. So erhalten z. B. Katholiken bei Verschlechterung ihres Gesundheitszustandes die Krankensalbung. Im Islam ist die Anwesenheit von Familienangehörigen am Krankenbett sehr wichtig.

Bewohner ohne Religionszugehörigkeit haben häufig ihre eigenen spirituellen Rituale entwickelt, um mit Krisen umzugehen. Hier ist ein Gespräch mit Angehörigen häufig sehr hilfreich:

- Wie ist die Bewohnerin oder der Bewohner bisher mit Krisen umgegangen?
- Gibt es Rituale, die die Bewohnerin oder der Bewohner bisher genutzt hat, um sich in Krisen sicher und geborgen zu fühlen?
- War die Anwesenheit von bestimmten Personen in Ausnahmezeiten wichtig – was haben diese Menschen dann getan?
- Was sind/waren wichtige Ziele im Leben die Bewohnerin oder des Bewohners?
- Hat die Bewohnerin oder der Bewohner eine Vorstellung von der Unendlichkeit, vom Leben nach dem Tod?
- Welche Dinge geben/gaben ihrem/seinem Leben einen Sinn?
- Gibt es Dinge, die die Bewohnerin oder der Bewohner noch klären möchte?

Nur in Absprache mit dem Team können die individuellen und kulturellen Besonderheiten der einzelnen Bewohner erarbeitet werden, um ihre spirituellen Bedürfnisse zu achten.

8.3 Scham

Für die Alltagsbegleiterinnen oder den Alltagsbegleiter kann es schwierig werden, das Schamgefühl der Bewohner zu wahren, da die Grenzen so individuell verlaufen. Aber auch notwendige Handlungen im Pflege- und Betreuungsbereich verletzen das Schamgefühl. Hier helfen eine gute Beobachtung und ein besonders sensibler Umgang mit dem jeweiligen Bewohner oder der Bewohnerin, z. B. im Hinblick auf die Begleitung beim Toilettengang. Das gilt insbesondere in Situationen, in denen die Intimsphäre verletzt wird, z. B. bei der Begleitung zur Toilette.
Ein nicht erkanntes und berücksichtigtes Schamgefühl der Betroffenen durch die Betreuung oder Pflege kann zu großen Verletzungen der Intimsphäre führen. Das hat massive Auswirkungen auf die Vertrauensbildung und behindert möglicherweise jede weitere Form der gemeinsamen Arbeit.

Scham: durch das Bewusstsein (besonders in moralischer Hinsicht), versagt zu haben; durch das Gefühl, sich ein Blöße gegeben zu haben, ausgelöste quälende Empfinden (Duden)

Scham ist ein Gefühl, das stark durch anerzogene oder erworbene Normen geprägt wird. So sind die Aktivitäten, die sich in der Kindheit der Betroffenen „nicht gehörten" und für die man sich schämen sollte, sehr verschieden zu den Wertvorstellungen der jüngeren Alltagsbegleiterinnen und -begleiter.
Das kann zu Verletzungen der Intimsphäre und zum Auslösen von Schamgefühlen bei Bewohnern führen.

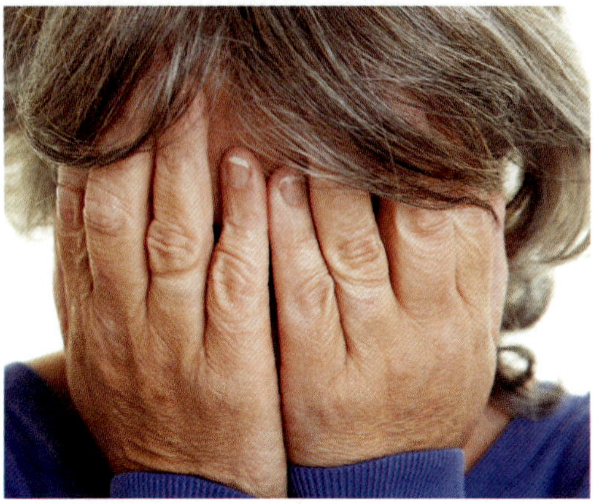

Schämen

Beispiel für Schamgefühl

Ein älterer Bewohner ist so erzogen, dass sich der Austausch von Zärtlichkeit in der Öffentlichkeit nicht gehört. Die junge Alltagsbegleiterin legt fürsorglich den Arm um den alten Mann und streicht ihm über die Wange. Der Bewohner reagiert mit Erröten, Schweißausbruch und wehrt die Zuwendung energisch ab – er schämt sich sehr.
Ein Schamgefühl ist ein beklemmendes und hinderliches Gefühl, dass die Wahrnehmung des Alltags sehr beeinträchtigen kann. Es entsteht immer dann, wenn der Mensch das Gefühl hat, versagt zu haben, d. h. gesellschaftlichen, familiären oder selbstgesetzten Normen nicht entsprochen zu haben.
Zudem tritt es aber auch bei Verletzungen der Intimsphäre auf, wobei der Begriff Intimsphäre von Mensch zu Mensch stark variiert. Manche Menschen akzeptieren z. B. nur die Berührung an Schulter, Oberarm und Hand – während sich andere Menschen durchaus auch an anderen Körperstellen anfassen lassen, ohne sich zu schämen.

Erkennen von Schamgefühl

- Der Bewohner wird unruhig.
- Der Bewohner wehrt sich.
- Der Bewohner errötet.
- Der Bewohner bekommt Schweißausbrüche.
- Der Bewohner bekommt Sprachschwierigkeiten.

Reagiert eine Betreuungsperson nicht entsprechend sensibel auf die Situation und verändert diese nicht, so können sich massive Probleme ergeben.

- Der Bewohner oder die Bewohnerin meidet in Zukunft die Situation und den Verursacher (ggf. also die Alltagsbegleiterin oder den Alltagsbegleiter).
- Er/sie verliert das Vertrauen in die Begleiterin.
- Er/sie verliert das Vertrauen in sich selbst.
- Minderwertigkeitsgefühle können entstehen.
- Depressionen können entstehen.
- Der Bewohner oder die Bewohnerin reagiert mit herausforderndem Verhalten.

Bei Menschen mit kognitiven Einbußen treten diese Folgen verstärkt auf. Das Erleben von Gefühlen hat bei ihnen eine höhere Bedeutung, da sie sich sprachlich nicht mehr so gut ausdrücken können.
Als Folge ziehen sie sich weiter in ihre eigene Lebenswelt zurück und sind noch schwieriger für die Begleitpersonen zu erreichen.

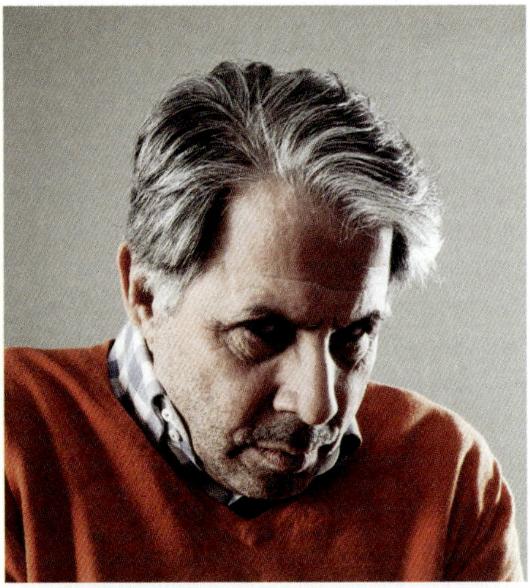

Scham gefühl erkennen

Die **Verletzung des Schamgefühls** ist der häufigste Übergriff in Pflegeeinrichtungen.

Schämen

Wenn nun die Verletzung der Intimsphäre und damit das Schamgefühl der Bewohnerin oder des Bewohners nicht gewahrt bleiben können, kann Folgendes helfen, um die Folgen möglichst gering zu halten:

- Biografiearbeit
- Gute verbale und nonverbale Information zu Situationen und Tätigkeiten
- Behutsames und sensibles Vorgehen
- Professionelles Vorgehen, z. B. das Verwenden von Einmalhandschuhen bei der Unterstützung zur Ausscheidung
- Gute Beobachtung und entsprechende Reaktion, wenn Schamgefühl auftritt
- Besprechungen und Aufarbeitungen im Team
- Helfende Berührungen anwenden
- Einbeziehung von Angehörigen/Zugehörigen in die Betreuung

8.4 Verlust

Bei den Menschen in der Alltagsbegleitung hat man es mit Menschen zu tun, deren Leben von vielen und elementaren Verlusten geprägt wurde.
Viele Bewohnerinnen und Bewohner haben in ihrer Biografie existenzielle Erfahrungen gemacht. Für die Alltagsbegleitung ist es wichtig, diese persönlichen Verluste und den individuellen Umgang damit zu kennen.

Existenzielle Verluste

- Krieg
- Flucht
- Hunger
- Verlust von Heimat
- Verlust von Familienangehörigen
- Verlust von Arbeit
- Verlust der Existenz/Vertreibung
- Verlust von Ehepartnern

Aber auch nichtexistenzielle Verluste gehen mit einer massiven psychischen Belastung einher:

- Verlust von sozialen Rollen
- Verlust von Freundschaften
- Verlust von geistigen und körperlichen Fähigkeiten
- Verlust vom Eigenheim/eigenen Zuhause

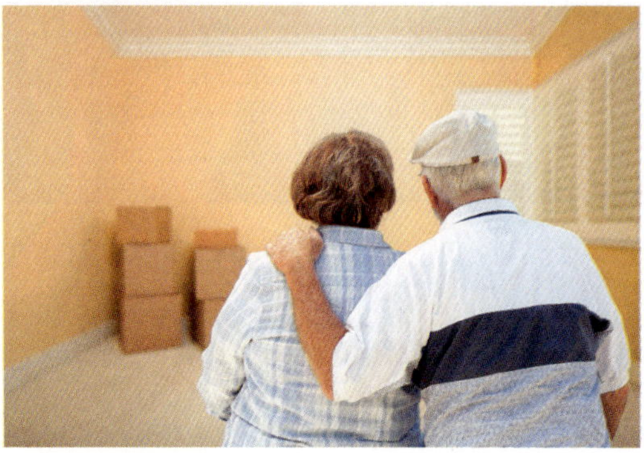

Umzug ins Seniorenheim

Und mit dem Einzug in eine Pflegeeinrichtung kann es zu einem weiteren schwerwiegendem Verlust kommen, der Verlust der Selbstbestimmung und Selbstständigkeit. Bei fortschreitenden kognitiven Einbußen, z. B. bei Menschen mit demenziellen Veränderungen, kommt es später zum Verlust der eigenen Identität.

> Die Bedeutung eines Verlustes für die Bewohnerin oder den Bewohner kann von außen schlecht eingeschätzt werden. Denn der Umgang mit Verlusten ist ein sehr individuelles Geschehen.

Der Umgang und das Verkraften von Verlusten hängen zunächst von der eigentlichen Situation ab. Ist der Ehemann gestorben, als die Kinder noch klein waren, und bedeutete das zugleich existenzielle Not? Oder ist der Partner hochbetagt nach schwerer Krankheit verstorben? Insgesamt nennt man den Verarbeitungsprozess von Verlusten Trauer (vgl. auch Kap. 7).
Insgesamt sagt der Grund nichts über die individuelle Trauer aus. Im ersten Fall beispielsweise war vielleicht gar kein Platz für Trauer, da die Ehefrau sehr aktiv werden musste – im zweiten Fall konnte sich die Ehepartnerin ganz der Trauer hingegeben. Es wirkt so, als ob die ältere Ehefrau stärker unter dem Verlust ihres Partners leidet.
Das Durchleiden dieser schweren Zeit kann Betroffene später, z. B. bei einer Demenzerkrankung, wieder einholen, vor allem wenn ein bestimmter Reiz an die damalige Zeit erinnert.

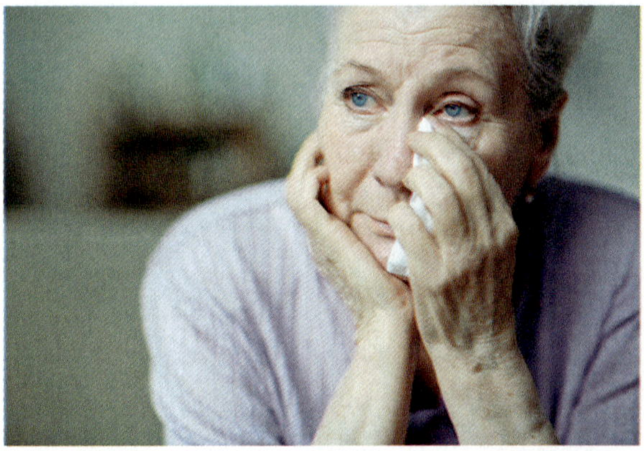

Trauer

Der Umgang mit Verlusten hängt zudem vom sozialen Umfeld ab. Wie viel Unterstützung hatte die oder der Betroffene, wie wurde der Verlust aufgearbeitet?
Auch die eigene Lebenserfahrung und die Einstellungen zum Leben verändern den Umgang mit Verlusten. Wird der Verlust als schicksalsgegeben oder als gottgegeben akzeptiert?

Besonders schwierig wird der Umgang mit Verlusten, die mit Schuldgefühlen einhergehen – hätte der Betroffene den Verlust gar verhindern können? Hat die Betroffene eigene Handlungsmöglichkeiten und Handlungskompetenzen, um die Verarbeitung aktiv anzugehen oder fehlen ihr durch kognitive Einbußen diese Möglichkeiten?
Hier wird das Gefühl der Trauer einen großen Raum im Leben der Bewohnerin oder des Bewohners einnehmen. Die Hilfe zum Umgang mit diesem Gefühl muss dann von außen kommen, z. B. durch Validation.

Symptome für Verlust

Es gibt verschiedene Symptome, an denen Alltagsbegleitende erkennen, dass sich eine Bewohnerin oder ein Bewohner mit einem Verlust beschäftigt:

- Tiefe Traurigkeit/Weinen
- Rückzug
- Suche nach Ersatzobjekten
- Herausforderndes Verhalten
- Nahrungsverweigerung
- Ablehnung von Aktivierungen
- Vernachlässigung von Körperpflege/Kleidung

Weitere Verluste

Menschen mit kognitiven oder demenziellen Veränderungen verlieren ständig wichtige Dinge. Das beginnt z. B. bei Schmuck- oder Kleidungsstücken, umfasst aber auch den Verlust der Sprache, der Fähigkeit zu praktischen Handlungen und die sinngebende Wahrnehmung von Dingen. Auch Ehepartner, Kinder werden „verloren" – nicht mehr erkannt.
Auch hier wird dem Verlust nachgetrauert.

> Eine Demenzerkrankung bedeutet für die Angehörigen einen stetigen, täglichen Verlust – jeden Tag kann die oder der Betroffene weniger. Es ist hilfreich, in dieser Phase die Angehörigen in den Fokus der Betreuung zu nehmen und sie zu begleiten.

8.5 Angst

Angst bei Bewohnerinnen oder Bewohnern ist eine individuelle Empfindung und kommt in der Alltagsbegleitung häufig vor.
Die Betreuten müssen sich mit neuen Personen, neuen Herausforderungen und parallel dazu mit dem Verlust

von körperlichen und geistigen Fähigkeiten auseinandersetzen. Das beunruhigt sie und macht ihnen Angst.

Angst lat. angustiae = Enge, Not; Qual

Hilfreiche Angst

Hilfreiche Angst stellt einen Schutz vor einer wirklichen Bedrohung dar.

Beispiel für hilfreiche Angst

In einem dunklen, unbekannten Raum hört jemand verschiedene Laute und Geräusche, die er nicht einordnen kann, vielleicht unbekannte Personen betreten den Raum. Der Mensch bekommt Angst vor dem Fremden, sein Körper reagiert mit Muskelanspannung und Pulserhöhung, sein Geist ist wach – er ist aufmerksam und fluchtbereit, um sich zu schützen. Gleichzeitig versucht er sich die Geräusche zu erklären, die Ursachen vorsichtig zu erforschen oder die Person gezielt anzusprechen. Ist ihm eine Beruhigung gelungen und die Situation geklärt, entspannt er sich wieder.

Pathologische Angst

Tritt nun obige beispielhafte Situation permanent auf, da der Mensch aufgrund von kognitiven Einbußen den ganzen Tag mit unbekannten, beängstigenden Situationen konfrontiert wird, die er sich nicht erklären kann, so kann sich bei ihm die Angst aufstauen.

Denn bevor er sich nach einem Erlebnis entspannen kann, wird er bereits wieder mit dem nächsten bedrohlichen und angstauslösenden Ereignis konfrontiert. Die Angst beherrscht auf diese Weise sein Leben und beeinflusst sein Handeln. Sie kann so hinderlich sein, dass ein normaler Tagesablauf nicht mehr möglich ist.

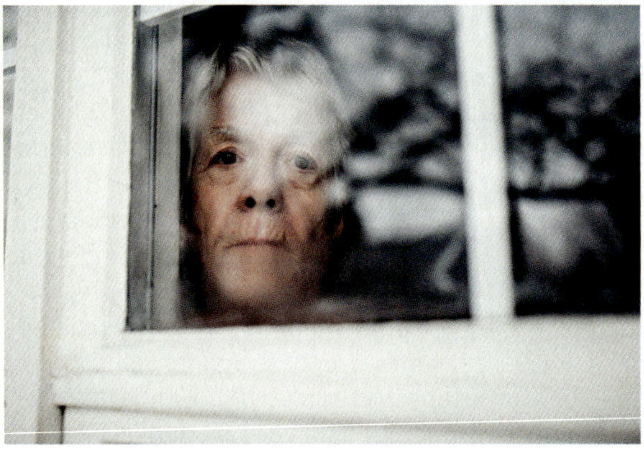

Sozialer Rückzug

Anzeichen für eine Angststörung können sein:

- Unruhe, Anspannung; Schreckhaftigkeit
- Große Pupillen
- Herzrasen, hoher Blutdruck
- Beschleunigung der Atmung; Atemnot
- Schweißausbruch
- Nahrungsverweigerung
- Durchfall, häufiges Wasserlassen; Inkontinenz
- Schlafstörungen
- Missmut, Misstrauen
- Teilnahmslosigkeit, sozialer Rückzug

Stufen der Angst

Hildegard Peplau, eine amerikanische Krankenschwester und Pflegetheoretikerin, hat in ihrem Werk vier Stufen der Angstausbildung beschrieben:

- geringe Angst: mit erhöhter Wachsamkeit; aufmerksame Wahrnehmung der Umwelt, Unruhe; hoher Handlungsbereitschaft
- mäßige Angst: Wahrnehmung ist eingeschränkt; Puls, Blutdruck und Atemfrequenz steigen; Konzentration ist gesteigert; Handlung eingeschränkt
- große Angst: Wahrnehmung vermindert; Alltagsbewältigung ist eingeschränkt
- panische Angst: verzerrte Wahrnehmung; Angst lähmt die Person; Alltagsbewältigung ist nicht mehr möglich

Peplau beschreibt, dass Angst der ersten Stufe hilfreich für Betroffene ist, da der Mensch in die Lage versetzt wird, zielgerichtet zu handeln.

Ab Stufe 2 ist ein gezieltes Handeln nicht mehr möglich; der oder die Betroffene flieht in gewohnte, ritualisierte Handlungen und verliert den Überblick über die Situation.

Ab Stufe 4 wird der betroffene Mensch handlungsunfähig, starr vor Angst. Die Begleiterin, der Begleiter oder die Pflegekraft ist gefordert, die Situation entsprechend dem Angstniveau zu lindern.

Umgang mit Angst

Die Begleiterin oder der Begleiter ist bei verängstigten Bewohnerinnen und Bewohnern stark gefordert. Zunächst sollten durch behutsamen und sensiblen Umgang angstauslösende Situationen vermieden werden. Bestimmte Vorhaben werden erklärt, man, lässt ängstliche Bewohner zunächst nur zuschauen, spricht mit geduldiger und ruhiger Stimme. Auch nonverbales Vormachen erklärt die kommende Situation.

Die Alltagsbegleiterin oder der -begleiter ist über die Biografie informiert und vermeidet beispielsweise Ereignisse, die die Bewohnerin oder den Bewohner bereit ein Leben lang ängstigten.
Die Begleitperson sorgt für eine gute Lichtquelle. Es werden alle Sinne aktiviert, um die Bewohnerin oder den Bewohner auf eine Situation vorzubereiten und es wird Zeit zur Entspannung (Massage; Musik; Bewegung) bei aufregenden Aktivierungen eingeplant.

Besonders angstauslösende Situationen und Reaktionen werden dokumentiert und im Team besprochen.

8.6 Sterbebegleitung

Die Sterbebegleitung gehört nicht zu den primären Aufgaben der Alltagsbegleiterin oder des Alltagsbegleiters. In enger Absprache mit der Fachkraft und unter guter Begleitung des Teams kann sie/er aber Aufgaben der Sterbebegleitung übernehmen. Dieses kann sinnvoll sein, wenn eine enge Beziehung zum sterbenden Bewohner oder der Bewohnerin besteht.
Die Betreuungskraft sollte gut auf die Situation vorbereitet sein. Da die Begleitung im Sterben nicht in den Ausbildungsinhalten des § 53b SGB XI verankert ist, empfiehlt sich dafür eine Schulung zur Sensibilisierung für die palliative Begleitung. Es kann ihr helfen, mit dem Tod der Bewohnerin oder des Bewohners und mit der eigenen Trauer besser umzugehen.

„Demenz" bedeutet eine infauste Prognose, d. h., der Bewohner wird in der Folge sterben, somit ist die Alltagsbegleitung bei demenziell veränderten Menschen im eigentlichen Sinn bereits eine palliative Begleitung.

Palliativbegleitung

Die palliative Versorgung hat zur Aufgabe, schwerkranke und sterbende Patientinnen und Patienten möglichst schonend, schmerzarm und ganzheitlich zu pflegen und zu betreuen.
Nicht die Heilung, sondern die Linderung der Leiden mit dem Verbleib einer bestmöglichen Lebensqualität steht somit im Vordergrund.
Das bezieht sich auch auf die An- und Zugehörigen und endet daher nicht mit dem Tod der oder des Betroffenen.

Palliativ lat. pallium = Mantel; einhüllen
Palliativpflege = umhüllende und lindernde Pflege

Menschen mit demenziellen Veränderungen

Die Frage, ob ein Mensch mit kognitiven Einbußen anders stirbt, ist letztendlich nicht geklärt. Sicherlich sind die Bedürfnisse und Gefühle ähnlich, da diese auch bei massiven Einschränkungen noch sehr lange erhalten bleiben. Aber die Umsetzung, das bewusste Auseinandersetzen mit der Endlichkeit, das Reflektieren und die verbale Äußerung von Wünschen sind andere.
Der Palliativmediziner Eberhard Klaschik, hat sich ausführlich mit den Bedürfnissen von sterbenden Menschen und entsprechenden Hilfen beschäftigt.

Kernbedürfnisse von Sterbenden

Nachfolgend sollen die Kernbedürfnisse von sterbenden Menschen nach Klaschik (2000) erläutert werden. Die Achtung dieser Bedürfnisse ermöglicht auch einem Menschen mit demenziellen Veränderungen in Würde zu sterben. Besonderer Augenmerk ist hier auf die Vorbereitung und Begleitung der Angehörigen zu richten.

A. Im Sterben nicht allein sein

Menschen in ihrer letzten Lebensphase haben das Bedürfnis nach der Anwesenheit von anderen Menschen. Der oder die Sterbende möchte während der letzten Lebensphase nicht allein sein.
Auch wenn der letzte Atemzug häufig in Abwesenheit der Begleitpersonen erfolgen kann (z. B. holt sich die Tochter, die seit 24 Stunden am Bett des Vaters wacht, gerade nur einen Kaffee, als in dieser Zeit der Vater verstirbt), ist die Begleitung während der letzten Stunden wichtig und wünschenswert.
Vielleicht schafft der Vater in obiger Situation das „Loslassen" nur, weil die Tochter ihm noch einmal alle Zuwendung gegeben hat.
Die Erkenntnisse nach dem Wunsch, die letzte Zeit nicht allein zu bleiben, erfüllen z. B. Einrichtungen von **Pflegeoasen**. Hier werden Menschen mit schwerer Demenz versorgt. Sie sind in großzügigen Mehrbettzimmern z. B. zu sechs bis acht Personen untergebracht und es ist immer mindestens eine Begleiterin oder ein Begleiter bzw. eine Pflegekraft im Raum. Es wird beschrieben, dass die Bewohnerinnen und Bewohner ruhiger, entspannter und wachsamer sind.
Unter anderem mag das daran liegen, dass die Bedürfnisse seitens der Pflegekräfte besser erkannt werden können, da sie die Bewohnerinnen und Bewohner bes-

ser im Blick haben. Aber auch die Pflegekräfte selbst sind trotz der hohen Arbeitsbelastung zufriedener.

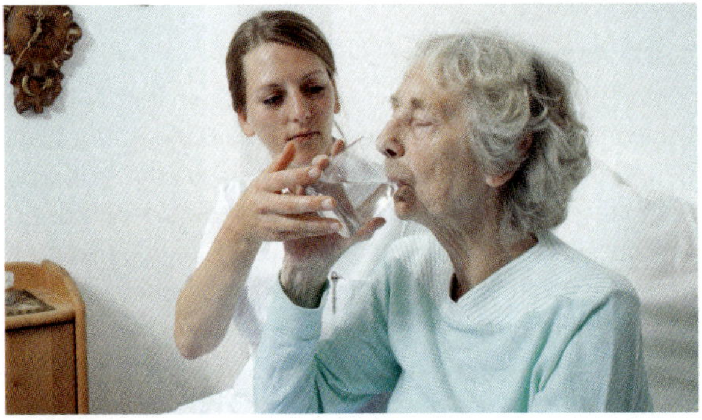

Begleitung

Wenn der begleitete Mensch in seiner vertrauten Umgebung ohne Umzug in eine Pflegeoase bleibt, sollte er ebenfalls nicht allein gelassen werden.
Die Angehörigen werden dabei motiviert, an der Versorgung teilzunehmen, Begleitende und Pflegekräfte wechseln sich ab. Auch wenn eine ständige Anwesenheit nicht gewährleistet sein kann, sollte regelmäßig, sensibel und fürsorglich nach der Bewohnerin oder dem Bewohner gesehen werden.

B. An einem vertrauten Ort sterben

Die Bewohnerin oder der Bewohner wird nicht mehr in das eigentliche Zuhause zurück können. Die Alltagsbegleitenden und alle an der Pflege beteiligten Fachkräfte können aber den Lebensraum so gestalten, dass sich der Mensch in seiner letzten Lebensphase wohl, sicher und geborgen fühlt. Dazu gehören:

- angenehme Lichtquellen – hell genug, um alle Dinge zu erkennen und zu verstehen, aber abdunkelbar, um Geborgenheit zu vermitteln,
- pflegerische und therapeutische Materialien verstauen und außerhalb des Blickfeldes aufbewahren,
- Gesichtsfeld biografisch gestalten: Fotografien, Blumen, wichtige Gegenstände ins Blickfeld rücken, z. B. den eigenen Sessel,
- religiöse oder spirituelle Gegenstände sichtbar bereitstellen,
- eigene Bettwäsche aufziehen,
- falls gewünscht passende und biografisch bedeutsame Musik anschalten (niemals das Radio einfach zur Dauerberieselung laufen lassen),
- Düfte einsetzen, z. B. wirken Rosen, Lavendel oder Kamille beruhigend (auch hier die Biografie beachten),

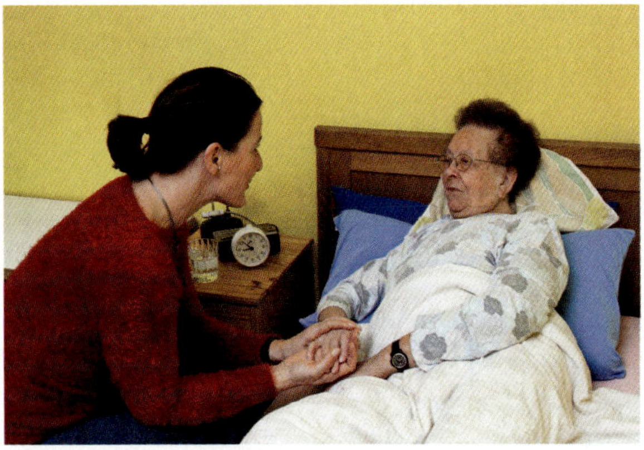

Zuwendung

- Bett evtl. an das Fenster stellen oder aber das Fenster mit Gardinen in sanften Farben verhängen; je nach Ausblick und Zustand kann beides eine harmonisierende Wirkung auf Betroffene haben,
- mit Lagerungshilfsmitteln ein „Nest" für die Bewohnerin oder den Bewohner bauen,
- Kuscheltiere oder echte Tiere einsetzen,
- Frischluftzufuhr,
- Besuch von vertrauten Personen, An- und Zugehörigen wohl dosiert organisieren,
- evtl. reagiert der oder die Betroffene nicht mehr auf seinen Nachnamen; hier ist im Team und mit den Angehörigen abzusprechen, ob der Vorname oder der Geburtsname benutzt werden kann.

> **!** Diese Gestaltungsideen sollten bereits mit Einzug des kognitiv eingeschränkten Menschen umgesetzt werden. Ein hektisches Umräumen, wenn es einer Person schlechter geht, ist angstauslösend und hinderlich.

Eine Verlegung von Betroffenen in den letzten Lebenstagen sollte vermieden werden. Eine Verlegung in ein Krankenhaus ist kritisch zu prüfen. Ist sie unumgänglich, so sollte dieses unter engem Einbezug von vertrauten Personen geplant werden und in Ruhe erfolgen.

C. Inmitten vertrauter Menschen sterben

Die An- und Zugehörigen werden ermutigt, an der Versorgung der Bewohnerin oder des Bewohners teilzunehmen. Sie erhalten eine gute Anleitung und Unterstützung und werden vom Team der Pflegeeinrichtung begleitet.

Im Tagesablauf sollte darauf geachtet werden, dass immer die gleichen, vertrauten Kräfte zur Versorgung im Einsatz sind.

D. Ein Sterben ohne Leiden (Schmerzfreiheit)

Die Bewohnerin oder der Bewohner selbst kann meist nicht mehr adäquat auf Schmerzempfindungen reagieren, es fehlt der Zusammenhang zwischen der unangenehmen Empfindung und dem eigenen Körper. Häufig reagieren kognitiv eingeschränkte Bewohner mit undifferenzierten Emotionen. Daher ist eine gute Beobachtung notwendig, um die Schmerzsituation eines Menschen einschätzen zu können (vgl. auch Thema 6, Kap. 2.5).

Spezielle Beobachtungsbögen, z. B. BESD, ECPA, können eine möglichst objektive Schmerzeinschätzung geben und helfen, die richtigen schmerzlindernden Maßnahmen einzuleiten. Das können im Einzelnen sein:

- medikamentöse Schmerzlinderung,
- Lagerungswechsel,
- Basale Stimulation,
- beruhigende Einreibung; Körperkontakt,
- Anwendung von Wärme oder Kälte,
- Entspannungsmusik,
- Beschäftigung/Kommunikation.

Von besonderer Bedeutung in der letzten Lebensphase ist die **Mundpflege**. Menschen mit kognitiven Einbußen können das Durstgefühl nicht mehr richtig wahrnehmen und äußern. Die Flüssigkeitsaufnahme ist eingeschränkt.

Mit speziellen Lösungen oder biografisch bekannten Flüssigkeiten (Tee, Säften, Bier etc.) kann die Mundschleimhaut eingesprüht und befeuchtet werden. Das lindert den Durst und damit verbundene Missempfindungen im Mund.

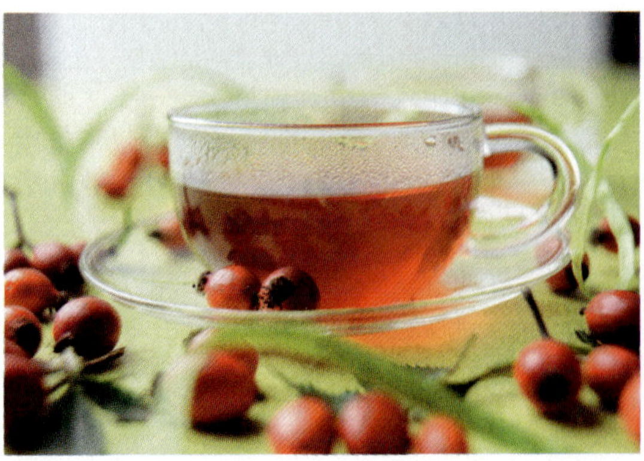

Tee zur Mundpflege

Der Körper benötigt nicht mehr soviel Flüssigkeit, eine Infusionstherapie in den letzten Tagen ist meist unnötig und eher belastend.

E. Die Regelung letzter Dinge

In der letzten Lebensphase ist das Regeln letzter Dinge schwer möglich. Vorsorge sollte bereits getroffen werden, wenn die Geschäftsfähigkeit noch vorliegt, z. B. eine Patientenverfügung. Diese ist unbedingt zu beachten.

An- und Zugehörige sowie alle an der Pflege beteiligten Personen werden nun auch ermutigt, behutsam den Kontakt zum betroffenen Menschen zu suchen, ihn ein Stück zu begleiten und sich von ihm zu verabschieden.

Sollte die Bewohnerin oder der Bewohner sehr unruhig sein und die Vermutung nahe liegen, dass es noch unverarbeitete Traumata oder Ereignisse zu bewältigen gibt, kann eine therapeutische Validation hilfreich sein.

F. Sinnfindung
Die Frage nach dem Danach

In der Biografie können Hinweise für eine spirituelle Auseinandersetzung mit dem Sterben und dem Leben nach dem Tod zu finden sein. Diese sollten in der letzten Lebensphase berücksichtigt werden.

Es kann ein Geistlicher der entsprechenden Religion einbezogen werden. Die an der Pflege beteiligten Kräfte können Rituale durchführen (z. B. Lied mit religiösem Inhalt singen/spielen; Gebet sprechen) und das Zimmer entsprechend gestalten.

Eine ruhige Begleitung hilft Betroffenen sehr. Bei Unruhezuständen kann eine Reflexion des Lebens der Bewohnerin oder des Bewohners durch die Begleitkraft hilfreich sein, z. B.:

- „Sie können stolz sein auf Ihre Kinder."
- „Sie sind ein liebevoller Ehemann."
- „Sie haben in Ihrem Leben viel geleistet."
- „An Sie wird man sich immer gerne erinnern."

Die Prinzipien der Validation sollten hier Anwendung finden, dabei ist insbesondere auf die Reaktion des Bewohners zu achten.

Generell stehen der Alltagsbegleiterin oder dem -begleiter in der Begleitung von sterbenden Menschen folgende Hilfsmittel zur Verfügung:

- Schmerzeinschätzung und Umgang mit den Schmerzen
- Basale Stimulation
- Mundpflege
- Tiere
- Hydrotherapie
- Milieugestaltung

- Biografiearbeit
- Validation

Wichtig ist eine gefestigte und gute interdisziplinäre Zusammenarbeit, bei der jeder weiß, was die eigenen Aufgaben und wo deren Grenzen sind.
In schwierigen Situationen ist eine Ethikberatung oder Ethikkommission in der Einrichtung sinnvoll. Hier wird interdisziplinär diskutiert und beraten, ob beispielsweise eine Bewohnerin oder ein Bewohner in seiner letzten Lebensphase noch an eine künstliche Ernährung angeschlossen werden soll.

Anzeichen des nahen Todes

Die Alltagsbegleitkraft kann den nahenden Tod erkennen anhand von:

- motorischer und psychischer Unruhe
- Nahrungsverweigerung
- Schläfrigkeit/Teilnahmslosigkeit
- aber auch kurzzeitige extreme Wachheit
- Pulsschlag wird schwächer
- Atmung wird langsamer; rasselndes Atemgeräusch tritt auf; Schnappatmung
- Blutdruck fällt ab
- Hautfarbe ist blass; blaue Extremitäten; graues Munddreieck
- tief liegende Augen
- Haut wird kalt; schweißig
- Ausscheidung nimmt ab

In dieser Zeit sollte die Bewohnerin oder der Bewohner nicht mehr durch intensive Maßnahmen gestört werden. Es werden nur noch die nötigsten pflegerischen Dinge durchgeführt, z. B. die Mundpflege.
Die Betreuung der Angehörigen sollte jetzt in den Fokus der Fachkräfte rücken.

Todeszeichen

Das Aussetzen von Atmung und Puls, Bewusstlosigkeit sowie lichtstarre Pupillen und das Aussetzen von Reflexen kündigen den Tod an. Sichere Todeszeichen sind:

- blau-livide Flecken an der Körperunterseite (Todesflecken),
- Verkrampfung der Muskulatur beginnend im Gesicht (Leichenstarre).

Die Begleiterin oder der Begleiter hält beim Eintritt des Todes inne und verabschiedet sich vom Bewohner. Es kann ein Gebet gesprochen werden.
Oft wird auch das Fenster geöffnet. Die Begleiterin oder der Begleiter benachrichtigt die leitende Fachkraft, diese verständigt eine Ärztin oder einen Arzt und die Angehörigen. Der Zeitpunkt des Todes wird festgehalten.
Vor dem Eintritt der Leichenstarre sollte die oder der Verstorbene versorgt werden:

- Die Augen werden geschlossen
- Lagerungshilfsmittel werden entfernt
- ggf. Teil- oder Ganzwaschung; aufsaugendes Inkontinenzmaterial wird angelegt (es kann noch zu Ausscheidungen kommen)
- gewünschte Kleidung anziehen; Zahnprothese wird eingesetzt
- Unterkiefer wird ggf. durch eine Kinnstütze hochgehalten (Mundschluss) – kein Hochbinden
- Katheter werden verschlossen und abgedeckt
- Lagerung mit leicht erhöhtem Oberkörper
- die Hände werden locker übereinandergelegt
- Gestaltung der Umgebung
- Schmuck wird abgenommen, verschlossen und den Angehörigen übergeben (dokumentieren)
- der Raum wird aufgeräumt und hergerichtet.

> **!** Bei der Versorgung von Verstorbenen sind die kultursensiblen Besonderheiten zu beachten; im Islam darf die Versorgung z. B. nur durch Familienangehörige durchgeführt werden.

Die Pflege und Versorgung wird würdevoll und mit Respekt durchgeführt. Sie sollte zu zweit erfolgen.
Die Angehörigen werden weiterhin begleitet. Ihnen wird Raum für das Abschiednehmen gegeben. Aber auch das Pflege- und Betreuungsteam sollte sich Zeit für den Abschied von der oder dem Verstorbenen nehmen. Ist die Bewohnerin oder der Bewohner nicht in einem Einzelzimmer untergebracht, sollte es einen Verabschiedungsraum in der Einrichtung geben. Ansonsten sollten nach Möglichkeit Mitbewohnende für die Zeit verlegt werden. Der oder die Verstorbene kann bis zu 36 Stunden in der Einrichtung bleiben, z. B. um Angehörigen, die einen weiten Anreiseweg haben, den Abschied zu ermöglichen. Dann wird der Körper vom Bestattungsinstitut, das von den Angehörigen beauftragt wurde, überführt.

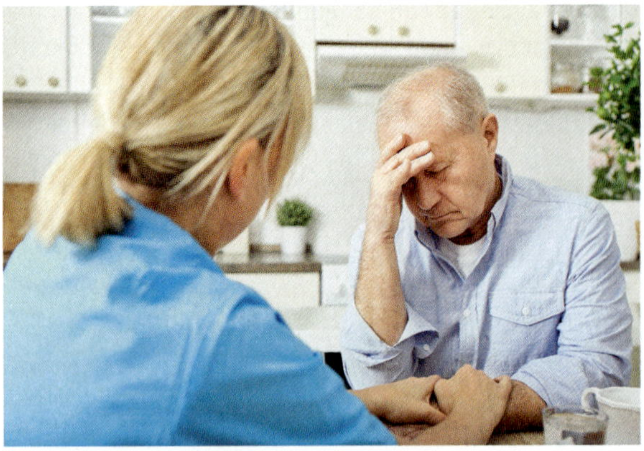

Begleitung von Angehörigen

> Das Zimmer mit der oder dem Verstorbenen muss gekennzeichnet werden (z. B. „Bitte melden Sie sich erst bei der Pflegekraft."), damit nicht unvorbereitet Besucher oder Personal das Zimmer betreten können.

Umgang mit Sterben, Tod und Trauer

Der Umgang mit Sterben, Tod und Trauer ist abhängig
- vom soziokulturellen Hintergrund,
- von der religiös-spirituellen Haltung,
- von persönlichen Lebenserfahrungen,
- von der persönlichen Lebenssituation.

Hinweise für eine fundierte Begleitung findet man in der Biografie und in Gesprächen mit An- und Zugehörigen.

Sterbephasen nach Kübler-Ross

Erhält ein Mensch die Diagnose, dass er sterben muss, oder fühlt er, dass er sterben wird, durchläuft er nach Elisabeth Kübler-Ross (amerikanische Forscherin) verschiedene Phasen:
- aktive Weigerung, die Wahrheit anzunehmen,
- Wut über das Schicksal,
- Verhandeln über den Zeitpunkt des Todes,
- Trauer/Depression über die bevorstehenden Verluste,
- Annahme und Akzeptanz.

Diese Phasen laufen nicht nacheinander, sondern sehr individuell und durcheinander ab. Die Zeit ist durch eine hohe Emotionalität gekennzeichnet und dient der Auseinandersetzung mit der Endlichkeit. Es können noch viele Dinge ins Reine gebracht und geklärt werden. Dabei können den Betroffenen die Pflegekraft, die Alltagsbegleitung und die Angehörigen hilfreich und sensibel zu Seite stehen.

Bei Menschen mit demenziellen Veränderungen ist die emotionale Veränderung spürbar, es fehlt aber die kognitive Auseinandersetzung. Im Spätstadium der Demenz ist eine Regelung von persönlichen Angelegenheiten nur noch erschwert möglich.

Die Wünsche der Bewohnerin oder des Bewohners können oft nur erahnt werden, sofern die Biografie keine eindeutigen Hinweise liefert.

Deshalb sollte man sich so früh wie möglich (am besten natürlich schon in gesunden Jahren) mit dem Thema „Tod und Sterben" auseinandersetzen und individuelle Wünsche und Bedürfnisse für die Zeit des Sterbens und nach dem Tod formulieren.

Bei einer frühzeitigen Diagnose „Demenz" ist dieses auch noch im leichten Stadium mit dem oder der Betroffenen möglich. Das erfordert entsprechende Sensibilität, aber es hilft, in der letzten Lebensphase die individuellen Wünsche zu berücksichtigen.

Für Angehörige beginnt bei der Diagnose „Demenz" bereits die Trauerarbeit, da jetzt eine lange Zeit der Verluste bevorsteht. Trotz der Trauer ist es hilfreich, den Blick auf Betroffene von einer Defizitorientierung in einen ressourcenorientierten Umgang zu wandeln.

Die Schweizer Psychologin Verena Kast hat analog zu den Sterbephasen Phasen der Trauer beschrieben:

1. Phase des Nicht-wahrhaben-Wollens

Der Trauernde ignoriert den Verlust, lebt weiter wie bisher. Er ist erstarrt, aber er funktioniert. Die Begleiterinnen oder Begleiter können sensibel zur Seite stehen, Arbeit abnehmen und Gespräche anbieten.

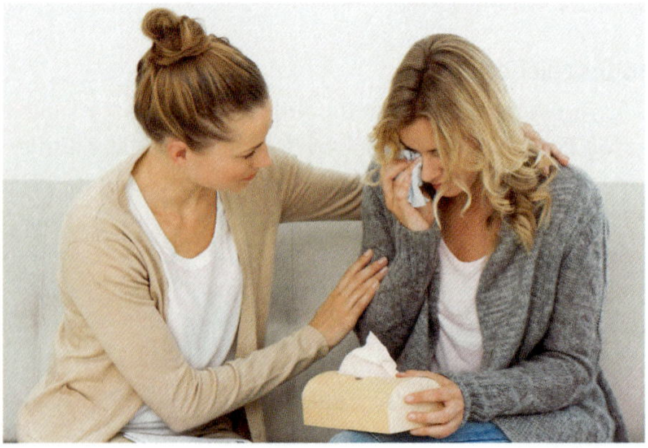

Begleitung in der Trauer

2. Phase der aufbrechenden Emotionen
Diese Phase ist gekennzeichnet durch Wut, Zorn, tiefe Traurigkeit, Schuldgefühle und Verzweiflung. Der Verlust ist da und wird mit tiefer Emotion verarbeitet. Die Begleitkraft hört zu und aktiviert. Sie sollte sich aber nicht in die Verzweiflung mit einbeziehen lassen.

3. Phase des Suchens und Sich-Trennens
Der trauernde Mensch begibt sich an gemeinsame Plätze der Erinnerung; er fängt an, sich von Dingen, z. B. Kleidung, des Verstorbenen zu trennen. Er führt Erinnerungsrituale ein und beginnt, den Verlust zu verarbeite. Die Begleitkraft steht ihm dabei zur Seite und unterstützt ihn.

4. Phase des neuen Welt- und Selbstbezugs
Der trauernde Mensch findet sich im Leben ohne die verstorbene Person zurecht; er nimmt sich neue Ziele vor; der oder die Verstorbene hat einen festen Platz, aber der Trauernde nimmt wieder an der Gesellschaft teil.
Analog zu den Sterbephasen laufen auch die Trauerphasen nicht nacheinander, sondern sehr individuell und durcheinander ab. Trauer kann ein Leben lang bestehen bleiben.

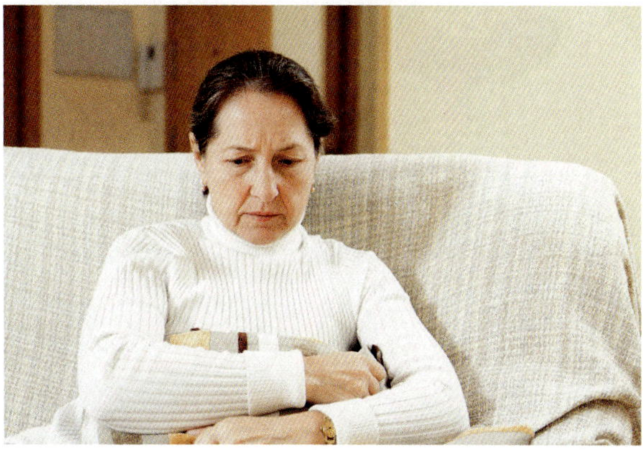
Trauer

> **!** Begleiten kann in den Phasen des Sterbens und der Trauer nur jemand, der mit seinen eigenen Wünschen, Ängsten und Bedürfnissen im Reinen ist.

5

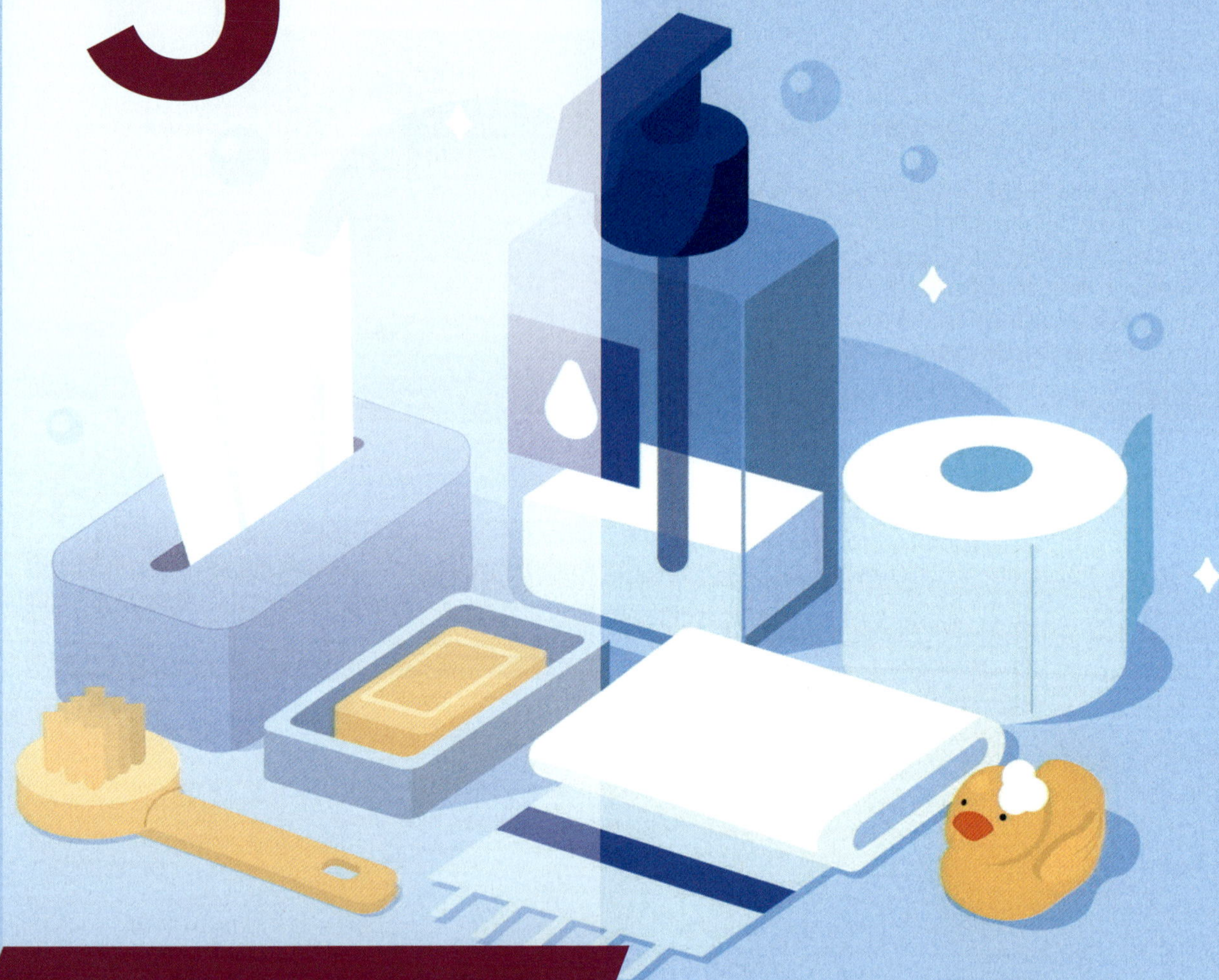

Thema 5

Alltagsbegleitung und Hygiene

1. Überblick über die Hygiene
2. § 43 Infektionsschutzgesetz
3. Epidemie/Endemie/Pandemie
4. Persönliche Hygiene
5. Gegenständliche Hygiene
6. Kontrollen und Dokumentation
7. Hygienischer Umgang mit Bewohnerinnen und Bewohnern
8. Hygiene bei Tierhaltung
9. MRSA – resistente Keime

1. Überblick über die Hygiene

Überall dort, wo Menschen versorgt, gepflegt oder betreut werden, sollten hygienische Bedingungen herrschen. Damit ist nicht allein die sichtbare Sauberkeit gemeint, sondern der hygienische Umgang mit der gesamten Umgebung und den sich darin befindlichen Lebewesen.
Gesetze und Verordnungen weisen an, welche Erwartungen die öffentliche Hand an den hygienischen Betrieb und den Umgang mit Menschen hat.
Hygienevorschriften sind Anleitungen, diese Anweisungen in die Tat umzusetzen.

Historisches

Hygienevorschriften besitzen eine lange Tradition. In Europa gab es sie nachweislich bereits im frühen Mittelalter.
Aus Zürich ist überliefert, dass der Markt am Morgen für wenige Stunden geöffnet werden durfte; alles musste sauber sein und die Ware gerade erst geerntet, geschlachtet oder gefangen. Insbesondere der Fisch musste fangfrisch vom Morgen sein. Am Mittag wurde der gesamte Markt geschlossen, jeder Händler hatte seine übriggebliebene Ware zu vernichten und seinen Stand samt Boden komplett zu säubern.
Die gleiche Prozedur spielte sich am Nachmittag abermals ab – ein sauberer Markt wurde geöffnet, mit frischer Ware für die Bürger.
Berittene Kontrolleure überprüften die hygienischen Bedingungen ständig. Wer versuchte, alte Ware zu verkaufen oder den Stand nicht anständig sauber hielt, wurde strengstens bestraft und verlor sein Marktstandrecht.

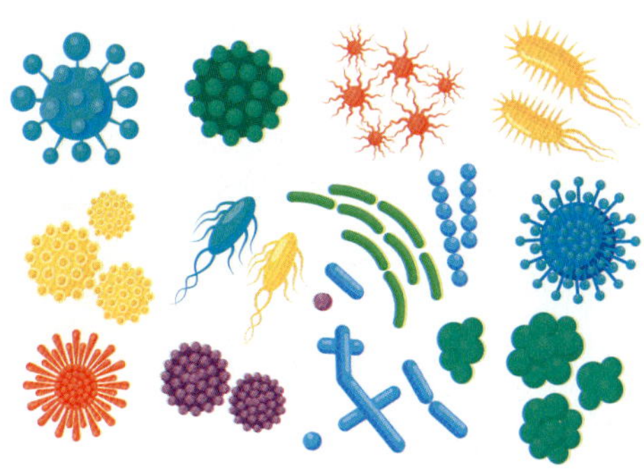

Mikroorganismen

Allerdings galten die strengen Vorschriften nur für Einheimische, sie sollten die Bürger vor Lebensmittelvergiftungen schützen. Verstöße gegenüber Fremden wurden damals weniger hart geahndet.

Hygieneprüfungen

Es wurden damals wie heute Hygieneprüfungen durchgeführt, entweder von Amts wegen oder betriebsintern. Seit ca. 1994 verwenden die meisten Betriebe eine Anleitung für den hygienischen Umgang mit Lebensmitteln (vom Erzeuger auf den Tisch), genannt wird dieses Regelwerk HACCP. Seit 2006 ist die Dokumentation eines HACCP-Systems Pflicht.

H	Hazard	Gefahr
A	Analysis	Analyse
C	Critical	Kritische
C	Control	Kontrolle
P	Point	Punkte

HACCP ist also eine Gefahrenanalyse kritischer Kontrollpunkte in Produktionsprozessen. Soll beispielsweise Fisch für das Mittagessen im Heim zubereitet werden, dann ist der Zeitraum zwischen Kühlung – Auftauen – Verarbeiten ein **kritischer Kontrollpunkt**.

Gesetze und Verordnungen, die die Hygiene regeln

Hygienegesetze

Gesetz/ Verordnung	Bereich
Infektionsschutzgesetz (IfSG) vom 20.07.2000 § 43 IfSG	• Erfassung, Verhütung und Bekämpfung übertragbarer Krankheiten u. v. m. sowie • Anforderungen an das Personal im Umgang mit Lebensmitteln • Schutz der Bevölkerung bei einer epidemischen Lage von nationaler Tragweite
Lebensmittelhygieneverordnung (LMHV)	Regelt Fragen des Herstellens, Behandelns und Inverkehrbringens bestimmter Lebensmittel tierischen Ursprungs
Verordnung zur Verhütung übertragbarer Krankheiten (Hygiene-Verordnung) MedHygVO	Wer durch pflegerische Handlungen Menschen an Haut oder Schleimhaut verletzen kann, muss sich an bestimmte Vorschriften halten (gilt nicht für Ärztinnen/Ärzte, Zahnärztinnen/Zahnärzte oder Heilpraktiker/Heilpraktikerinnen).

2. § 43 Infektionsschutzgesetz

Das IfGS regelt in §§ 42 und 43 die Gesundheitsanforderungen beim Umgang mit Lebensmitteln für alle Menschen, die in Deutschland beruflich mit Lebensmitteln umgehen.

Die Belehrung nach § 43 IfSG klärt diese Personen auf, was sie beim Umgang mit Lebensmitteln zu beachten haben und wie sie sich im Fall einer (möglichen) Infektion zu verhalten haben. Ohne diese Belehrung ist eine Tätigkeitsaufnahme untersagt.

Die Belehrungen nach § 43 IfGS werden durch die **Gesundheitsämter** ausgeübt und durch die Ausstellung einer Bescheinigung nachgewiesen. Interessenten melden sich selbstständig telefonisch oder online beim Gesundheitsamt an. Sie müssen mit einem aktuellen Personalausweis oder einer Aufenthaltsberechtigung die Identität und den Wohnort nachweisen. Die Belehrung ist kostenpflichtig und kostet zwischen 20 und 30 Euro. Ehrenamtlich Beschäftigte und Schülerinnen/Schüler im Praktikum erhalten die Belehrung in der Regel kostenfrei.

Mit der Teilnahme an der Belehrung und der Unterschrift auf dem Nachweis erklären die Teilnehmenden dass sie sich zukünftig an die Anforderungen der Gesetze und Verordnungen halten werden. Teilnehmende sollten sich daher ausreichend über die Inhalte der Verordnungen informieren, nach denen sie zukünftig verantwortlich arbeiten werden.

Die Belehrung muss, um ihre Gültigkeit zu behalten, je nach Bundesland jährlich oder zweijährlich von Arbeitgeberseite nachgeschult werden. Damit weist der Betrieb nach, dass den Mitarbeitern und Mitarbeiterinnen betriebsrelevantes Hygienewissen vermittelt und deren Kenntnisstand regelmäßig überprüft wird.

Die Teilnehmenden bekommen einen schriftlichen Nachweis über jede Schulung.

!

Die Hygienebelehrung verlangt von Arbeitnehmerinnen und Arbeitnehmern, dass sie sich beim Verdacht einer ansteckenden Erkrankung von einer Ärztin oder einem Arzt untersuchen, gegebenenfalls krankschreiben und nach erneuter Untersuchung wieder gesundschreiben lassen.
Die Arbeitnehmerin/der Arbeitnehmer (!) muss die Ärztin oder den Arzt darauf hinweisen, dass sie/er mit Lebensmitteln umgeht, die andere Menschen kaufen oder essen.

3. Epidemie/Endemie/Pandemie

Definitionen nach Robert Koch-Institut (RKI)

Epidemie: Erkrankungswelle [...] mit einheitlicher Ursache, der Prozess ist zeitlich und räumlich begrenzt. Der Begriff bezieht sich meist auf Infektionskrankheiten [...] (z.B. Ebola 2014 in Westafrika oder Zikavirus 2015 in Südamerika)

Endemie: Ständiges Vorkommen [...] einer Krankheit oder eines Erregers in einem bestimmten Gebiet oder einer bestimmten Personengruppe (z. B. Malaria in den Tropen)

Pandemie: Eine neue, aber zeitlich begrenzt in Erscheinung tretende, weltweite Ausbreitung einer Infektionskrankheit mit hohen Erkrankungszahlen und in der Regel auch mit schweren Krankheitsverläufen (z.B. Corona-Pandemie ab 2019)

Corona – was ist was?

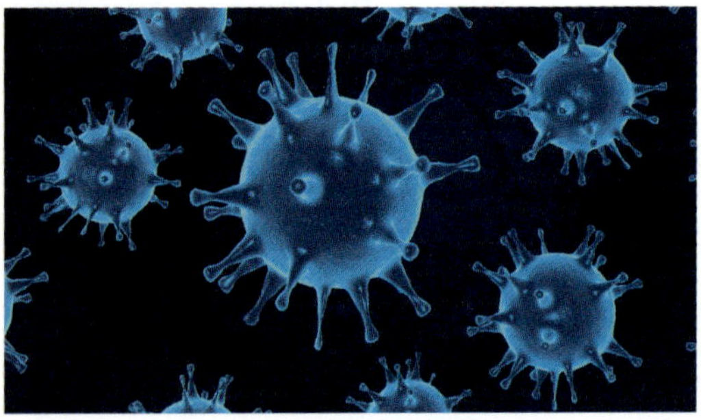

Corona (lat. „Krone"): Virusgruppe, benannt nach ihrem Aussehen, seit ca. 70 Jahren bekannt

SARS-CoV-2 (Schweres akutes respiratorisches Syndrom Corona-Virus-2):
Erreger (Virus) aus der Corona-Virengruppe

Covid-19 (Corona-Virus-Disease*-2019): Infektionskrankheit mit SARS-CoV-2

Covid-19 ist also eine Infektionserkrankung, die über das SARS-CoV-2-Virus aus der Gruppe der Corona-Viren verursacht wird.

Gemäß Infektionsschutzgesetz (IfSG) besteht eine Meldepflicht für

- Verdacht (Symptome; Kontakt mit Erkrankten; Aufenthalt in Risikoregion)
- Erkrankung
- Tod

Zur Bekämpfung einer Pandemie gehören allgemeingültige Hygienevorgaben wie Mund- und Nasenmasken, Abstandsregeln, Händehygiene-Regeln, Lüftungsvorgaben etc.

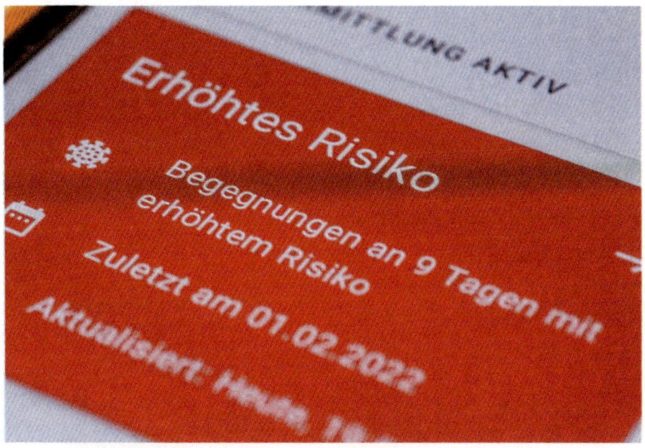
Erhöhtes Risiko
Begegnungen an 9 Tagen mit erhöhtem Risiko
Zuletzt am 01.02.2022

Ergänzend hilft die Nutzung von Apps, wie z. B. der Corona-Warn App, Luca-App, von Kontakttagebücher, Besucherlisten u. Ä., um Kontaktketten nachzuvollziehen und zu durchbrechen.
Eingedämmt werden kann eine Pandemie nur durch gezielte Quarantänemaßnahmen, Impfungen, Testungen und Behandlungsmöglichkeiten.
Bis dahin erfolgen regelmäßige Anpassungen von Schutzverordnungen der Kommunen, Städte, Länder und des Bundes. Auch in Bereichen mit besonders schutzbedürftigen Menschen müssen strenge Hygienestandards umgesetzt werden, um Erkrankungsausbrüche mit Todesfolge zu verhindern.

4. Persönliche Hygiene

Händehygiene

Allerorten stehen heute Spender mit Handdesinfektionsmitteln bereit, die eine trügerische Sicherheit vermitteln. Sie suggerieren, dass eine einmalige und oft nicht gründliche Nutzung dieses Mittels für Stunden vor allen möglichen Krankheitserregern aus der Umgebung schützt. Das ist ein Irrtum.
Zur **Händehygiene**, sicher eine der wichtigsten persönlichen Hygienestellen, gehört mehr als ein kleiner Spritzer Desinfektionsmittel. Hände übertragen viele Keime, weil sie ständig im Kontakt mit der Umgebung sind und alles berühren, was andere Hände bereits berührt haben.

Regeln für eine gute Händehygiene

- Vor allem sollte die Haut der Hände (auch die Nagelhaut) unverletzt und stabil, also gut gepflegt sein. **Künstliche Fingernägel** führen regelmäßig zu schweren Infektionskrankheiten am und im Nagelbett, denn durch das Abschleifen der oberen Nagelschicht verlieren die Fingernägel ihre natürliche Schutzbarriere und sind damit dem Eindringen von Erregern ausgeliefert. Dies gilt es zu vermeiden.

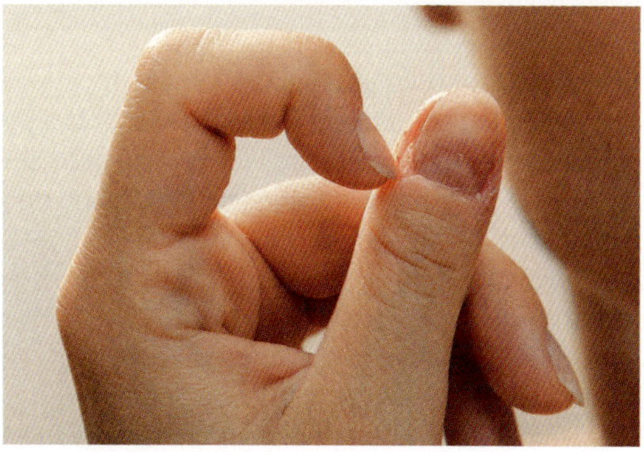

Verletzung am Nagelbett

- Das Tragen von **Einmalhandschuhen** über viele Stunden führt zur Zerstörung der natürlichen Schutzbarriere in der Haut. Daher sollten Einmalhandschuhe nur bei speziellen Tätigkeiten mit Bewohnern (Toilettengang, Körperpflege) oder bei Verletzungen an den Händen getragen werden. Es gibt sogenannte Fingerlinge für verletzte Finger, die die Hautbarriere deutlich weniger belasten, aber für den nötigen Schutz sorgen.
- Ebenso ist die „sachgemäße" Verwendung von Hautreinigungs- und Desinfektionsmitteln zu beachten. Eine schnell einziehende und gut schützende Handcreme hält die Haut trotz hoher Belastung gesund.
Saubere Hände und Fingernägel sollten eine Selbstverständlichkeit sein. Das **Waschen der Hände nach einem Toilettengang** ist für viele Menschen normal, das Waschen der Hände vor dem Toilettengang eher nicht. Wer aber mit verkeimten Händen auf die Toilette geht und diese Keime dort automatisch mit der eigenen Schleimhaut in Kontakt bringt, läuft leicht Gefahr zu erkranken.

> Vor und nach dem **Toilettengang** die Hände desinfizieren und waschen. Die Hände mit einem Einmalhandtuch vor den Keimen der Türgriffe und Toilette schützen.

- Vor dem Rauchen, Essen und Trinken – und anschließend natürlich auch! – sollten sich alle Pflegenden die Hände waschen, um sich selbst zu schützen.

> Die eigene Gesundheit ist genauso hoch einzuschätzen wie die Gesundheit anderer Menschen.

Körperhygiene

Die Arbeit mit pflegebedürftigen Menschen ist oft sehr „schweißtreibend" und häufig mit Flecken auf der Kleidung verbunden; die Kleidung spiegelt somit auch den Arbeitstag wider.

Daher sollte die Kleidung grundsätzlich täglich gewechselt werden, bei Bedarf sogar häufiger.

Da beständiges Waschen und schnelles Verschmutzen die private Kleidung abnutzen, entscheiden sich manche Pflegende dafür, während der Arbeit „alte Stücke" zu tragen, ohne zu bemerken, welchen Eindruck das auf andere macht. Die Frage, wie ein Mensch sich fühlt, der von Pflegenden in älterer Kleidung versorgt wird, ist sicherlich zielführend für eine neue Kleiderwahl.

Viele Arbeitgeber stellen ihren Mitarbeiterinnen und Mitarbeitern auch die Möglichkeit zur Verfügung, sich nach der Arbeit zu duschen. Wer sich anschließend sauber kleidet, lässt zudem den Arbeitsalltag hinter sich und betreibt damit gleichzeitig (Psycho-)Hygiene.

Hygienischer Umgang im Kontakt

Während der Arbeit mit Pflegebedürftigen kommt es bei vielen Gelegenheiten zum Körperkontakt, etwa bei der Unterstützung zur Nahrungsaufnahme, beim An- und Auskleiden, beim Kleidersortieren, beim persönlichen Gespräch, beim Spielen und Arbeiten. Darüber hinaus ist Körperkontakt unvermeidbar.

In einigen Fällen kommt es sogar zum Kontakt mit Körperflüssigkeiten (Hilfe beim Trinken, Naseputzen, Toilettengang). Pflegende sollten sich bewusst sein, welche Keime sie selbst mit sich tragen, wohin sie diese transportieren und entsprechend verantwortungsvoll handeln.

> Vor dem Wechsel zu einem neuen Bewohner oder einer Bewohnerin zumindest die vollständige Händehygiene ausführen.

5. Gegenständliche Hygiene

Um einen professionellen Blick auf die Umgebungshygiene zu bekommen, wird wie folgt unterschieden:
- Raumhygiene
- Einrichtungsgegenstände
- Bedarfsgegenstände

Räume

Zu den Räumen zählen:
- Gänge und Flure
- Gemeinschaftsräume
- Speiseräume
- Toiletten und Bäder
- Bewohnerzimmer
- Küchen und Vorratsräume
- Ver- und Entsorgungsräume
- Wäscheräume

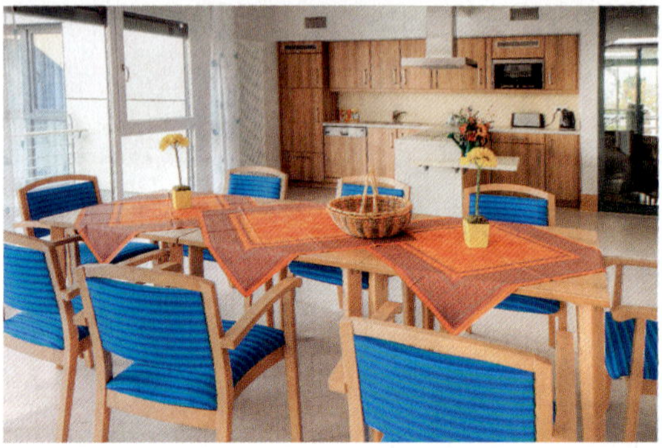

Speiseraum

Für diese Räume existiert in der Regel ausgebildetes Reinigungspersonal, das sich professionell um deren Sauberkeit und Hygiene kümmert.

Trotzdem sind alle anderen Mitarbeiterinnen und Mitarbeiter ebenso für die Sauberkeit und Ordnung in diesen Räumen verantwortlich.

Verschmutzte Toiletten stellen beispielsweise eine Belastung für Bewohner und Angehörige dar, zugestellte Gänge bilden eine potenzielle Gefahrenquelle.

Einrichtungsgegenstände

Zu der Einrichtung zählen:
- Möbel, wie Tische und Stühle
- Wandschmuck
- Pflanzen und Dekoration
- Unterhaltungselektronik und Telefone
- Briefkästen und Fahrstühle
- Türen und Türklinken

Diese Objekte werden von zahlreichen verschiedenen Menschen genutzt und müssen daher besonders oft und gründlich gereinigt werden.

Bedarfsgegenstände

Zu den Bedarfsgegenständen zählen:
- Geschirr und Besteck
- Tabletts, Schalen und Schüsseln

- Geräte zur Zubereitung und Aufbewahrung von Lebensmitteln oder Getränken
- Gegenstände der Körperpflege, Vorlagen
- Spielwaren
- Bekleidungsgegenstände
- Reinigungsmaterialien, Spüllappen, Bürsten
- Wasch- und Reinigungsmittel und -gegenstände
- Verpackungen

Wie Bedarfsgegenstände geartet sein müssen, legt die Bedarfsgegenständeverordnung (BedGgstV) fest.

> Bedarfsgegenstände sind Gegenstände des täglichen Lebens, die mit dem Menschen direkt über die Haut oder indirekt z. B. durch Kontakt mit Lebensmitteln in Berührung kommen. Bedarfsgegenstände bestehen aus unterschiedlichen Materialien wie Holz, Keramik, Glas, Textilien, Leder, Pflanzenfasern, Metall, Gummi oder Kunststoffen.

Bedarfsgegenstände müssen so beschaffen sein, dass sie den Menschen nicht schaden, d. h. intakt, sauber und frei von Schadstoffen.
Beispielsweise sollte Geschirr abschließend stets klar nachgespült werden, um Spülmittelreste zu entfernen. Geschieht dies nicht, können sich Menschen verschiedenste Darmerkrankungen zuziehen.

6. Kontrolle und Dokumentation

Jeder Betrieb ist gesetzlich verpflichtet, seine Hygieneleistungen zu dokumentieren. Dies geschieht mithilfe **verschiedener Instrumente**:

- Reinigungspläne
- Temperaturkontrollen
- Hygienekontrollen
- Hygieneschulungen
- HACCP-Konzept
- Rückstellproben

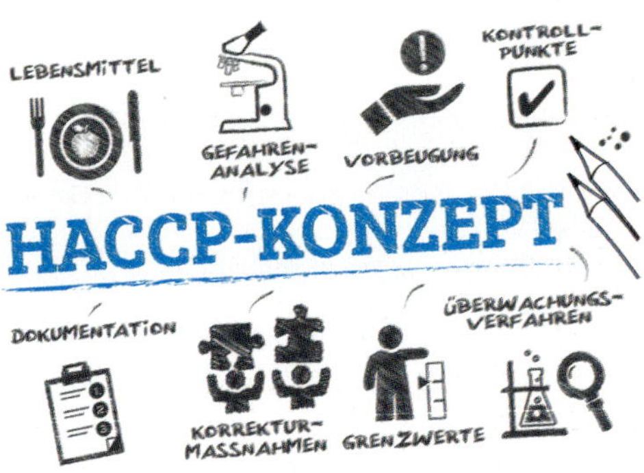

Hygiene

Reinigungspläne werden erstellt für:

- Toiletten und Bäder
- Küchen und Vorratsräume
- Kücheneinrichtungen
- Wäscheräume und Maschinen
- Kühl- und Gefriergeräte
- Bewohnerzimmer
- Gemeinschaftsräume und Flure

Diese Räume werden vom Reinigungspersonal auf dem Plan mit dem persönlichen Namenszeichen versehen, nachdem die Reinigung ausgeführt wurde.

Temperaturkontrollen werden erstellt für:

- Kühl- und Gefriergeräte
- Lebensmittel
- Gartemperaturen
- Kerntemperaturen tierischer Produkte
- Lagertemperatur
- Ausgabetemperatur
- Kühltemperaturen

Temperaturkontrollen werden meistens zweimal täglich ausgeführt (Kühl- und Gefriergeräte) und dokumentiert. In der Lebensmittelherstellung, -aufbewahrung und -ausgabe stellen Temperaturkontrollen eine der wichtigsten Schutzmaßnahmen gegen die ungewollte Keimvermehrung dar. Da sich Keime bei mittleren Temperaturen am besten vermehren (etwa alle 20 Minuten verdoppelt sich die Keimzahl), ist es besonders wichtig, richtig zu kühlen, warmzuhalten und zu erhitzen.

Vorgeschriebene Temperaturen

Objekt der Messung	Temperaturbereich
Kühlschrank – Lebensmittel tierischen Ursprungs wie Milch, Eier, Fisch, Fleisch	• 2 bis 4 Grad Celsius
Kühlschrank – Lebensmittel wie Obst und Gemüse, Senf, Streichfett, Portionsware	• 4 bis 6 Grad Celsius
Gefrierschrank	• nicht wärmer als −21 bis −18 Grad Celsius
Vorratsräume, Trockenlager	• 18 bis 21 Grad Celsius
Gartemperaturen	• mind. 80 Grad Celsius für mind. 5 Minuten

Vorgeschriebene Temperaturen

Objekt der Messung	Temperaturbereich
Kerntemperatur – Lebensmittel tierischen Ursprungs	• mind. 70 Grad Celsius für mind. 10 Minuten
Aufbewahrungstemperatur gegarter Lebensmittel bis zum Verzehr, z. B. Essen auf Rädern	• mind. 65 Grad Celsius für max. 3 Stunden
Ausgabetemperatur, heiß	• mind. 65 Grad Celsius
Ausgabetemperatur, kalt	• max. 7 Grad Celsius
Ausgabetemperatur, Speiseeis	• max. –9 Grad Celsius

Es muss darauf geachtet werden, dass die Kühlkette zwischen Wareneinkauf/-anlieferung und weiterer Kühlung nicht unterbrochen wird. Einmal auf- oder angetautes Gefriergut, das wieder eingefroren wurde, ist an einer Kristallbildung/Schneebildung zu erkennen.

Hygienekontrollen

Wer einen Arbeitsbereich verantwortlich leitet, ist zugleich für die Hygienekontrollen verantwortlich. Küchenleiter und Küchenleiterinnen überprüfen täglich bis wöchentlich die ordnungsgemäße Reinigung der Küche, der Böden und der Gerätschaften, machen Stichproben hinsichtlich der ordnungsgemäßen Lagerhaltung, schauen nach den Haltbarkeitsdaten der Lebensmittel und überprüfen die Lagerstätten auf Schädlingsbefall. Diese Arbeiten können von anderen Personen ausgeführt werden, aber die Küchenleitung ist dafür verantwortlich. Bei Verdachtsfällen (kranke Heimbewohner) kann sogar das Gesundheitsamt berufen sein, eine Hygienekontrolle durchzuführen.

Hygieneschulungen

Jeder Betrieb, der mit Lebensmitteln und/oder Menschen umgeht, ist verpflichtet, seine Mitarbeiterinnen in den besonderen und allgemeinen Hygienevorschriften und den hygienischen Verhaltensweisen zu unterrichten. Dieser Verpflichtung muss jährlich oder zweijährlich (je nach Bundesland) nachgekommen werden.

Rückstellproben

Jede professionelle Gemeinschaftsverpflegung dokumentiert den Prozess der Speisenherstellung. Von der Bestellung über Lieferung und Lagerung, Verarbeitung und Zwischenlagerung bis hin zur Ausgabe wird festgelegt, was wann mit den Lebensmitteln oder Speisen zu geschehen hat. Trotzdem kommt es immer wieder zu Durchfallepidemien o. Ä., die vermutlich durch Speisen ausgelöst wurden. Um nachzuweisen, welche Speisen dafür vielleicht verantwortlich sein könnten und welche nicht, werden von allen Speisen, die in den Verkehr gebracht wurden, sogenannte Rückstellproben genommen. Diese Proben werden für 14 Tage in einem Gefrierschrank gelagert und dann vernichtet. Damit kommt eine Gemeinschaftsverpflegung ihrer Sorgfaltspflicht nach. Andererseits können Rückstellproben aber auch belegen, dass ein Küchenteam keine Epidemie verursacht hat.

7. Hygiene der Bewohnerinnen und Bewohner

Im Umgang mit Bewohnerinnen und Bewohnern kommt es natürlicherweise zu Situationen, die vom Standpunkt der Hygiene aus gesehen kritisch sind.

- Was muss beim Anreichen von Speisen oder beim Trinken beachtet werden?
- Worauf muss beim Naseputzen oder Mundabwischen geachtet werden?
- Welche Regeln gelten für eine Handmassage?
- Können Bewohnerinnen oder Bewohner mit ästhetisch nicht einwandfreien Händen beim Backen mithelfen?
- Dürfen Bewohner den Teig mit den Fingern kosten?
- Müssen Bewohnerinnen oder Bewohner mit verschmutzter Kleidung mehrmals täglich umgezogen werden, obwohl sie dies ablehnen?

Diese und ähnliche Fragen verlangen nach Antworten, die mindestens zwei Aspekte berühren:

- den menschlichen Aspekt: Was ist gut für den Menschen?
- den hygienischen Aspekt: Was ist für den Menschen oder seine Umgebung gefährlich?

> **!** Das Wohlbefinden der Menschen sollte bei hygienischen Entscheidungen eher im Vordergrund stehen.

Das **Essen oder Trinken** soll in sauberem und ansehnlichem Geschirr gereicht werden. Die Mitarbeiterinnen und Mitarbeiter sollten sich stets selbst vergewissern, dass sie angenehm riechen und aussehen, weil sie den Pflegebedürftigen körperlich sehr nahe kommen. Die

Hände sollten sauber sein und es sollte eine Serviette für die eigenen Hände bereit liegen und mindestens jeweils eine für die betreute Person; ein Lappen zum Abwischen ist sinnvoll, falls gekleckert wurde.

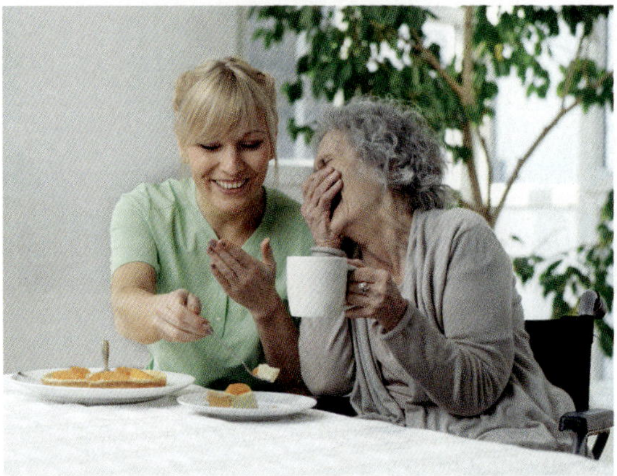

Essen auf ansehnlichem und sauberen Geschirr

Gesicht, Hände und Nase sollten gereinigt sein, damit ein Mensch sich wohl fühlt und von anderen Menschen als angenehm erlebt wird. Das Reinigen mit feuchten Einmalwaschlappen und anschließendem Trocknen reicht für gewöhnlich aus. Da ältere Menschen oft Pilze oder MRSA-Keime in den Schleimhäuten tragen, muss sich das Personal die Hände desinfizieren und eventuell durch Handschuhe schützen.

Beschäftigungsangebote, die mit einem **engen körperlichen Kontakt** einhergehen, erfordern eine sorgfältige Hygiene beider Seiten. Allerdings sollte die menschliche Komponente beachtet werden, eine Massage mit Einmalhandschuhen zum Beispiel kann als sehr unangenehm empfunden werden. Ein guter Zeitpunkt für Massagen ist daher beispielsweise die Zeit nach dem Duschen oder dem Baden der Bewohnerin oder des Bewohners.

Backen oder Kochen in einer Gruppe macht allen Beteiligten Spaß. Allerdings gibt es Personen, die aufgrund ihrer Demenz sehr ungepflegte Hände oder eine ungepflegte Gesamterscheinung besitzen. Manche Bewohnerinnen oder Bewohner, die an sich ungefährliche Erkrankungen der Nägel oder Haut an den Händen offen zeigen, werden von solchen Aktivitäten oft ausgeschlossen. Diese Menschen können aber dennoch an solchen Aktivitäten teilnehmen, entweder indem sie Handschuhe tragen oder nur für sich selbst separat etwas herstellen.

> **!** Grundsätzlich gilt: Eine Speise, die eine Bewohnergruppe für sich selbst herstellt, unterliegt nicht den Hygieneregeln der Gemeinschaftsverpflegung.

Das Backen oder Kochen stellt für Menschen mit Demenz nicht nur Biografiearbeit dar, sondern bedeutet zudem Basale Stimulation. Daher ist bei diesen Gruppenangeboten das **Probieren** nicht nur erlaubt, sondern sogar erwünscht, egal, ob es das Naschen mit den Fingern ist oder das Teigschüsselauskratzen.

Manche pflegebedürftigen Menschen **verschmutzen ihre Kleidung** mehrmals am Tag. Abhilfe schafft ein sogenannter Kleiderschutz. Angenehmer, weil vertrauter, ist das Tragen von Kittelschürzen oder Schürzen, Westen oder Strickjacken, die problemlos gewechselt werden können. Fleckige Kleidung kann einfach einmal mit einem Schwammtuch und einem Trockentuch optisch gereinigt werden. In der Regel sind die Flecken vom selben Tag und damit hygienisch eher unbedenklich.

Ein weiteres Problem von Menschen mit Demenz kann sein, dass sie sich gar nicht von ihrer Kleidung trennen wollen; in diesem Fall ist die Verwendung eines Kleiderschutzes besonders sinnvoll.

> **!** Personal mit einer angenehmen äußeren Erscheinung, sauberer Kleidung und gutem Geruch sorgt für eine respektvolle Atmosphäre im Umgang mit hilfebedürftigen Menschen.

8. Hygiene bei Tierhaltung

Tiere erfreuen die Menschen im Einerlei des Alltags. Sie sind oft über viele Jahre hinweg ein wichtiger Partner im Leben eines Menschen gewesen und häufig ein Grund dafür, dass jemand nicht ins Heim gehen möchte.

Daher entwickeln immer mehr Einrichtungen ein Konzept, dass das Mitbringen von Haustieren ermöglicht. Andere Einrichtungen erwerben eigene Tiere, was den Vorteil bietet, dass sie beim Tod des Besitzers oder der Besitzerin nicht weggegeben werden müssen.

Aus hygienischer Sicht bestehen gegen die Tierhaltung mittlerweile keine Bedenken mehr, wenn bestimmte Regeln eingehalten werden.

- Regelmäßige Impfungen, Entwurmungen und Behandlungen gegen Parasiten, ausgeführt und dokumentiert durch eine tierärztliche Praxis.
- Eine artgerechte Haltung zum Schutz der Tiere, inklusive ausreichendem Auslauf und Rückzugsorten.
- Tägliche Reinigung der Hunde- oder Katzentoiletten sowie der Wasser- und Fressnäpfe.
- Angemessene Pflege der Tiere, etwa Waschen und Bürsten.

Ein gepflegtes Tier kann sich, falls Bewohnerinnen oder Bewohner dies möchten, problemlos zeitweise in deren Bett aufhalten. Die Furcht vor ansteckenden Krankheiten ist sehr gering zu bewerten. Im Gegenteil ist erwiesen, dass die Anwesenheit eines Tieres die menschlichen Abwehrkräfte stärkt. Beispielsweise löst das Schnurren der Katzen, wenn sie auf oder bei den Menschen liegen, eine Beruhigung der Herz-Lungen-Tätigkeit aus.

> Katzenhaare wurden schon in alten Zeiten in Wunden gelegt, damit sich diese nicht schließen, also abheilen. Dies sollte dringend beachtet werden.

Um sicherzugehen, nach welchen Auflagen sich Altenheime bei der Tierhaltung richten müssen, geben die Gesundheitsämter Empfehlungen zum Thema aus.

9. MRSA – resistente Keime

Die vielgefürchteten MRSA-Keime (Multiresistenter Staphylococcus Aureus) sind durch die übermäßige Gabe von Antibiotika und unzureichende Hygienemaßnahmen zu einem hartnäckigen Problem geworden. Die Keime können lokal (Nasenschleimhaut), global (ganzer Körper) oder nur auf Wunden beschränkt auftreten. Schwache oder ältere Menschen, die im Krankenhaus waren, sind häufig von einem dieser Keime befallen. Da der MRSA sehr robust und ansteckend ist, müssen einige Verhaltensregeln beachtet werden:

- Desinfektion der Körperteile, mit denen die oder der Pflegende die infizierte Person berührt
- Schutz durch Handschuhe, eventuell Mundschutz oder extra Kleidung
- gesonderte Entsorgung der Verbrauchsmaterialien, wie Vorlagen

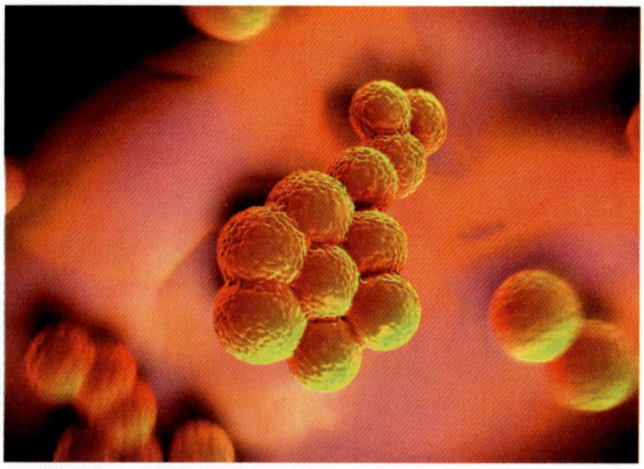

Multiresistente Staphylococcus Aureus-Keime (MRSA)

- gesondertes Waschen der Wäsche und Nutzwäsche
- Geschirr und Gläser sowie Besteck sollten gesondert gespült werden
- keinen direkten Kontakt mit Speisen für andere Menschen

Diese Maßnahmen gelten für Menschen, die akut ansteckend sind. Eine MRSA-Hysterie indes ist nicht angebracht, allerdings sollten Pflegende sehr auf ihre eigene Gesundheit und Körperkraft achten und die eigenen Abwehrkräfte stärken. MRSA-Keime kommen hauptsächlich in Krankenhäusern und Pflegeeinrichtungen vor. Ein professionelles Hygienemanagement kann dazu führen, dass sich diese Keime nicht in der Einrichtung festsetzen und ausbreiten können. Andere Länder, wie die Niederlande, sind in der Prophylaxe sehr erfolgreich.

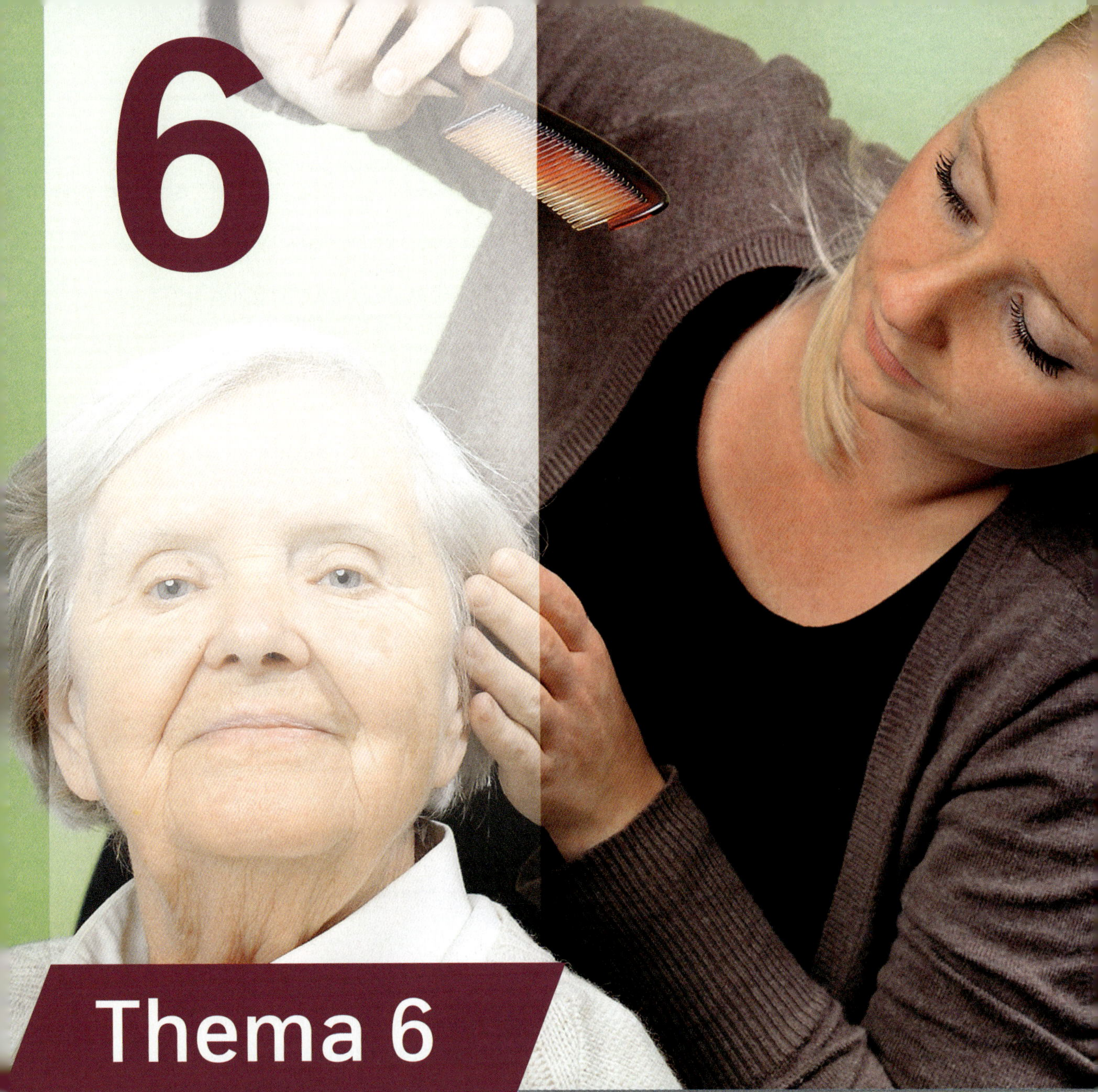

6

Thema 6

Alltagsbegleitung und Pflege

1. Abgrenzung zur Fachkraft
2. Pflegerische Aufgaben

1. Abgrenzung zur Fachkraft

1.1 Rechtliche Grundlage

In der Richtlinie nach § 53b SGB XI findet sich im Aufgabenkatalog (§ 2 Abs. 2 Betreuungskräfte-RL) kein Hinweis auf Pflegetätigkeiten.

Allerdings wird im Abs. 4 formuliert: „[...] Gleichzeitig ist es erforderlich, die Tätigkeit der zusätzlichen Betreuungskräfte eng mit der Arbeit der Pflegekräfte zu koordinieren, damit keine Versorgungsbrüche entstehen. Zu den Aufgaben der zusätzlichen Betreuungskräfte gehören auch die Hilfen, die bei der Durchführung ihrer Betreuungs- und Aktivierungstätigkeiten unaufschiebbar und unmittelbar erforderlich sind, wenn eine Pflegekraft nicht rechtzeitig zur Verfügung steht [...]" (§ 2 Abs. 4 Betreuungskräfte-RL).

Die Auslegung dieser Aussage wird von Pflegeeinrichtungen sehr unterschiedlich gehandhabt. So gibt es Einrichtungen, in denen die Begleitung beim Toilettengang während eines Betreuungsangebots zu den Aufgaben der Alltagsbegleiterin oder des Alltagsbegleiters gehört, während in anderen Einrichtungen hier zwingend eine Fachkraft geholt werden soll.

Eine gesetzliche Grundlage lässt sich hierfür nicht finden, im Rahmen des menschenwürdigen Umgangs mit betreuten Personen sollten die Alltagsbegleitenden aber die Grundfertigkeiten beherrschen.

> **!** Alltagsbegleiterinnen und -begleiter sollten vor der Übernahme von Aufgaben ihre eigenen Fähigkeiten, ihren Ausbildungsstand und die Beherrschbarkeit von auftretenden Komplikationen kritisch prüfen.

1.2 Pflegetätigkeiten

Neben der Forderung nach Übernahme von „unaufschiebbaren und unmittelbar erforderlichen Pflegetätigkeiten" findet man in der Richtlinie zur pflegerischen Qualifikation nur die Ausbildungsforderungen (§ 4 Abs. 3 Betreuungskräfte-RL):

- Grundkenntnisse der Pflege und Dokumentation
- Hilfen bei der Nahrungsaufnahme
- Umgang mit Inkontinenz
- Umgang mit Schmerzen
- Umgang mit Wunden Hygiene

Daraus lassen sich beispielhaft Maßnahmen ableiten, die **nicht** Bestandteil der Qualifizierung sind und damit nicht zu den Aufgaben einer Alltagsbegleiterin oder eines Alltagsbegleiters gehören:

- Ganzwaschung im Bett, unter der Dusche oder in der Badewanne,
- Vorbereiten und Verabreichen von Medikamenten,
- Pflegeplanung,
- invasive Maßnahmen (z. B. Blutzuckerkontrolle),
- Verabreichung von Sonderkost,
- Versorgung von Blasenkathetern,
- Versorgung von Infusionen,
- Anleitung von Schülerinnen und Schülern/Angehörigen in Pflege,
- Durchführung von Behandlungspflegemaßnahmen,
- Verbandwechsel,
- Wundversorgung, z. B. bei Dekubitus,
- Speziallagerung von Bettlägerigen,
- Vorbereitung/Assistenz von ärztlichen Tätigkeiten,
- Pflege und Begleitung von sterbenden und verstorbenen Patienten.

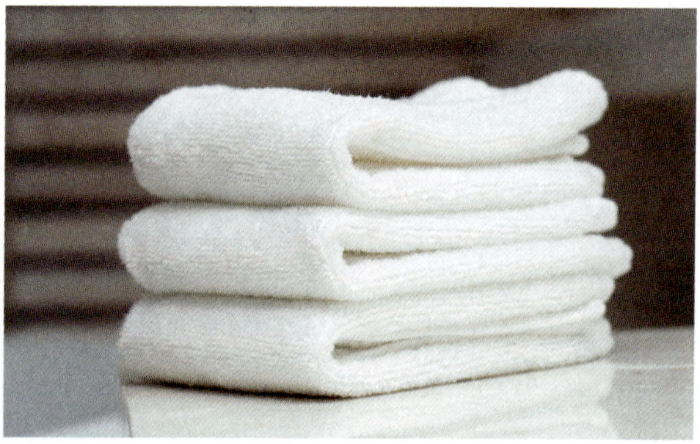

Pflege

1.3 Qualifikationskombination Alltagsbegleiterin/Alltagsbegleiter mit Pflegehelfer ausbildung

Viele Bildungsanbieter kombinieren inzwischen die Qualifizierung zur Alltagsbegleiterin/zum Alltagsbegleiter mit der Pflegehelferausbildung.

Das erhöht zum einen die Vermittlungsmöglichkeit der Arbeitssuchenden, zum anderen erhöht sich damit auch das Aufgabenprofil für die Alltagsbegleiterin und den Alltagsbegleiter. Aber selbst eine Kombination der beiden Qualifikationen sollte nicht darüber hinwegtäuschen, dass es sich nicht um eine Fachkraftausbildung handelt. Auch hier dürfen pflegerische Tätigkeiten nur übernommen werden, wenn der Ausbildungstand es zulässt und wenn die Delegation zulässig ist. Das bedeutet, dass z. B. Maßnahmen der Behandlungspflege, invasive Maßnahmen und das Vorbereiten und Verabreichen von Medikamenten nicht zum Aufgabenprofil gehören.

1.4 Auftrag des Bildungsträgers

In §§ 43b, 53c SGB XI ist als Mindestforderung ein Umfang von 160 Stunden zur Qualifizierung formuliert worden.
Es gibt inzwischen bundesweit ein breites und schwer zu überschauendes Angebot an Qualifizierungsmaßnahmen mit verschiedenen Ausbildungsmodulen und Kombinationen aus Pflege und Betreuung. Ein guter und verantwortungsbewusster Bildungsträger zeichnet sich dadurch aus, dass er seinen Teilnehmenden von Beginn an deutlich macht, für welche Aufgaben sie qualifiziert sind. Das meldet er auch konsequent an die Praxisstellen.

2. Pflegerische Aufgaben

In diesem Kapitel geht es um Unterstützung bei der Körperpflege, die möglicherweise während der Alltagsbegleitung auftreten kann. Der Schwerpunkt soll aber in der Beobachtung und Weitergabe an die pflegerische Fachkraft liegen.

2.1 Unterstützung bei der Körperpflege

Bedeutung der Körperpflege

Eine individuelle und an der Biografie der Bewohnerin oder des Bewohners orientierte Körperpflege dient maßgeblich dem Wohlbefinden. Die Körperpflege kann der Erfrischung (belebende Teilwaschung) oder Beruhigung (beruhigende Teilwaschung) dienen. Die Körperpflege vermittelt ein Körpergefühl, indem der Bewohnerin oder der Bewohner die eigenen Körpergrenzen erfährt.
Sie gibt dem oder der Betroffenen darüber hinaus Orientierung, wenn sie an der eigenen Biografie anknüpft, z. B.

- am Samstag gibt es ein Vollbad,
- morgens putzt man sich zuerst die Zähne,
- vor den Mahlzeiten werden die Hände gewaschen,
- vor dem Zubettgehen erfolgt eine Teilwaschung.

Natürlich dient die Körperpflege auch der Hygiene, z. B. nach dem Stuhlgang. Eine gute Beobachtung (s. Thema 4, Kap. 1) der Haut während der Körperpflege lässt Rückschlüsse auf das Befinden der Bewohnerin oder des Bewohners zu. Zudem werden Zusatzerkrankungen vermieden.

Pflegerische Beobachtungen

Die normale Haut ist glatt und blass-rosig. Sie hat eine angenehme Temperatur und eine der Witterung und Kleidung angepasste Feuchtigkeit. Auch trockene oder fettige Haut kann normal sein, sofern sie frei von Schäden ist und sich der Zustand nicht plötzlich geändert hat.
Mit zunehmendem Alter neigt die Haut zum Verlust des Unterhautfettgewebes. Die Haut wird pergamentartig, dünn und trocken.

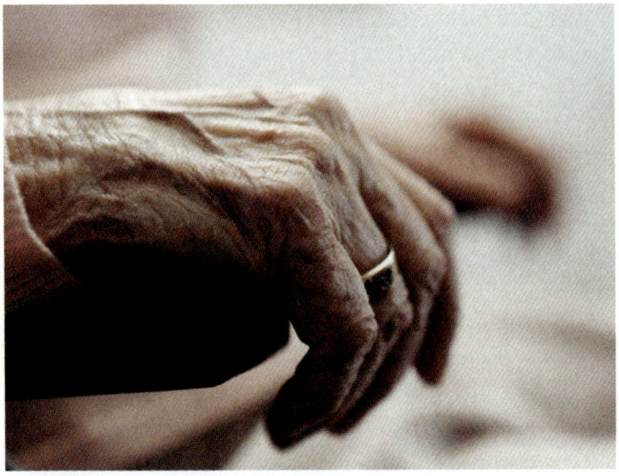

Die Haut

Jede Abweichung vom individuellen und altersentsprechenden Normalzustand wird an die Fachkraft gemeldet. Dazu achtet die Alltagsbegleiterin oder der Alltagsbegleiter auf Veränderungen von Hautzustand, -farbe und -spannung sowie auf Verletzungen/Schädigungen. Bedenklich und sofort zu melden sind folgende Veränderungen:

- Hautzustand: außergewöhnliche Trockenheit; Erhöhung der Körpertemperatur; kalter Schweiß
- Hautfarbe: plötzliche Blässe, Blau- oder Rotfärbung
- Spannung: stehende Hautfalte, Ödem
- Verletzungen/Ausschläge/Beläge/Parasiten/Wunden

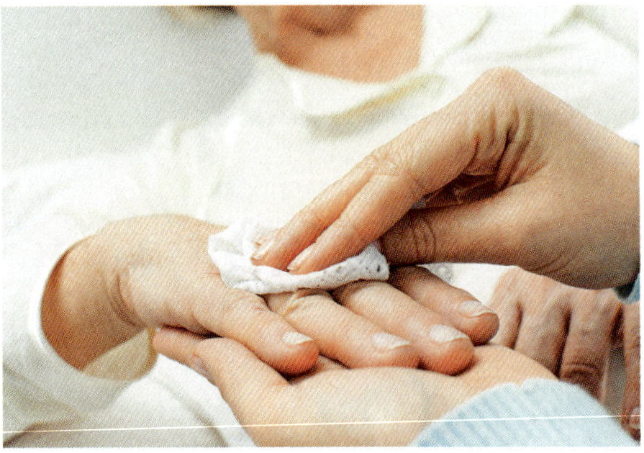

Teilwaschung

Belebende Teilwaschung/Massage

In der Alltagsbegleitung ist es möglich, die Aufnahmefähigkeit von Bewohnerinnen oder Bewohnern durch eine belebende Teilwaschung oder Massage der Arme zu erhöhen. Dazu benötigt man

- Handtuch
- Kissen
- Waschhandschuh
- Wasser/Massageöl – Temperatur leicht unter der Körpertemperatur der Bewohnerin oder des Bewohners

Der Bewohner oder die Bewohnerin wird um Zustimmung gebeten. Er oder sie sitzt der Alltagsbegleiterin gegenüber, damit der Blickkontakt gewährleistet ist. Der Arm kann auf einem Kissen oder auf einem Tisch gelagert werden. Unter den Arm wird ein Handtuch gelegt. Nun wird der Arm mit dem Waschhandschuh gegen die Haarwuchsrichtung und von den Fingern zum Körperstamm hin gewaschen.
Mit einem belebenden Massageöl kann in gleicher Weise mit modulierenden Bewegungen massiert werden. Dabei werden die waschenden/massierenden Finger geschlossen (nicht abgespreizt) gehalten. Um die Körperwahrnehmung zu stärken, sollten beide Arme gewaschen werden.

Beruhigende Teilwaschung/Massage

Soll eine Bewohnerin oder ein Bewohner ruhiger werden, erfolgt die Waschung/Massage mit Wasser/Massageöl, das etwas über der Körpertemperatur temperiert ist. Die Wasch- bzw. Massagerichtung geht vom Körperstamm hin zu den Fingerspitzen mit der Haarwuchsrichtung. Die beruhigende Teilwaschung kann gut in ein Abendritual einbezogen werden.

> Die belebende/beruhigende Ganzwaschung wird nicht bei akuten Unruhezuständen, bei desorientierten Personen und bei geschädigter Haut durchgeführt. Wasser- und Massagezusätze müssen mit der Fachkraft abgesprochen sein.

Mund-, Zahn- und Prothesenpflege

Während der Alltagsbegleitung können Situationen auftreten, die eine Mund-, Zahn- oder Prothesenpflege der Bewohnerin oder des Bewohners erfordern:

- individuelle Biografie/Orientierung
- Wunsch des Bewohners
- Ausflug
- gemeinsame Mahlzeit
- nach dem Anreichen von Nahrung
- nach Erbrechen

> Bei Menschen mit Schluckstörungen, Bewusstseinsstörungen, fehlendem Hustenreflex, einer Magensonde, Sauerstofftherapie und bei bettlägerigen Patienten ist die Mund-, Zahn- und Prothesenpflege Aufgabe der Pflegefachkraft.

Pflegerische Beobachtung

Während der Mund- und Zahnpflege achtet die Alltagsbegleiterin auf den Zustand von Mundschleimhaut, Lippen, Zähnen, Zunge und Prothese. Folgende Besonderheiten werden sofort der Fachkraft weitergegeben und dokumentiert:

- Beläge und Borken an Schleimhaut/Zunge
- Beläge und Verfärbungen der Zähne/Zunge/Schleimhaut
- Trockenheit
- Verletzungen/Schmerzen
- Beschädigungen an Zähnen/an der Prothese

> Vor jeder Pflegemaßnahme erfolgt eine hygienische Händedesinfektion.

Mundspülung

Die Mundspülung erfolgt auf Wunsch der Bewohnerin oder des Bewohners, nach Erbrechen, bei Mundtrockenheit oder vor dem Einsetzen der Zahnprothese.
Der Bewohner bzw. die Bewohnerin wird informiert. Wasser oder Tee wird am Waschbecken in einem Becher vorbereitet. Der Bewohner oder die Bewohnerin sitzt oder steht aufrecht am Waschbecken, die Kleidung ist durch einen Kleiderschutz oder ein Handtuch geschützt. Der Becher wird angereicht, die Person zum Spülen und Ausspucken motiviert. Anschließend wird sie beim Abtrocknen des Mundes unterstützt. Eine Lippenpflege erfolgt nach Wunsch mit dem persönlichen Pflegestift. Die benutzten Materialien werden gesäubert und an den gewohnten Platz zurückgestellt.

Zahnpflege

Die Zahnpflege erfolgt auf Wunsch der Bewohnerin oder des Bewohners, nach dem Aufstehen oder nach einer gemeinsamen Mahlzeit. Die Zahnbürste, Zahnpasta und der Zahnputzbecher der Bewohnerin oder des Bewohners werden am Waschbecken vorbereitet.
Die Kleidung wird beim Aufrechtstehenden oder Sitzenden mit einem Handtuch oder einem Kleiderschutz geschützt.
Die Zahnpflege sollte entsprechend der Biografie des Bewohners erfolgen, optimalerweise in folgender Reihenfolge (**Kai-Prinzip**):

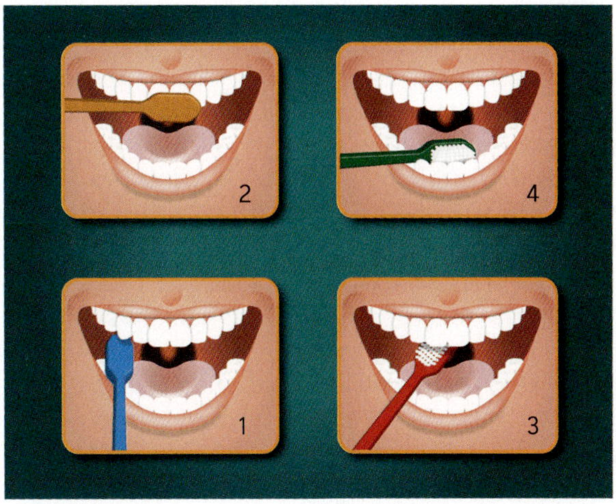

Kai-Prinzip

- Kauflächen der Zähne von hinten nach vorne,
- Außenfläche der Zähne vom Zahnfleisch zum Zahn; zuerst oben, dann unten,
- Innenfläche der Zähne.

Der Mund wird gut gespült, der Bewohnerin oder der Bewohner wird zum Ausspucken der Spülflüssigkeit angehalten. Anschließend wird beim Abtrocknen unterstützt. Auf Wunsch des Bewohners erfolgt noch eine Lippenpflege. Die benutzten Materialien werden gesäubert und an den gewohnten Platz zurückgestellt.
Für unterwegs eignen sich Reisesets oder Einmalzahnpflegeartikel. Um Einschränkungen zu kompensieren, gibt es Hilfsmittel. Ist eine Zahnpflege nicht durchführbar, sollte alternativ eine Mundspülung angeboten werden.

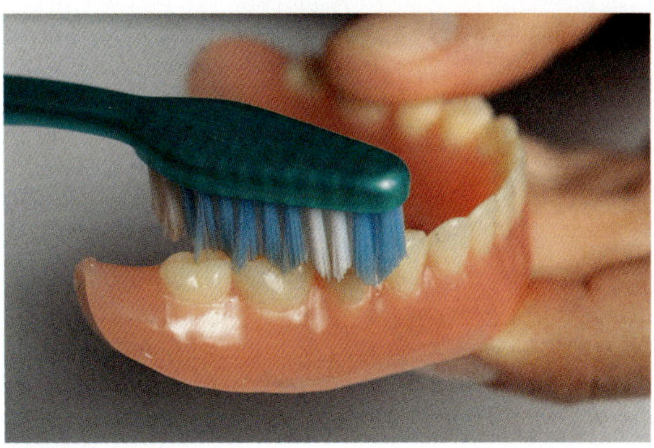
Pflege der Zahnprothese

Prothesenpflege

Zahnprothesen gibt es als Teil- und Vollprothese, die Alltagsbegleiterin oder der Alltagsbegleiter informiert sich bei der Fachkraft über die Prothesenform und dem Umgang damit. Eine Prothese soll so oft wie möglich getragen werden (auch in der Nacht), da sich ansonsten der Kiefer verformt. Dies führt aber auch zu Verunreinigungen. Die Pflege sollte beispielsweise nach jeder Mahlzeit erfolgen. Denn dabei können sich Beläge bilden, ein idealer Nährboden für Bakterien und Pilze entstehen. Nahrungsreste können sich ansammeln und Entzündungen und Schmerzen verursachen.
Zur Prothesenpflege während der Alltagsbegleitung werden die Prothesenbürste, ggf. Haftcreme und ein Zahnputzbecher vorbereitet. Die Pflege erfolgt über einem mit Wasser gefüllten Waschbecken, damit der Zahnersatz nicht beschädigt wird. Der Bewohner oder die Bewohnerin wird motiviert, die Prothese selbst herauszunehmen. Die Unterkieferprothese wird zuerst entfernt, dann die Oberkieferprothese. Beides wird über dem Waschbecken mit der Prothesenbürste oder einer weichen Zahnbürste gereinigt. Der Bewohner oder die Bewohnerin spült parallel den Mund aus. Vor dem Einsetzen der Prothese wird die Mundhöhle beobachtet.
Folgende Auffälligkeiten werden der Pflegekraft gemeldet und dokumentiert:

- Druckstellen
- Blasen
- Beläge an Schleimhaut oder Zunge
- Rötungen, Schwellungen
- Beschädigungen der Prothese bzw. der Restzähne

Dann wird zunächst die Oberkieferprothese und abschließend die Unterkieferprothese eingesetzt.

> Die Verwendung eines Prothesenreinigungsmittels bleibt der Fachkraft vorbehalten.

Hilfsmittel zur Zahnpflege

Um die Selbstständigkeit der Bewohnerin oder des Bewohners möglichst lange zu erhalten, gibt es ein breites Angebot an Hilfsmitteln zur Zahnpflege. Auch können vorhandene Mittel manchmal günstig verändert werden, z. B. wird der Stiel der Zahnbürste mit einer Mullbinde umwickelt, damit Bewohner sie besser halten können.

Tipps zur Unterstützung

Die Assistenz bei der Mund- und Zahnpflege kann Menschen mit Beeinträchtigungen verwirren. Folgende Tipps können helfen:

- Der Spiegel über dem Waschbecken kann verwirren, die Bewohnerin oder der Bewohner erkennt sich viel-

leicht nicht und wird durch den „fremden Beobachter" verunsichert. Der Spiegel sollte in diesem Fall mit einem Handtuch verhängt oder ganz abgenommen werden.
- Die Assistenz der gegenüberstehenden Alltagsbegleitung kann verunsichern. Die Begleiterin oder der Begleiter stellt sich daher hinter den Bewohner oder die Bewohnerin.
- Das Zähneputzen durch eine fremde Hand verunsichert. Die Alltagsbegleiterin gibt dem Bewohner die Zahnbürste in die Hand und umschließt mit ihrer Hand vorsichtig die Hand des Bewohners, die Putzbewegungen werden gemeinsam ausgeführt.
- Die Bewohnerin versteht nicht, was die Alltagsbegleiterin von ihr möchte. Sie macht zur Verdeutlichung die Putzbewegungen nonverbal vor oder putzt parallel ihre eigenen Zähne.
- Der Bewohner kann die schmale Zahnbürste nicht mehr halten. Die Alltagsbegleiterin bietet Hilfsmittel an.
- Der Bewohner oder die Bewohnerin verwechselt oder verlegt die Zahnprothese häufiger. In Absprache mit der Fachkraft können die Angehörigen gebeten werden, die Prothese gravieren bzw. ein Namenschildchen eingießen zu lassen.
- Die Bewohnerin oder der Bewohner lehnt die Pflegemittel ab. Es werden dann ausschließlich die biografisch bekannten Mittel verwandt.

Haarpflege

Die Haarpflege dient in erster Linie dem Wohlbefinden und dem Ausdruck der Persönlichkeit. Aber eine bestimmte Frisur verdeutlicht beispielsweise auch die Zugehörigkeit zu einer sozialen Gruppe. Ein Friseurbesuch gehörte früher zur Vorbereitung auf Feiern, wurde Besuch erwartet, so wurden vorher die Haare gelegt.
Zum Teil ist die Haarpflege durch Ritualisierung auch orientierungsgebend, man kämmt sich z. B. die Haare, bevor man das Haus verlässt. Das Kämmen und Legen der Haare ist zudem eine gute Form der Zuwendung und kann zur Beruhigung von Bewohnerinnen oder Bewohnern dienen.

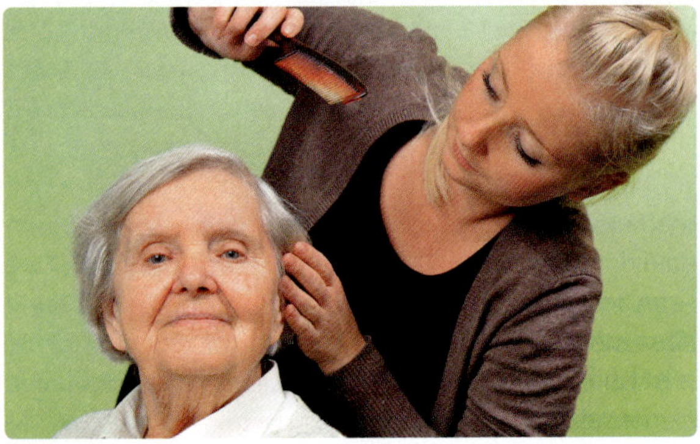

Haarpflege

Das Haarewaschen ist in der Regel eine aufschiebbare Pflegetätigkeit und gehört damit zum Zuständigkeitsbereich der Pflegefachkraft. Das Kämmen, Legen und Flechten von Haaren hingegen kann in den Bereich der Alltagsbegleitung fallen und erfolgt auf Wunsch der Bewohnerin oder des Bewohners.
Vorbereitet werden dafür Kamm bzw. die Bürste der Bewohnerin, evtl. Haarschmuck, Haargummi und Handspiegel. Die Bewohnerin wird informiert und es wird nach ihren Wünschen gefragt. Die Haare werden vorsichtig gekämmt und anschließend nach Wunsch gelegt oder geflochten. Dabei werden die Haare und die Kopfhaut gut beobachtet. Folgende Veränderungen werden an die Fachkraft weitergegeben und dokumentiert:
- Haarausfall,
- Entzündungen, Verletzungen, Schuppenbefall der Kopfhaut,
- Parasiten.

Ist die Bewohnerin nicht bettlägerig, können die Haare noch mit Spangen geschmückt werden. Nach der Haarpflege werden lose Haare von der Kleidung entfernt, verwendete Materialien gesäubert und an den gewohnten Platz geräumt.

> *i* Frisieren und Frisuren eignen sich wunderbar für ein Aktivierungsangebot. Dabei können Frisurenkataloge angeschaut und Haarpflegeprodukte bestaunt und mit allen Sinnen erfasst werden. Haarschmuck kann bewundert werden. Und natürlich gehört das Stylen und sich im Spiegel bewundern zu einem solchen Angebot.

Den Abschluss bildet der Blick in einen Spiegel und das Bestätigen des guten Aussehens.

> **!** Menschen mit demenziellen Veränderungen kann der Blick in den Spiegel verwirren. Dann wird darauf verzichtet.

Abschließend erfolgt nach dem Haarkämmen eine hygienische Händedesinfektion, da die Haare ein potenzieller Keimüberträger sein können.

Teilwaschung: Gesicht

Nach der Nahrungsaufnahme, auf Wunsch der Bewohnerin oder des Bewohners, zur Erfrischung oder nach Erbrechen kann während der Alltagsbegleitung eine unter-

stützende Teilwaschung des Gesichts erforderlich sein.
Vorbereitend werden
- Waschlappen
- Handtuch
- Hautcreme

bereitgelegt.

Der Bewohner oder die Bewohnerin wird zum Waschbecken begleitet. Ein Waschlappen wird angefeuchtet, die Temperatur des Wassers soll der Bewohner oder die Bewohnerin mit der Innenseite der Unterarme kontrollieren. Die Kleidung wird mit einem Handtuch oder einem Kleiderschutz geschützt.
Der Bewohner oder die Bewohnerin wird zur eigenen Durchführung der Waschung motiviert. Alternativ umfasst die Alltagsbegleiterin die Hand des Bewohners oder der Bewohnerin und die Waschung wird gemeinsam durchgeführt. Zunächst werden die Augen von außen nach innen ausgewaschen. Der Waschlappen wird gedreht, eine andere Stelle des Lappens zum Weiterwaschen genutzt. Die Stirn wird in Halbkreisen zu den Wangen hin gewaschen und dann vom Nasenrücken wieder in Halbkreisen zum Kinn. Bei Bedarf werden auch die Ohrmuscheln (niemals der Gehörgang) und der Hals gewaschen. Anschließend wird die Haut gut abgetrocknet und auf Wunsch des Bewohners oder die Bewohnerin eingecremt.

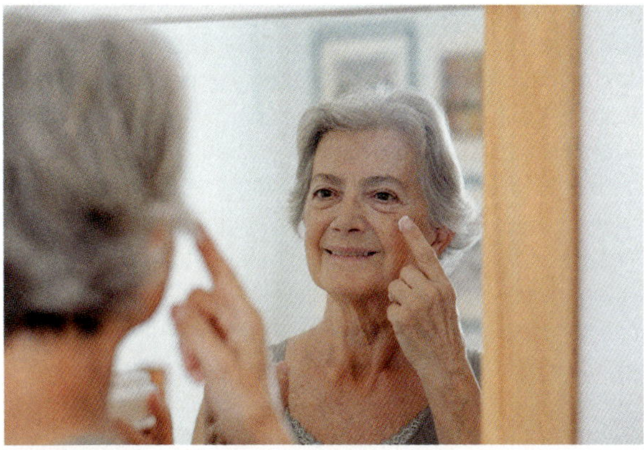

Gesichtspflege

Während des Waschens ist die Haut gut zu beobachten und Veränderungen sind der Fachkraft zu melden.
Hier ist zusätzlich zu den unter Kap. 2.1 beschriebenen Veränderungen auf wunde Stellen in den Halsfalten und hinter dem Ohr zu achten.

> Das **Waschen des Gesichts** kann auch mit einem feuchten Waschlappen am Tisch oder im Rollstuhl erfolgen, möglicherweise können die Bewohnerinnen oder Bewohner dann aber die Situation nicht einordnen und reagieren beunruhigt. Bevorzugt sollte es also am Waschbecken erfolgen.

Nasenpflege

Während der Alltagsbegleitung ist es möglich, dass die Bewohnerin oder Bewohner Unterstützung bei der Nasenpflege benötigt. Das kann z. B. bedeuten, dass ein Taschentuch gereicht und entsorgt werden muss. Ältere und beeinträchtigte Menschen lehnen evtl. Einmaltaschentücher ab, da sie die klassischen Baumwolltaschentücher kennen. Sie reagieren verwirrt, auch hier ist häufig nonverbales Vormachen ein Hilfsmittel, damit die Person, was sie mit dem Einmaltaschentuch machen soll.

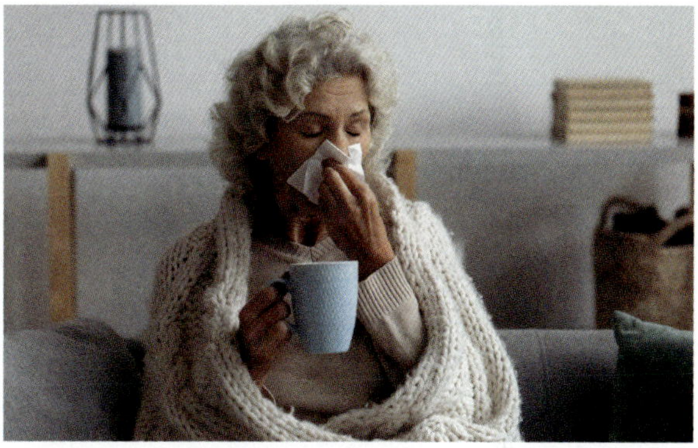

Stark erkältete Bewohnerinnen oder Bewohner sollten nicht an Gruppenaktivitäten teilnehmen, eine Veränderung des Ausflusses aus der Nase (z. B. gelb-grüne oder blutige Einfärbung) muss der Fachkraft gemeldet und dokumentiert werden.

> Vor und nach der **Nasenpflege** ist eine hygienische Händedesinfektion durchzuführen.

Teilwaschung: Hände

In der Regel werden die Hände nach dem Aufstehen, nach einem Aufenthalt im Freien, nach dem Toilettengang und vor dem Essen gewaschen. Auch vor und nach Aktivierungsangeboten kann ein Händewaschen erforderlich sein.

Die Bewohner und Bewohnerinnen werden zum Waschbecken begleitet, ggf. wird das Händewaschen nonverbal demonstriert.

> Beeinträchtigte Bewohnerinnen oder Bewohner mögen manchmal die Waschlotion aus dem Seifenspender nicht. Die Dekoration des Waschbeckens mit einem alten Seifenstück kann hilfreich sein, aus hygienischen Gründen muss aber die Spenderseife genutzt werden.

Der Bewohner oder die Bewohnerin befeuchtet die Hände, seift sie ein und spült sie gründlich ab. Die Alltagsbegleitung unterstützt nur so weit wie nötig.
Die Hände müssen nach dem Waschen gründlich abgetrocknet werden, hier ist auf die Fingerzwischenräume zu achten.
Trockene Hände können mit einer Handcreme massierend eingecremt werden.

> Die Nagelpflege ist immer Aufgabe der Pflegefachkraft bzw. der professionellen Nagelpflege.

2.2 An- und Auskleiden

Bedeutung der Kleidung
Eine saubere, gepflegte Kleidung, die dem eigenen Geschmack entspricht, dient dem Wohlbefinden des Menschen.
Bestimmte Berufe werden auch mit einer speziellen Kleidung verbunden, z. B. weißer Kittel = Ärztin/Arzt oder Pflegekraft. Die Auswahl der Kleidung dient somit auch der Orientierung und sollte mit Bedacht gewählt werden. Viele Bewohnerinnen und Bewohner sind es gewohnt, eine dem Anlass entsprechende Kleidung zu tragen, z. B. Sonntagskleidung für die Messe, Kittelschürze bei der Hausarbeit, „Blaumann" bei der Garten- oder Werksarbeit.

Auswahl der Kleidung
Jeder Bewohner und jede Bewohnerin hat das Recht, selbstständig die eigene Kleidung auszuwählen. Für einen Ausflug wird man schickere Kleidung wählen und ggf. Schmuck anlegen. Für eine Werk- oder Hauswirtschaftsaktivierung sollte man Arbeitskleidung wählen, die gut waschbar ist. Die Kleidung, welche ein Bewohner jeweils tragen möchte, muss individuell und biografisch gewählt werden. Ist eine Person kognitiv zu sehr eingeschränkt, kann man ihr die Auswahl erleichtern, indem zwei Ensembles zur Auswahl angeboten werden. Zunächst sollte die Kleidung nach dem Geschmack und dem Anlass des Bewohners oder der Bewohnerin gemeinsam mit ihm oder ihr gewählt werden.

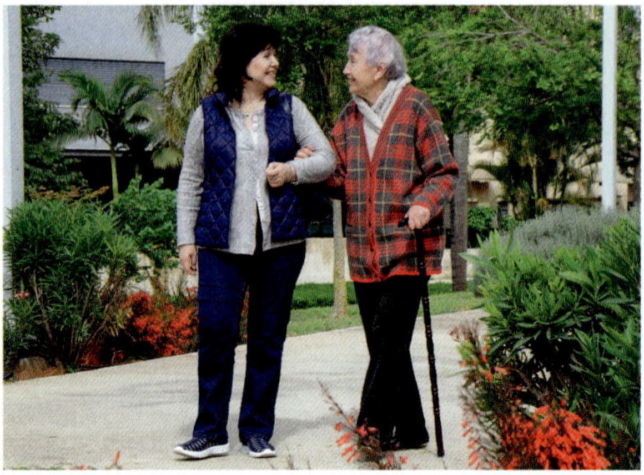

Kleidung für den Spaziergang

Weitere Auswahlkriterien sollten sein:
- Jahreszeit und Temperatur
- Wetter
- Körperliche Einschränkungen
- Anlass

Bei Ausflügen empfiehlt es sich zu kontrollieren, ob die Bewohner und Bewohnerinnen entsprechende Jacken, Regenschirme und ggf. eine leichte zusätzliche Strickjacke dabei haben.
Ältere Menschen fühlen sich oft erst ausgehbereit, wenn sie ihre Garderobe noch einmal vor einem Spiegel kontrolliert haben. Sollte der Spiegel verwirren, so unterbleibt diese Kontrolle und wird durch eine Rückmeldung der Alltagsbegleiterin oder des Alltagsbegleiters ersetzt: „Sie sehen gut aus und können mit auf den Ausflug gehen."

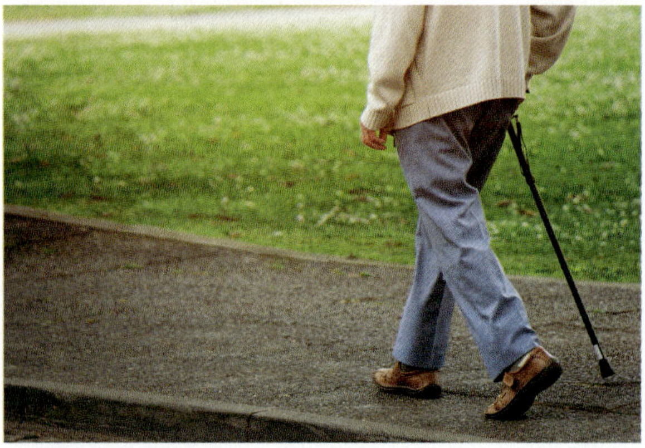

Sicheres Schuhwerk

Ältere Menschen haben ein verändertes Temperaturempfinden, auf das die Alltagsbegleitenden Rücksicht nehmen.

Benötigt eine Bewohnerin oder ein Bewohner einen Kleiderschutz, so wird dieser niemals „Lätzchen" genannt. Lätzchen sind Babys und Kindern vorbehalten.

Bequemlichkeit

Reißverschlüsse, Knöpfe und Hakenverschlüsse können für ältere Menschen z.B. beim selbstständigen Toilettengang hinderlich sein. Bei der Neuanschaffung von Kleidung sollte hier auf Gummizugverschlüsse geachtet werden, sofern die Bewohnerin oder der Bewohner das akzeptiert.

Passform

Die Kleidung muss passen, in zu großer oder zu kleiner Kleidung fühlt sich eine Person unwohl. Sie wird unruhig und kann sich nicht mehr auf ein Aktivierungsangebot konzentrieren. Zudem kann zu große Kleidung eine Sturzgefährdung bedeuten.

Faltenbildung der Kleidung kann zu Hautirritationen bis hin zum Druckgeschwür (Dekubitus) führen. Zu enge und zu kleine Kleidung kann Durchblutungsstörungen zur Folge haben. Hier ist auch auf passende Strümpfe und nicht einengende Strumpfgummis zu achten.

„Zu groß gewordene" Kleidung der Bewohnerin oder des Bewohners kann ein Anzeichen für eine Mangelernährung sein und muss mit der Fachkraft besprochen werden.

Sicherheit

Die Schuhe der Bewohnerin oder des Bewohners sollten bequem sein, eine rutschfeste Sohle haben und geschlossen sein. Klettverschlüsse und Riemen erleichtern das Öffnen und Schließen von Schuhen.

Auch Schnüre, Kordeln, große, scharfe metallene Verzierungen oder Verschlüsse können beim An- oder Auskleiden zu Verletzungen führen. Die Alltagsbegleiterin oder der Alltagsbegleiter achtet bei der Unterstützung darauf, ggf. können sie abgeklebt oder entfernt werden.

Ankleiden

Die Kleidung der Bewohnerin oder des Bewohners wird gemeinsam ausgewählt und in die richtige Reihenfolge gelegt – das Kleidungsstück, das zuerst angezogen wird, liegt zuoberst.

Das Ankleiden orientiert sich an den Gewohnheiten der Bewohnerin oder des Bewohners, um nicht zu verwirren.

Sofern die Kleidung das zulässt, zieht man Oberbekleidung erst über den Kopf, rafft dann die Ärmel und stülpt sie vorsichtig von unten nach oben über den Arm.

Sollten Beeinträchtigungen einer Körperseite vorhanden sein (z.B. Lähmung nach einem Schlaganfall), beginnt man mit der betroffenen Seite.

Falten werden geglättet und der Sitz der Kleidung korrigiert.

Wenn die Unterstützung beim Ankleiden durch eine Alltagsbegleiterin oder einen Alltagsbegleiter verwirrt, kann sich die Begleitperson hinter die Bewohnerin oder den Bewohner stellen, die Hände umfassen und führen.

Hosen werden zum Schutz vor Stürzen im Liegen oder Sitzen angezogen, hier gelten die gleichen Prinzipien wie beim Ankleiden des Oberkörpers.

Auskleiden

Sollten Beeinträchtigungen einer Körperseite vorliegen, wird zunächst die Kleidung auf der nicht betroffenen Seite ausgezogen.

Es ist darauf zu achten, dass alle Verschlüsse geöffnet sind, damit das Ausziehen leichter fällt. Bei einem Oberhemd werden ebenfalls alle Knöpfe geöffnet, das Hemd wie eine Jacke ausgezogen und nicht über den Kopf gezogen.

Das Ausziehen einer Hose sollte im Liegen erfolgen, sofern möglich.

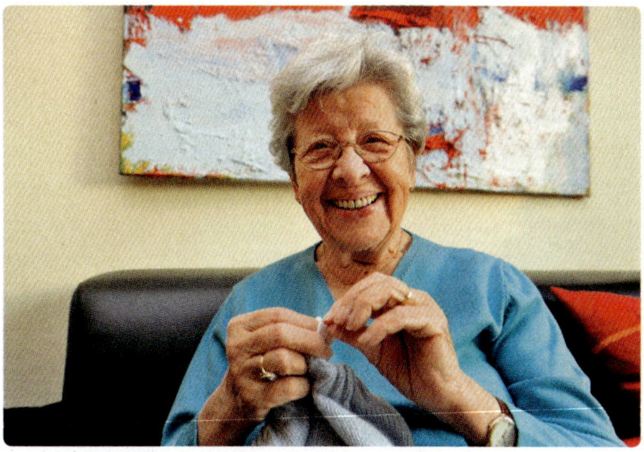

Kleiderpflege kann Aktivierung sein

Verschmutzte Kleidung wird der Wäsche zugeführt. Ansonsten wird die Kleidung entsprechend der Gewohnheit der Bewohnerin oder des Bewohners zusammengelegt oder auf Bügel gehängt und nach einer entsprechenden Lüftung in den Kleiderschrank geräumt. Kleidung, die beschädigt ist, wird der Fachkraft übergeben.
Beim An- und Auskleiden soll die Selbstständigkeit der Bewohnerin oder Bewohners erhalten bleiben. Hier können Hilfsmittel genutzt werden.

> Strümpfe mit Löchern wurden früher nicht entsorgt. Das Stopfen von Socken ist ein schönes Gruppenangebot und eine sinnvolle Alltagsaktivierung.

Schuhe

Beim An- und Ausziehen von Schuhen ist in der Regel eine Unterstützung durch die Alltagsbegleitkraft erforderlich. Sie achtet darauf, dass die Socken/Strümpfe in den Schuhen keine Falten werfen, die Druckstellen verursachen könnten.
Die Schuhe müssen passen und dem Anlass entsprechend ausgewählt sein. Nach dem Ausziehen müssen die Schuhe unbedingt paarweise an den gewohnten Aufbewahrungsplatz gestellt werden. Hilfsmittel, die der Bewohner oder die Bewohnerin kennt und nutzt, werden eingesetzt (Schuhspanner, Stiefelhalter).
Hausschuhe werden parallel nebeneinander, mit der Schuhspitze in Zimmerrichtung in der Mitte des Bewohnerbettes gestellt. Wenn der Bewohner oder die Bewohnerin sich aufsetzt, kann er so direkt in die Hausschuhe schlüpfen, Stürze werden verhindert.
Schuhe müssen nach dem Tragen ggf. gelüftet, gesäubert und geputzt werden. Auch das kann eine sinngebende Aktivierung mit der betreuten Person sein.

2.3 Mobilisation

Bedeutung von Bewegung

Bewegung gehört zu den Grundbedürfnissen des Menschen und dient der Gesunderhaltung und der Entspannung (s. Thema 4, Kap. 3.1). Auch folgenden Erkrankungen kann durch eine ausgewogene Bewegung vorgebeugt werden:

- Schlaganfall
- Bluthochdruck
- Erkrankungen des Herz-Kreislaufsystems
- Stoffwechselstörungen
- Diabetes Typ II
- Versteifung der Gelenke
- Atemwegserkrankungen

Hat ein Bewohner sich über den Tag hinweg ausreichend bewegt, ist er müde und kann besser schlafen. Der Mensch ist zufriedener und umgänglicher.
Welche Form der Bewegung den Bewohnerinnen und Bewohnern gut tut, ist biografisch bedingt und individuell unterschiedlich.
In Umfragen zu Defiziten im Alter beklagen ältere Menschen an erster Stelle die eingeschränkte Mobilität.
Aufgabe der Alltagsbegleiterin oder des Alltagsbegleiters ist es, unter Zuhilfenahme von Hilfsmitteln Mobilität zu ermöglichen.

Hilfsmittel

Hilfsmittel werden dann eingesetzt, wenn die Bewohnerin oder der Bewohner sie noch beherrscht und gewohnt ist. Sie erhalten die Selbstständigkeit und die Mobilität.
Die Alltagsbegleitkraft überprüft vor dem Einsatz die Funktionalität und den einwandfreien Zustand. Ist ein Hilfsmittel für sie neu, lässt sie sich durch die Fachkraft einweisen. Häufig genutzte Hilfsmittel sind:

- Gehstock
- Vierpunktstock
- Unterarmgehhilfe
- Rollator

Gehstock

Der Gehstock wird bei leichter Gangunsicherheit oder als Unterstützung bei längeren Spaziergängen eingesetzt.
Er ist der Körpergröße angepasst und sollte über einen ergonomischen Handgriff verfügen.
Der Gehstock ist nicht geeignet für Bewohnerinnen und Bewohner mit Erkrankungen, Versteifungen oder rheumatischen Erkrankungen der Handgelenke. Für eine bessere Griffsicherheit können Gelhandschuhe verwendet werden.

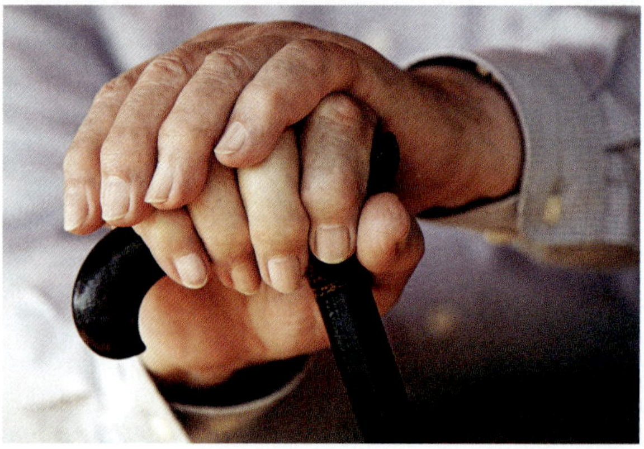

Gehstock

Vierpunktstock

Der Vierpunktstock wird bei stärkerer Gangunsicherheit eingesetzt.
Hier darf nur ein Vierpunktstock verwendet werden. Der Bewohner sollte noch koordinierte Bewegungsabläufe haben, ansonsten erhöht sich die Stolpergefahr.

Unterarmgehhilfen

Unterarmgehhilfen werden zur befristeten Entlastung z. B. nach OPs angeboten.
Die Länge und Stabilität richten sich nach der Größe und dem Gewicht der Person und werden individuell angepasst.
Durch Unterarmgehhilfen kann das betroffene Bein entlastet werden. Der korrekte Gang und das Überwinden von Hindernissen (z. B. Treppen) muss intensiv geübt werden und stellt für Bewohnerinnen und Bewohner mit Einschränkungen häufig eine zu hohe Herausforderung dar.

Rollator

Der Rollator wird bei Störungen des Gleichgewichtes oder als Unterstützung bei längeren Wegen und zur Entlastung von Rücken, Becken und Hüfte eingesetzt. Rollatoren gibt es mit Standardfunktionen (Bremsen, Sitzfläche) und Zusatzfunktionen (z. B. Einkaufskorb, Klingeln).

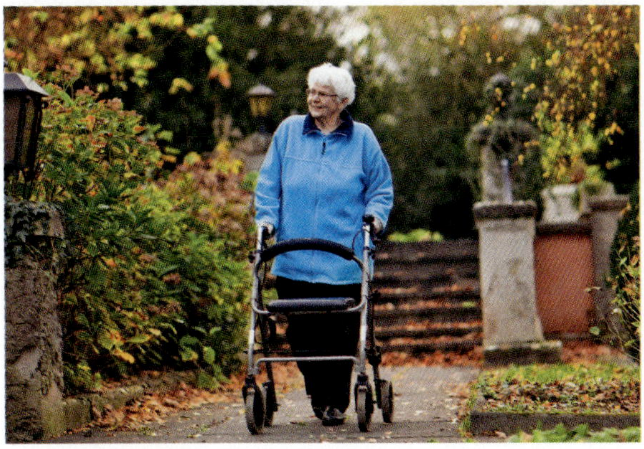

Gehen mit dem Rollator

Der Bewohner oder die Bewohnerin muss den Rollator und das Überwinden von Hindernissen (z. B. Türschwellen, Bordsteine) sicher beherrschen. Die Funktion der Feststellbremse und das Bremsen des Rollators müssen vertraut sein, dann ist ein Rollator ein effektives Hilfsmittel.
Die Alltagsbegleiterin lässt sich in die Funktion der unterschiedlichen Rollatoren einweisen, um so die Bewohnerin oder den Bewohner unterstützen zu können.

Rollstuhl

Der Rollstuhl wird bei massiver Einschränkung der Mobilität durch z. B. Lähmungen, massiver Einschränkung der kognitiven Fähigkeiten oder allgemeiner Schwäche eingesetzt.
Rollstühle können vom Bewohner oder der Bewohnerin selbst fortbewegt werden. Dann müssen diese die Funktionen des Rollstuhls sicher beherrschen (Bremsen, Feststellung, Fußstützen, zielgerichtete Fortbewegung, Richtungswechsel etc.). Ist die Bewohnerin oder der Bewohner zur selbstständigen Nutzung nicht mehr in der Lage, schiebt die Alltagsbegleiterin oder der Alltagsbegleiter den Rollstuhl.

> !
> Für Bewohnerinnen oder Bewohner mit kognitiven Einschränkungen kann es verwirrend sein, wenn sie die „Fortbewegung" nicht kommen sehen oder plötzlich Stimmen hinter ihnen sind. Die Alltagsbegleitperson bringt sich immer wieder in Erinnerung, indem sie regelmäßig den Blickkontakt sucht und Betroffene von vorne anspricht.

Für verschiedene Funktionen gibt es unterschiedliche Rollstühle, z. B. Duschstühle oder Multifunktionsstühle, die auch zum Schlafen verstellt werden können. Kissen dürfen nur nach Rücksprache mit der Fachkraft eingebracht werden.

> i
> Das Anbringen eines Therapie- oder Stuhltisches erfüllt unter Umständen die Bedingungen für eine freiheitsentziehende Maßnahme und bedarf der Rücksprache mit der Fachkraft.

Transfer

Bewohnerinnen und Bewohner mit Einschränkungen benötigen im Tagesablauf manchmal Unterstützung beim Wechsel des Platzes.

> Unter Transfer versteht man den Platzwechsel mithilfe einer Pflegekraft.

Vor der Unterstützung wird die Bewohnerin oder der Bewohner immer informiert.

Alle unnötigen Pflegematerialien und Hilfsmittel werden entfernt. Sicheres Schuhwerk wird bereitgestellt und überprüft. Rollstühle werden festgestellt, die Fußstützen zur Seite gedreht.
Die Alltagsbegleiterin oder der Alltagsbegleiter achtet auf die Prinzipien der Rückenschonung. Sie geht vor der Maßnahme alle Griffe einmal gedanklich durch. Die Bewegungsabläufe orientieren sich schließlich an der Bewegungsbiografie der Bewohnerin oder des Bewohners und berücksichtigt bestehende Einschränkungen. Dabei wird so wenig wie möglich unterstützt.

Rollstuhl – Sessel/Toilette

Der Rollstuhl steht im rechten Winkel zum Sessel bzw. zur Toilette. Die Alltagsbegleitkraft steht vor dem Bewohner.
Eine Hand legt sie von vorne über die Schulter auf das Schulterblatt der entsprechenden Seite. Die Hand bildet eine Fläche, die Finger sind nicht gespreizt. Es wird ein leichter Druck aufgebaut, der Bewohner leicht zur Seite geneigt. Dadurch wird das Gesäß auf der gegenüberliegenden Seite entlastet.
Die Begleitkraft legt ihre Hand unter das Gesäß und kann dieses nun leicht ein bisschen vorziehen. Jetzt werden die Griffe auf der anderen Seite angewandt. Der Bewohner ist so ein bisschen nach vorne gerutscht.

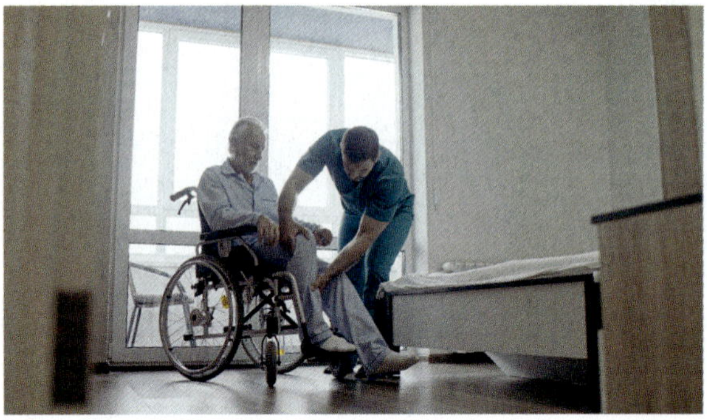

Transfer aus dem Rollstuhl

Mit dem eigenen Körper schützt die Begleitkraft den Bewohner vor dem Wegrutschen. Es wird überprüft, ob der Bewohner sicheres Schuhwerk trägt. Der Bewohner soll sich nun mit seinen Händen am Rücken der Begleitkraft festhalten.
Diese durchfasst eine Achsel des Bewohners, die Hand liegt auf dem Schulterblatt. Sie stellt sich nun mit ihrem Standbein zwischen die Beine des Bewohners und geht in eine sichere Schrittstellung. Ihre andere Hand gibt dem Gesäß bei „3" einen Impuls.
Die Alltagsbegleitkraft verlagert ihr Gewicht mit geradem Rücken nach hinten auf das andere Bein. Wenn der Bewohner mit seinem Schwerpunkt über dem Knie ist, richtet sich die Begleitkraft auf. Der Bewohner steht nun.
Es wird eine kleine Pause gemacht, diese kann unterstützt werden mit Fragen wie: „Fühlen Sie den sicheren Boden unter Ihren Füßen?"
Es erfolgt eine vorsichtige Drehung in Richtung des Sessels bzw. der Toilette. Die Hand vom Gesäß des Bewohners legt sich jetzt auf die Hüfte und gibt den Impuls zum Hinsetzen. Der Sitz wird ggf. korrigiert.

Bett – Rollstuhl

Das Bett wird auf Hüfthöhe der Alltagsbegleiterin oder des Alltagsbegleiters gestellt. Beim Hochfahren ist eine Hand an der Schulter des Bewohners, um ihm Sicherheit zu signalisieren.
Der Bewohner wird zu sich auf die Bettseite gedreht. Das untere Bein wird aus dem Bett gelegt, dann folgt das obere Bein.
Eine Hand der Alltagsbegleiterin liegt unter der Schulter, die andere liegt auf dem Becken. Sie verlagert ihr Gewicht zum Bettende hin, gleichzeitig wird Druck auf das Becken ausgeübt und die Schulter des Bewohners nach oben geschoben. Der Bewohner sitzt.
Die Begleitkraft steht mit einem Bein zwischen den Beinen des Bewohners. Das Bett wird wieder runtergefahren, bis der Bewohner mit der ganzen Fußsohle den Boden berührt.

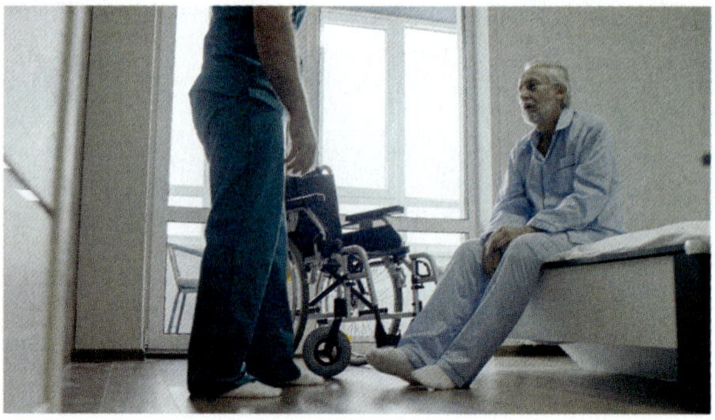

Transfer in den Rollstuhl

Es wird festes Schuhwerk angezogen.
Der Transfer des sitzenden Bewohners in den Rollstuhl erfolgt wie beim Transfer vom Rollstuhl in den Sessel.

> **!**
> Menschen mit kognitiven Einschränkungen können häufig Richtungsanweisungen „nach oben", „nach untern" nicht mehr verstehen und umsetzen. Hier ist eine konsequente nonverbale Kommunikation notwendig.

Begleitung

Die Alltagsbegleitperson kann Bewohner auch ohne Hilfsmittel stützend begleiten. Sie orientiert sich dabei zunächst an den Wünschen der Bewohnerin oder des Bewohners – möchte jemand sich einhaken oder vielleicht nur die Hand halten?
Eine sichere Methode der Begleitung ist es, wenn die Alltagsbegleitkraft neben dem Bewohner oder der Bewohnerin steht, ihn oder sie umfasst und auf der gegenüberliegenden Seite die Hüfte haltend stützt. Vor dem Körper kann dann noch eine Hand oder ein Unterarm gehalten werden. So erfährt die Bewohnerin oder der Bewohner eine enge Begleitung, hat aber immer noch eine Hand frei.

> **!** Bei Bewohnerinnen und Bewohnern mit herausforderndem Verhalten ist bei der Begleitung auf den Eigenschutz zu achten.

Sturzprophylaxe

Bewohnerinnen und Bewohner in der Alltagsbegleitung neigen zu Stürzen, da häufig eine Wahrnehmungsstörung vorliegt (sie können z. B. nicht mehr gut sehen oder hören). Die Mobilität ist bei ihnen häufig eingeschränkt. Sie bekommen Medikamente, die sie beeinträchtigen. Zudem befinden sie sich in einer ungewohnten Umgebung. Insbesondere bei eingeschränkten Bewohnerinnen und Bewohnern ist eine Sturzprophylaxe notwendig. Die Initiierung der Sturzprophylaxe und die Auswahl der geeigneten Maßnahmen ist Aufgabe der Fachkraft, kann aber nur im Team gemeinsam umgesetzt werden.
Zur Sturzprophylaxe gehören

- Wissen um Sturzrisiken, die in der Person, in der Umgebung oder durch Medikamentengabe begründet sein können,
- Identifizierung des individuellen Sturzrisikos,
- Beratungs- und Informationsmöglichkeiten,
- Besprechung im Team, Rückmeldung an die Fachkraft,
- Auswahl von geeigneten Maßnahmen durch die Fachkraft,
- Umsetzung der Maßnahmen im Team,
- Dokumentation von Stürzen,
- Auswertung.

Gründe für ein erhöhtes Sturzrisiko, die durch die Bewohnerin oder den Bewohner selbst begründet sind, könnten sein:

- Wahrnehmungsstörungen
- Gangstörungen
- Desorientierung
- schlechter Allgemeinzustand
- Mangelernährung
- Erkrankungen des Bewegungsapparats

Durch die Umgebung kann ebenfalls ein Sturzrisiko ausgelöst werden:

- unzureichende Beleuchtung
- Schuhe mit unzureichendem Halt; zu große Kleidung
- Material, Rollstühle, Möbel etc. stehen im Weg
- Kabel, Teppichkanten

Die Alltagsbegleiterin oder der Alltagsbegleiter bespricht mit der Fachkraft die einzelnen Maßnahmen zur Sturzprophylaxe und hält diese ein.
Die Fachkraft ist auf Beobachtungen und Hinweise aller Mitarbeiterinnen und Mitarbeiter im Team angewiesen. Für die Alltagsbegleitungn hat die Beobachtung bzgl. der Sturzrisiken eine große Bedeutung, sie hat Gelegenheit zu Bewegungsbeobachtungen, die der pflegerischen Fachkraft fehlen, z. B. längere Spaziergänge.

> **!** Freiheitsentziehende Maßnahmen (z. B. Bauchgurt, Therapietisch im Rollstuhl, Bettgitter) sind kein geeignetes Mittel der Prophylaxe, sondern erhöhen durch die Immobilität das Sturzrisiko.

Jeder Sturz wird dokumentiert und ausgewertet. Und hilft so, weitere Stürze zu verhindern. Wichtig ist eine genaue Sturzdokumentation:

- Zeitpunkt
- Situation
- Aktivität
- Ort
- Zustand des Bewohners vor und nach dem Sturz
- Folgen und eingeleitete Maßnahmen

> **!** Als wissenschaftliche Grundlage zur Sturzprophylaxe dient der Nationale Expertenstandard (1.2013), der in allen Einrichtungen umgesetzt wird.

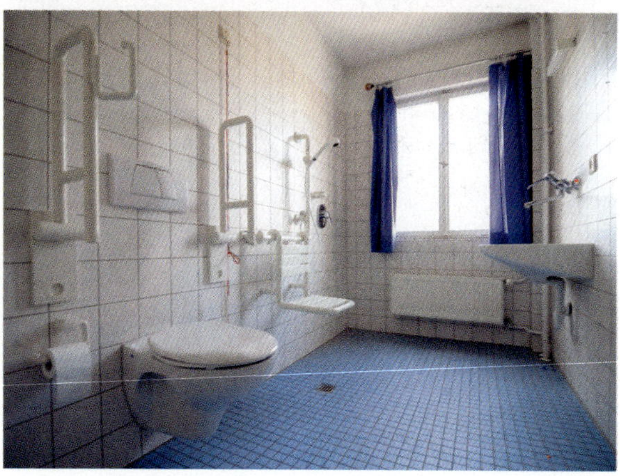

Sturzsicheres Bad

2.4 Ausscheidung

Bedeutung von Ausscheidung

Der Umgang mit Ausscheidungen ist für die Bewohnerin oder den Bewohner mit einem hohen Schamgefühl verbunden. Der Wunsch nach einer möglichst selbstständigen und ungestörten Ausscheidung besteht bei allen Menschen. Bei Bewohnern und Bewohnerinnen mit kognitiven Einbußen ist die Annahme von Hilfe noch schwieriger, der Ablauf ist sehr störungsanfällig.

Bei stärkeren Beeinträchtigungen kann die Bewohnerin oder der Bewohner eine Verbindung zwischen dem Harn- oder Stuhldrang und dem erforderlichen Gang zur Toilette nicht mehr herstellen. Aufgrund von Desorientierung finden Betroffene auch möglicherweise nicht mehr rechtzeitig den Weg zum WC. Durch die sprachlichen Einbußen kann die Bewohnerin oder der Bewohner vielleicht nicht mehr nach dem Weg zur Toilette fragen bzw. diesen Wunsch überhaupt äußern.

Hier ist eine Unterstützung seitens der Alltagsbegleiterin oder des -begleiters nötig. Die Begleitung zum Toilettengang während eines Aktivierungsangebots gehört zu den nicht aufschiebbaren Pflegehilfstätigkeiten (§ 53b Abs. 4 SGB XI) und damit zum Aufgabenbereich der Alltagsbegleiterin oder des Alltagsbegleiters. Auch Auffälligkeiten zu beobachten und an die Fachkraft weiterzuleiten ist in diesem Zusammenhang eine Aufgabe der Alltagsbegleitpersonen.

Toilettengang

Die Alltagsbegleitung achtet auf Zeichen für Harn- oder Stuhldrang bei der Bewohnerin oder dem Bewohner:

- Der Betroffene wird motorisch unruhig.
- Er zeigt herausforderndes Verhalten.
- Er nestelt an der Kleidung, beginnt sich auszuziehen.
- Er schaut in alle Zimmer, öffnet mehrere Türen.
- Er versucht sich auf Abwurfbehälter o. Ä. zu setzen.
- Männer öffnen an Zimmerpflanzen ihren Reißverschluss.
- Der Abgang von Darmgasen wird wahrgenommen.
- Mimik und Gestik sind angestrengt, leidend.
- Es wird kein Aktivierungsangebot mehr angenommen.

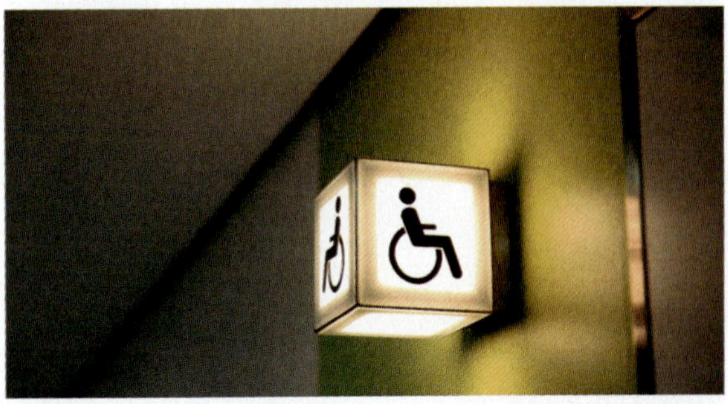

WC-Türschild

Die Alltagsbegleiterin bzw. der Alltagsbegleiter bietet hier Unterstützung an und begleitet den Bewohner zur Toilette. Sie oder er schützt sich dort durch Einmalhandschuhe und hilft beim Öffnen der Kleidung und bei der Mobilisierung auf den Toilettensitz. Benutzte, feuchte oder verschmutzte Inkontinenzvorlagen werden entfernt und entsorgt. Sollte die Bewohnerin oder der Bewohner Probleme mit dem Harnlassen haben, kann es hilfreich sein, den Wasserhahn laufen zu lassen.

Nach der Ausscheidung bietet die Alltagsbegleitkraft Hilfe beim Säubern und Abtrocknen an. Es wird immer von der Harnröhrenöffnung zum Anus gereinigt und abgetrocknet. Eventuell werden neue Inkontinenzvorlagen eingelegt.

> **!** Das hygienische Vorgehen bei der Unterstützung beim Toilettengang ist wichtig, um Harnwegsinfektionen zu verhindern.

Der Bewohner oder die Bewohnerin wird wieder angekleidet, die Alltagsbegleitkraft zieht die Handschuhe aus und desinfiziert ihre Hände.

Während der ganzen Begleitung beim Toilettengang handelt die Alltagsbegleitkraft professionell und wahrt das Schamgefühl und die Würde des Bewohners. Beispielsweise dreht sie sich um bzw. verlässt den Raum.

Vor Ausflügen erkundigt sich die Begleiterin oder der Begleiter bei der Fachkraft nach Besonderheiten.

Es ist sinnvoll, ein „Notfallpaket" mit frischer Unterwäsche, bequemer Hose, Inkontinenzmaterial, Einmalwaschlappen und Einmalhandschuhen mitzunehmen.

> *i* Die **Versorgung von ableitenden Systemen** (z. B. Stoma, Katheter, Urinbeutel) gehört nicht zu den Aufgaben der Alltagsbegleiterin.

Durch eine gute Beobachtung können regelmäßige Zeiten für Harn- oder Stuhldrang herausgefunden werden, z. B. eine halbe Stunde nach dem Kaffeetrinken. Die Alltagsbegleiterin oder der Alltagsbegleiter kann dann zu dieser Zeit einen Toilettengang anbieten und erspart der Bewohnerin oder dem Bewohner viel Not.

Beobachtungen der Ausscheidungen, die der pflegerischen Fachkraft gemeldet werden müssen, sind:

- Farbveränderungen (z. B. blutig, gelb, grün)
- Konsistenzveränderungen (z. B. Durchfall)
- Geruchsveränderungen (z. B. stechender oder eitriger Geruch)
- Beimengungen (z. B. Schleim, Eiweißflocken)

- Schmerzen bei der Ausscheidung
- Auffällige Häufung oder Ausbleiben von Ausscheidung

Der Toilettengang sollte sich auch an der Biografie orientieren. So sind es viele Bewohnerinnen und Bewohner gewohnt, vor Aktivitäten oder Ausflügen die Toilette aufzusuchen.
Zur besseren Orientierung sollte der Weg zur Toilette kenntlich gemacht werden:

- Piktogramme an den Toilettentüren anbringen
- Kabinentüren offenstehen lassen
- Gute Ausleuchtung des Weges
- Farbliche Abgrenzung von Toiletten und Fliesen, z. B. farbiger Toilettensitz
- WC-Sitzerhöhung verwenden
- Abspielen von Wasserrauschen im WC-Bereich

> Menschen mit einer Inkontinenz ziehen häufig zurück und nehmen seltener an Aktivitäten teil. Der würdevolle und professionelle Umgang hilft ihnen, an Aktivierungen teilzunehmen.

2.5 Schmerzen

Bedeutung von Schmerzen

Schmerzen werden von jedem Menschen sehr unterschiedlich wahrgenommen. Auch die Intensität von Schmerzen erlebt jeder Mensch anders.

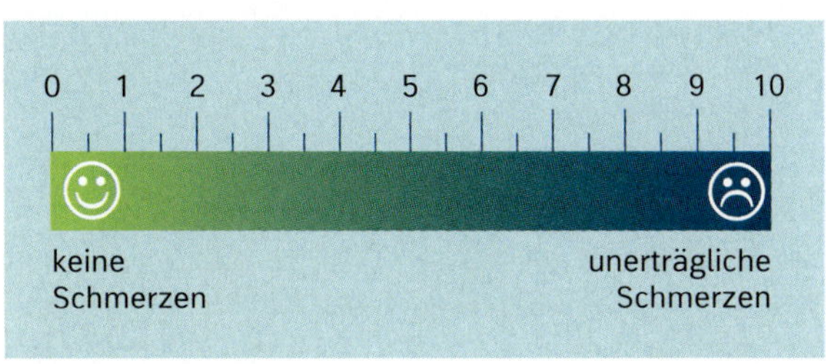

Visuelle Schmerzskala

Ursachen von Schmerzen sind nicht immer eindeutig, Rückenschmerzen können z.B. muskuläre (Verspannung), neurologische, orthopädische, internistische (z.B. Nierenbeckenentzündung) oder psychosoziale Ursachen haben. Schmerzen führen zur Beeinträchtigung des Allgemeinbefindens mit Unruhe, Schlafstörungen, Gereiztheit, Nachlassen der Aufmerksamkeit und Konzentration. Der oder die Betroffene meidet Herausforderungen und zieht sich zurück.
Menschen mit kognitiven Einbußen fällt es schwer, Schmerzen richtig einzuordnen und zu äußern. Sie reagieren nonverbal, d. h. mit Missmut, ablehnendem oder herausforderndem Verhalten. Sie nehmen Aktivitätsangebote nicht wahr und ziehen sich zurück. Nur eine gute Beobachtung führt hier zur Ursachenerkennung und kann so eine Schmerzlinderung einleiten.

Beobachtung

Menschen, die ihre Schmerzen nicht mehr verbal äußern können, müssen gut beobachtet werden:

- Mimik
  - Sind die Zähne zusammengebissen?
  - Ist der Gesichtsausdruck verkniffen?
  - Sind die Augen geschlossen? Weint die Person?
- Gestik
  - Wirkt die Gestik fahrig, unruhig?
  - Werden bestimmte Körperstellen gerieben, geklopft, gestreichelt?
  - Zuckt die Bewohnerin oder der Bewohner bei Berührung zusammen?
- Körperhaltung
  - Ist die Körperhaltung gebeugt?
  - Wird eine Schonhaltung eingenommen?
  - Wirkt die Bewohnerin oder der Bewohner ungewöhnlich kraftlos?
  - Wirkt die Bewohnerin oder der Bewohner ungewöhnlich angespannt?
  - Stolpert oder stürzt die Bewohnerin oder der Bewohner vermehrt?
- Vitalfunktionen
  - Geht die Atmung schneller?
  - Ist der Blutdruck verändert?
  - Geht der Puls schneller?
  - Ist die Hautfarbe verändert?

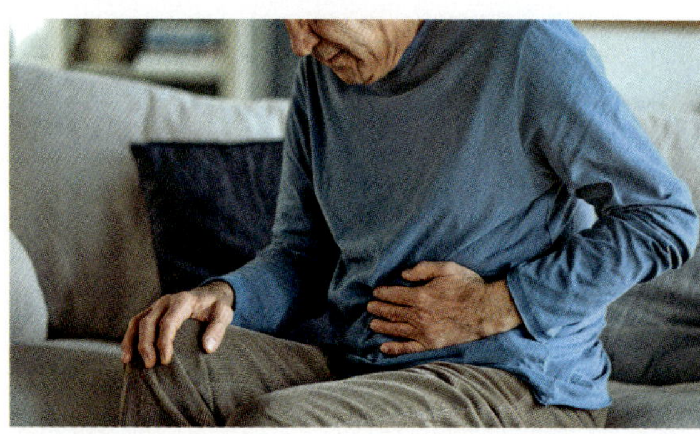

Schmerzen

- Verhalten
  - Reagiert die Bewohnerin oder der Bewohner aggressiv?
  - Zieht sich die Bewohnerin oder der Bewohner zurück?
  - Ist die Bewohnerin oder der Bewohner ungewöhnlich unruhig?
  - Ist die Bewohnerin oder der Bewohner außergewöhnlich ruhig?

- Die Bewohnerin oder der Bewohner lässt sich nicht beruhigen.

Diese Beobachtungen sind zu dokumentieren und mit der Pflegefachkraft zu besprechen.

Dokumentation

Um Schmerzen möglichst objektiv dokumentieren zu können, gibt es verschiedene Beobachtungsbögen.
Bei Menschen mit leichten kognitiven Einschränkungen kommen numerische oder visuelle Skalen infrage, bei denen die Bewohnerin oder der Bewohner das Schmerzempfinden noch selbst angeben kann. Sollten die Einbußen stärker sein, gibt es spezielle Beobachtungsbögen, die zielgruppenspezifisch angewandt werden können, z. B. für Menschen mit Demenz oder für Menschen mit Mehrfachbehinderungen.
Die Alltagsbegleiterin oder der -begleiter erkundigt sich bei der Fachkraft nach den in der Einrichtung verwandten Systemen und wendet sie professionell an.

Schmerzlinderung

Maßnahmen zur Schmerzlinderung leitet die Pflegefachkraft ein. Die Alltagsbegleiterin oder der Alltagsbegleiter kann hingegen jederzeit durch Zuwendung, Ablenkung und Beruhigung für Entspannung sorgen.

2.6 Wunden

In der Alltagsbegleitung kann es zu Wunden durch Stürze oder z. B. Schnittverletzungen kommen. Die Alltagsbegleitkraft beruhigt die Bewohnerin oder den Bewohner und versorgt diese Wunden im Rahmen von Erste-Hilfe-Maßnahmen. Sie dokumentiert die Entstehung, das Aussehen und die Erstversorgung und übergibt dann an die Fachkraft.
Die Versorgung bestehender Wunden, Wechsel von Verbänden, z. B. bei Dekubitus oder PEG, und die Wundbeurteilung sind ausschließlich Aufgabe der pflegerischen Fachkräfte.

Beobachtung

Sollte es während der Alltagsbegleitung zu einer frischen Wunde kommen, beobachtet die Begleitkraft den Allgemeinzustand der Bewohnerin oder des Bewohners:

- Wie groß ist die Wunde?
- Blutet die Wunde?
- Wie groß ist der Blutverlust?
- Klagt der oder die Betroffene über Schmerzen?
- Wie sauber ist die Wunde?

Erste Hilfe

Die Wunde wird versorgt, die Alltagsbegleitkraft zieht sich dazu Einmalhandschuhe an und deckt die Wunde ab.
Für kleinere Wunden eignet sich ein Wundschnellverband (Pflaster); auf größere Wunden wird eine sterile Kompresse aufgelegt und mit einer Fixierbinde (Mullbinde) befestigt. Ein Verbandpäckchen kann Kompresse und Fixierbinde ersetzen, da hier die Wundauflage bereits eingearbeitet ist. Fremdkörper bleiben in der Wunde, sie werden nur vor dem Verbinden abgepolstert.

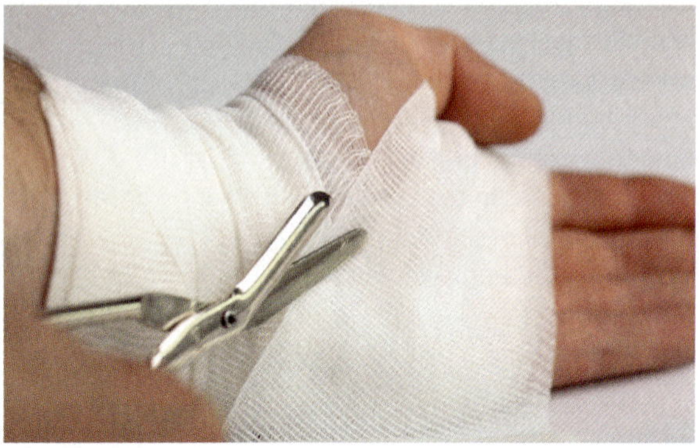

Verband

Eine stark blutende Wunde ist ein Notfall; neben der Benachrichtigung der Fachkraft wird auch ein Notruf veranlasst. Der Bewohner oder die Bewohnerin wird hingelegt und die Wunde wird mit einem Druckverband versorgt.
Blutverlust kann zu einem Schock führen, folgende Anzeichen sind zu bemerken:

- Unruhe
- Zittern
- Blässe, graues Munddreieck
- Bewusstseinseintrübung
- kalter Schweißausbruch

Ein Schock ist ebenfalls ein Notfall und erfordert die rettungsdienstliche Versorgung, d. h., es muss ein Notruf abgesetzt werden. Der Bewohner oder die Bewohnerin wird bis zum Eintreffen der Fachkraft und des Rettungsdienstes in die Schocklage gebracht. Dabei wird auf den Wärmeerhalt geachtet.

> i
> Die professionelle Versorgung von Wunden, der Notruf, Druckverband und Schocklage sind Inhalt des Erste-Hilfe-Kurses, der für eine Alltagsbegleiterin und einen Alltagsbegleiter vorgeschrieben ist.

Im Aktivitätsbereich sollte auf alle Fälle ein Verbandkasten vorgehalten werden, der die gesetzliche DIN erfüllt. Jede Erste-Hilfe-Maßnahme, auch die Ausgabe von Wundschnellverband, muss im Verbandbuch dokumentiert werden.

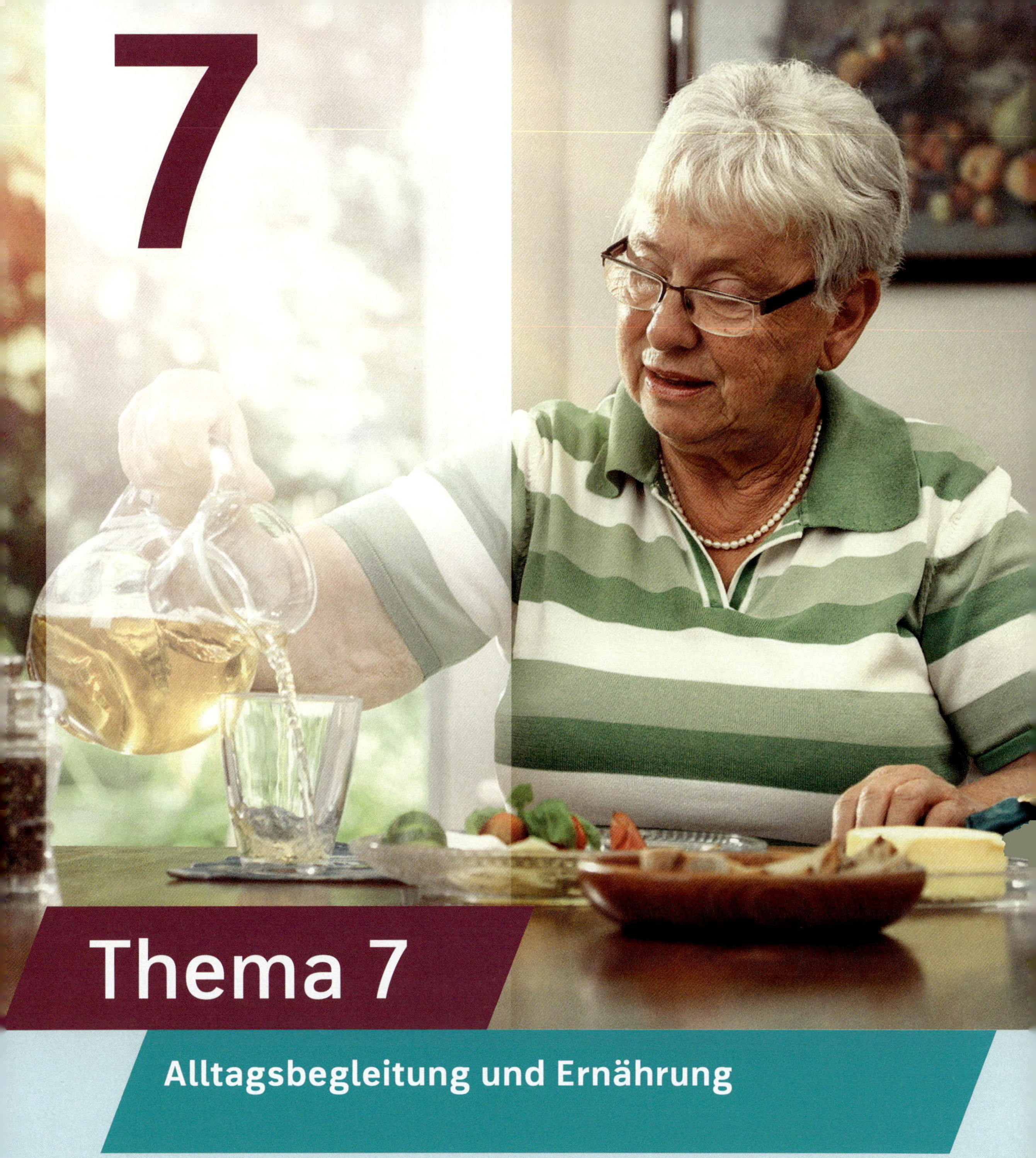

Thema 7

Alltagsbegleitung und Ernährung

1. Essen und trinken können
2. Ernährung im Alter
3. Volkskrankheiten
4. Ernährung bei Demenz

Essen und Trinken sind eine Grundlage der Identität und der gelungenen Beziehung mit der Umgebung.
Am Tisch werden Friedensverträge geschlossen und Kriege geführt.

1. Essen und trinken können

Essen und trinken (zu können) sind individuelle und selbstbestimmte Möglichkeiten, sich Genuss, Kraft und Freude zu verschaffen.
Individuell, weil sich über Geschmack bekanntlich nicht streiten lässt.
Selbstbestimmt, weil das Essen und Trinken ein fundamentaler Ausdruck der Identität ist. Schon Säuglinge wehren sich gegen bestimmte Geschmacksrichtungen.
Essen und Trinken sind lebensnotwendig, aber eben auch Ausdruck von **Sinnlichkeit** und **Gemeinschaft**.

- „Da wo ich sein will, esse ich auch."
- „Wen ich mag, dem biete ich etwas an."
- „Wem ich trauen kann, von dem nehme ich Nahrung an."
- „Wer mein Freund ist, der teilt mit mir sein Brot."
- Die Familie trifft sich am Tisch.

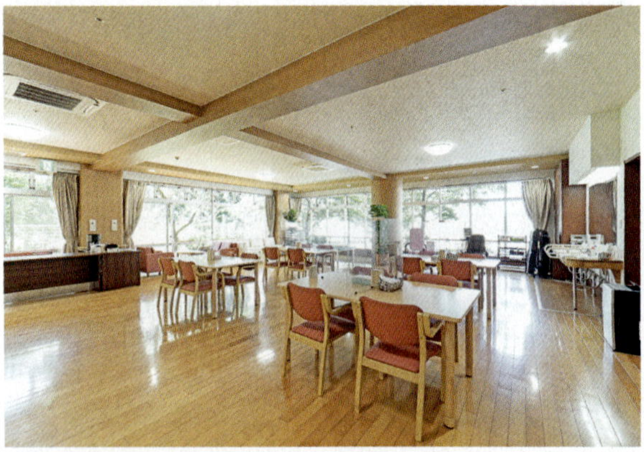

Wie ist die Umgebung gestaltet, in der der betreute Mensch essen soll?

Diese Aufzählung kann noch um vieles erweitert werden.
Wichtig ist zu verstehen, dass das Essverhalten ein **Spiegel der emotionalen, gesellschaftlichen und gesundheitlichen Situation** ist.
Wer sich unwohl im eigenen Körper fühlt, kann dies über extremes Essverhalten zeigen, Essattacken, das Pochen auf bestimmte Nahrungsmengen oder auch die Verweigerung von Essen.
Wer sich in seiner Umgebung unwohl fühlt, der wird nicht gut und gerne essen, oder beispielsweise versuchen Angst, Wut, Trauer und Verunsicherung über das Essen oder Nichtessen auszugleichen.

> **!** Psychisch labile oder kranke Menschen reagieren auf Belastungen in ihrer Lebenswelt oft mit verändertem Essverhalten.

Daher ist verändertes Essverhalten ein deutliches Signal, dass sich etwas an der Situation des Menschen verändert hat. Aufmerksame Pflegende können sich anbahnende Veränderungen schon im Anfangsstadium erkennen und frühzeitig darauf reagieren.
Veränderungen der Umgebung erzeugen besonders bei Menschen mit Demenz starke Einbrüche im Essverhalten. Dazu gehören Krankenhausaufenthalte, Betreuerwechsel, Kurzzeitpflege, Sitzplatzwechsel, andere Tischordnungen u. v. a. m.

1.1 Umgebungsfaktoren

Wie ist die Umgebung gestaltet, in der der betreute Mensch essen soll? Sorgt sie für Sicherheit, vermittelt sie Gemütlichkeit und ist sie appetitanregend?
Aus der Sicht z. B. eines des Bewohners gibt es vieles zu beachten: Er bevorzugt:

- einen ruhigen und angenehm gestalteten Speiseraum
- einen sicheren Platz, mit Ruhe im Rücken und guter Sicht über den Raum
- einen schön gedeckten Tisch, mit gut erreichbaren Speisen und Getränken
- störungsfreies Essen (ohne Arztbesuche, Ablenkungen oder Stress)
- eine fernseh- und radiofreie Umgebung
- leise Gespräche des Personals untereinander
- Freiheit von pflegerischer Versorgung vor oder beim Essen
- die Wahlmöglichkeiten von Speisen und Getränken, auch bei den Portionsgrößen
- Zeit zum Essen (Anreichen)
- aufzuhören, wann er will
- Essenzeiten variieren zu können
- bei Bedarf Unterstützung bekommen zu können

1.2 Selbstbestimmung bei der Nahrungsaufnahme

Jeder Mensch hat in seinem Leben eigene Speisenvorlieben, Essenszeiten und Rituale entwickelt. Die Selbstbestimmung hinsichtlich Speisenauswahl, Menge und auch Zeiten ist bei der Nahrungsaufnahme jedem Menschen daher zu ermöglichen. Eine gut organisierte Einrichtung kommt den individuellen Wünschen in angemessener Weise nach.

Ob, wann, was, wie, wie viel und wo jemand isst, bestimmt der Mensch selbst.

Jeder Mensch hat darüber hinaus das Recht, Nahrung zu verweigern und sich so zu ernähren, wie er es gewohnt ist und für gut hält. Auch eine **„verordnete"** Diät stellt nur eine Empfehlung dar und keine Verpflichtung.

1.3 Anleitung, Hilfe und Übernahme

Aufgrund körperlicher oder auch geistig-seelischer Erkrankungen benötigen pflegebedürftige Menschen häufig Unterstützung beim Essen oder Trinken.

Dies können z. B. folgende Hilfen sein:

- Hilfe bei der Auswahl und Zubereitung von Speisen
- Hilfe bei der Motivation zum Essen oder zum Trinken
- unterschiedlichste Starthilfen, um mit dem Essen beginnen zu können
- Unterstützung beim Löffeln, Schneiden und zum Mund führen
- das Essen und Trinken angereicht bekommen
- angeleitet werden zum Kauen und Schlucken
- herausfinden, was dem Menschen schmeckt

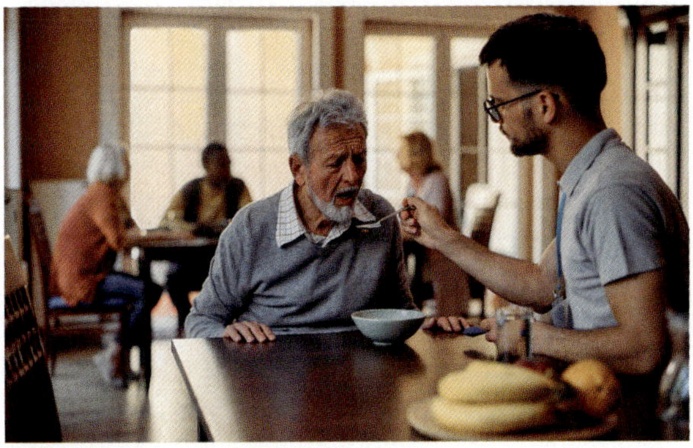

Ist Unterstützung nötig?

Weil es Zeit spart, wird den Hilfebedürftigen häufig hinsichtlich der Mahlzeiten vieles abgenommen:

- Brote werden gerichtet
- Teller schon fertig portioniert
- Essen zerkleinert, Getränke eingeschenkt
- Brei gereicht, weil das Kauen und Schlucken schwierig ist
- Essen wird angereicht, obwohl der Bewohner es noch selbst essen könnte – um Zeit zu sparen und um die Wäsche sauber zu halten
- Besteck wird nur noch punktuell verteilt, weil es mit dem Löffel sowieso schneller geht
- Das Essen wird gar nicht mehr zur Wahl auf den Tisch gestellt, weil manche Bewohner damit nicht gut umgehen können

Diese Art von Versorgung ist eher fragwürdig und lässt wenig Selbstbestimmung, Fähigkeitserhalt oder Genuss zu.

Die Schwierigkeit liegt tatsächlich darin, den Menschen die Wahl zu lassen und trotzdem ausuferndem Verhalten Grenzen zu setzen.

Dies ist möglich und sollte nicht dazu führen, die Mahlzeitengestaltung so zu reduzieren, dass der Mensch zum Nahrungsempfänger herabgewürdigt wird.

Gerade demenzkranke Menschen wissen einen schön gedeckten, farbenfrohen Tisch zu schätzen. Eine Pflegekraft, die mit dem Brotkorb, den Marmeladentöpfen und der Aufschnittplatte von Bewohner zu Bewohner geht, wählen lässt und zum Zugreifen ermuntert, sorgt für eine vertrauensvolle Umgebung.

Die Möglichkeiten, als Heimbewohner oder Heimbewohnerin den eigenen Alltag zu gestalten, sind häufig sehr gering. Etwas selbst entscheiden zu können erzeugt das Gefühl von Selbst-Wert.

Das eigene Brot zu richten, entscheiden zu können, welcher Aufstrich darauf kommt, und es noch einigermaßen selbstbestimmt essen zu können, kann darüber entscheiden, ob ein Mensch das Gefühl von Selbst-Wert erlebt oder nicht.

Betreuende haben die Macht darüber, einer Person Selbst-Wert-Räume zu geben oder zu nehmen.

Je schwächer die Psyche des Menschen wird, desto mehr ist er auf den Schutz und die selbstwertfördernde Umgebung angewiesen.

1.4 Selbstständiges Essen

Das Altern führt zu unterschiedlichen Einschränkungen, mit denen sich Menschen meist gut und oft unbemerkt arrangieren.

Krankheiten führen zu plötzlichen Einschränkungen, die aber mit Übung und Akzeptanz trotzdem weiterhin ein selbstständiges Leben ermöglichen können.

> Der alte Mensch benötigt für einfache Verrichtungen sehr viel mehr Zeit und ist häufig viel schneller erschöpft als ein jüngerer Mensch.

Auch wird dem alten Menschen das eine oder andere nicht so gut gelingen. Die Einschränkungen des Alters stellen jedoch keinen Grund dafür dar, dem alten Menschen alles abzunehmen.
Sogar bei schweren Einschränkungen, wie Lähmungen nach einem Schlaganfall, können **ausdauernde Übung und Mut machende Anleitung** zu einem alltagstauglichen Fähigkeitserwerb zurückführen. Diese den neuen Möglichkeiten angepassten Lösungen sehen für Außenstehende manchmal recht abenteuerlich aus, aber sie sind **die persönlichen Lösungen dieses Menschen** und damit gut für ihn.

> Es ist besonders anerkennenswert, wenn ein Mensch trotz großer Probleme den Wunsch hat, für die Bewältigung seines Alltags eigene Lösungen zu finden.

Hier zeigen sich der **Lebenswille des Menschen und die Hoffnung** auf eine Bewältigung der Umstände. Dies sind wichtige Ressourcen, die unbedingt gefördert werden sollten.
Hinsichtlich der Nahrungsaufnahme sollten Betreuende also grundsätzlich versuchen, den Bewohner **zum Handeln anzuleiten, anstatt die Handlung für ihn zu übernehmen**.
Folgende **Praxisbeispiele (real so stattgefunden)** erleichtern das Verständnis für den Unterschied zwischen Anleiten und Übernehmen.

Situation: Frau M. ist hochbetagt und isst sehr wenig, sie braucht oft mehr als eine Stunde Zeit für eine Scheibe Brot.

Die Mitarbeiterinnen haben Frau M. bisher morgens und abends eine Scheibe Brot gerichtet und klein geschnitten. Der Belag war meist der gleiche, das mag sie so. Auf einem Teller wurde das Brot vor Frau M. hingestellt, sie wurde angesprochen: „Das ist Ihr Brot, essen Sie."

Team: Da Frau M. in den letzten Wochen immer dünner wird und immer seltener Lust zum Essen verspürt, wird sie im Team als „Fall" besprochen.

> Ein Team kann sich an hierarchischen „Aufträgen" orientieren – die Bewohnerin muss essen. Oder es kann lernen, gleichberechtigt in ein Interview mit der Bewohnerin zu gehen, um herauszufinden, wie sie unterstützt werden könnte, um zu essen. Interviews können aus reiner Beobachtung und nonverbaler Kommunikation bestehen.

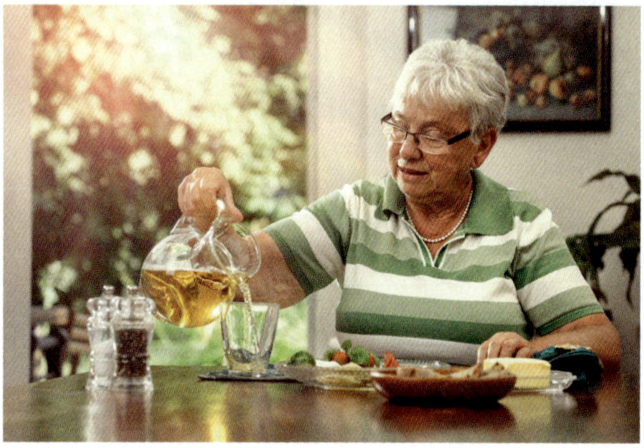

Ob, wann, was, wie, wie viel und wo jemand isst, bestimmt der Mensch selbst.

Dabei ist dem Team aufgefallen, dass auch andere Bewohner oft ohne Lust essen. Außerdem ist den Mitarbeiterinnen bewusst geworden, dass sich die Bewohner nur noch „bedienen lassen". Es wurde auch klar, dass die Pflegekräfte glauben, sie müssten alle Bewohner bedienen.
Alle Mitarbeiterinnen haben sich entschlossen, die Situation für sich und die Bewohner zu verändern. In der Besprechung wurde somit entschieden, dass ab sofort die Mahlzeiten abends und morgens direkt am Tisch zubereitet werden.
Veränderung: Die Mitarbeiterinnen gehen mit den Lebensmitteln, mehreren Brettchen und auch Messern an den Tisch. Sie sitzen bewusst neben Frau M. und bieten von diesem Platz aus den anderen Mitessenden die Lebensmittel wie Brot, Butter, Wurst etc. an. Eine Bewohnerin, die sich sonst häufig über das Essen oder andere Bewohner beschwert, fängt damit an, Butterbrote zu schmieren.
Frau M. hat nun Zeit, sich auf die Mahlzeitensituation einzustellen.

Beobachtung: Nachdem die Mitarbeiterin fünf Minuten am Tisch sitzt, beginnt Frau M. sich für das Essen zu interessieren, sie schaut immer wieder auf das Brot und die anderen Lebensmittel.
Auf die Frage hin, ob sie auch ein Brot essen möchte, zieht sie sich vorsichtig eine Scheibe Butterbrot zu ihrem Platz hin. Die Mitarbeiterin gibt Frau M. ein Brett und ein Messer und bietet ihr Aufschnitt an. Frau M. nimmt Salami, legt sie neben das Brot und beginnt, ihr Butterbrot in gleichmäßige Stückchen zu schneiden. Danach nimmt sie sich immer eine Scheibe Salami und ein Stück Brot und isst.
Am ersten Abend verzehrt sie drei Scheiben selbst gerichtetes Brot. Zudem ist sie aufmerksamer als sonst und nimmt zeitweise an den Tischgesprächen teil.
Die Angehörigen von Frau M. kommen immer abends kurz vorbei und sind erstaunt, als sie sehen, dass ihre Mutter sich die Brote selbst richtet. Die Tochter fragt nach, ob sie jetzt vielleicht die Pflegestufe verliert?
Die Mitarbeiterinnen können sie damit beruhigen, dass das Anleiten von Hilfebedürftigen in der Pflegestufe den höchsten Wert einnimmt und nicht zu einer Abstufung führt.

Zusammenfassung und Dokumentation:
Frau M. wurde durch die Mitarbeiterin
- **aufmerksam** gemacht, dass es Zeit zum Essen ist,
- **angeregt** durch die Zubereitung der Butterbrote,
- **aufgefordert zu wählen**, durch die Möglichkeit sich aus der Auswahl zu bedienen,
- **aktiviert** durch die Umgebung, sich Brote in der eigenen Art und im eigenen Rhythmus zuzubereiten und zu verzehren,
- **angeleitet** durch das Vorbild der anderen am Tisch und die Erinnerung an die eigenen Fähigkeiten,
- **integriert** als vollwertiges Mitglied der Gemeinschaft,
- **identitäts- und selbstwertfördernd** unterstützt.

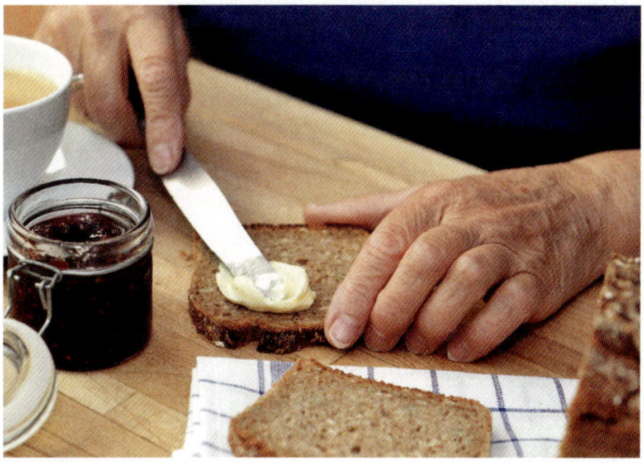

Brote selbst zubereiten

Die oben geschilderte Situation zeigt ein passives Verhalten der Bewohnerin, als Antwort auf die „Service-Haltung" der Pflegekräfte. Sie wurde bisher nicht wirklich aktiviert.
Andere Bewohner reagieren aber nicht passiv, sondern aggressiv, wie das folgende Beispiel zeigt.

> ! Jedes Verhalten gründet auf einer Ursache.

Situation: Herr K. hatte einen Schlaganfall, der ihn an den Rollstuhl fesselt. Der Kopf muss gestützt werden, er leidet unter Kau- und Schluckstörungen und bekommt dreimal wöchentlich ergotherapeutische Anleitung.
Die Symptome bessern sich, Fähigkeiten kehren allmählich zurück, wenn auch in eingeschränkter Form. Seit zwei Wochen verweigert Herr K. das Essen. Wenn es püriert ist, fliegt der Teller unter lautem Schimpfen vom Tisch.
Team: Die Mitarbeiterinnen haben seitens der Ergotherapie die dringende Anweisung erhalten, das Essen zu pürieren und Herrn K. keine festeren Speisen zu geben mit der Begründung, er könne sich verschlucken.
Da Herr K. die Nahrung verweigert, ist eine neue Lösung für die Speisenversorgung nötig.
Veränderung: Bei ihrem nächsten Besuch wird die Ergotherapeutin gebeten, dem Personal genauer über die Art der Schluckprobleme zu berichten und die Mitarbeiterinnen zu schulen.
Mit Herrn K. wird gemeinsam geübt, dass er auf Kommando hustet und etwas wieder aus dem Mund nimmt, um gefährliche Situationen managen zu können. Außerdem wird Herr K. gebeten, sich Zeit für jeden Bissen zu lassen, ihn gründlich zu kauen und zu schlucken, bevor er wieder etwas in den Mund nimmt.
Bei den ersten normalen Mahlzeiten wird er intensiv durch die Mitarbeiterinnen begleitet, indem sie:
- **fragen**, ob und wie sie die Speisen zerkleinern sollen
- **beobachten**, wie er kaut und schluckt, wann es schwierig für ihn ist und wie er sich selbst hilft
- **erfahren**, dass zwischen den Bissen ein Schluck trinken das Essen erleichtert
- **üben**, dass Herr K. manchmal hustet oder sich räuspert, damit keine Speisen in die Luftröhre kommen
- **ihn erinnern**, dass er langsam und konzentriert isst
- **sich vergewissern**, dass er in der Lage ist, diese Aufgabe eigenverantwortlich zu bewältigen
- seine Tischnachbarin **einbeziehen**, die Herrn K. bei den Mahlzeiten unterstützen möchte

Beobachtung und Dokumentation:
Von der neuen Situation profitiert Herr K., indem er seine Selbstbestimmung und Problemlösungsfähigkeit aktivieren kann. Die Tischnachbarin profitiert, weil sie eine wichtige Aufgabe erfüllt und sich wertvoll fühlt. Die Mitarbeiterinnen sind erleichtert, weil sie wissen, dass Herr K. seine Probleme kennt und verantwortungsvoll mit ihnen umgeht und wieder essen mag. Der Aufruhr und die Aggressionen, die alle Beteiligten sehr belastet haben, sind verschwunden.
Herr K. hat einen Teil seiner Würde zurückerobert und Lebensqualität hinzugewonnen.

1.5 Hilfe beim Essen und Trinken

Mit dem Fortschreiten von Krankheiten und dem Altern an sich wird es immer unumgänglicher, Hilfestellungen zu geben. Jedes Hilfeangebot sollte jedoch genau auf seine Notwendigkeit hin überprüft werden. Alltagsbegleiterinnen und -begleiter sollten sich immer fragen, bei was sie wirklich helfen müssen und wie umfangreich diese Hilfe sein muss.
Vielleicht kann eine Frau ihre Tasse nicht mehr zum Mund führen, ohne etwas zu verschütten. Es kann trotzdem sein, dass es reicht, wenn eine Mitarbeiterin ihre Hand an die Hand der Bewohnerin legt, damit diese ruhiger wird.
Hilfe sollte in Abstufungen angeboten werden, die anhand folgender Fragen festgestellt werden:

- Was genau gelingt dem Menschen nicht?
- Warum kann der Mensch dies nicht mehr?
- Welches wäre die geringste Hilfe?
- Wie Brote selbst zubereiten, dass Hilfe so wenig wie möglich auffällt?
- Wie lässt man dem Menschen seine Würde?

> Wer helfen will, sollte seine Hilfe in den Hintergrund stellen, nicht auf den Dank angewiesen sein und nicht beleidigt sein, wenn seine Hilfe abgelehnt wird.
> Helfen bedeutet, sich aufmerksam und neugierig einem Menschen zuzuwenden, ihn mit geringsten Mitteln zu unterstützen und dadurch dessen Würde und Selbstständigkeit zu respektieren.

1.6 Verantwortung übernehmen

Die weitgehende oder vollständige Übernahme der Versorgung mit Essen und Trinken für einen Bewohner bedeutet eine große Verantwortung.

Wenn die Mitarbeiterinnen oder Mitarbeiter den Menschen voll versorgen, ist er auf deren Sorgfalt angewiesen. Vergisst beispielsweise eine Begleiterin im Stress einen Bewohner, kann dadurch eine lebensbedrohliche Situation entstehen. Dieser Tatsache sind sich die Bewohnerinnen und Bewohner durchaus bewusst, auch Menschen mit Demenz. Ebenso wissen Angehörige von diesen Abhängigkeiten und sorgen sich oft sehr um ihr Familienmitglied.
Diese Machtverschiebungen sollten immer berücksichtigt werden, wenn Versorgungen voll übernommen werden. Jede Mitarbeiterin, die einem anderen Menschen Nahrung oder Trinken anreicht, sollte diese Erfahrung z. B. selbst einmal gemacht haben. Denn wem selbst Essen angereicht wurde, der wird feststellen, dass

- dies eine sehr intime Erfahrung ist,
- der andere viel falsch machen kann, besonders im Umgang mit Besteck, Mengen und Zeit,
- sich der Geschmack und die Wahrnehmung verändern,
- die Situation Gefühle wie Angst, Ohnmacht und Hilflosigkeit sowie Ärger auslösen kann,
- es großes Vertrauen erfordert, sich von jemandem etwas in den Mund stecken zu lassen,
- Essen angereicht bekommen höchste Konzentration fordert,
- man ziemlich schnell „satt von der Situation ist".

Mit dieser Selbsterfahrung reichen Mitarbeiter und Mitarbeiterinnen sehr viel vorsichtiger und behutsamer Essen an.

> Bei der vollständigen Übergabe der Verpflegung begibt sich der oder die Hilfebedürftige in überlebenswichtige Abhängigkeit von der Sorgfalt, den Fähigkeiten und den Zeitressourcen der Betreuenden.

Grundsätze für das Anreichen von Nahrung:

- Bei diagnostizierten Kau- und Schluckbeschwerden oder bei liegenden Personen reichen nur geschulte Kräfte die Nahrung oder die Getränke an.
- Trinken zu geben, ist schwieriger als Essen zu geben, denn Flüssigkeiten werden leichter verschluckt.
- Der begleitete Mensch muss so aufgerichtet sein, dass die Haltung ihn beim Schlucken unterstützt.
- Das Essen sollte weder heiß (über 80 Grad) noch kalt sein.

- Je nach den Möglichkeiten des Einzelnen wird das passende Besteck gewählt, nicht immer ist der Löffel geeignet.
- Der Bewohner oder die Bewohnerin wird über die Speisekomponenten informiert (heute gibt es Kartoffelbrei, Soße, Würstchen und Möhrenpüree).
- Der Bewohner oder die Bewohnerin wird gefragt, ob er/sie jetzt essen möchte oder zu einem späteren Zeitpunkt.
- Die Mitarbeiterin oder der Mitarbeiter fragt, mit welcher Speise begonnen werden soll (auch Dessert ist erlaubt) und ob einzeln oder zusammen.
- Die Bewohner und Bewohnerinnen werden darin wahrgenommen, ob das Essen schmeckt; sie dürfen es ablehnen.

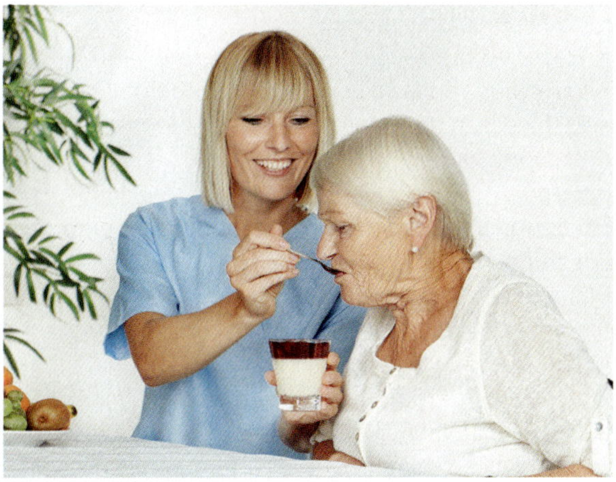

Essen anreichen

- Die Person öffnet oft aus Angst nicht den Mund, schiebt das Besteck und die Nahrung wieder raus – das ist ein Zeichen dafür, dass sie schlechte Erfahrungen gemacht hat.
- Der Löffel oder die Gabel werden im vorderen Drittel mit Speisen gefüllt und vorsichtig in den Mund geführt.
- Die Mitarbeiterin oder der Mitarbeiter ermuntert zum Kauen und Schlucken.
- Sie oder er erkennt und respektiert, dass der Bewohner oder die Bewohnerin satt ist.
- Sie/er lässt Zeit zum Schmecken und Ruhe zum konzentrierten Essen.
- Sie/er wischt den Mund zwischendurch sauber und gibt bei Bedarf etwas zu trinken.
- Sie/er kündigt immer an, dass es jetzt etwas zu trinken gibt, damit sich der Mensch darauf einstellen kann.
- Sie/er lässt den Bewohner oder die Bewohnerin noch einige Zeit nach dem Essen in aufrechter Position, damit sich das Essen setzen kann und nicht im Liegen wieder hochkommt.
- Die Mitarbeiterin oder der Mitarbeiter weiß, dass manche Bewohner Speisereste in den Wangentaschen verstecken und befreien den Mund nach dem Essen davon.
- Sie oder er erkennt an, wie anstrengend es ist, eine gereichte Mahlzeit zu verzehren.

Als Experte für die Situation gilt immer die oder der Betroffene selbst. Deshalb ist es wichtig, vor oder beim Essen nachzufragen.

Fragen, die hilfreich sind und Vertrauen schaffen:

- „Was meinen Sie, wie viel Hunger Sie heute haben?"
- „Wie kann es Ihnen gelingen, das Brot selbst zu belegen?"
- „Trauen Sie sich zu, den Löffel allein zu führen?"
- „Was glauben Sie, wie ich Ihnen helfen kann?"

Diese und ähnliche Fragen wenden sich an die eigene Kompetenz des Menschen.
Auch bei demenziell erkrankten Menschen können diese Fragen verwendet werden, sie werden nur vereinfacht und einbeziehend gestellt. Zudem werden demenziell erkrankte Menschen mehr in **ihrem Handeln angeregt und beobachtet**. Sie bekommen nur Unterstützung, wenn sie selbst nicht mehr handeln können.

> Demenzkranke können und wollen meist noch sehr viel selbst machen, dies gilt es zu unterstützen und anzuerkennen.

Betreuungskräfte begleiten die selbstgefundenen Lösungen des Menschen und greifen nur bei gefährlichen Entwicklungen ein.

2. Ernährung im Alter

Das Alter verändert deutlich die Zusammensetzung und Funktionsmöglichkeiten des Körpers.
Die Fettmasse nimmt zu, Muskel- und Knochenmasse sowie Blutmenge nehmen ab. Zudem speichert der Körper weniger Wasser. Auch Nähr- und Funktionsstoffe werden nicht mehr so gut aufgenommen und verwertet wie in jüngeren Jahren.

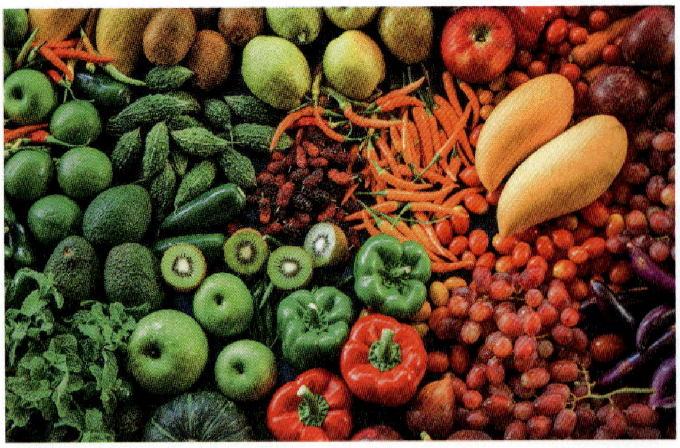

Vitaminreiches Obst und Gemüse

Ältere Menschen benötigen keine besonders großen Mengen an Lebensmitteln, aber sehr ausgewogene Speisen aus sinnvoll kombinierten Lebensmitteln.

Diese hochwertigen Lebensmittel besitzen eine **hohe Nährstoffdichte**, was bedeutet, dass sie pro Kalorie eine große Menge an Vitaminen und Mineralien sowie andere wichtige Stoffen enthalten.

In einigen Fällen von Krankheit ist aber auch der **Kalorienbedarf** zu berücksichtigen. Allerdings sollte eine sinnvolle Auswahl von Lebensmitteln getroffen und nicht nur darauf geachtet werden, was dick macht (Zucker und Fett), denn auch ein **Idealgewicht** kann ein ungesundes Gewicht sein.

> Manche Krankheiten, wie die Demenz oder Tumore, führen zu einem deutlich **erhöhten Kalorienbedarf**. Teilweise steigt der Bedarf auf 4 000 bis 6 000 kcal pro Tag an. Trotzdem muss auf eine hohe Nährstoffdichte geachtet werden. Gerade bei diesen Krankheiten treten begleitend Nährstoffmangelzustände auf, die die Symptome verschlechtern.

2.1 Mangelernährung

Wenn von Mangelernährung im Alter gesprochen wird, denken die meisten Menschen an ein zu **geringes Körpergewicht**. Auf das Gewicht wirkt sich aber nur eine Form von Mangelernährung aus; dies ist nicht so weit verbreitet, wie vielleicht angenommen wird.

Das gesunde Gewicht eines älteren Menschen wird in dem Wert **BMI** (Body Maß Index) ausgedrückt und liegt zwischen den Werten 20–29.

Bei Werten unter dem BMI von 18 gilt der Mensch als **untergewichtig**; bei Werten über dem BMI von 30 gilt er als **übergewichtig**.

> Die Grenzwerte des BMI gelten nicht für alle Menschen gleichermaßen, einige Menschen waren schon immer sehr schlank und andere schon immer üppig, dies ändert sich auch mit dem Alter nicht mehr.

In der Lebenssituation alter Menschen sind zwei Arten von Gewichtsveränderungen deutlich zu beobachten.

Eine massive Gewichtszunahme in einem eher kurzen Zeitraum ausgelöst durch:

- Bewegungsarmut, Kontaktarmut, Antriebsverlust
- plötzliche Versorgung mit drei oder vier Mahlzeiten
- Medikamenteneinfluss
- Wassereinlagerungen
- Essen aus Langeweile, Hilflosigkeit, Frustration
- Essen gegen uneingestandene Gefühle, wie Angst, Wut und Trauer

Ein deutlicher Gewichtsverlust innerhalb kurzer Zeit ausgelöst durch:

- Krankheit
- Krankenhausaufenthalt
- Verlust und Ohnmachtsgefühle
- Medikamente, damit verbunden Übelkeit und Erbrechen oder Magendruck und Magenschmerzen
- Durchfallerkrankungen, auch als dauernde Reizung
- Aufgabe des Lebenswillens
- schlechte äußere Umstände
- Geldmangel
- Mangel an Versorgungsmöglichkeiten

Betreuende sollten versuchen, den hilfebedürftigen Menschen dabei zu unterstützen, ein gesundes Gewicht zu erreichen.

Die Gleichung **Schlank = Gesund** ist nicht immer richtig, jeder Mensch hat **„sein Gewicht“**, das für ihn gesund ist. Grundsätzlich darf jeder Mensch selbst entscheiden, welches Gewicht er für sich als gut empfindet.

> Das Thema „Gewicht“ oder „Diät“ als einziges Kontaktthema zu wählen, also den Menschen immer nur im Zusammenhang mit seiner Essthematik anzusprechen oder aufzusuchen, ist ein weitverbreiteter Fehler. Damit laufen Pflege und Betreuung Gefahr, eine Beziehungs- und Essstörung herzustellen!

Jedes auffällige Verhalten und auch jede auffällige Entwicklung können als **Heilungsversuch** des **Systems Mensch** gesehen werden. Diesen Heilungs- und Stabilisierungsversuchen liegen Hoffnungen und die Suche nach Auswegen zugrunde, was auch auf Essstörungen zutrifft.

Gründe, die für ein höheres Gewicht sprechen:
- Die Bewohnerin oder der Bewohner fühlt sich wohl, sicher und stark.
- Der Bewohner hat sich „eigenen Raum" verschafft.
- Der Bewohner führt seine Lebenseinstellung weiter und erhält damit sein „Selbst-Bewusstsein".

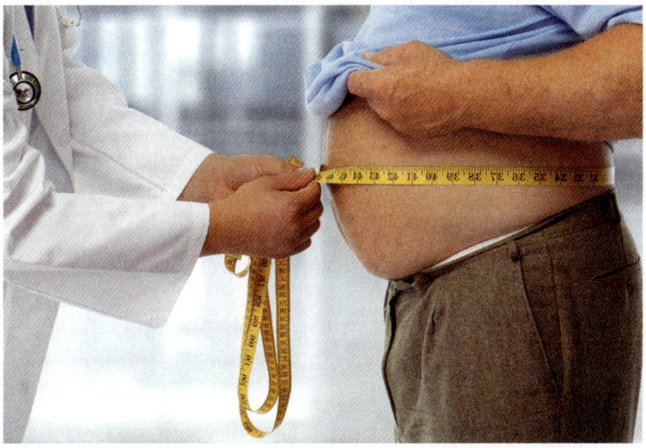

Hohes Gewicht belastet Knochen und Gelenke

- Die Bewohnerin lebt ihre „Essbiografie".
- Der Bewohner fühlt sich mit seinen Angehörigen sowie mit seiner Identität solidarisch.

Gründe, die gegen ein höheres Gewicht sprechen:
- Schlechtere Pflegbarkeit seitens der Mitarbeiterinnen und Mitarbeiter durch zu hohes Körpergewicht
- Hohe Belastung der Knochen und Gelenke, Bruch- und Verschleißprobleme
- Hohe Belastung des Herz-Kreislaufsystems
- Sturzgefährdung durch Muskel- und Gelenküberlastung
- Vorzeitiger Bedarf an Fortbewegungshilfen, wie Rollator oder Rollstuhl
- Vorzeitige Bettlägerigkeit
- Stoffwechselerkrankungen und Organversagen

Gründe, die für ein niedriges Gewicht sprechen:
- Wohlbefinden
- Vertrautes Lebensgewicht
- Hochaltrigkeit
- Demenz, Parkinson und Krebs im Endstadium
- Sterben wollen (Nahrungsverweigerung)
- Ausdruck von Auflehnung gegen die Umstände
- Kontrolle: „Ich bestimme über mich"

Gründe, die gegen ein niedriges Gewicht sprechen:
- Krankheitsanfälligkeit nimmt stark zu
- Denken und Konzentration nehmen ab
- Sturzgefährdung nimmt zu
- Krankheit kann zu weiterem, nicht umkehrbarem Gewichtsverlust führen
- Früher Tod
- Fehlende seelische Kraft

Betreuungskräfte und andere an der Pflege Beteiligten sollten den persönlichen Lösungen der Menschen für ihre Lebensaufgaben Respekt und Anerkennung zollen. Dies schließt weder eine Beratung noch eine sinnvolle Unterstützung für andere Bewältigungsstrategien aus.

Die Problematik der Wirkung von Medikamenten auf den Appetit

Die Menge der eingenommenen Medikamente von alten Menschen ist oft sehr hoch. Sechs bis zehn verschiedene Substanzen an einem Tag sind keine Seltenheit. Häufig werden zusätzlich Mittel zur Gesundheitsförderung eingenommen. Dieser Medikamentencocktail erzeugt jedoch häufig **Magendruck**, **Übelkeit** und nicht selten **Erbrechen**.
Es entsteht **Appetitlosigkeit** und **ungewollte Gewichtsabnahme**.
Bestimmte (medikamentöse) Therapien erzeugen diese Probleme ebenfalls, wie die Chemotherapie, Morphiumgabe, starke Rheumamedikamente, viele Psychopharmaka in Kombination mit anderen Medikamenten. Die betroffenen Menschen zu ernähren und ihr Gewicht einigermaßen stabil zu halten, ist kaum möglich. Das Leid, bedingt durch die Übelkeit und das Erbrechen, stellt eine große Belastung für alle Beteiligten dar.
In solchen Fällen von massiven und bedrohlichen Gewichtsverlusten sind die Pflegefachkräfte sowie Fachärztinnen/Fachärzte die richtigen Ansprechpartner für weiterführende Maßnahmen.

2.2 Nahrungsverweigerung

Menschen stellen aus verschiedenen Anlässen das Essen ein.
- Manche drücken so ihren Protest gegen die Umstände aus (Hungerstreik).
- Andere ziehen sich damit für eine Zeit aus dem aktiven Leben in sich selbst zurück (Fastenzeit).
- Und alte oder kranke Menschen nehmen auf diese Weise allmählich Abschied vom Leben (Einstellung des Austauschs mit der Welt).

Dies ist ein normaler Teil des Sterbeprozesses, der nicht auf eine kurze Zeit festzulegen ist, sondern sich beispielsweise mit einem allmählichen Rückzug vom Essen ankündigen kann. Die Nahrungsverweigerung, bzw. das Einstellen des Essens kann aber auch krankheitsbedingt sein und wird damit zu einem Thema für Angehörige und Begleitpersonen des betroffenen Menschen. Die Betreuenden wissen nicht, wie sie sich verhalten sollen, was richtig oder falsch ist und fühlen sich oft sehr bedrückt und überfordert.

Fragen tauchen auf, die nicht ganz einfach zu beantworten sind:

- Muss ein Mensch essen?
- Ist die Pflege gut, auch wenn nicht gegessen wird?
- Darf man (Angehörige, Pflegende etc.) einen Menschen verhungern lassen? Wer verantwortet das?
- Wer entscheidet, dass ein Mensch Nahrung bekommt?
- Stirbt der Mensch jetzt oder ist dies nur eine Phase, die vorübergeht?

Diese Fragen lassen sich nur schwer allgemeingültig beantworten, aber natürlich gibt es einige gesetzliche Empfehlungen dazu.

- In der Patientenverfügung geäußerte Willenserklärungen behalten bis zum Tod ihre Gültigkeit.
- Das Legen einer PEG-Sonde (künstliche Ernährung) ist dann medizinisch sinnvoll und ethisch zu vertreten, wenn Betroffene vorübergehend (nicht länger als sechs Monate) oder dauerhaft von einer Krankheit betroffen sind, die es ihnen unmöglich macht, sich auf natürlichem Weg selbst zu ernähren.
- Eine **dauerhafte Erkrankungen** liegt vor, wenn beispielsweise durch einen Motorradunfall der Kiefer derart zerstört ist, dass der Betroffene über Jahre hinweg oder nie wieder wird essen, kauen oder schlucken können. Ansonsten führt er aber ein einigermaßen normales Leben, er kann demnach weiterleben.
- Ein **kurzfristiger Krankheitszustand** liegt vor, wenn beispielsweise durch eine Bestrahlung der Speiseröhre diese so stark entzündet ist, dass der Betroffene vorübergehend nicht schlucken kann, sich dieser Zustand aber vermutlich in einigen Monaten wieder normalisiert hat.

Eine Demenz oder eine andere Erkrankung, die schon aufgrund des Alters sicher zum Tod führt, bildet keine Indikation für das Legen einer PEG-Sonde. Trotzdem werden in Deutschland immer noch Menschen mit Demenz dauerhaft Magensonden zur künstlichen Ernährung operativ gelegt. Das Ergebnis ist häufig mehr als fragwürdig, oft verlängert es das Leid und zögert das Sterben quälend lange hinaus.

!

Die Entscheidung für oder gegen das Legen einer PEG sollte nicht durch Schuldgefühle oder durch den Druck von außen bestimmt werden.

Bei einem so massiven Eingriff in die Persönlichkeitsrechte eines Menschen sollten sich die Entscheidenden ausreichend Zeit lassen, das Für und Wider genau abzuwägen.

i

Eine „Entscheidungshilfe für das Legen einer PEG-Sonde" ist z. B. bei der AOK Deutschland oder dem Tropeninstitut Hamburg zu erhalten.

2.3 Vitalstoffmangel

Die Vitalstoffe, wie **Vitamine**, **Mineralien** und **sekundäre Pflanzenstoffe** enthalten keine Kalorien, sind aber für die Funktionsfähigkeit aller körperlichen Vorgänge zuständig. Sie sind also unbedingt lebensnotwendig und darüber hinaus gesundheitserhaltend.
Sie sind Bestandteile aller körpereigenen Funktionsabläufe, sie unterstützen die Abwehrmechanismen, sorgen für eine reibungslose Funktion der Muskeln, Nerven, Hormonsysteme, regulieren den Wasserhaushalt und beeinflussen die Organtätigkeit.

Günstige Lebensmittel und empfohlene Verzehrmengen für Senioren mit wenig Bewegung

Lebensmittelgruppe	Menge in g/Tag
Gemüse	• Roh ca. 100 g • Gekocht ca. 300 g
Getreide und Getreideprodukte, Brot, Reis, Nudeln, Haferflocken	• 250 g
Obst	• 250 g
Nüsse, ganz oder gerieben	• 30 g
Kräuter, frisch	• 10–15 g
Getränke ohne Kalorien, Wasser, Tee	• Nie unter 800 ml • normalerweise 1 200–1 500 ml

> Kommen diese Vitalstoffe aus dem natürlichen Verbund (Gemüse, Obst, Nüssen oder Kräutern), sind sie gesundheitlich besonders wertvoll, weil sie in dieser natürlichen Kombination vom Körper optimal aufgenommen und verwertet werden können.

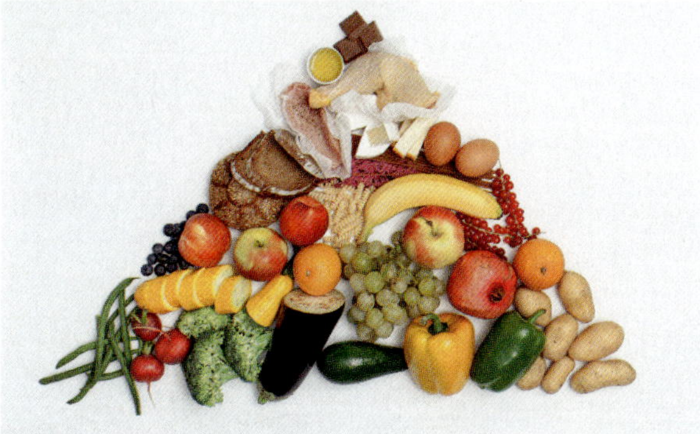

Ernährungspyramide

Viele alte Menschen leiden aufgrund schlechter Ernährung und den physiologischen Veränderungen des Körpers so stark an Mangelzuständen, dass sie dadurch ernstlich krank werden. Viele der sogenannten chronischen Erkrankungen sind auf lang anhaltende Mangelzustände zurückzuführen.

Symptome von Mangelernährungszuständen

Wer den Ernährungsempfehlungen der Deutschen Gesellschaft für Ernährung (DGE) folgt, benötigt eher keine zusätzlichen Vitalstoffpräparate, weil dann ein **Mangelzustand** unwahrscheinlicher ist.
Viele Menschen in Ländern mit westlichem Lebensstil essen allerdings zu geringe Mengen der gesundheitsförderlichen, pflanzlichen Lebensmittel und befinden sich daher in mehr Mangelzuständen, als ihnen bewusst ist. Diese Ernährungsweise erklärt unter anderem den sprunghaften Anstieg von Dickdarmkrebs (auch bei jungen Menschen) und der **Divertikulose** und **Divertikulitis** (Ausstülpungen im Dickdarm, die sich entzünden können).

Nährstoffmangel

Symptom	Ursachen
Muskelschwäche, Stabilität, Gleichgewicht und Kraft	• Eiweißmangel • Mineral- und Vitaminmangel
Kopfschmerzen, Schwindel, Müdigkeit, Abgeschlagenheit	• Mineral- und Vitaminmangel • Wassermangel • Eiweißmangel

Nährstoffmangel

Symptom	Ursachen
Darmprobleme und Erkrankungen, Verstopfung und Durchfall (auch wechselnd)	• Ballaststoffmangel • Mangel an Omega-Fett-säuren • Wassermangel
Entzündliche Erkrankungen, Gelenke, Wunden	• Mangel an Omega-Fett-säuren, Eiweiß • Vitamin- und Mineralmangel

2.4 Experten- und Qualitätsstandard

Da **Mangelzustände** zu massiven gesundheitlichen Problemen führen, die oft durch ein gutes Speisenangebot behoben werden können, ist im Jahr 2009 der **Expertenstandard Ernährungsmanagement zur Sicherstellung und Förderung der oralen Ernährung in der Pflege** vom DNQP herausgegeben worden. Er rät den Pflegeeinrichtungen, was sie tun sollen, um Mangelzustände zu verhindern.

Ziele des Expertenstandards sind, dass Pflegeeinrichtungen Folgendes gewährleisten:

- Frühzeitiges Erkennen von Mangelernährung
- Verhinderung einer Mangelernährung
- Angemessene Unterstützung bei der Aufnahme von Speisen und Getränken
- Wiederherstellung des Ernährungszustandes der Bewohner und Bewohnerinnen nach ihren Wünschen und Bedürfnissen
- Vitamin- und mineralstoffreiche Ernährung
- Vermeidung von Folgeerkrankungen
- Vermeidung einer parenteralen Ernährung
- Körpergewicht des Bewohners im gesunden Bereich stabilisieren
- Ernährungszustand gefährdeter Bewohner ist stets bekannt

Der Expertenstandard verpflichtet Einrichtungen der stationären und ambulanten Pflege:

- Mangelernährung zu erkennen (Eingangstests),
- weiter zu verfolgen (regelmäßige Überprüfung),
- zu revidieren (Angebot verändern, beraten und vereinbaren) und
- zu verhindern (Speiseangebot anpassen).

Die möglichen Folgen einer Mangelernährung sind laut Expertenstandard allgemein:

- Abnahme der Muskelkraft
- erhöhtes Sturzrisiko
- beeinträchtigte Immunfunktion

- Infektanfälligkeit
- Haut- und Schleimhautdefekte
- Wundheilungsstörungen und Dekubitus-Risiko
- neurologische und kognitive Beeinträchtigungen
- Beeinträchtigung der Herzleistung, Atemfunktion,
- verlangsamte Rekonvaleszenz
- signifikante Minderung der Lebensqualität
- Beeinträchtigung des mentalen Wohlbefindens bis hin zu Depressionen

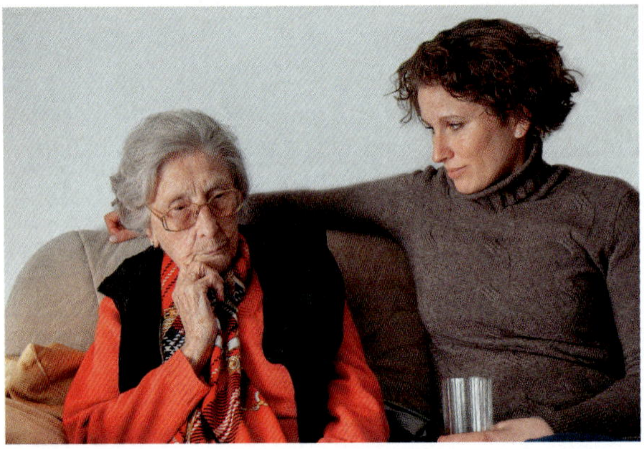

Beeinträchtigung des mentalen Wohlbefindens

Damit Küchen, Hersteller von Essen auf Rädern oder auch private Haushalte eine praktische Orientierung finden, hat die **DGE** eine Broschüren-Reihe herausgegeben. Insbesondere der **Qualitätsstandard** ist eine Anleitungshilfe für Heimküchen oder Fremdversorgungsunternehmen, den sogenannten Caterern.

Diese Unterlagen sind alltagsbezogen und geben einen Überblick über die einzelnen Themenbereiche. Sie können auch als Grundlage für beratende Gespräche genutzt werden.

In der Praxis werden die Lebensmittelempfehlungen der DGE stark diskutiert, weil sie in vielen Küchen auf Ratlosigkeit stoßen. Die Küchenangebote der letzten dreißig Jahre sind sehr auf die Verwendung tierischer Lebensmittel ausgerichtet worden und es ist eher wenig Wissen über die Zubereitung von pflanzlichen Lebensmitteln vorhanden. Dieses Wissen kann aber wieder erlernt werden und der Gast kann sich auf geringe Fleischmengen einstellen, was vielen alten Menschen sogar entgegenkommt, da sie häufig nur noch wenig Fleisch essen mögen.

Zu folgenden Themen hat die DGE kostenfreie Broschüren herausgegeben:

- Qualitätsstandard für die Verpflegung in stationären Senioreneinrichtungen – ein Leitfaden
- Qualitätsstandard für Essen auf Rädern
- Diabetes mellitus im Alter
- Essen und Trinken bei Demenz
- Essen und Trinken im Alter
- Kau- und Schluckstörungen
- Mangelernährung im Alter
- Trinken im Alter

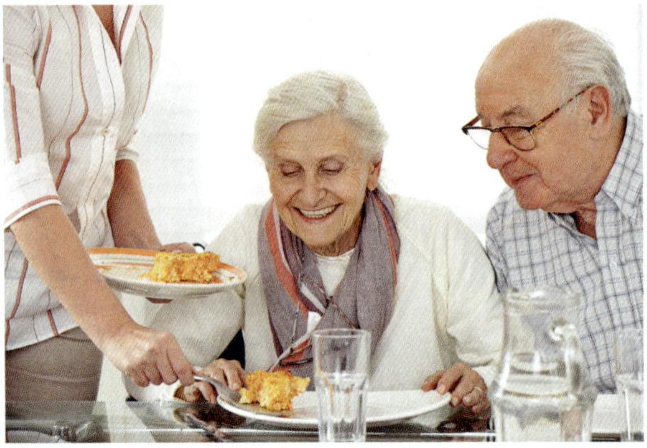

Essen im Alter

Die Broschüren sind gegen eine Versandgebühr bei dem DGE – Medienservice zu beziehen oder im Download-Bereich herunterzuladen unter: www.dge-medienservice.de.

2.5 Ballaststoffmangel

Ballaststoffe sind Faserteile von Pflanzen, die nicht oder nur langsam verdaut werden können. Es gibt wasserlösliche und wasserunlösliche Ballaststoffe. Durch ihren Namen erscheinen sie vielen Menschen als überflüssig und nicht wichtig, dies ist aber ein folgenschwerer Irrtum.

Was Ballaststoffe alles können:

- den Cholesterinspiegel (und Triglyceride) senken, vergleichbar mit der Wirkung einer medikamentösen Therapie
- den Insulinspiegel und den Blutzuckerwert senken, da sie die Aufnahme von Kohlenhydraten verzögern
- zur Gewichtsabnahme beitragen, da sie durch das Aufquellen im Magen und Darm für ein lang anhaltendes Sättigungsgefühl sorgen
- Dickdarmkrebs (und Divertikel) vorbeugen, weil sie die Darmpassagezeit verkürzen und durch ein hohes Volumen den Darm dehnen und reinigen

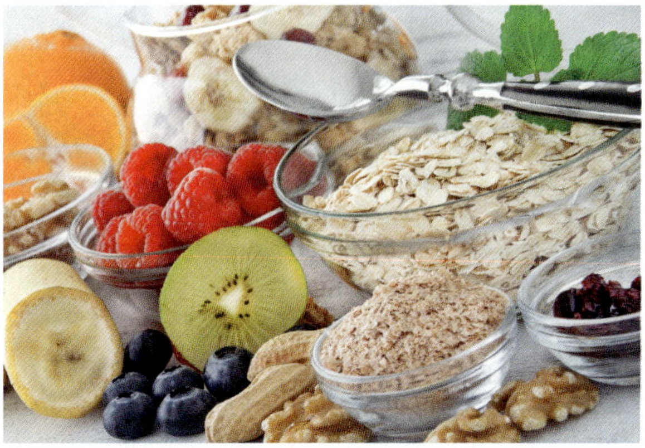

Ballaststoffe

- gegen Verstopfung wirken, weil sie den Stuhl weich machen können, die Menge vergrößern und die Darmtätigkeit anregen
- den Infektionsschutz erhöhen, weil die wasserlöslichen Substanzen die Schleimhäute verstärken und somit Keimen das Eindringen in den Körper erschweren

Ballaststoffe sind echte Alleskönner und tragen in hohem Maße zur Gesunderhaltung bei.
Isolierte Ballaststoffe, wie Flohsamen oder Weizenkleie, sollten nur mit Vorsicht verzehrt werden, weil ihre Quellfähigkeit leicht unterschätzt wird, was zu Verstopfungen bis hin zum Darmverschluss oder einer Darmperforation (Durchbruch) führen kann. Da gerade bei Frauen oft ein jahrzehntelanger **Missbrauch von Abführmitteln** vorliegt und dieser zu massiven Darmmobilitätsschäden und Darmwandschäden geführt hat, ist die Verwendung von isolierten Ballaststoffen unter Umständen tödlich.
Alle ballaststoffreichen Lebensmittel, wie Getreide, Hülsenfrüchte und Getreideprodukte, sollten immer gekocht, gequollen oder gebacken und mit viel Flüssigkeit gereicht werden.

> **!** Von rohem Getreide, wie Müsli, das nicht ausgequollen ist, wird dringend abgeraten.

Idealerweise wird Getreide in Wasser vorgequollen und dann verwendet. Auf diese Weise bearbeitet stellt es **keine Gefahr bei vorhandenen Darmerkrankungen dar.**
Ballaststoffe kommen in folgenden Lebensmitteln in bedeutenden Mengen vor:

- Getreide und Getreideprodukte, die aus dem vollen Korn hergestellt werden
- Vollkornreis, Vollkorngrieß, Haferflocken
- Hülsenfrüchte, wie Linsen, Bohnen, Erbsen, Kichererbsen und Sojabohnen
- Nüsse und Samen, auch die geriebenen Sorten
- Knollengemüse und Wurzeln
- Pilze, Kräuter
- in geringeren Mengen in Obst und Gemüse

Wenn **Blähungen beim Verzehr von Vollkornprodukten auftreten**, liegt das meist an dem zusätzlich gegessenen Zucker, er wird von den Darmbakterien vergoren und sorgt für unangenehme Winde. Wird der Zucker weggelassen, verschwinden die Blähungen.

2.6 Eiweißmangel

Ein weiterer folgenschwerer Mangelzustand bezieht sich auf den weitverbreiteten Eiweißmangel. Hiervon sind erstaunlich viele Menschen betroffen, oft ohne es zu wissen. Wie kann es aber sein, dass eine Ernährung mit so vielen Milchprodukten, Fisch und Fleisch zu Eiweißmangel führt?
Die Erklärung dafür ist komplex aber doch zu verstehen. Unser **Körper** baut aus 20 verschiedenen Eiweißbausteinen (Aminosäuren) sein **eigenes Eiweiß** auf.
Der Mensch nimmt **fremdes Eiweiß** von Tieren und Pflanzen nur deshalb zu sich, damit er Bausteine zum Bau von körpereigenem Eiweiß bekommt. Denn sowohl Tiere als auch Menschen gewinnen diese Eiweißbausteine durch den Verzehr von Pflanzen. Da Tiere, die verzehrt werden, dem Menschen strukturell recht ähnlich sind, enthält ihr Fleisch bestimmte Bausteine in großen Mengen, die aber auch vom menschlichen Körper hergestellt werden können. Andere Bausteine, die dieser benötigt, sind in dem Fleisch wiederum nicht enthalten.
Pflanzen produzieren Eiweißbausteine, die kein Tier und kein Mensch herstellen kann, die sogenannten **essenziellen Aminosäuren**. Der Mensch braucht ständig eine gewisse Menge dieser pflanzlichen Bausteine, um das körpereigene Eiweiß herzustellen.

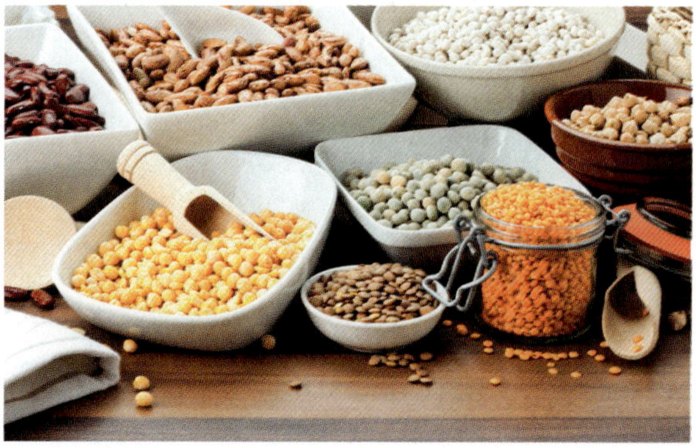

Hülsenfrüchte

Werden sie dem Körper nicht zugeführt, stehen diese Eiweißbausteine nicht zur Verfügung. Wir benötigen genau diese pflanzlichen Eiweißbausteine, sonst kann kein körpereigenes Eiweiß produziert werden. Bausteine, die in Quark oder Hähnchen enthalten sind, stellen keine Alternative dar. Wenn nicht gebaut wird, entsteht ein Mangel an körpereigenem Eiweiß. Fehlt dauerhaft das richtige Eiweiß, wird der Körper geschädigt. Um diese Entwicklung zu unterbrechen, reicht es aus, sich richtig zu ernähren.

Eine ideale Eiweißversorgung besteht aus Speisen, die zu mindestens drei Vierteln aus pflanzlichen Lebensmitteln mit höchstens einem Viertel aus tierischen Lebensmitteln kombiniert wurden.

Diese Kombination findet man in den alten klassischen Rezepten:

- eine Schale Linsensuppe mit einem Würstchen
- Stampfkartoffeln mit Salat und einem Spiegelei
- Eintopf mit ein wenig Fleisch und Hülsenfrüchten

> Alle stark ballaststoffhaltigen pflanzlichen Lebensmittel enthalten auch viel Eiweiß.

Folgen von Eiweißmangel:

- Hautprobleme, Haarausfall, Schuppenflechte, Hautbrüche und Dekubitus
- Muskelschwäche, Nervenprobleme, Hirnleistungsminderung
- Hormonelle Veränderungen
- Leberüberlastung durch Abbau von nicht verwendbarem Eiweiß
- Gefäßerkrankungen durch Eiweißablagerungen
- Gelenkerkrankungen durch Eiweißüberschuss in Form von Harnsäurekristallen, die sich ablagern
- Infektionsanfälligkeit durch fehlende oder mangelhafte Abwehrkörper

> Geschätzten Zahlen zufolge leiden etwa 80 % der Heimbewohner an akutem Eiweißmangel.

Das mangelnde Ernährungswissen vieler Versorger um die richtige Eiweißversorgung führt dazu, dass den Bewohnern zum Ausgleich eines Eiweißmangels laufend Joghurt, Käse, Milch, Quark, Fleisch, Wurst und Fisch angeboten werden, die den Mangel aber nicht beseitigen, sondern immer mehr verschlimmern. Es ist also möglich, gleichzeitig an einem Eiweißüberschuss und einem Eiweißmangel zu leiden. Diese weitverbreitete Situation bereitet anderen Krankheiten, wie den rheumatischen und arthritischen Erkrankungen, den Weg.

Die pflanzlichen Eiweiße sind vor allem in folgenden Lebensmitteln zu finden:

- **Hülsenfrüchte,** wie Linsen, Bohnen, Erbsen, Soja und Sojamilch, auch Aufstriche etc.
- **Vollkorn-Getreide-Produkte,** wie Haferflocken, Weizen, Roggen, Grünkern, Dinkel, Amaranth, Quinoa, Vollkorngrieß, Vollkornreis, Vollkornzwieback, Vollkornnudeln, Vollkornbrot, Buchweizen
- **Nüsse, Kerne und Samen,** wie geriebene Mandeln, Kokosnussmilch, geriebene Nüsse, Nussaufstrich, Tahin (Sesampaste), Mohn und Sesam etc.
- **Manche Gemüse,** wie Kartoffeln oder Brokkoli, deren Eiweiß sehr gut aufgenommen wird
- **Trockenfrüchte,** wie Rosinen, Dörrobst, Datteln und Feigen etc.

Pflanzliche Eiweiße sind wesentlich leichter zu verwerten als Eiweiße tierischer Herkunft. Durch den geringeren Energieaufwand bei der Verwertung des pflanzlichen Eiweißes baut der Körper Energiereserven auf, die ihm zusätzliche Kraft geben. Dies ist eine wichtige Tatsache für die Ernährung von sehr geringgewichtigen Menschen.

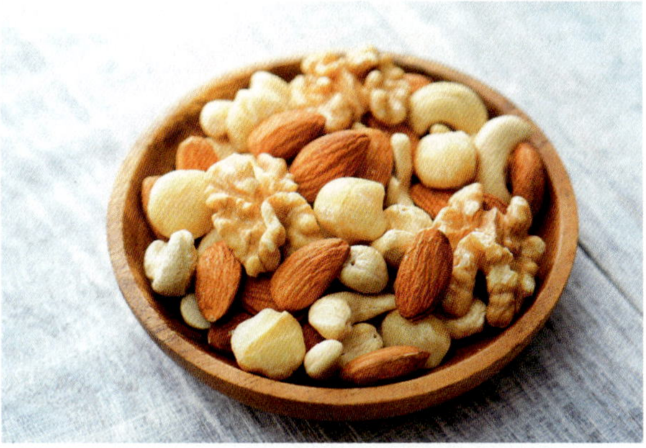

Verschiedene Nüsse

Medikamente, die die Magensäureproduktion hemmen, sind häufig mitverantwortlich für einen latenten Eiweißmangel. Diese Medikamente verhindern als Nebeneffekt die grobe Zerkleinerung der riesigen Eiweißmoleküle indem sie die Magensaftproduktion unterdrücken, welche für die Eiweißvorverdauung zuständig ist. Somit

gelangen viel zu große Eiweißmoleküle in den Zwölffingerdarm, die dort nicht ausreichend zerlegt und aufgenommen werden können. Die Folge davon ist, dass das Eiweiß im Darm verbleibt und dort durch Fäulnis zersetzt wird. Übelriechende Gase und stark schmerzende Blähungen sind Symptome dieser Problematik. Den Magen vor leichteren Entzündungen oder Krämpfen und Brennen oder der Einnahme von starken Medikamenten zu schützen, gelingt häufig auch durch das Essen von Haferschleim.
Meist genügt es schon, zehn Minuten vor jeder Mahlzeit und Medikamenteneinnahme, einen bis zwei Esslöffel Haferschleim (mit Wasser zubereitet) zu sich zu nehmen. Auch sollte in diesen Fällen während des Essens nicht getrunken werden, sondern nur davor oder danach mit einer halben Stunde Abstand zur Mahlzeit.

2.7 Keine Angst vor Fett

Noch sind sich die Fachleute einig darüber, dass die meisten Menschen einen zu hohen Fettverzehr haben. Diese Aussage hat durchaus eine Berechtigung, sie bezieht sich aber vor allem auf tierische und gehärtete Fette und sollte nicht dazu verleiten, gar kein Fett mehr zu essen, weil dies zu gesundheitlichen Schäden führen würde.
Auch werden auf diese Weise einige wichtige Aspekte, die besonders für alte Menschen gültig sind, außer Acht gelassen.

Die Vorteile von (pflanzlichen) Fetten:

- Der Körper braucht Fette als funktionelle Substanz in ausreichenden Mengen (60–80 g/Tag).
- Fette sind z. B. Bestandteile von Hormonen, Zellwänden, Nervenstrukturen und Schleimhäuten.
- Pflanzliche Fette sind selten fest, sie schützen die Gefäße vor Ablagerungen.
- Pflanzliche Fette sind **immer** cholesterinfrei.
- Fette machen Nahrung schluckbar.
- Fette reichern Speisen so an, dass auch kleine Speisenmengen für eine genügende Kalorienzufuhr ausreichen.
- Fette helfen, Lebensmittel wie Hülsenfrüchte besser zu verdauen.
- Butter und Sahne werden aus der Gruppe der tierischen Fette meist gut vertragen.
- Fette machen Speisen schmackhaft.

Die gute Gleitfähigkeit von fettigen Speisen ist für die Ernährung von alten Menschen mit Funktionsstörungen im Mund wichtig.

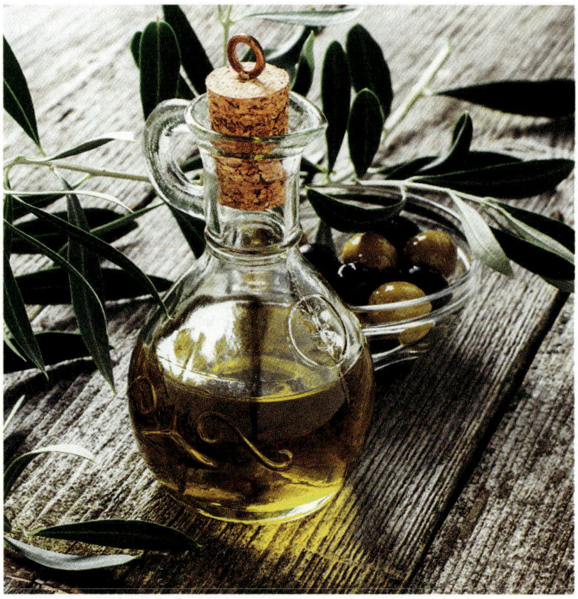

Olivenöl

> **!** An zu trockenem, weil fettfreiem Essen kauen die Menschen lange herum, sie ermüden schneller und das trockene Schlucken führt leichter zum Verschlucken.

Eine ausreichend fettige Speise bildet von selbst einen sogenannten Bolus (Päckchen), lässt sich leichter kauen und gleitet gut die Speiseröhre hinunter.
Die bessere Verdaubarkeit von stark ballaststoffhaltigen pflanzlichen Lebensmitteln in Anwesenheit von Fett ist eine noch wenig erforschte Tatsache.
Lange Zeit wurden alten Menschen Linsensuppe, Bohneneintopf und andere Gerichte mit Hülsenfrüchten vorenthalten, weil sie zu Blähungen führten. Sind sie fettiger als empfohlen zubereitet und lange genug gekocht, werden sie meist bestens vertragen. Das Gleiche gilt für Salate und Rohkost, Kohlsorten und Knollengemüse oder Zwiebeln, die in der Versorgung älterer Menschen nicht fehlen sollten. Fettarm dargereicht erzeugen sie häufig Magendruck und Durchfall, mit Fett angereichert werden sie sogar am Abend vertragen.
Trotzdem sollten Fettmengen nicht über das vernünftige Maß hinaus verwendet werden.

Omega-Fettsäuren – Die Gesundheitsfette

Die Omega-Fettsäuren sind seit einigen Jahren in aller Munde, weil sie
- entzündungshemmende Eigenschaften besitzen,
- blutdrucksenkend wirken können,
- cholesterinsenkend wirken,
- Wundheilungen beschleunigen,
- nervenstabilisierend wirken,
- krebspräventiv wirken sollen,
- positiv auf die Nervenfunktionen und Gedächtnisleistungen wirken.

Weniger bekannt ist, dass Leinöl (in Bioqualität) den höchsten Gehalt an Omega-Fettsäuren aufweist.
Die sogenannte **Budwig-Creme**, in leicht abgewandelter Form, versorgt ideal mit Omega-Fetten. Sie ist leicht herstellbar und sehr schmackhaft.

Rezept
1 Esslöffel Vollmilch
3 Esslöffel kaltes Leitungswasser
125 g Quark
1 Esslöffel Honig
1–2 Esslöffel Leinöl

Die Creme kann mit aufgequollenen Haferflocken oder gegartem Getreide, mit Obst oder pur, als Brotaufstrich oder als Dessert gegessen werden. Sie ist leicht schluckbar und stellt eine vollwertige Nahrung dar.

3. Volkskrankheiten

Die Möglichkeit, zu jeder Zeit, an jedem Ort beliebige Mengen Nahrung zu verzehren, kam in der Menschheitsgeschichte so noch nie vor. Hunger war ein normaler Zustand, der die Menschen fast immer begleitet hat, ja sogar häufiger vorkam als der Zustand des Sattseins. Die sogenannte Kriegsgeneration kennt den Hunger noch und weiß viel davon zu berichten. Seit etwa fünfzig Jahren muss in Deutschland nun kaum noch jemand hungern. Heutige Ernährungsprobleme resultieren eher aus dem Überfluss an Nahrung, aus Mangel an gesundem Essen und aus den Krankheitsfolgen.
Einige dieser wohlstandsbedingten Krankheiten haben sich in der Gesellschaft so sehr verfestigt, dass man sie als Volkskrankheiten bezeichnen kann.

3.1 Diabetes mellitus Typ II

Der Diabetes Typ II (umgangssprachlich Altersdiabetes) entsteht durch ein Ungleichgewicht im Kalorienbedarf und der tatsächlich gegessenen Kalorienmenge. Es wird also mehr gegessen, als gebraucht wird. Zusätzlich wird aber auch noch **das Falsche** gegessen, nämlich industriell stark veränderte Lebensmittel.
Genauer gesagt, der moderne Mensch isst Lebensmittel (Bestandteile), mit deren Art und Menge sein Körper nicht fertig wird, ohne zu erkranken. Ernährungsbedingt sind vor allem die schnell verwertbaren Kohlenhydrate (zuckerähnlich) für die **Deutsche Diabetes-Epidemie** verantwortlich, sie kommen in folgenden Lebensmitteln vor:
- Zucker, Glucose, Fructose, Sirup, Honig etc.
- Süßigkeiten jeder Art, außer mit Süßstoff
- weißem Mehl (ausgemahlen, Typ 405 oder 550)
- hellen Nudeln und Teigen, poliertem Reis
- Backwaren, die nicht den Titel „Vollkorn“ tragen,
- Soßenpulvern, Puddingpulvern, Bindemitteln
- Zucker in Fertigprodukten wie, Pizza, Fruchtjoghurt, eingemachtes Obst und Gemüse, Wurst und Käse, Snacks, Getränke etc.

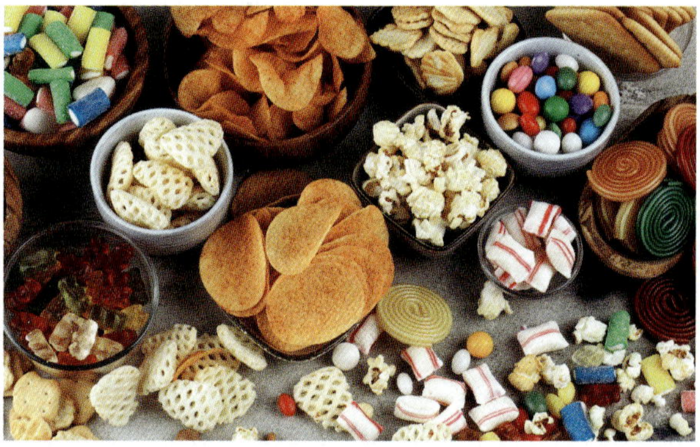

Snacks

Der menschliche Körper ist dauerhaft nicht in der Lage, größere Mengen dieser Kohlenhydrate zu verwerten, ohne Schaden zu nehmen. Er kann täglich nur eine geringe Menge (etwa 30 g) aufnehmen, ohne dass sein Stoffwechsel aus dem Gleichgewicht gerät. Größere Mengen dieser Kohlenhydrate muss er z. B. in Fette umwandeln, was zu Übergewicht und zu hohen Triglyceridwerten im Blut führt.
Die Überschwemmung des Körpers mit leicht verwertbaren Kohlenhydraten (Zuckern) führt zu einem erhöhten Blutzuckerwert, einer erhöhten Insulinausschüttung und damit langfristig zu einer Insulinresistenz, dem Typ II Diabetes, sowie zum metabolischen Syndrom.

Es gibt einen **Weg in den Diabetes**, der aus folgenden Faktoren besteht:
- mangelnde Bewegung
- Überangebot an leichtverfügbaren Kohlenhydraten
- Vitalstoffmangel
- Ballaststoffmangel

- Stress
- mangelnde Entspannung/Schlaf

Umgekehrt gibt es auch einen **Weg aus dem Altersdiabetes** heraus, der in der Umkehrung der oben genannten Faktoren besteht.
- Bewegung, bei der man schwitzt, mind. 45 Min. täglich
- (fast vollständiger) Verzicht auf leichtverfügbare Kohlenhydrate
- Verzehr der empfohlenen Menge an Gemüse, Getreide und Obst sowie Nüssen (zuckersenkend)
- ballaststoffreich essen (passiert automatisch bei oben genanntem Konsum von Gemüse etc.)
- entstressen und ausreichend schlafen

Da Diabetes Typ II zu einer massiven Beeinträchtigung der Lebensqualität und zur Schädigung aller Organe, Nerven und Gefäße, also des gesamten Körpers führt, sollte die Versorgung alter Menschen dem entgegenwirken, d. h. aus vollwertiger Kost bestehen.
Es gibt mittlerweile alle Lebensmittel als Vollkornprodukte, die auch feingemahlen sein können, zu kaufen. Die Verwendung dieser Produkte ist nur wenig anders als die der gewohnten Produkte: Sie benötigen mehr Flüssigkeiten zum Quellen und brauchen längere Garzeiten. Ihr gesundheitlicher Nutzen ist allerdings enorm hoch und für einen Diabetiker sind sie unverzichtbarer Bestandteil seiner Ernährung.

3.2 Metabolisches Syndrom

Auch das metabolische Syndrom ist auf **die moderne Lebensweise** mit ihrem Überangebot von Nahrungs- und Genussmitteln und ihrem Mangel an körperlicher Aktivität zurückzuführen.
Es beinhaltet aber z. T. schon die zu erwartenden Nebenerkrankungen dieses Lebenswandels.

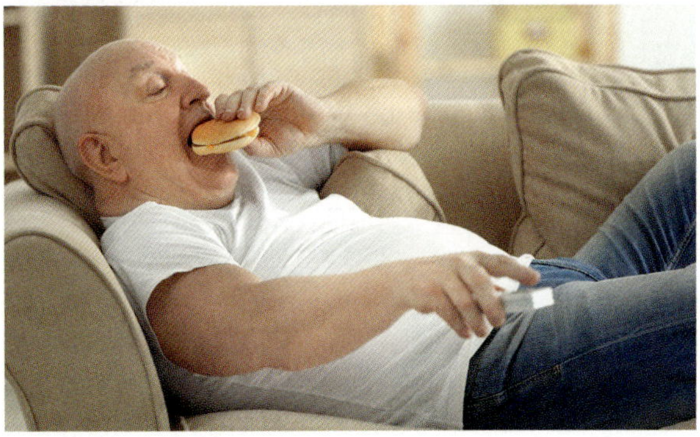

Bewegungsmangel und Fehlernährung

Die Betreuenden stehen häufig vor dem Problem der mangelnden Einsicht und des mangelnden Veränderungswillens der Bewohner und Bewohnerinnen. Argumente wie „Was habe ich denn sonst noch vom Leben außer Essen?“ werden eingesetzt, um das gewohnte Essverhalten beizubehalten.
Es kann hilfreich sein, die Konsequenzen dieses Lebensstils (die ja schon erlebt werden) darzustellen und mit den Betroffenen positive Ziele zu formulieren, in denen es darum geht, weitere Schäden zu vermeiden oder hinauszuzögern.
Es soll nicht der Verzicht in den Vordergrund gestellt werden oder an den Verstand appelliert werden, denn damit erreicht man genau das Gegenteil von einem gesundheitsförderlichen Verhalten. Außerdem fühlen sich Betroffene schnell bevormundet und diskriminiert.

> **!** Das Gefühl, nicht genug zu bekommen, steht hier im Vordergrund und sollte weder mit Worten „Sie hatten genug“ noch mit Taten „Der kriegt keinen Kuchen“ hervorgerufen werden.

Die Betroffenen können meist besonders schlecht auf „ihren Kuchen“ und „ihren Nachtisch“ verzichten. Um erfolgreich eine Veränderungsbereitschaft aufzubauen, sollten diese beiden Lieblingsmahlzeiten weiterhin gegeben werden. Das Gefühl von Verlust kann sonst unerträglich sein.
Da die Betroffenen in der Regel gewohnt sind, große Mengen an Nahrung zu verzehren und häufig zu essen, sollten sie zwischendurch viel Rohkost und Gemüse, auch Suppen, zu essen angeboten bekommen.
Auf diesem Weg können ihr Gesundheitszustand und ihr Wohlbefinden deutlich verbessert werden und sie erleben diese Veränderung mit, ohne ein Verlustgefühl aushalten zu müssen, was ihnen sonst oft nicht mehr möglich ist.
Auch hier gilt, dass eine vollwertige Ernährung Wunder wirkt, gepaart mit Bewegung und Unterhaltung kann ein Mensch durchaus noch etwas an diesem Erkrankungsbild verändern.

3.3 Rheuma und Arthritis

Aus ernährungsphysiologischer Sicht entwickeln sich rheumatische und arthritische Erkrankungen leichter im Zuge einer modernen Ernährungsweise.
Der Verzehr von Kaffee, Zucker, Alkohol und zu vielen Lebensmitteln tierischer Herkunft begünstigt die Entstehung dieser Krankheiten.
Schon der kurzfristige, vollkommene Verzicht auf diese Genussmittel, oft reichen wenige Tage aus, kann zu einer starken Symptomlinderung führen.

4. Ernährung bei Demenz

Die Ernährung demenzerkrankter Menschen kann eine besondere Herausforderung darstellen. Im Rahmen der Krankheitsentwicklung ergeben sich bestimmte Problematiken.

Zu **Beginn der Erkrankung** möchten die Menschen der Krankheit mit allen Mitteln Einhalt gebieten und versuchen, durch geistiges Training, Bewegung und die richtige Ernährung etwas zu verändern. Oft werden sie auf der Suche nach alternativen Heilmitteln Opfer von Geldschneidern, die ihnen Pulver, Kräutermischungen oder Säfte zu unglaublichen Preisen verkaufen, weil diese angeblich helfen. Diese Produkte sind nicht zu empfehlen und können schlimmstenfalls sogar schädigen.

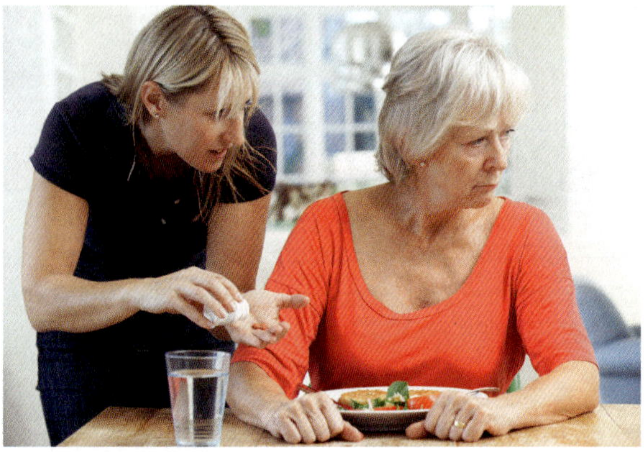

Die Ernährung demenzerkrankter Menschen kann eine besondere Herausforderung darstellen.

Aus der Angst vor der Erkrankung kann ein Misstrauen gegen die bisher gewohnte Verpflegung entstehen und es können sich neue Ernährungsweisen etablieren. Zum Beispiel werden nur noch bestimmte Lebensmittel gegessen, verpackte oder nicht von der eigenen Familie hergestellte, einige Lebensmittel werden „verteufelt", andere dagegen als „heilend" angesehen. Dies kann eine erste belastende Erfahrung für alle Beteiligten sein. Entscheidend ist es für die Umgebung der Erkrankten, dass sie deren Wunsch nach Gesundung erkennt und respektiert, aber auch darauf achtet, dass Betroffene nicht ausgebeutet werden oder schädigende Substanzen zu sich nehmen. Eine begleitende psychotherapeutische Hilfe zur Angstbewältigung ist sinnvoll.

Im **Fortschreiten der Krankheit** tauchen neue Vorlieben und Abneigungen bezüglich Speisen auf, die auf das veränderte Geschmacksempfinden zurückzuführen sind.

Es ist ein Irrtum zu glauben, dass das Geschmacksempfinden bei Menschen mit Demenz abnimmt und sie deshalb manche Speisen nicht mögen. Sie schmecken grundsätzlich genauso intensiv wie andere ältere Menschen. Allerdings nimmt offensichtlich ihre Sensibilität hinsichtlich der „starken Geschmacksreize", wie Bitter, Sauer, Salzig und Süß, und gleichzeitig ihr Geruchsempfinden zu.

> Demenzkranke Menschen erleben Geschmacks- und Geruchsreize von Speisen häufig stärker als andere Menschen, was dazu führen kann, dass sie beim Essen überfordert sind.

Ein Rückzug von den Geschmäckern Bitter und Sauer und eine Hinwendung zu den Geschmäckern Süß und Salzig sind sehr häufig zu beobachten, ebenso die Abwendung von harten und kalten Lebensmitteln oder Getränken hin zu weichen und warmen.

Wenn auf diese veränderten Wahrnehmungen nicht eingegangen wird, dann verlieren Menschen mit Demenz das Interesse am Essen und folgen lieber ihrem Bewegungsdrang als ihrem Hunger- und Durstgefühl. Die Konsequenzen für die Speiseversorgung sind hier sehr weitreichend. Die meisten Menschen mit fortgeschrittener Demenz brauchen daher Essen, das

- als **eine** Komponente erkannt wird (z. B. Grießbrei),
- stark süß oder salzig ist,
- weich und warm und nicht kalt oder heiß ist,
- als Getränk gereicht wird, wie z. B. Kakao, Milch mit Honig, Tee mit Honig gesüßt, echte Säfte mit warmem Wasser verdünnt oder Malzbier.

> Mineralwasser sollte nicht angeboten werden, denn es wird als hart und stachelig erlebt.

Keinen Zuckerersatz, weil er in den benötigten Mengen Magenschmerzen und Durchfall verursacht, was einen **Vergiftungswahn** auslösen kann.

Die Betroffenen entwickeln besondere Vorlieben und können häufig nicht mehr leicht erklären warum.

Die Aufgabe der Umgebung ist es,

- die Vorlieben zu respektieren, zu unterstützen und gutzuheißen,
- gemeinsam durch Ausprobieren, Beobachten und Beschreiben-Lassen herauszufinden, was gerade jetzt als angenehm und was als unangenehm empfunden wird,
- das Speisenangebot auf die Bewohnerwünsche auszurichten und diesen anzupassen.

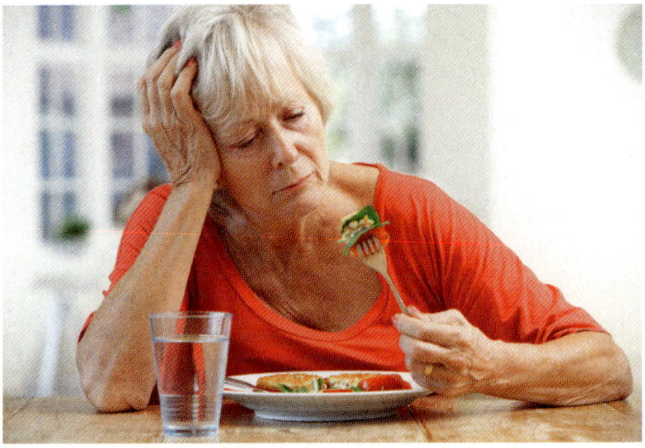
Wenn das Essen zur Überforderung wird

Ein Praxisbeispiel soll verdeutlichen, wie eine solche Begleitung aussehen kann.

Situation: Herr J. lebt seit einem halben Jahr in einer Einrichtung. Er ist an Demenz erkrankt, mittlerweile nicht mehr mobil und hat aufgrund eines frühen Diabetes nicht mehr heilende Wunden an den Füßen.

Seit einer Woche befindet sich Herr J. in einer Krise, er hält sich im Bett auf und will nicht mehr essen oder trinken. Herr J. erhält von einer Begleiterin Besuch, die ihn gut kennt. Als sie sich nach seinem Befinden erkundigt, merkt sie, dass Herr J. sehr aufgeregt ist und nur schwer Worte finden kann, er wirkt angespannt und mäßig aggressiv.

Er fährt die Begleiterin mit den Worten an: „Fragen, Fragen, alle hier wollen was! Gehen Sie weg!" Weil die Begleiterin ein Profi in der Demenzbegleitung ist, weiß sie, dass Herr J. eine neue Erlebensebene betreten und damit seine Orientierung vorübergehend verloren hat.

Sie bringt ihm ein Getränk und lädt ihn ein, gemeinsam etwas zu trinken. Herr J. nimmt mit einem misstrauischen Gesichtsausdruck einen kleinen Schluck Mineralwasser, was er sonst sehr mochte und spuckt es umgehend zurück ins Glas, begleitet von den Worten: „Das geht nicht, nein."

Die Begleiterin lässt ihm Zeit, sich zu sammeln und validiert mit den Worten: „Das mögen Sie nicht trinken(?)" Herr J. antwortet heftig: „Nein, nie mehr, das geht nicht. Wollen Sie mich umbringen?"

Die Begleiterin fragt: „Wie hat das Wasser geschmeckt? War es salzig?" Auf diese Weise hat Herr J. die Möglichkeit, eigene Worte zu finden und sein Erleben zu beschreiben. Seine Antwortet lautet: „Nein, nicht salzig, hart war es, hart und metallisch, so hart, das kann ich nicht." Die Begleiterin wiederholt: „Also, es ist hart und metallisch. Das kann ich mir gut vorstellen, so wie Sie es beschreiben." Herr J. sagt: „Ja, ja und auch ... stachelig, so ganz hart und stachelig."

Die Begleiterin validiert erneut und wiederholt Herrn J.s Beschreibung, er beruhigt sich.

Sie bestätigt ihn, indem sie ihm versichert, dass sie selbst auch etwas, das hart und stachelig und metallisch ist, nicht trinken würde.

Herr J. nimmt über die Blicke einen vertrauensvolleren Kontakt als bisher auf. Die Begleiterin vergewissert sich schließlich durch Fragen, was für Herrn J. ein „gutes Getränk" wäre: „Also müsste es ein weiches Getränk sein? Eines, das auch etwas süß ist?" Herr J. antwortet: „Ja, ja, genau, auch nicht so kalt."

Die Begleiterin holt einen lauwarmen, gesüßten Tee und einen sehr süßen warmen Kakao und lädt Herrn J. ein, beide Getränke mit einem Teelöffel zu probieren. Der Tee ist ihm angenehm, der Kakao „viel zu süß". Er trinkt eine halbe Tasse Tee. Danach ist er sehr erschöpft.

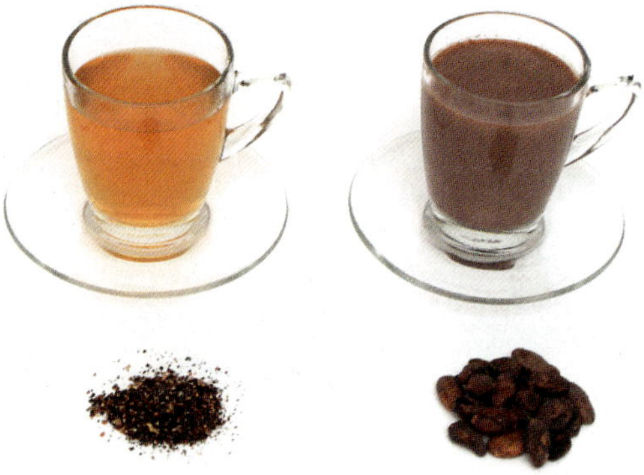
Tee und heiße Schokolade

Die Alltagsbegleiterin hat erfahren, dass Herr J. einen großen Sprung innerhalb der demenziellen Veränderung gemacht hat und Begleitung benötigt. Sie kommt an diesem und dem folgenden Tag zu allen Mahlzeiten zu Herrn J. und begleitet ihn validierend und erforschend.

Die anderen Mitarbeiterinnen sind erleichtert durch die Hilfe und die gute Entwicklung von Herrn J., der wieder anfängt zu essen und zu trinken. Die Begleiterin teilt den Kolleginnen die Ergebnisse der gemeinsamen Erforschung mit.

In den nächsten drei Monaten nimmt Herr J. sechs Kilogramm Körpergewicht zu. Er isst gern und fröhlich den ganzen Tag über, hauptsächlich Joghurt, Grießbrei und Pudding. Die zuständige Pflegekraft und die Angehörigen haben Herrn J.s Freude am Essen über die diätetischen Empfehlungen bei Diabetes gestellt und ihm somit ermöglicht, das zu essen, was ihm schmeckt.

Zwei Monate später ist Herr J. plötzlich verstorben.

Besonderheiten der Ernährung von Menschen mit Demenz:

- Die anfängliche Angst vor der Krankheit führt u. U. zu extremem neuem Essverhalten, Misstrauen anderen gegenüber, Vergiftungswahn als Erklärung für die erlebten Veränderungen, Gesundheitswahn.

- Die Unruhe und das ständige Grübeln, Suchen und Überprüfen der Umgebung auf das Wahrgenommene führen u. U. zum Verlust des Interesses an Essen und Trinken sowie zu dem Verlust der Wahrnehmung von Hunger- und Durstempfindungen.
- Die ungewöhnlich starke Wahrnehmung von Geschmack und Geruch führt u. U. zu Überforderungssituationen am Tisch und aus mangelnden zeitlich passenden Antwortmöglichkeiten wird die Tischsituation zukünftig gemieden.
- Die zunehmende Apraxie (nichts mehr tun können) führt zu Hilf- und Ratlosigkeit, Aufgabe von Essen und Trinken kann die Folge sein.

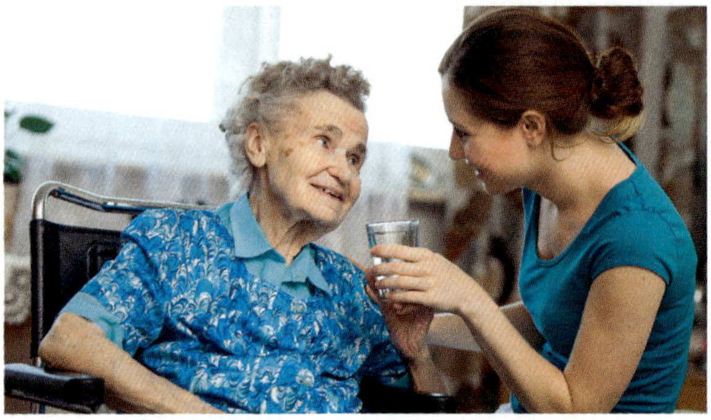

Gemeinsam etwas trinken

- Verkennen der Situation durch die Mitarbeiterinnen oder Mitarbeiter und daraus resultierende Konflikte und Überforderung führen zur Flucht aus der Situation „Speiseraum".
- Der Stress, der bei Betreuenden und Betroffenen entsteht, wenn die eine Seite die andere zum Essen und Trinken bewegen möchte, kann zur großen, manchmal unerträglichen Belastung für beide Seiten werden.

In der letzten Phase der Demenz haben die meisten Menschen die Fähigkeit verloren, ihre Bedürfnisse zeitlich und situativ angemessen (verbal) zu äußern. Sie können viele Handlungen nicht mehr ausführen, auch mit Hilfe nicht. Hierzu gehört die Nahrungsaufnahme.
Ein Reflex bleibt allerdings noch sehr lange erhalten, das ist der **Saugreflex**. Viele Menschen mit Demenz sind noch in der Lage, diese basale Fähigkeit auszuüben, mit dem Vorteil, dass sie sich dabei kaum verschlucken. Natürlich sorgt es für Irritationen, wenn ein erwachsender Mensch aus einer Saugflasche ernährt wird, doch wenn es ihm und seinen Möglichkeiten gerecht wird und er sich dabei wohlfühlt, ist daran nichts auszusetzen.

Zusammenfassung:

- Menschen mit Demenz brauchen eine ruhige Essensumgebung und Zeit sich zu sammeln, um sich auf die Situation einzustellen.
- Sie brauchen die Möglichkeit, mit Veränderungen offen umzugehen sowie jemanden, der sie fragt, versteht und begleitet.
- Menschen mit Demenz essen, was sie wollen und nicht das, was andere Menschen für gesund, richtig oder angemessen halten.
- Menschen mit Demenz erleben häufig eine Aktivitätsverschiebung (Tag-Nacht-Umkehr), die Umgebung muss Verpflegungsangebote für diese Zeiten zur Verfügung stellen.
- Die umgebenden Menschen sollen aufmerksam auf Veränderungen achten, nicht drängend oder fordernd sein, es gibt keine Wettbewerbsziele zu erreichen.
- Das Speisenangebot und der Mahlzeitenablauf sollten auf die Bedürfnisse und Möglichkeiten der Betroffenen abgestimmt sein, nicht auf die Bedürfnisse der Küche, Mitarbeitenden oder Angehörigen.
- Menschen mit Demenz schätzen einen schön gedeckten Tisch und eine zugewandte Bedienung sehr hoch und geben diese Wertschätzung auch gern zurück.
- Menschen mit Demenz verstehen oft nicht, warum sie ohne die Mitarbeitenden essen sollen, es hilft ihnen meist schon zu essen, wenn Mitarbeiter oder Mitarbeiterinnen etwas mittrinken und bei ihnen sitzen.
- Demenz und Untergewicht gehören nicht zwingend zusammen, diese Entwicklung ist stark umgebungsabhängig.
- Sehr schwache und bettlägerige Menschen mit Demenz können immer nur kleinste Mengen Speisen oder Getränke zu sich nehmen. Daher brauchen sie etwa jede halbe Stunde ein Angebot.
- Sehr unruhige Menschen mit Demenz essen und trinken manchmal lieber beim Gehen oder in einer anderen Umgebung. Sie sollten aber nicht ganz allein gelassen werden.
- Ein Restaurantbesuch oder eine kleine feierliche Runde kann eine große Freude bereiten.

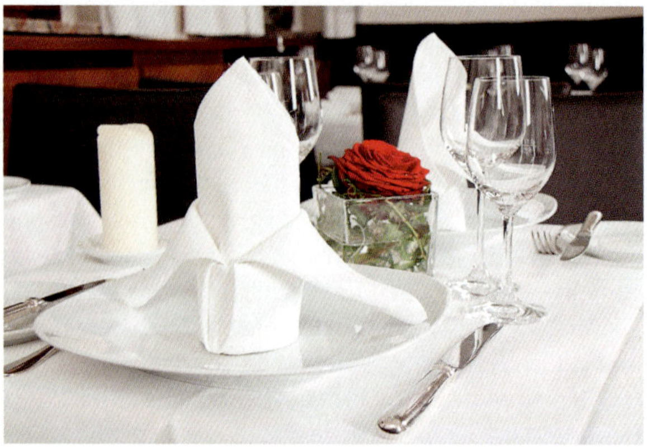

Ein Restaurantbesuch

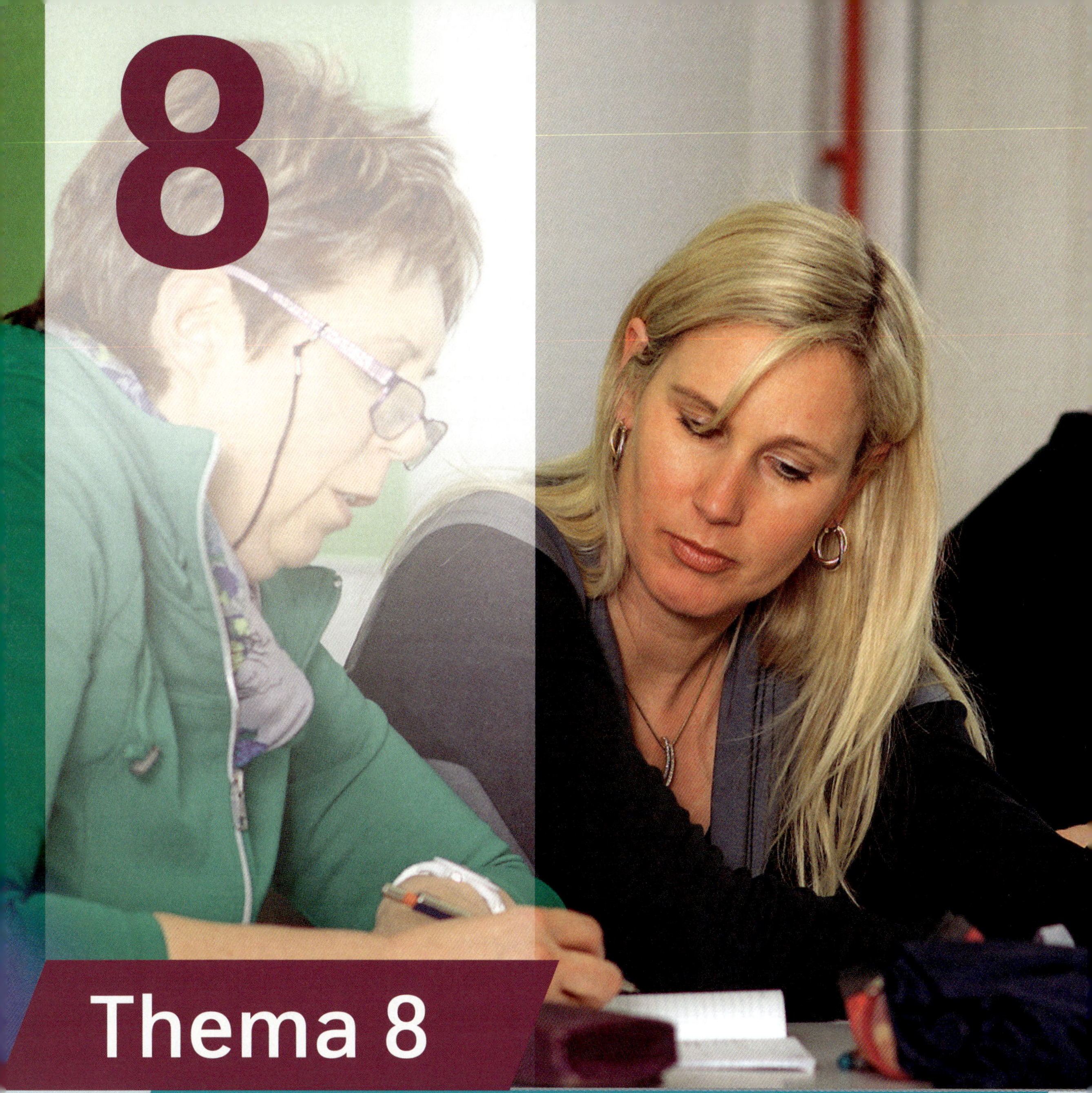

8

Thema 8

Alltagsbegleitung planen und dokumentieren

1. Handlungsrahmen

Die professionelle Versorgung pflege- und betreuungsbedürftiger Menschen orientiert sich an Modellen, Theorien und geplanten Handlungsabläufen.
Sämtliche Handlungen werden auf diese Weise theoriegeleitet erbracht, das heißt theoretisch, wissenschaftlich begründbar und strukturiert. Dies unterscheidet eine professionelle Versorgung von der sogenannten „Laienpflege".
In der Betreuung sind Kenntnisse dieser Pflegetheorien von Vorteil, weil sie den Handlungsrahmen vorgeben, in dem die Betreuungskräfte tätig werden. Betreuungsleistungen werden durch Pflegekräfte (und ggf. einen Sozialen Dienst) erbracht. Die Betreuungsleistungen nach den Regelungen des § 43b SGB XI erfolgen **zusätzlich** zu den Leistungen der pflegerischen Betreuung der stationären und der teilstationären Versorgung Pflegebedürftiger.
In der ambulanten Versorgung steht der sogenannte Entlastungsbetrag in Höhe von aktuell 125 Euro ab Pflegegrad 1 zur Verfügung. Weitere Betreuungsmaßnahmen können anteilig vom Pflegegeld, vom Pflegebetrag oder durch private Zahlung vereinbart werden.

Zusammenarbeit mit den Pflegekräften

Für eine gelingende Zusammenarbeit im Sinne einer optimalen Ver- und Umsorgung der begleiteten Menschen ist also eine Planung der Betreuung nach der gleichen Planungslogik sinnvoll, wie sie im pflegerischen Bereich erfolgt.
Stationäre Einrichtungen und ambulante Dienste orientieren sich an einem Pflegemodell, erbringen ihre Dienstleistung im Rahmen des Pflegeprozesses und erstellen eine individuelle Pflegeplanung für die Leistungsempfänger.

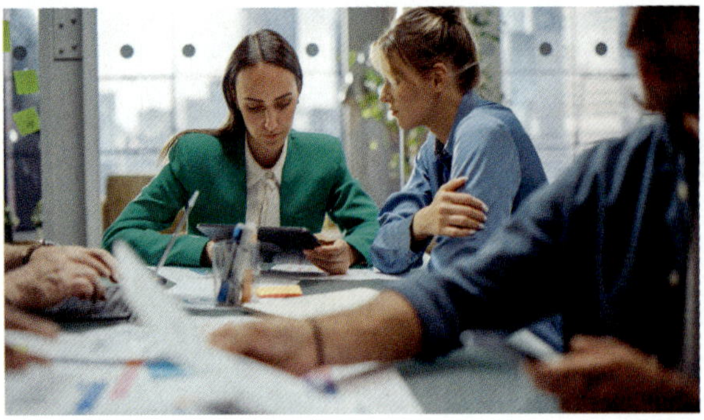

Gemeinsame Planung der Unterstützung

1.1 Pflegemodelle

Pflegemodelle stellen den komplexen Sachverhalt der Pflege und Versorgung hilfebedürftiger Menschen strukturiert auf wissenschaftlicher Grundlage dar und definieren die Aufgaben, Tätigkeiten und Werthaltungen der Hilfeerbringer.

Alle Pflegemodelle enthalten Aussagen zu vier für die Pflege und Betreuung zentralen Punkten:

Pflegebereich

Person	Die Person des zu begleitenden Menschen, aber auch die Person der Begleitung in ihrer jeweiligen Individualität.
Umwelt	Die Lebensumstände, die auf den Menschen Einfluss haben und hatten.
Gesundheit	Die gesundheitliche Verfassung des begleiteten Menschen und dessen Befinden diesbezüglich.
Pflege	Alle Maßnahmen im Zusammenhang mit zielgerichteten Interventionen, die auf die Bedürfnisse und Bedarfe des begleiteten Menschen ausgerichtet sind (d. h. Gesundheit erhalten und wieder herstellen bzw. den Menschen unterstützen, mit den Folgen von Einschränkungen umzugehen).

Zu beachten ist hier vor allem, dass diese Punkte in Wechselwirkung zueinander stehen.

Zum Weiterlesen: Bedeutende Pflegemodelle stammen beispielsweise von Nancy Roper und Dorothea Orem.

1.2 Die ABEDLs nach M. Krohwinkel

Das von der Pflegewissenschaftlerin Monika Krohwinkel entwickelte Pflegemodell der ABEDLs hat noch heute seine Gültigkeit. Auf seiner Grundlage wird ein pflegerisches Verständnis für die wichtigen Aspekte jeder pflegerischen und betreuerischen Versorgung entwickelt. Es bildet also die gedankliche Basis für ein gelungenes Pflegekonzept. Das Strukturmodell (auch

Pflegeprozessmodell) kann nur auf der Grundlage eines personzentrierten Pflegemodells wie den ABEDLs funktionieren, es ist sozusagen auf die strukturierten Denkprozesse angewiesen. Aus diesen Gründen werden die ABEDLs im folgenden Kapitel ausführlich behandelt. Krohwinkel unterteilt menschliche Aktivitäten, Beziehungen und existenzielle Lebenserfahrungen in 13 Bereiche, die untereinander in Beziehung stehen und menschliches Leben ganzheitlich abbilden sollen.

Ganzheitlichkeit in der Pflege und Betreuung
Zusammenhänge von Körper, Geist, seelischem Empfinden und Umweltaspekten werden bei der Pflege und Betreuung berücksichtigt. Die sozialen, geistigen und seelischen Bedürfnisse der begleiteten Menschen sind gleichwertig gegenüber den körperlichen Bedürfnissen.

Als ganzheitliches Modell gibt Krohwinkel also neben den medizinischen und pflegerischen Gesichtspunkten auch der psychosozialen Betreuung eine besondere Bedeutung.

Die ABEDLs im Einzelnen
Aktivitäten, **B**eziehungen und **e**xistenzielle **E**rfahrungen **d**es **L**ebens (ABEDL):

- Kommunizieren
- Sich bewegen
- Vitale Funktionen des Lebens aufrechterhalten
- Sich pflegen
- Essen und Trinken
- Ausscheiden
- Sich kleiden
- Ruhen, schlafen, entspannen
- Sich beschäftigen, lernen, entwickeln
- Die eigene Sexualität leben
- Für eine sichere und fördernde Umgebung sorgen
- Soziale Bereiche des Lebens sichern und gestalten
- Mit existenziellen Erfahrungen des Lebens umgehen

Die einzelnen ABEDLs sind alle gleich bedeutsam. Sie dienen als Struktur für die pflegerischen Betreuungsmaßnahmen. Mithilfe der ABEDLs kann man herausfinden,

- in welchen Bereichen der begleitete Mensch Fähigkeiten und Fertigkeiten besitzt, (was ein Mensch [noch] kann),
- in welchen Bereichen Einschränkungen bestehen, (was ein Mensch nicht [mehr] kann),
- ob dies ein Problem für diesen Menschen darstellt, (was ein Mensch will, aber nicht [mehr] in der Lage ist selbstständig zu bewerkstelligen).

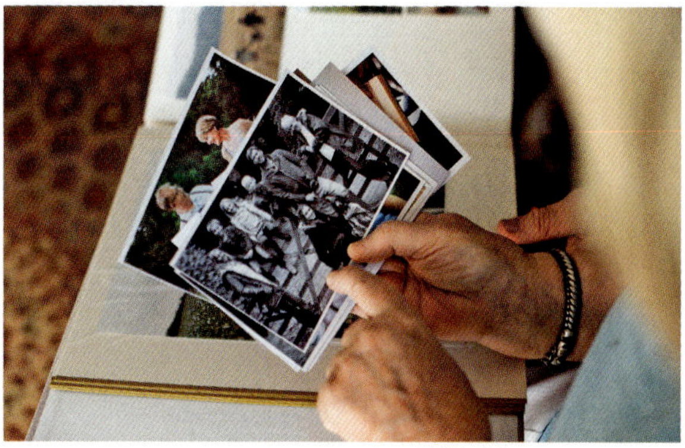

Aktivitäten, Beziehungen und existenzielle Erfahrungen des Lebens

1.3 Der pflegerische und betreuerische Handlungsbedarf

Aus den Aktivitäten, Beziehungen und existenziellen Erfahrungen des Lebens einer Bewohnerin oder eines Bewohners ergibt sich der pflegerische und betreuerische Handlungsauftrag, die vorhandenen Fähigkeiten und Fertigkeiten zu nutzen und zu fördern sowie Einschränkungen und Probleme zu kompensieren.

Übung: Stellen Sie sich einen Vormittag am Wochenende vor. Notieren Sie Ihre Aktivitäten, die Sie unternehmen. Ordnen Sie diese den einzelnen ABEDLs zu. Welche sind für Sie wichtig? Wie würden Sie sich fühlen, wenn diese eingeschränkt wären? Welche sind für Sie unwichtig? Wie würden Sie sich fühlen, wenn diese eingeschränkt wären?

Bedeutung der ABEDLs für die Alltagsbegleitung
Die ABEDLs dienen dazu, sich den Handlungsbedarf in Bezug auf den zu begleitenden Menschen zu erschließen. Das gilt für die Pflege und ebenso für die Alltagsbegleitung. Exemplarisch sollen nachfolgend einige der bedeutungsvollsten ABEDLs für die Alltagsbegleitung erläutert werden:

Kommunizieren
Alltagsbegleitung ist Beziehungsarbeit und die Grundlage der Beziehungsarbeit ist Kommunikation. Im Bereich Kommunikation sind deshalb alle Aspekte zwischenmenschlicher Interaktion zu bedenken.

Dazu gehören beispielsweise folgende handlungsleitenden Fragestellungen:
- Kann der begleitete Mensch sehen und hören?
- Kann der begleitete Mensch fühlen/tasten/riechen/schmecken?
- Kann sich der begleitete Mensch orientieren?

Weitere Fragen zur Kommunikation sind:
- Kann der begleitete Mensch angesprochen werden?
- Kann der begleitete Mensch die Ansprache verstehen?
- Kann sich der begleitete Mensch verbal, nonverbal oder paraverbal ausdrücken?
- Welche Hilfsmittel (Brille, Hörgerät etc.) stehen zur Verfügung oder müssen besorgt werden?

Essen und Trinken

„Essen und Trinken hält Leib und Seele zusammen."
Dieser Bereich kann als essenziell angesehen werden. Neben der Vermeidung körperlicher Mangelzustände ist besonders der Aspekt der seelischen Freude ein Handlungsschwerpunkt der Alltagsbegleitung.
Hier spielen beispielsweise die folgende Informationen eine Rolle:
- Kann der begleitete Mensch seinen Gewohnheiten entsprechend essen?
- Kann der begleitete Mensch Lieblingsspeisen und -getränke benennen und erhalten?
- Kann der begleitete Mensch selbstständig essen und trinken?
- Kann der begleitete Mensch mit Hilfsmitteln (z. B. spezielles Geschirr) oder Anleitung essen und trinken?
- Kann der begleitete Mensch Hilfestellung beim Essen und Trinken akzeptieren?

Ruhen, schlafen, entspannen

Um sich erfolgreich zu regenerieren, benötigt der Mensch ausreichend Schlaf und Phasen der Entspannung.
Für die Alltagsbegleitung ist hier beispielsweise wichtig zu wissen, ob
- der begleitete Mensch feste Gewohnheiten hat (Aufsteh-/Zubettgehzeiten, Mittagschlaf, Einschlafrituale),
- sich der begleitete Mensch zur Entspannung selbstständig zurückziehen kann,
- der begleitete Mensch Angebote zur Entspannung wünscht oder annimmt,
- der begleitete Mensch Schlafmittel/andere Medikamente nimmt, die Müdigkeit verursachen.

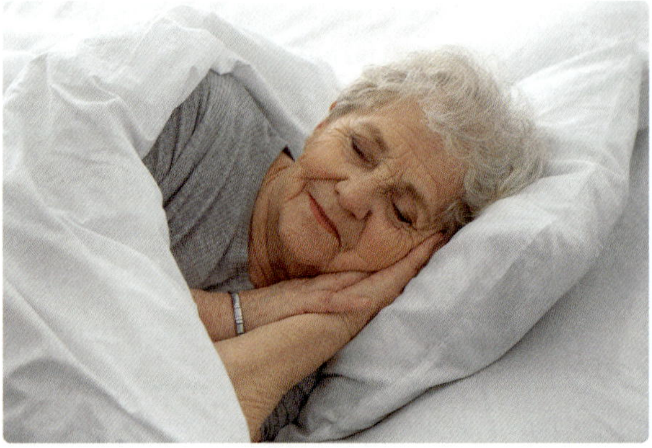

Ruhen, schlafen, entspannen

Sich beschäftigen, lernen, entwickeln

In diesem Bereich geht es für die Alltagsbegleitung darum, Interessen und Lieblingsbeschäftigungen des Begleiteten, vorhandene Fähigkeiten, biografische Aspekte (ehemaliger Beruf, Hobbys) und Tagesgestaltung zu verbinden. Alltagsbegleiterinnen und -begleiter sollen hier motivieren und den begleiteten Menschen durch positive Erlebnisse und Verständnis Gelegenheiten zur Selbstvergewisserung ermöglichen. Ferner sind hier auch Aktivitäten im Zusammenspiel mit anderen Menschen von Bedeutung.
Mögliche Fragestellungen sind hierbei:
- Welche Interessen hat der begleitete Mensch?
- Welche Kontakte zu anderen bestehen oder sollten gefördert werden?
- Welche Aufgaben kann der begleitete Mensch beispielsweise in einer stationären Einrichtung übernehmen (Post holen, Tisch decken, Einbeziehung in hauswirtschaftliche Tätigkeiten etc.)?
- Bei alten Menschen und demenziell Erkrankten: Sind Angebote biografieorientiert?

Für eine sichere und fördernde Umgebung sorgen

Jeder Mensch braucht ein Lebensgefühl der Sicherheit. Hier geht es um Abwesenheit von Gefährdungspotenzialen und die Fähigkeit der begleiteten Person und der Begleitung, Gefahren adäquat einschätzen zu können. Es gilt, die objektive Sicherheit und das subjektive Sicherheitsempfinden in Einklang zu bringen.
Die Alltagsbegleitung kann hierbei die Person sein, die durch Anwesenheit, Zuhören und Gespräche Ängste nimmt und dadurch Sicherheit gibt.

Mögliche Fragestellungen für die Alltagsbegleitung sind:
- Wie viel Eigenverantwortung kann der begleitete Mensch übernehmen?
- Gefährdet der begleitete Mensch sich oder andere?

- Was macht dem begleiteten Menschen Angst?
- Ist der begleitete Mensch in der Lage, Hilfe einzufordern?
- Wie lässt sich der begleitete Mensch beruhigen?
- Wie lassen sich hinsichtlich der Raum- und Umgebungsgestaltung Ängste und Unfallgefahren minimieren?

Soziale Bereiche des Lebens sichern und gestalten
Der Mensch ist ein soziales Wesen und braucht Gesellschaft. Eine entscheidende Voraussetzung für Lebensqualität und Wohlbefinden ist das Eingebunden-Sein in ein soziales Netz. Die gute Freundschaft, der Kontakt zur Familie, der Kontakt zu Nachbarn, die Rolle im Verein sind wichtige Stützen des Selbstbewusstseins und der Verhinderung von Einsamkeit.
In diesem Bereich geht es um die Beziehungen des Menschen zu seinem sozialen Umfeld.
Handlungsleitende Fragestellungen für die Alltagsbegleitung können hier sein:

- Gibt es für den begleiteten Menschen wichtige Kontakte (Angehörige, Freunde, Vereine, Kirchengemeinden)?
- Kann er oder sie diese Kontakte allein pflegen? Welche Unterstützung ist notwendig?
- Benötigen die Kontakte selbst Unterstützung im Umgang mit dem begleiteten Menschen (z. B. beim Umgang mit dessen demenziellen Veränderungen)?
- Welche neuen Kontakte lassen sich aufbauen?

Mit existenziellen Erfahrungen des Lebens umgehen
Dies ist der entscheidende und zugleich schwierigste Bereich der ABEDLs. Existenzielle Erfahrungen kennt jeder Mensch. Hierbei geht es um die individuelle Lebensgeschichte, positive und negative Erfahrungen und deren Verarbeitung. Hier geht es um die Frage nach dem Sinn des Lebens.

Die Begleitung setzt bei der Alltagsbegleiterin oder dem Alltagsbegleiter eine gewisse (Lebens-)Erfahrung voraus und die Bereitschaft, sich ernsthaft auf diese Themenbereiche mit dem begleiteten Menschen einzulassen. Dieses Einlassen findet einerseits in der aktuellen Situation statt, hat aber andererseits immer die Komponente der Lebensrückschau. Im Altenhilfebereich kann die Alltagsbegleitung hier helfen, ein Leben positiv zu bilanzieren. (Die Alltagsbegleitung ersetzt aber keine Therapie!)
Allgemeine handlungsleitende Fragestellungen für die Alltagsbegleitung können hier sein:

- Wie geht der begleitete Mensch mit Lebenserfahrungen um?
- Welche positiven Erfahrungen und Lösungsansätze hat der begleitete Mensch?

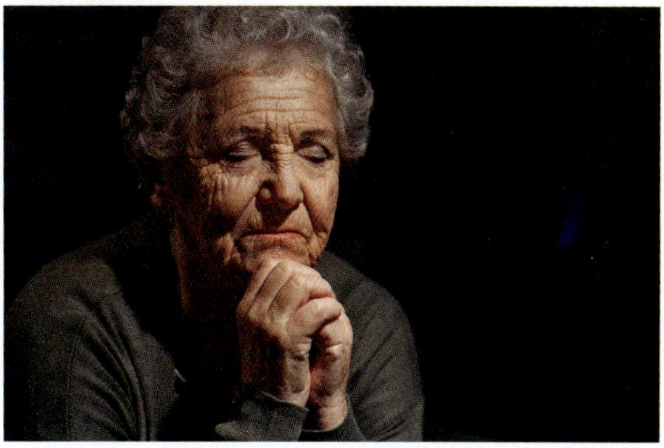

Trost, Hoffnung und Zuversicht finden

- Welche negativen Erfahrungen und Lösungsansätze hat der begleitete Mensch?
- Wo oder bei wem findet der begleitete Mensch Trost, Hoffnung und Zuversicht (Glaube, Religion, Weltanschauung)?
- Durch was lässt sich der begleitete Mensch positiv motivieren?

1.4 Der entbürokratisierte Dokumentationsablauf

Grundlagen	4-schrittiges Pflegeprozess-modell	Indikatorendaten NBI	Grundsatzstellungnahmen	Qualitätsprüfrichtlinie
• Pflegecharta • ABEDLs • Personzentriert • Biografie • Fachwissen – Pflege • Fachwissen – Betreuung • Ärztliche Verordnung	1. Informationen sammeln: SIS® Risikomatrix, Gespräche – personenzentriert 2. Individueller, tagesstrukturierter Maßnahmenplan (MP) 3. Evaluation durch: SIS®-Matrix, vorläufigen MP, Berichteblatt, Integrationsgespräch, Indikatorendaten, Qualitätsprüfung (QPR). 4. Nachweise, Assessments, Protokolle	erhebt die Einrichtung nach den Infos aus 1–4, nach NBI-Modulen, Pflegeanamnese, ethischen Fallbesprechungen, Fachgesprächen	Expertenstandards • GS-Demenz • GS-Ernährung • GS-herausford. Verhalten	überprüft den Menschen in seiner Versorgungssituation anhand aller vorangegangenen Kriterien und Auskünfte
***Internes Dokumentationswesen**, Fähigkeiten der Beschäftigten, Bedarfe und Bedürfnisse der Bewohnerinnen/Bewohner, Arbeitsorganisation und Nachweise*			*Fachwissen als Prüfgrundlage*	*Überprüfung der gesamten Dokumentation und der Arbeitsergebnisse*

1.5 Das Strukturmodell

Heute wird überwiegend mit dem Strukturmodell gearbeitet. Das Strukturmodell ist eine Arbeitshilfe zur Umsetzung der Dokumentationsanforderungen. Es wurde 2014/2015 im Auftrag des Bundesgesundheitsministeriums unter dem Titel „EinSTEP" veröffentlicht und der pflegerischen Praxis als Arbeitsgrundlage zur Verfügung gestellt.

> Jedem Interessierten stehen sämtliche Schulungsunterlagen und Dokumente (Version 1.4/2017) unter der Webadresse: www.ein-step.de. zur Verfügung.

Strukturierte Informationssammlung (SIS®)

Das Strukturmodell beinhaltet ein zentrales Element – in verschiedenen Versionen –, welches die Kontaktaufnahme zur pflegebedürftigen Person, eine erste Informationssammlung zur Gewinnung geeigneter Maßnahmen und eine Risikoeinschätzung vereint. Dieses Dokument heißt SIS®, was **S**trukturierte **I**nformations**s**ammlung bedeutet. Es ist als Dokumentationsvorlage für die **ambulante, stationäre, teilstationäre und kurzzeitige Pflege** entwickelt worden.

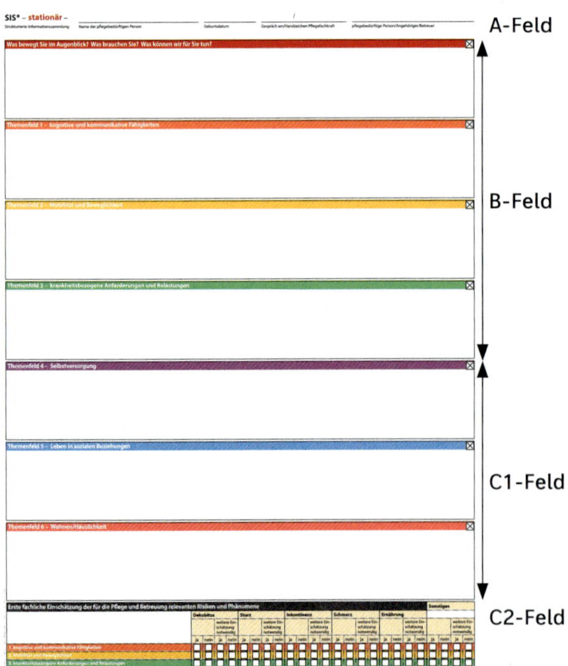

(Quelle: BMG/EinSTEP Projektbüro, Berlin 2017)

Die Felder A, B, C1 und C2 der SIS®

> „Die SIS® ist kein „Formular", sondern ein wissenschaftsbasiertes Konzept zum Einstieg in den vierphasigen Pflegeprozess. Sie kann nicht einfach in ein bestehendes Dokumentationssystem eingefügt werden und ist integraler Bestandteil bei der Entscheidung zu einer grundlegenden Neuausrichtung der Pflegedokumentation gemäß Strukturmodell.[...]
> Die SIS® ist in vier Abschnitte eingeteilt (Felder A, B, C1 und C2), die systematisch aufeinander aufbauen und jeweils eine spezifische Funktion haben. Die SIS® wird immer komplett befüllt, kein Feld darf ausgelassen oder übersprungen werden." (MDS 2019, S. 14)

Das Strukturmodell basiert auf den gleichen wissenschaftlichen Grundlagen wie das NBI-Begutachtungsinstrument; die SIS®-Themenfelder sind in ähnliche Kategorien eingeteilt.

Das **A-Feld** der SIS® enthält die persönlichen Daten der pflegebedürftigen Person bzw. des Tagesgastes in der Kurzzeitpflege, eine Leiste für die Unterschrift der Pflegefachkraft sowie das Datum der Erhebung.

Mit ihrem **B-Feld**, in dem offene persönliche Fragen gestellt werden, lädt die SIS® die pflegebedürftige Person/den Tagesgast zum Erzählen ein.

Die einzelnen Themenfelder 1 bis 6 (**C1-Feld**) sind nach Fähigkeitsbereichen und Lebensbereichen eingeteilt. Hierin werden treffende persönliche Aussagen festgehalten, fachliche Einschätzungen wiedergegeben und erste Vereinbarungen zu passgenauen Maßnahmen getroffen.

Die SIS®-Formulare für die ambulante, stationäre, teilstationäre und kurzzeitige Pflege unterscheiden sich in ihrem B-Feld, im Themenfeld 6 sowie in der Matrix (siehe auch Kap. 3.1).

Die sogenannte **Risikomatrix** am Ende jeder SIS® (**C2-Feld**) fragt ab, ob es in den ersten fünf Themenfeldern Hinweise auf eines der häufigsten Risiken bei der pflegebedürftigen Person/dem Tagesgast gibt. Sie ermöglicht der Fachpflege eine erste Risikoeinschätzung und die Überlegung, ob ein Risiko eindeutig ist oder genauer eingeschätzt werden muss.

Für die SIS®-ambulant ist eine Zusatzmöglichkeit geschaffen worden, stattgefundene Beratungen zu den einzelnen Risiken mit einem Zusatzkreuz zu dokumentieren.

Die **fünf häufigsten Risiken bei pflegebedürftigen Personen** sind die Dekubitus-Entwicklung, das Sturzrisiko, das Inkontinenzrisiko, das Schmerzrisiko und das Ernährungsrisiko. Zudem ist im C2-Feld der SIS® ein of-

fenes Feld angelegt worden, in dem besondere Risiken vermerkt werden können, wie z. B. das Kontrakturrisiko.
Aus den Erkenntnissen der SIS®, den Beobachtungen der Mitarbeiterinnen und Mitarbeiter und weiteren Äußerungen von Angehörigen und der pflegebedürftigen Person bzw. dem Tagesgast selbst sowie ersten pflegerischen und betreuerischen Erfahrungen aus der Praxis entwickelt sich ein **individueller tagesstrukturierender Maßnahmenplan**. Dieser Maßnahmenplan soll ein Abbild der täglichen Versorgungsleistungen für die pflegebedürftige Person bzw. den Tagesgast sein unter Berücksichtigung der individuellen Bedürfnisse, Gewohnheiten und Wünsche.
Näheres über die Dokumentation im Berufsalltag finden Sie in den Kapiteln 3.4 und 3.5.

2. Die Dokumentation

Die Dokumentation wird im Arbeitsalltag oft als störende Pflicht wahrgenommen. Die Zeit, die man hier für die lästige Schreibarbeit verwenden muss, wäre doch viel besser eingesetzt, wenn man sie für die Betreuung der Bewohner verwenden könnte.
Im ersten Moment mag diese Einschätzung zutreffen. Die Alltagsbegleitung soll aber als geplante, zielgerichtete Dienstleistung erfolgen, deren Wirkung kontinuierlich überprüft wird. Planung, Zielorientierung und Überprüfung finden üblicherweise zuerst im Kopf der Alltagsbegleitperson statt.
Die Dokumentation dient nun zunächst dazu, diese Gedanken, die Fachlichkeit und die erbrachten Dienstleistungen der Welt außerhalb des Kopfes zugänglich zu machen.

Der Zeitaufwand für die Dokumentation sollte sich immer doppelt lohnen:
1. Durch die schriftliche Darlegung können die Planungen und Interventionen festgehalten werden, der Kopf der Alltagsbegleiterin oder des Alltagsbegleiters entlastet und jederzeit, wie in einem Tagebuch, nachgesehen werden, an welchem Punkt sie/er mit der Arbeit steht.
2. Durch die schriftliche Darlegung kann man die Planungen und Interventionen sowie die Qualität der geleisteten Arbeit jederzeit darlegen.

Den Zeitaufwand, sich alles immer wieder herzuleiten, hat man sich somit gespart. Dieses Zeitguthaben kommt nun wiederum den begleiteten Mensch zugute.

Betreuungsdokumentation
Die Betreuungsdokumentation bezeichnet einen schriftlichen Bericht, der die Durchführung, den Verlauf und die Wirkung der Betreuungsmaßnahmen darlegt sowie optimalerweise auch deren Planung.

2.1 Dokumentation für Betreuungskräfte

Bevor Sie mit einer pflegebedürftigen Person bzw. in der Kurzzeitpflege mit einem Tagesgast arbeiten, sollten Sie sich die Dokumentation über die jeweilige Person anschauen.
Es gibt eine Pflege-, Betreuungs- oder Maßnahmenplanung, der Sie die Versorgungsangebote, die jeweiligen Besonderheiten und auch Schwierigkeiten, auf die Sie stoßen könnten, entnehmen können. Je nach verwendetem Pflegemodell (Pflegeprozessmodell) werden Sie unterschiedliche Dokumentationsstrukturen vorfinden, letztendlich aber beinhalten alle Dokumentationen:

- Ein Erstgesprächsprotokoll
- Ein Stammdatenblatt (wichtigste Erkrankungen, medizinische und persönliche Kontaktpersonen, Körper- und Vitaldaten wie Gewicht, Blutdruck etc.)
- Ärztliche und therapeutische An- und Verordnungen (Medikationen; Versorgung von Wunden etc.)
- Evtl. die Erfassung von Wunden und Schädigungen
- Evtl. Assessments (Beurteilung bestimmter Situationen, wie z. B. der Ernährungssituation)
- Eine Risikobewertung (Welche Risiken sind vorhanden oder können sich wahrscheinlich entwickeln (Prophylaxen))
- Einen Pflege- bzw. Maßnahmenplan (Welche Versorgungsleistungen werden für die Person erbracht?)
- Ein Berichteblatt oder Tagesbericht (aktuelle Beobachtungen, Vorkommnisse und Entwicklungen)

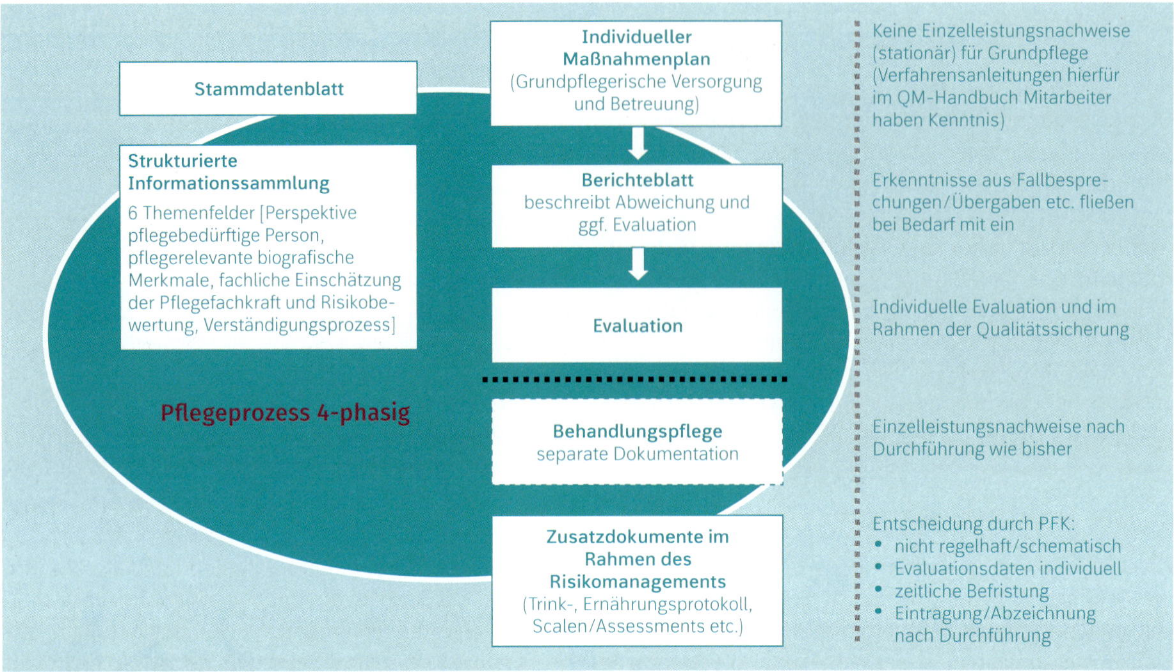

Ausrichtung einer schlanken Pflegedokumentation auf der Grundlage eines 4-phasigen Pflegeprozesses und wesentliche Prinzipien der Anwendung in der Praxis (Quelle: Ein-Step Projektbüro/Beikirch/Wipp 2013)

Diese Grunddaten in der Dokumentation werden überall geführt, unabhängig davon, ob eine pflegebedürftige Person in der Tagespflege, ambulant oder vollstationär versorgt wird.
Der Zweck der Dokumentation bezieht sich auf drei verschiedene Aufgaben:

- Systematische und professionalisierte Pflege und Betreuung zu planen, koordinieren und zu evaluieren (überprüfen)
- Informationsaustausch zwischen allen Mitarbeiterinnen und Mitarbeitern
- Grundlage der Qualitätsprüfungen durch den Medizinischen Dienst

Ihre Aufgabe als Alltagsbegleiterin oder -begleiter ist es, sich mit den Inhalten der Dokumentation vertraut zu machen. Sie können eine pflegebedürftige Person anhand der Dokumentation ein Stück weit kennenlernen. Die geplanten und durchgeführten Angebote sollten zur Person passen (biografische Arbeit) und sinnvoll an ihre Wünsche und den gelebten Alltag anknüpfen, aber auch gut zu ihren Schwierigkeiten (physische und psychische sowie kognitive) passen. Auch Sie können Beobachtungen im Alltag für die Dokumentation zur Verfügung stellen. Die Dokumentation entwickelt sich durch die Mitarbeiterinnen und Mitarbeiter; alle Versorgenden sind aufgefordert, ihre Beobachtungen und Erfahrungen mit der pflegebedürftigen Person auch dem Team mitzuteilen.

Grundlegende Informationen über die pflegebedürftige Person

Mit dem Formular der SIS® werden die Pflegefachkräfte unterstützt, ein **erstes Kennenlernen** und eine **erste fachliche Einschätzung** sowie **eine erste Risikobewertung** im Planungsprozess systematisch zu erfassen (vgl. Kap. 2.4).
Es gibt vier unterschiedliche Formulare für die versorgungsspezifischen Geltungsbereiche:

- Ambulante Pflege
- Stationäre Pflege
- Tagespflege
- Kurzzeitpflege

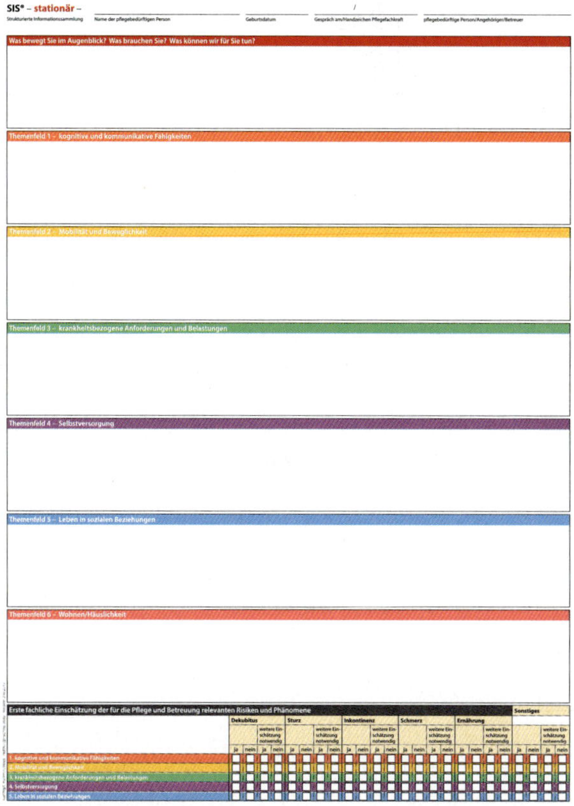

SIS® – stationär –

Strukturierte Informationssammlung | Name der pflegebedürftigen Person | Geburtsdatum | Gespräch am/Handzeichen Pflegefachkraft | pflegebedürftige Person/Angehörigen/Betreuer

Was bewegt Sie im Augenblick? Was brauchen Sie? Was können wir für Sie tun?

Themenfeld 1 – kognitive und kommunikative Fähigkeiten

Themenfeld 2 – Mobilität und Beweglichkeit

Themenfeld 3 – krankheitsbezogene Anforderungen und Belastungen

Themenfeld 4 – Selbstversorgung

Themenfeld 5 – Leben in sozialen Beziehungen

Themenfeld 6 – Wohnen/Häuslichkeit

Erste fachliche Einschätzung der für die Pflege und Betreuung relevanten Risiken und Phänomene

	Dekubitus		weitere Einschätzung notwendig		Sturz		weitere Einschätzung notwendig		Inkontinenz		weitere Einschätzung notwendig		Schmerz		weitere Einschätzung notwendig		Ernährung		weitere Einschätzung notwendig		Sonstiges		weitere Einschätzung notwendig	
	ja	nein	ja	nein	ja	nein	ja	nein	ja	nein	ja	nein	ja	nein	ja	nein	ja	nein	ja	nein	ja	nein	ja	nein
1. kognitive und kommunikative Fähigkeiten																								
2. Mobilität und Beweglichkeit																								
3. krankheitsbezogene Anforderungen und Belastungen																								
4. Selbstversorgung																								
5. Leben in sozialen Beziehungen																								

Dokumentation mit der Strukturierten Informationssammlung SIS®

Jedes SIS®-Formular besteht aus

- einem Kopffeld (A-Feld) in dem der Name der oder des Pflegebedürftigen und einige formale Daten erfasst werden,
- einem B-Feld mit drei personzentriert gestellten Fragen, die zum Erzählen einladen sollen,
- einem Block von 6 Themenfeldern, in denen die wichtigsten Aussagen der oder des Betroffenen und die Einschätzungen der Fachkraft aufgenommen werden sollen, auch Hinweise auf Konflikte oder Einigungen (C1-Feld).
- Abschließend wird eine erste Risikobewertung anhand der Risikomatrix (C2-Feld) ermöglicht, die sich auf die am weitesten verbreiteten Risiken und die Themenfelder bezieht.

In diesem Formular steht die Personzentriertheit im Vordergrund, es wird also aus der Sicht der pflegebedürftigen Person erstellt. So soll im B-Feld nur wörtliche Rede zitiert werden. Auch in den Themenfeldern ist es hilfreich, beschreibende Sätze aus der Perspektive der Person zu verwenden.

Unterschiede im Themenfeld 6 der SIS®

Das Themenfeld 6 unterscheidet sich inhaltlich und in seinem Auftrag, je nach Aufenthaltsort und Betreuungsart für die pflegebedürftige Person bzw. den Tagesgast.

In der **ambulanten Versorgung** lautet die Überschrift:

Themenfeld 6 – Haushaltsführung

An dieser Stelle soll erfragt werden, wie die Haushaltsführung bewältigt wird und durch wen. Gibt es beispielsweise Angehörige, die sich um die Reinigung der Wäsche kümmern, übernimmt ein Nachbar oder eine Freundin den Einkauf, erledigt jemand die Gartenarbeit, ist jemand für Post- und Bankgeschäfte bevollmächtigt? Auch wiederkehrende Termine und Rituale können hier erfasst werden, beispielsweise jeden Freitag zum Friseur zu fahren oder mittwochs das Grab des verstorbenen Ehepartners zu besuchen.

In der **vollstationären Versorgung** lautet die Überschrift:

Themenfeld 6 – Wohnen und Häuslichkeit

Die pflegebedürftige Person wird nach ihren häuslichen Gewohnheiten gefragt, beispielsweise wird am Samstag immer die „Sportschau" geschaut, dazu gehört das obligatorische Bier und ein Mettbrötchen mit viel Zwiebeln, oder am Sonntagabend wird beim „Tatort" ein Glas Rotwein genossen. Wenn es also altvertraute Gewohnheiten gibt, die vom Angebot der Einrichtung deutlich abweichen, wäre es wichtig, sie hier aufzunehmen. Auch Bedürfnisse nach gewissen Einrichtungs- und Gebrauchsgegenständen, wie der geliebte Fernsehsessel oder Schaukelstuhl, oder die eigene Bettwäsche weiterhin nutzen zu können, werden hier erfragt und schriftlich fixiert.

In der **teilstationären Versorgung** lautet die Überschrift:

Themenfeld 6 – Erhalt/Förderung von Alltagsfähigkeiten bzw. Sicherstellung von Rückzugsbedürfnissen

Die Tages- oder Nachtpflege erfragt in diesem Themenfeld das Bedürfnis nach Rückzug und Ruhemöglichkeit. So kann es sein, dass ein Ehepartner im häuslichen

Umfeld sehr viel kontrolliert wird und laufend gute Ratschläge oder Verhaltensmaßregelungen erlebt und sich davon erholen möchte. Ebenso kann es sein, dass jemand aus der Einsamkeit des Alleinlebens in den Kontakt mit anderen Menschen kommen möchte.
Der Erhalt und die Förderung der Alltagsfähigkeiten beinhalten viele Aufgaben für die Alltagsbegleiterinnen und -begleiter; sie sollen erkennen, unter welchen Einschränkungen in der Handlungsfähigkeit jemand leidet, ob es Potenzial gibt, Fähigkeiten wiederzuerlangen und mit welchen Mitteln dies trainiert werden könnte. Beispielsweise benötigt ein Tagesgast Hilfe in der Entscheidungsfindung, welchen Belag ein Brötchen bekommen sollte, kann dann aber das Brötchen selbst herrichten. Vielleicht benötigt jemand Hilfe beim Aufschneiden des Brötchens, kann dies aber mit einer Schneidbretthilfe bald selbstständig durchführen. Eventuell helfen die Alltagsbegleitkräfte beim Üben zum Umsetzen vom Rollstuhl auf die Toilette, damit der Toilettenbesuch bald selbstständig durchgeführt werden kann.
In der **kurzzeitpflegerischen Versorgung** lautet die Überschrift:

Themenfeld 6 – Wahrung der Individualität während des Aufenthaltes/Erste Einschätzung zur weiteren Versorgung nach der Kurzzeitpflege

Da die Situation der pflegebedürftigen Personen/Tagesgäste in der Kurzzeitpflege aus unterschiedlichen Bedingungen entstehen kann, sind hier zwei verschiedenen Blickwinkel eingenommen worden.

Beispiel 1: Ein Tagesgast kommt aus einer stabilen häuslichen Versorgung, aber die pflegende Person fährt beispielsweise in Urlaub oder muss ins Krankenhaus. Hier ist es also nur vorübergehend notwendig, dass eine pflegebedürftige Person durch andere versorgt wird. Da ein Tagesgast nicht lange vor Ort bleiben wird, ist eine Anpassung an die Heimstrukturen nicht erforderlich. Tagesgäste können sich also in ihrer eigenen Tagesstruktur bewegen.

Beispiel 2: Ein Tagesgast kommt aufgrund eines Krankheitsereignisses in die vollstationäre Pflege, weil er noch nicht ausreichend stabil ist, um nach Hause zu gehen. Hier wird vor allem danach gefragt, wie es mit der pflegebedürftigen Person weitergehen kann, welche Fähigkeiten sollten verbessert oder wiederhergestellt werden, wer kümmert sich nach dem Aufenthalt in der heimischen Umgebung, werden Hilfsmittel benötigt, wer stellt die Anträge etc.

Planung von Maßnahmen

Pflegerische, hauswirtschaftliche oder betreuerische Maßnahmen werden aus den Informationen der SIS®, dem Stammdatenblatt, den Erfahrungen und Beobachtungen im Umgang mit der pflegebedürftigen Person (Berichteblatt), aus Informationen von Angehörigen, aus Arztgesprächen und Verordnungen, aber auch aus der fachlichen Erfahrung und Einschätzung der Fachkräfte abgeleitet. Für die fachliche Einschätzung werden **Kenntnisse über mindestens ein Pflegemodell** benötigt (vgl. Kap. 2).

2.2 Zielsetzungen der Dokumentation

In der Grundsatzstellungnahme „Pflegeprozess und Dokumentation“ des Medizinischen Dienstes der Krankenkassen ist die Zielsetzung der Dokumentation wie folgt beschrieben:
„Die Dokumentation dient den innerbetrieblichen und interdisziplinären Kommunikations- und Informationsprozessen sowie in problembehafteten Fällen der Beweissicherung.“

Wirtschaftlicher Aspekt

Der wirtschaftliche Aspekt bezieht sich auf den Nachweis und die Abrechnung vertragsgemäß erbrachter Dienstleistungen.
Pflegebedürftige Personen erhalten finanzielle Mittel, um sich zusätzliche Leistungen im Sinne des § 43b SGB XI zu finanzieren. Über die tägliche Dokumentation der Begleiterin oder des Begleiters weisen diese die Art, den Umfang und den Zeitpunkt der Leistungserbringung nach und somit die vertragsgemäße Erfüllung ihrer Pflichten. Diese können somit abgerechnet werden.
Keine, eine schlechte oder lückenhafte Dokumentation ist gleichbedeutend mit keiner, einer schlechten oder lückenhaften Leistungserbringung. Was nicht dokumentiert ist, gilt als nicht gemacht.

Organisatorischer Aspekt

Der organisatorische Aspekt der Dokumentation besteht im schriftlich nachvollziehbaren Informationsaustausch unter allen an der Betreuung und Pflege beteiligten Personen.

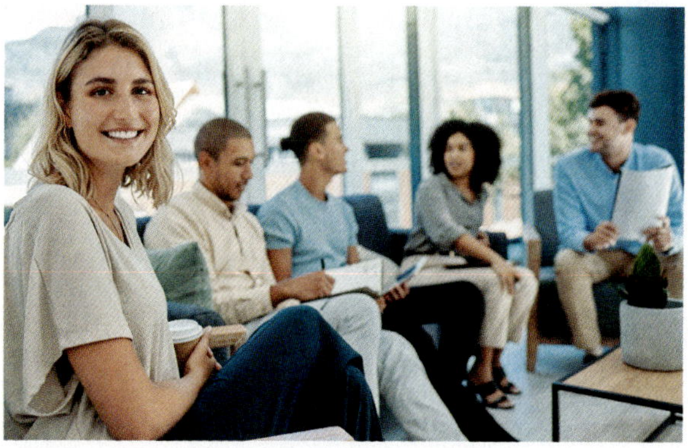

Dokumentation als Kommunikationsprozess

Neben dem Informationsbedürfnis des begleiteten Menschen selbst, der wissen will, was und warum etwas mit ihm unternommen wird, geht es hier vor allem darum, durch Informationsaustausch Brüche in der Umsorgung zu vermeiden.
Dazu sollen alle an der Betreuung und Pflege beteiligten Personen unter Beachtung der Regelungen zur Schweigepflicht ihre Leistungen bestmöglich aufeinander abstimmen.
Zu diesen Personen gehören:
Private Unterstützer:

- Angehörige
- das soziale Netzwerk des Betreuungsbedürftigen (Freunde und Vertraute)

Professionelle Unterstützer:

- Alltagsbegleiterin/Alltagsbegleiter
- Pflegepersonal
- Therapeutinnen/Therapeuten
- Ärztinnen/Ärzte

Die an der Betreuung und Pflege beteiligten Personen sollten sich mit der oder dem Betreffenden darüber verständigen, welche zentralen Probleme und Bedürfnisse im Vordergrund stehen und wer in welcher Weise Aufgaben übernimmt.
Analog zur Pflegeplanung wird in der Dokumentation diese Arbeitsplanung schriftlich und kontinuierlich weitergeführt. Dies dient als Gedächtnisstütze und ermöglicht den Zugriff auf strukturierte Informationen zur aktuellen Situation.
Dieser kontrollierte Umgang mit Informationen ist ein Faktor für den Erfolg der betreuerischen und pflegerischen Interventionen im Sinne von „jeder weiß, was er zu tun hat". Probleme an den Schnittstellen der Versorgung können so vermieden werden.

2.3 Anforderungen an die Dokumentation

Formale Kriterien

Zu den formalen Kriterien empfiehlt der Medizinische Dienst der Spitzenverbände der Krankenkassen in seiner Grundsatzstellungnahme (2005):

- Die Nutzung eines dokumentenechten Stifts ist empfehlenswert.
- Fehler in der Dokumentation werden mit einem waagerechten Strich als Fehleintragung kenntlich gemacht (gestrichen), der Text bleibt lesbar. Radierungen, Überklebungen und der Gebrauch von Tipp-Ex® unterbleiben. Nachträgliche Änderungen sind als solche zu kennzeichnen und zu datieren.
- Die Aufzeichnungen werden so verfasst, dass alle an der Versorgung, Pflege und Behandlung beteiligten Berufsgruppen sie ohne weitere Nachfrage als Handlungsanleitung verstehen können.
- Die Formulierungen in der Pflegedokumentation sind klientenbezogen, knapp und dennoch präzise; sie sind differenziert, eindeutig, transparent und überprüfbar.

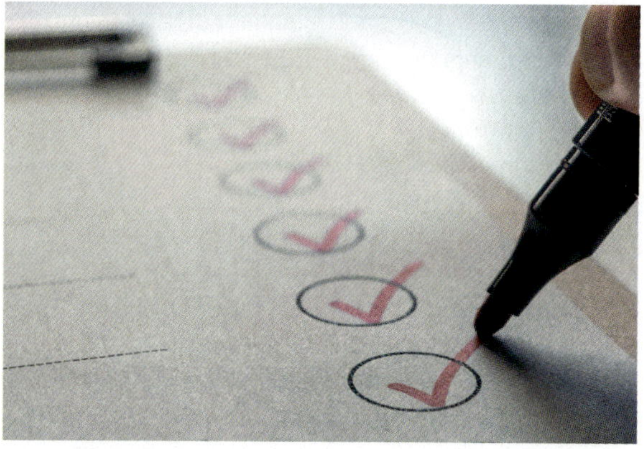

An alles gedacht?

- Bewertungen und Interpretationen von Angaben des Pflegebedürftigen oder der Bezugsperson werden vermieden. Aussagen des Pflegebedürftigen werden ggf. als Zitat dokumentiert.
- Es wird nur dokumentiert, was wichtig ist; Doppeldokumentationen werden vermieden. Die Dokumentierenden fragen sich stets, welche Angaben der Arbeitskollege benötigt, um eine Pflege, Versorgung oder soziale Betreuung weiterführen zu können.
- Es werden allgemein anerkannte pflegerisch-medizinische Begrifflichkeiten verwendet. Stichworte reichen aus, solange Irrtümer ausgeschlossen sind.

- Dokumentiert wird grundsätzlich zeitnah. Das bedeutet, es wird möglichst pflegebegleitend dokumentiert.
- Je gefahrenträchtiger eine Situation ist, desto höhere Anforderungen sind an die Dokumentation zu stellen. Im Schadensfall muss sich aus der Dokumentation ergeben, dass der Schadenseintritt unvermeidlich war, obwohl die Betreuung fachlich gemäß dem Stand des Wissens erbracht wurde.
- Die verwendeten Handzeichen sind eindeutig zuzuordnen. Grundsätzlich ist aus der Dokumentation ersichtlich, wer welche Maßnahmen wann geplant und wer sie durchgeführt hat. Das bedeutet jedoch nicht, dass der Handelnde alle Einzelmaßnahmen eines zusammenhängenden Maßnahmenkomplexes auch einzeln abzeichnen muss. Bei differenzierter und individueller Pflegeplanung oder bei Anwendung eines Standards genügt es, die Durchführung der Maßnahmen gebündelt zu bestätigen. Die Dokumentation von Regelabweichungen und individuellen Besonderheiten bleibt davon unberührt.

Die Dokumentation dient demnach unter anderem als Nachweis für vertragsgemäß erbrachte Leistungen und muss neben dem Leistungsinhalt auch den Ort der Leistungserbringung und den Leistungszeitpunkt enthalten. Die verantwortliche Alltagsbegleitung bestätigen die Leistungserbringung durch ihr Handzeichen bzw. ihre Unterschrift.

2.4 Alltag

2.5 Plan

2.6 Praktische Anwendung im Alltag

Wenn Sie eine Betreuung durchgeführt haben, dokumentieren Sie, was Sie mit der Bewohnerin oder dem Bewohner gemacht haben, wie es ihr oder ihm dabei ging und wie lange das Angebot gedauert hat.

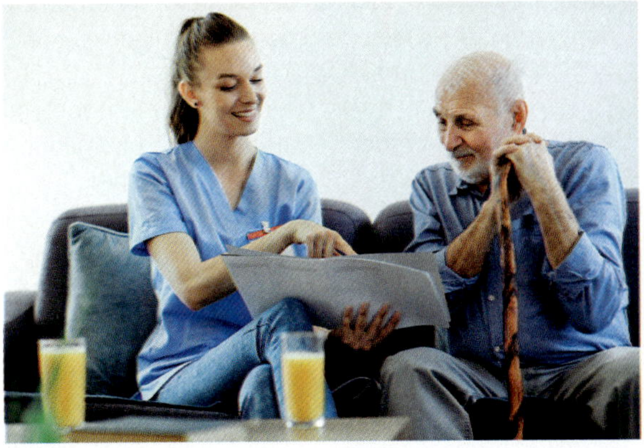

Handmassage im Rahmen der basalen Stimulation

Beispielsweise steht dann im Tagesbericht/Berichteblatt:
10:00–10:15 Uhr: Frau M. hat im Rahmen der „basalen Stimulation" eine Handmassage mit Lavendelöl erhalten, es hat ihr gut gefallen, sie mag den Duft des Öls und die Berührung.

Wenn Sie aber ein Angebot immer wieder durchführen, weil es der Bewohnerin besonders gut gefällt und guttut oder sie nichts anderes von Ihnen möchte, dann würde dieses **Angebot im Maßnahmenplan** stehen. Das hätte zur Folge, dass Sie es nicht laufend wieder dokumentieren müssten.

Beispielsweise steht dann im Maßnahmenplan:
Individuelle Maßnahme der Betreuung:
Vormittags: „Basale Stimulation-Handmassage" mit leicht warmem Lavendelöl, Handmassage nach Anleitung (Verfahrensanweisung BS-HM-Demenz) durchführen.
Kontaktaufnahme: *Mit Frau M. über ihren Garten, die Pflanzen darin und das Gemüsebeet sprechen. (Dabei nicht den Tod des Ehegatten erwähnen!)*
Mo.–Fr. außer dienstags, Physiotherapie kommt zu Frau M. Mehrere Angebote am Vormittag überfordern sie.

Die Maßnahmenbeschreibung unterscheidet sich in drei Punkten von der Beschreibung im Tagesbericht.

1. In der Maßnahme bekommen wir Hinweise auf die grundsätzliche Verfassung der Bewohnerin und sie beinhaltet wichtige biografische Informationen.
2. Wir bilden nicht das aktuelle Wohlbefinden ab, sondern grundsätzliche Vorlieben und auch Probleme.
3. Es werden Zeitkorridore genannt, wie „vormittags" oder „09:00–11:00 Uhr".

Wir unterstellen den geplanten Maßnahmen, dass diese aus den **Wünschen**, **Bedürfnissen** und **Gewohnheiten** der Bewohnerinnen und Bewohner abgeleitet werden. Daher ist anzunehmen, dass die durchgeführten Maßnahmen den Betroffenen gefallen und so für ihr Wohlbefinden gesorgt ist. Sollte dies einmal nicht der Fall sein oder überhaupt nicht mehr zutreffen, so würde zuerst im Berichteblatt ein Eintrag stehen (oder mehrere) und später daraus eine Maßnahme abgeleitet werden. Diese neue Maßnahme steht dann wiederum im Maßnahmenplan.

Beispielsweise steht dann im Berichteblatt:
Tag 1: *Frau M. fühlt sich heute unwohl bei der Handmassage, sie ist unruhig geworden und zog die Hände zurück. Auf Nachfrage konnte sie jedoch ihr Unwohlsein nicht benennen.*

Am Folgetag steht beispielsweise im Berichteblatt:
Tag 2: *Heute hat Frau M. wie immer die Handmassage genossen, sie war laut Aussage des Sohnes unruhig, weil er ihr morgens beim Frühstück von seiner Urlaubsplanung für die folgende Woche erzählt hatte. Er hatte schon vermutet, dass seine Mutter nervös wird, weil er sie dann nicht besuchen kommen kann. Morgen evaluieren!*

Damit wäre beschrieben, dass es sich an Tag 1 um eine **Ausnahme von der Regel** handelte und die Maßnahme vorläufig nicht angepasst oder geändert werden muss. Es könnte sich aber auch um die **Anbahnung einer dauerhaften Veränderung** handeln, **dann stünde unter Tag 2 beispielsweise im Berichteblatt:**

Frau M. reagierte heute schon bei der Begrüßung ablehnend und verschlossen, sie wandte den Kopf seitlich ab und vermied Blickkontakt, eine Aufnahme von körperlicher Berührung war nicht möglich. Das Betreuungsangebot wurde dahingehend geändert, dass gemeinsam ruhige Musik von Mozart gehört wurde, Frau M. entspannte sich nur wenig, das unruhige Reiben der Hände blieb bis zum Schluss. Morgen evaluieren!

Am folgenden Tag steht beispielsweise im Berichteblatt:
Frau M. lehnte mit einer Handbewegung das Massageangebot ab, sie zeigte auf Nachfrage *jedoch zum Plattenspieler. Wir hörten gemeinsam ihre Lieblingsplatte von Mozart. Sie wirkte angespannt, lächelte aber beim Abschied kurz. Evaluieren – Maßnahme vorläufig anpassen!*

Geht diese Entwicklung über drei bis fünf Tage weiter so, dass die Massage abgelehnt wird, so sollte stattdessen eine neue Maßnahme zum gemeinsamen Musikhören aufgenommen werden.

Im Maßnahmenplan stünde dann beispielsweise:
Individuelle Maßnahme der Betreuung:
Vormittags: Gemeinsames Schallplatten hören, insbesondere Musik von Mozart und nach Wahl, 1 x wöchentlich Handmassage nach Anleitung mit leicht warmem Lavendelöl (Verfahrensanweisung BS-HM-Demenz) anbieten.
Kontaktaufnahme: Mit Frau M. über ihren Garten, die Pflanzen darin und das Gemüsebeet sprechen. (Dabei nicht den Tod des Ehegatten erwähnen!)
Mo.–Fr. außer dienstags, Physiotherapie kommt zu Frau M.; mehrere Angebote am Vormittag überfordern sie.

Dieser Prozess beschreibt die **Entstehung von individuellen und situativ angepassten Maßnahmenplanungen,** die besonders für Menschen mit erhöhter Abhängigkeit von der Versorgung durch andere erwünscht ist. Diese **erhöhte Abhängigkeit** wird mit einer sogenannten Risikogruppenzugehörigkeit beschrieben.
Unsere Beispielbewohnerin Frau M. fällt unter die Risikogruppe „Menschen mit erheblichen kognitiven Einbußen". Bei ihr ist eine Demenz diagnostiziert, sie reagiert unruhig auf Veränderungen und kann ihre Bedürfnisse sprachlich oft nicht ausdrücken. Sie besitzt nur noch wenig zeitliche und räumliche Orientierung und **benötigt daher besondere Aufmerksamkeit und Hilfe bei der Gestaltung eines Tagesablaufs.** Der Tagesablauf sollte für die Bewohnerin **bekannte Rituale** beinhalten und **sinnvoll** an ihr bisheriges Leben anknüpfen. Außerdem soll der Tagesablauf im Maßnahmenplan laufend angepasst werden, wenn sich Bedürfnisse oder Möglichkeiten derart verändern, dass dies nötig wird.
Aus diesen Anforderungen entsteht ein „Tagesstrukturierter individueller Maßnahmenplan".
Alle Personen, die an der Versorgung und der Alltagsgestaltung beteiligt sind, sollten hier einen Platz bekommen, damit sich am Ende ein vollständiges Bild der Tagesgestaltung ergibt.
Der Medizinische Dienst prüft diese Maßnahmenpläne auf Folgendes:

- **Gültigkeit** – wird es auch so, wie es im Plan steht, gemacht?
- **Individualität** – passen die Angebote zur Person und ihren Bedürfnissen und Wünschen?
- **Tagesstruktur** – bekommt die Person eine Struktur, die keine wesentlichen Lücken beinhaltet, ist sie rundum versorgt, auch nachts?
- **Biografischer Bezug** – passen die Angebote zu Herkunft, Lebensstil, Werten, Religion der Person?
- **Fachlichkeit** – sind die fachlich notwendigen Bedarfslagen erkannt und erfolgt eine fachlich aktuelle Behandlung?
- **Risikogruppenbezogen** – werden die für diese Risikogruppen besonderen Unterstützungsbedarfe erkannt und umgesetzt?

Sind diese Kriterien nicht erfüllt, nicht nachvollziehbar oder nicht angemessen, so wird es im Rahmen der MD-Prüfung zu einer schlechteren Bewertung durch die Prüfinstanz kommen.

Evaluation und Fallarbeit
Wenden wir uns zurück zu unserer Bewohnerin. Frau M. hat aufgrund der zunehmenden Demenz auch **Proble-**

me mit der psychischen Verarbeitung. Das heißt, dass sie bei Orientierungslosigkeit immer häufiger **weint** oder sich **abwehrend** verhält. Manchmal weint sie heftig, weil sie sich so **hilflos und überfordert fühlt.** Im Laufe der Zeit gewöhnt sie sich **eigentümliche Verhaltensweisen** an, beispielsweise **schimpft** sie am Tisch bei den Mahlzeiten laut vor sich hin, sie **nimmt** ihrer Nachbarin das Getränk **weg** und nachmittags den Kuchen. Manche Bewohnerinnen und Bewohner sind sichtlich genervt von Frau M. und wollen sie bei den gemeinsamen Aktivitäten nicht mehr dabeihaben. Frau M. wird dadurch noch unruhiger und weint und schimpft immer häufiger.
Ihre **Teamaufgabe** ist es, sich nun zu überlegen, welche Unterstützung Frau M. benötigt, um **trotz ihrer psychischen Problemlagen** ein würdiges Leben zu führen und **in Gemeinschaft bleiben** zu können. Nicht nur die Pflegemaßnahmen, auch die Betreuungsmaßnahmen müssen dementsprechend angepasst werden. Ebenfalls könnten die hauswirtschaftliche Versorgung und die Angehörigen mit einbezogen werden.
Die Frage nach möglichen „**Kompensationshilfen**" taucht auf. Es muss also Momente geben oder ein bestimmtes Vorgehen, wodurch Frau M. weniger hilflos und unruhig ist. Jede Mitarbeiterin und jeder Mitarbeiter im Team hat eigene Erfahrungen mit Frau M. gemacht. Diese Erfahrungen werden geteilt.

Das Team einigt sich auf eine gemeinsame Strategie im Umgang mit Frau M. hinsichtlich

- **der Ansprache:** Worauf reagiert die Bewohnerin gut? Hier stellt sich die Frage, in welcher Lebenszeit sich die Betroffenen aktuell mit ihren Gedanken und Gefühlen befinden. Sind sie aktuell **„junge Erwachsene"** und kompetent? Dann sprechen wir sie mit viel Respekt und auf ihre aktuellen Aufgaben an, beispielsweise: „Sie haben heute noch viel zu erledigen! Ja, wenn man Mann und Kinder hat, da gibt es viel zu tun!" Oder sind die Betroffenen schon in der **Kindheitsphase** angekommen, in der sie mehr Trost und Zuversicht benötigen? Hier kann die Ansprache zum „Du" in Verknüpfung mit dem Kindheitsnamen wechseln müssen.
  Beipiel: „Irmchen, ich bin jetzt da, du kennst mich doch, ich bin die Anne." – „Wenn du magst, dann können wir in den Garten gehen." – „Wo ist deine Jacke, die rote?" – „Komm, lass uns gehen, ich kenne den Weg."
- **der Umgangs- und der Umgebungsgestaltung:** Wann wird es für die Betroffene schwierig, in welchen Situationen kommt sie nicht allein zurecht. Welche Unterstützung benötigt sie durch die Gestaltung der Umgebung, bspw. Sitzplatzwechsel, Orientierungshilfen, Rituale und v. a. m. Und in welchen gesellschaftlichen Zusammenhängen funktionieren diese besser oder weniger gut – kann sie allein sein, im Paarkontakt, in Klein- oder Großgruppen? Welche Zeiten sind günstig für die Versorgung und welche Zeiten müssen frei bleiben? Welche persönlichen Erinnerungen werden gemieden und welche helfen der Betroffenen, ihre Identität zu stärken?
- **der Biografie:** An welche biografischen Ereignisse können wir anknüpfen, welche unbewussten Ängste und Bedürfnisse treiben den Menschen an, mit welchen Interessen können wir ihn erreichen?
- **Welche Sätze kompensieren den Menschen** – es gibt, nach Erwin Böhm, für jeden Menschen mit Demenz Erinnerungssätze aus seiner Lebensbiografie, die den Betroffenen stabilisieren können (vgl. Böhm, 2018). In Krisen eingesetzt, unterstützen diese Sätze den Menschen, sodass er sich wieder stabil fühlt. Dies können Sätze sein wie: „Eine Hausfrau und Mutter hat immer zu tun." – „Einen Seemann haut so schnell nichts um." – „Eine Mama ist der wichtigste Mensch im Leben." – „Wer aus Lüneburg kommt, kennt sich aus." – „Auf den Postboten hat jeder gewartet, der bringt die Welt ins Haus." – „Einem Bauern, dem macht man nichts vor." – „Ein Chef ist nur so gut wie seine Sekretärin."
  Solche und ähnliche Ansprachen stärken die Identität und können bei Hilflosigkeit und Unruhe eingesetzt werden.

Zurück zu unserer Bewohnerin: Nun werden noch letzte Informationen aus der Biografie von Frau M. benötigt, um einen geeigneten Tagesstrukturierten individuellen Maßnahmenplan anzulegen.

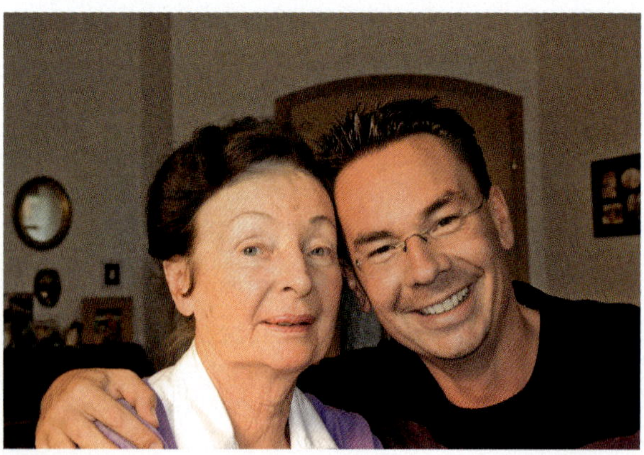

Informationen aus der Biografie

In der kurzgehaltenen Biografie von Frau M. steht beispielsweise:
Frau M. hat eine starke Bindung an ihren Sohn, der sie 3 x wöchentlich besuchen kommt. Den Tod ihres Mannes möchte sie nicht wahrhaben, es ist ungünstig, sie darauf anzusprechen. Ihre Tochter erwähnt sie nicht, es gibt keine Hinweise darauf, ob und wo diese lebt. Sie spricht manchmal von „ihren Kindern".
Frau M. liebt Süßes, insbesondere Kuchen am Nachmittag. Sie legt Wert auf ein gepflegtes Äußeres und gute Umgangsformen. Ihre Leidenschaften galten ihrem Garten und der klassischen Musik, insbesondere Konzerte von Mozart und Beethoven besuchte sie früher regelmäßig. Als Kind wünschte sich Frau M. sehnlichst einen kleinen Hund, was aber nicht möglich war. Frau M. lebte eher zurückgezogen in der Familie, die ihr besonders wichtig ist. Ihr „kleines Laster" wie sie es beschreibt, ist das Sammeln und Tragen von Seidentüchern. Frau M. hat ihre Familie weitgehend aus dem Schrebergarten ernährt und täglich bekocht, worauf sie heute noch stolz ist. Sie arbeitete nur wenig außer Haus, „mehr so nebenbei", „mal Putzen oder im Kindergarten gegenüber, wenn die Köchin krank war ...". Frau M. hat sich um die Kinder gekümmert, Sohn und Tochter sollten nicht von Fremden aufgezogen werden.

Fallarbeit
Die Mitarbeiterinnen der Station und des Wohnbereichs nehmen sich in der Übergabe 10 Minuten Zeit für Frau M.s Maßnahmenplanung. Jede Mitarbeiterin teilt ihre Beobachtungen im Alltag mit Frau M. mit und gibt eine Einschätzung dazu ab.

- **Hauswirtschaft**: „Frau M. isst schlecht in letzter Zeit, wir haben ihr früher den Nachtisch immer erst nach dem Essen gegeben, damit sie erst etwas anderes isst, das geht nun nicht mehr. Ihr Motto ist „süß oder gar nicht". Jetzt bekommt sie zuerst einen Nachtisch, dann normales Essen und dann, je nachdem, wieder einen Nachtisch. Es gab Auseinandersetzungen mit der Küche, die verstehen nicht, dass sich Bewohner mit Demenz nicht an den Speiseplan halten können. Und natürlich immer noch die Probleme bei Tisch, sie schimpft, letztens haben sich Frau M. und Frau R. richtig in die Haare gekriegt, es ging wieder um den Kuchen. **Als Notlösung** habe ich Frau M. gesagt, dass ihr Sohn nachher kommt und ich schon Kuchen und Kaffee für sie beide zurechtgestellt habe, da war sie plötzlich ganz zufrieden.
- **Reinigung**: Ich habe in der letzten Woche dreimal einen Schlüpfer aus der Toilette gezogen, zusammen mit Toilettenpapier. Ich glaube, dass Frau M. nicht mehr richtig klar kommt. Sie kleckert auch viel mehr als früher, besonders die Hände wäscht sie sich nicht richtig, das sehe ich an den Türklinken und überall. Frau M. war im Zimmer während der letzten Reinigung, da habe ich ihr kurzerhand einen Lappen in die Hand gedrückt und sie hat mitgemacht, das hat ihr, glaube ich, gefallen.
- **Pflegehilfe**: Ich muss sie schon weitgehend voll versorgen, an guten Tagen übernimmt sie kleine Handlungen, meistens jedoch muss ich alles machen, das Waschen, Zähneputzen, An- und Ausziehen und so weiter. Aber als ich letzte Woche bei der Spätschicht meinen Hund Jana mithatte, da ging alles wie am Schnürchen. Frau M. war voll und ganz mit Jana beschäftigt und zufrieden.
- **Betreuung**: Wir haben in den Gruppen immer mehr Probleme mit Frau M. Sie schafft es nicht mehr, dem Angebot zu folgen, wird dann unruhig und will „nach Hause". Also haben wir vorletzte Woche beschlossen, dass sie nur noch an kleinsten Gruppen mit maximal drei Personen teilnimmt. Wir entscheiden bei ihr aber nach Tagesform, wenn sie morgens schon sehr empfindlich ist, dann gehen wir nur zu ihr ins Zimmer. Beim begleiteten **Demenzfrühstück** am Montag gab es keine Probleme mit Frau M., im Gegenteil, sie hat Frau R. ein Brötchen geschmiert und war sehr freundlich zu ihr. Vielleicht braucht sie die kleine Runde unter Menschen, die auch eingeschränkt sind. Kann sein, dass ihr das Sicherheit gibt.
- **Pflegefachkraft**: „So wie alle hier Anwesenden die Situation schildern, braucht Frau M. eine ruhige Umgebung, wenig Veränderung und Aufregung. Wir sollten ihren Tag immer der Tagesform anpassen und mit weniger Aktivitäten als bisher strukturieren. Die Angebote sollten begleitet sein und sie sollte mit einbezogen werden. Ich spreche mit dem Sohn und entwerfe einen Maßnahmenplan für Frau M. Meine Bitte an alle, überprüfen Sie die Zeitkorridore für die Maßnahmen, ob etwas dagegenspricht".

2.7 Tagesstrukturierter individueller Maßnahmenplan

Kernbotschaft
Die sogenannte Kernbotschaft steht im Kopfteil des Maßnahmenplans. Sie fasst die wesentlichen Besonderheiten im Kontakt mit einer Person zusammen. Beispielsweise beschreibt sie psychische Problemlagen, Verhalten, das von der Norm abweicht, Eigenheiten, Verkennung und anderes. Hier kann auch stehen, dass jemand jegliche Angebote ablehnt.

Aktuelles

Unter der Rubrik „Aktuelles“ finden sich Einträge, die von Bedeutung für die Verfassung, Versorgung und Situation der Person wichtig sind, aber oft nur vorübergehend. Beispielsweise ist eine wichtige Bezugsperson im Urlaub oder die Bewohnerin muss in den nächsten drei Wochen häufig zum Zahnarzt, vor dem sie große Angst hat.
Folgend als Beispiel ein individueller Maßnahmenplan:

Individueller Maßnahmenplan – Tagesstrukturierend

Kernbotschaft: Frau M. leidet an den Folgen einer Demenz, besonders die Hilf- und Orientierungslosigkeit macht ihr zu schaffen, sodass sie weint, schimpft und streitet. Sie liebt Hunde und kann in einer ruhigen Umgebung mit persönlicher Begleitung noch kleine Tätigkeiten ausführen. Ihr Sohn Jürgen ist ihr Ein und Alles. Frau M. hat stark schwankende Tagesformen und muss angeleitet werden. Nicht über den Tod des Ehemanns sprechen! Frau M. möchte den Wohnbereich nicht mehr verlassen, geht aber mit Begleitung auf die Terrasse.

Aktuelles: Der Sohn ist vom xx.xx.xxxx bis zum yy.yy.yyyy im Urlaub und nur in Notfällen erreichbar.

Bewohnerin Name	Frau M.	Bewohnerinnen Kennung		Erstelldatum	
Geschlecht	weiblich	Geburtsdatum	yy.yy. 19yy	Verantwortliche PFK - HDZ	
Zeitraum	**Maßnahmen**	**Evaluationsinhalt**	**Evaluationsdatum**	**Evaluationsergebnis**	**PFK HDZ**
06:00–08:00 Uhr	ca. 06.00 ist Frau M. häufig nur in Unterwäsche auf dem Gang anzutreffen. Je nach Tagesform wird sie zur Selbstständigkeit angeleitet: GP-Demenz: Komplett durch PK – Haare kämmen, Zähne putzen, Kleidung aussuchen – selbstständig. PK: Begleitung zur Toilette! HW - Bett richten – Nachtschrank reinigen – Kontrolle der Schubladen auf verdorbene Lebensmittel und gebrauchte Binden. Medikamentengabe – werden gereicht – Einnahme selbstständig, Augentropfen durch PFK	Begleitung beim Toilettengang nötig.	xx.xx.xxxx	Frau M. kann mit Anleitung und Unterstützung ihren Toilettengang durchführen.	
08:00–10:00 Uhr	ca. 08.30 HW-FN - Frühstück im Zimmer oder Speisesaal – selbstständige Einnahme mit Begleitung. Mo. Demenzfrühstück (HW-BT-Fr.Dem. 4) PK: Begleitung zur Toilette!	Eine Woche lang mit drei anderen Bewohnern im Nebenraum mit Begleitung frühstücken. Stressreduktion – psychische Verfassung stabilisieren.	xx.xx.xxxx	Frau M. kann fast selbstständig essen, wenn sie sich in einem ruhigen und geschützten Umfeld mit Begleitung befindet. Sie isst gerne Süßes.	
10:00–12:00 Uhr	Frau M. verbringt den Vormittag abwechselnd mit: • Musik hören – Betreuung • Ruhend im Zimmer • Beschäftigungsangeboten in Kleinstgruppen, bspw. Bewegung zur Musik; Demenz -BT-W3 • Reinigt mit der Mitarbeiterin das Zimmer 11:30 Medikamentengabe – werden gereicht – Einnahme selbstständig				

Zeitraum	Maßnahmen	Evaluationsinhalt	Evaluations-datum	Evaluationsergebnis	PFK HDZ
12:00–14:00 Uhr	12:00 BW benötigt Begleitung zum Mittagessen. Nach dem Essen mit Begleitung ins Zimmer – legt sich aufs Bett zum Ausruhen – je nach Tagesform 1–2 Stunden. PK: Begleitung zur Toilette! Augentropfen durch PFK	Eine Woche lang mit drei anderen Bewohnern im Nebenraum mit Begleitung Mittagessen. Stressreduktion – psychische Verfassung stabilisieren.	xx.xx.xxxx	Frau M. kann fast selbstständig essen, wenn sie sich in einem ruhigen und geschützten Umfeld mit Begleitung befindet. Sie isst gerne Süßes.	
14:00–16:00 Uhr	HW – 14.30 Kaffeetrinken im Zimmer gemeinsam mit ihrem Sohn, oder im WB, benötigt zwei Stückchen Kuchen! Nach Verfassung wird der Nachmittag gestaltet mit • Ehrenamtlichen – Hundebesuch • Betreuung – Musik hören • Kleingruppenangebot – Demenz – Garten und Natur oder Kreatives Gestalten	Eine Woche lang mit drei anderen Bewohnern im Nebenraum mit Begleitung Kaffeetrinken, außer der Sohn ist zu Besuch. Stressreduktion – psychische Verfassung stabilisieren.	xx.xx.xxxx	Frau M. kann fast selbstständig essen, wenn sie sich in einem ruhigen und geschützten Umfeld mit Begleitung befindet. Sie isst gerne zwei Stückchen Kuchen, Schokolade oder Eis.	
16:00–18:00 Uhr	17:30 Medikamentengabe – werden gereicht – Einnahme selbstständig 17:45 BW wird in den Speisesaal begleitet. Abendessen. Eigene Marmelade reichen.	Eine Woche lang mit drei anderen Bewohnern im Nebenraum mit Begleitung Kaffeetrinken, außer der Sohn ist zu Besuch. Stressreduktion – psychische Verfassung stabilisieren.	xx.xx.xxxx	Frau M. kann fast selbstständig essen, wenn sie sich in einem ruhigen und geschützten Umfeld mit Begleitung befindet. Sie isst gerne zwei Stückchen Kuchen, Schokolade oder Eis.	
18:00–20:00 Uhr	18:30 Unterstützung für die Nachtruhe – Je nach Tagesform wird Frau M. zur Selbstständigkeit angeleitet: GP-Demenz: Komplett durch PK – Haare kämmen, Zähne putzen – selbstständig. PK: Begleitung zur Toilette! Mozartplatte auflegen. HW – Bett richten, Jalousien herunterlassen, Vorhänge zuziehen, kleines Nachtlicht anmachen. Wunsch des BW 19:30 BW schläft früh ein, Musikanlage ausschalten!				
20:00–06:00 Uhr	Nächtliche Versorgung – Frau M. wacht nachts auf, ist dann unruhig, oft auf dem Gang und weint. Zur Nachtwache gerne eigene Hunde mitbringen, das beruhigt Frau M. Auf den Sohn ansprechen, etwas Süßes anbieten. Beruhigend sprechen und Musik anmachen beim Zubettgehen. Nachtlicht anlassen! PK: Begleitung zur Toilette!				

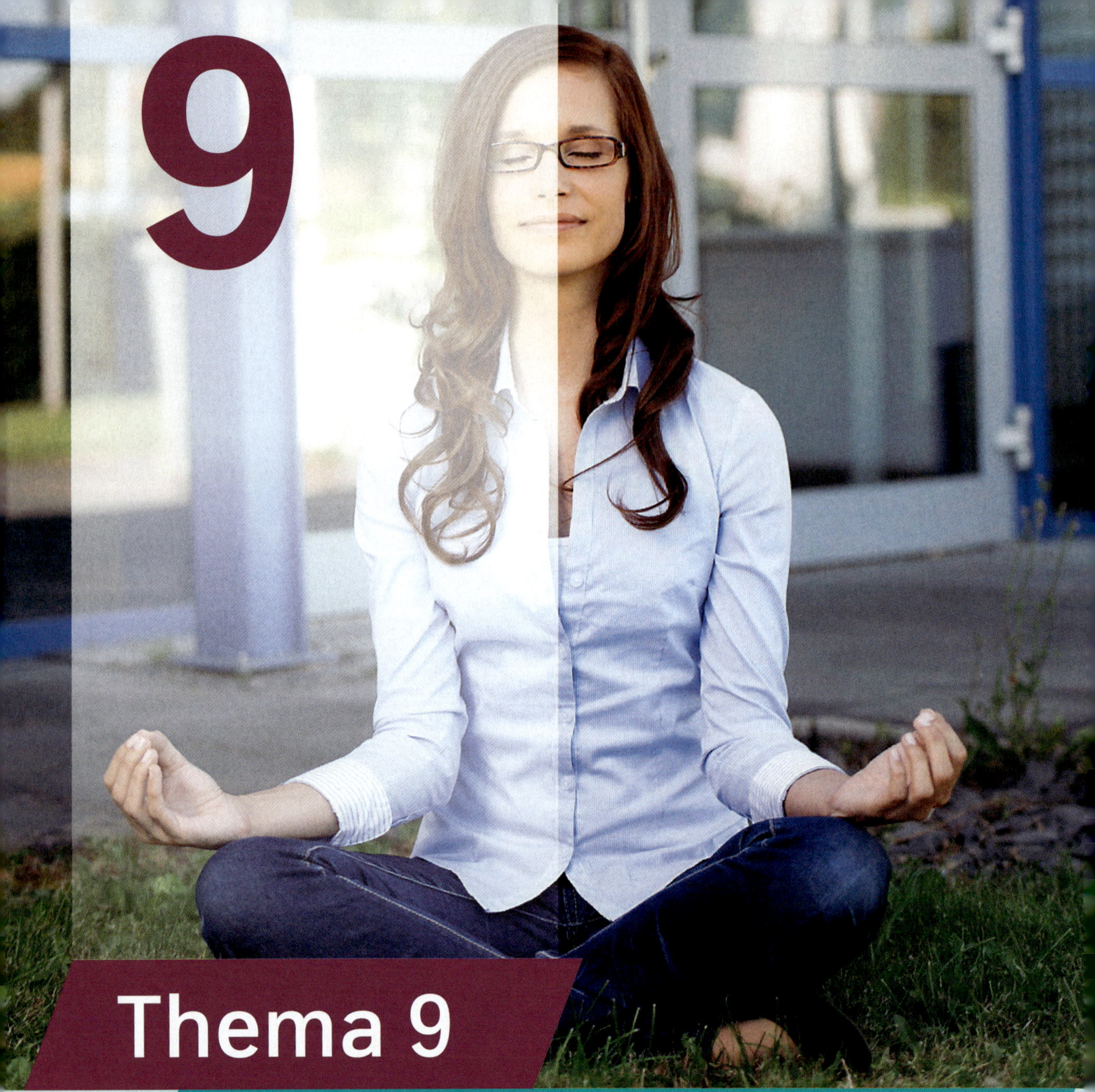

9

Thema 9

Selbstpflege

1. Was ist Stress?
2. Burn-out-Syndrom
3. Das Helfersyndrom
4. Stressfreie Begleitung
5. Was tut mir gut?

1. Was ist Stress?

Die Begleitung von Menschen mit erhöhtem Betreuungsbedarf stellt eine Herausforderung dar und nicht selten gelangen Alltagsbegleiterinnen dabei an ihre Grenzen. „Stress“ spielt hierbei eine wesentliche Rolle. Menschen können andere Menschen jedoch nur dann gut begleiten, wenn es ihnen gelingt, auch mit sich selbst gut umzugehen, sich selbst zu pflegen.
Dabei geht es vor allem aber auch um eine gesundheitliche Selbstbildung sowie um Gesundheitswissen und ein eigenes Gesundheitsgewissen. Psychische Belastungen zeigen sich oft nicht unmittelbar. Sie entwickeln sich langsam, bis sie zu Krankheitssymptomen führen.

1.1 Stress und Stressoren

Stress ist aber auch individuell, untrennbar mit dem Leben verbunden, er ist lebensnotwendig und befähigt zu Höchstleistungen. Stress muss nach außen nicht bemerkbar sein, obwohl die Fähigkeit, weitere Stressoren zu bewältigen, reduziert ist.

Stress
Stress bezeichnet Zustände einer Belastung und den Prozess ihrer Bewältigung.

Merkmale von Stress

Merkmal	Beispiele
Stress als Reizereignis	• Durchführung einer Aktivität mit Menschen mit Demenz unter Zeitdruck
Stress als Antwort und Art und Weise einer Reaktion	• Umgang mit sterbenden Menschen • Umgang mit herausfordernden Verhaltensweisen • Umgang mit „schwierigen“ Angehörigen
Stress als Wechselwirkung von Reiz und Antwort	• Begleiterin erschöpft, zweifelt, ob sie Wünschen und Bedürfnissen der Klientinnen und Klienten noch gerecht werden kann

Es gibt Menschen, die mit stressigen Situationen sehr gut umgehen können, andere fühlen sich bei der kleinsten Herausforderung regelrecht überfordert. Reize, die zu Stress führen, werden „Stressoren“ genannt, bedeuten jedoch nicht gleich Stress.

Stressoren
Stressoren sind Faktoren, die von außen auf jemanden einwirken und dadurch sein Verhalten beeinflussen. Jeder Mensch zeigt unterschiedliche Reaktionen auf Stress.

Stressoren sind beispielsweise plötzliche Temperaturänderungen, bakterielle Infektionen, laute Geräusche sowie angenehme und unangenehme Erlebnisse hoher Intensität. Was jedoch für den einen Menschen eine positive Herausforderung ist, kann für den anderen eine erhebliche Belastung sein.
Stressoren in der Alltagsbegleitung können u. a. sein:
- mangelnde Teamarbeit und/oder Konflikte im Team
- Verantwortung für zu viele Bewohnerinnen/Bewohner bzw. Patientinnen/Patienten
- hoher Zeitdruck
- zu wenig Mitsprache
- zu wenig Anerkennung
- mangelnde Erfolgserlebnisse
- Umgang mit Gebrechlichkeit und Tod
- Konflikte mit Angehörigen

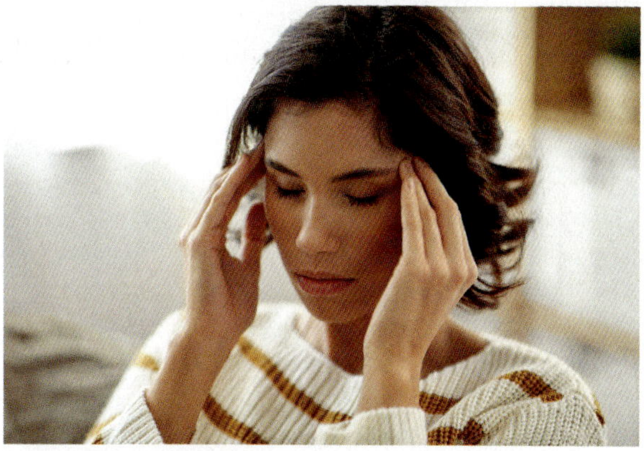
Manchmal wird einfach alles zu viel..

- Kommunikationsprobleme mit Leitung oder Verwaltung
- Überforderung oder Unterforderung (Langeweile)

Hinzu können persönliche Probleme kommen.

1.2 Stressphysiologie

Der Körper reagiert auf Stressreize in drei Phasen.

Drei Phasen der Stressreize

Phase	Merkmal
1. Alarmphase	• Körper in Alarmbereitschaft • „Stresshormone" Adrenalin und Noradrenalin werden freigesetzt • „Flight-or-Fight"-Reaktion bereitet Körper auf Flucht oder Kampf vor
2. Resistenzphase	• Organismus wehrt sich gegen Stress • stellt Energie bereit
3. Erschöpfungsphase	• Widerstandskraft des menschlichen Organismus bricht zusammen

Dieses sogenannte physiologische Stressmodell gilt für alle Stressreize.
Die Stressreaktion findet auf vier Ebenen statt:
- kognitiv
- emotional
- vegetativ-hormonell
- muskulär

In jeder Ebene kann Dauerstress zu unterschiedlichen Folgen führen.

Ausschlaggebend dafür, was für die einzelne Person Stress bedeutet, ist die individuelle Bewertung der Gegebenheiten bei der Stressbewältigung.

Beispielsweise von einem Menschen mit einer demenziellen Erkrankung „beschimpft" zu werden, bedeutet für denjenigen Stress, der die Situation überbewertet und sich persönlich angegriffen fühlt, weil das nötige Wissen fehlt, Alltagsbegleiterinnen und -begleiter, die der „Beschimpfung" ruhig und gelassen gegenüberstehen und das Verhalten des anderen als Symptom der Demenz erkennen, werden weniger Stress empfinden.

Jeder potenzielle Reiz, der Stress erzeugt, sollte nach seinen Auswirkungen und Folgen auf das Verhalten bewertet werden.

Bewertung von Stressoren
- Hinterfragen, ob die oben genannten Stressfaktoren tatsächlich eine Bedrohung bzw. Stress darstellen.
- „Wie handle ich und was sind mögliche Folgen?" Die Bewertung ist abhängig von sozialen und kulturellen Faktoren sowie von den Erfahrungen der Begleiterinnen oder Begleiter in ähnlichen Situationen.

Begleiterinnen und Begleiter müssen Stresssituationen wahrnehmen und ihre Befindlichkeit reflektieren:
- „Wie geht es mir dabei?"
- „Fühle ich mich gut oder schlecht?"
- „Bin ich noch motiviert?"

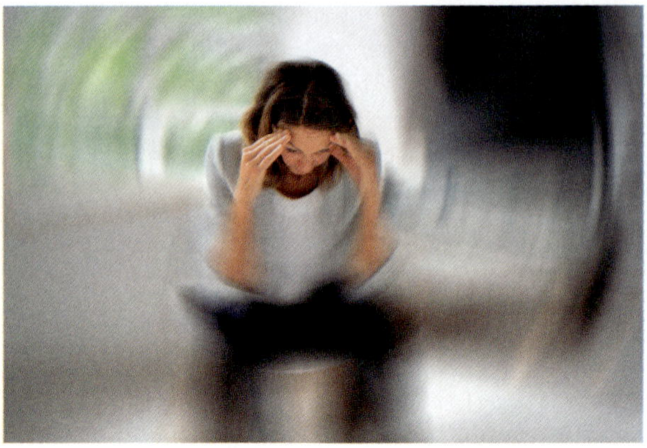

Der Körper reagiert auf Stressreize in drei Phasen

Negative Gefühle, die Begleiterinnen oder Begleiter möglicherweise bei ihrer Arbeit empfinden (z. B. herausforderndes Verhalten der betreuten Personen, Konflikte mit Angehörigen oder Mitarbeiterinnen/Mitarbeitern), dürfen keinesfalls einfach hingenommen werden, wie z. B. „Das gehört eben dazu, da muss ich irgendwie durch", „Andere schaffen das ja auch." Abgesehen davon, dass es der eigenen Gesundheit schadet, wirkt es sich vor allem auch auf den Umgang mit den Menschen aus, die begleitet werden wollen. Sie spüren die negativen Gefühle ihrer Betreuungspersonen und reagieren beispielsweise mit Rückzug. Bei den Alltagsbegleiterinnen und -begleitern kann der Stresspegel dadurch weiter ansteigen.

Stressverstärker
Bestimmte Faktoren können den Stress verstärken. Dazu gehören z. B.:
- Streben nach Selbstbestätigung und Anerkennung durch andere sowie Angst vor Misserfolg
- Wunsch nach Zugehörigkeit und Angst vor Ablehnung und Kritik
- Angst vor Kontrollverlust
- Scheu vor Risiken
- geringe Frustrationstoleranz

Wie erkennt man Stress?
Erste Überforderungssignale können sein:
- große Anstrengung bei geringer Anforderung
- langsame Erholung
- rasche Erschöpfung

Stress kann sich sowohl mit körperlichen als auch mit psychischen Symptomen bemerkbar machen.

! Es gibt Warnsignale des Körpers, die auf Stress hindeuten können.

Unterscheidung von Stress

- Es wird zwischen **„Disstress“** (negativer Stress) und **„Eustress“** (positiver Stress) unterschieden sowie zwischen **akutem** und **chronischem** Stress.

Stressarten

Disstress	Eustress
• erzeugt negative Gefühle und Erregungen • geht mit psychischen Belastungen einher • kann zu psychischen und körperlichen Symptomen führen, wenn nichts dagegen unternommen wird	• Herausforderungen, die in eine positive Erregung versetzen und motivieren • Positive Gefühle und Erregungen sind lebensnotwendig, sie sollten deshalb nicht vermieden werden.

Stressarten

akuter Stress	chronischer Stress
• dauert Minuten bis Stunden, danach ist er bewältigt • kann sich positiv auf Persönlichkeit auswirken • kann Immunsystem stärken • aber: Stress über längere Zeit kann chronisch werden	• kann entstehen, wenn sich belastende Ereignisse (Stressoren) wiederholen • auf Dauer Gefahr für Gesundheit (Burn-out)

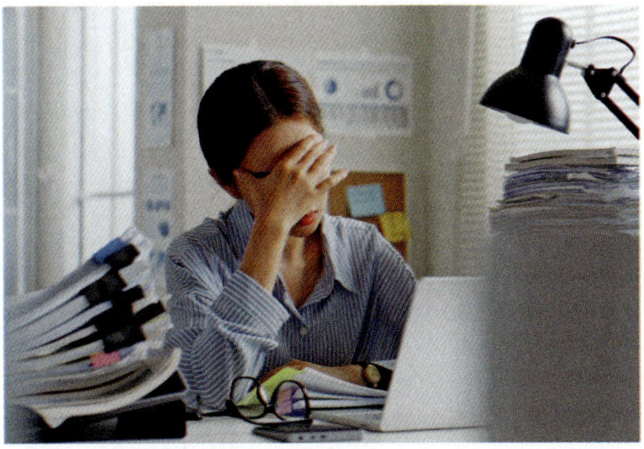

Hab ich alles im Griff?

Warnsignale von Stress

Damit Stress keine gesundheitlichen Schäden anrichtet, muss nach einer Stressphase immer wieder eine Erholungsphase folgen.

Warnsignale

psychisch	physisch
• Schlafprobleme • Unwohlsein • Konzentrationsschwierigkeiten • Gereiztheit • Motivationsprobleme • Ängste	• Rückenschmerzen • Kopfschmerzen • Bauchschmerzen • Müdigkeit • erhöhter Blutdruck • Rastlosigkeit • Sodbrennen

1.3 Folgen von Stress

Menschen bringen eine Vielzahl ihrer Befindlichkeiten und Situationen mit Stress in Verbindung.

! Nicht jeder Stress ist gesundheitsschädigend. Problematisch wird es, wenn Stressoren über lange Zeit hinweg bestehen oder immer wieder erneut auftreten.

Gesundheitliche Folgen können u. a. sein:

- Schwächung des Immunsystems
- Gefäßverschluss in Herz, Lunge oder Gehirn
- Zyklusstörungen, Unfruchtbarkeit, Impotenz
- Magen- und Darmgeschwüre
- Tinnitus, Hörsturz
- verringerte Schmerztoleranz
- Allergien

! Rauchen, Alkohol, Tabletten, unregelmäßige Essgewohnheiten oder mangelnde körperliche Bewegung verstärken gesundheitliche Probleme.

Die wichtigsten Reaktionen auf anhaltenden negativen Stress sind schließlich:

- psychisch: erhöhte Reizbarkeit, Konzentrationsmangel, Ratlosigkeit und Depression
- kognitiv: beeinträchtigte Gedächtnisleistung, Störungen im flexiblen Denken sowie bei Problemlösungen und Urteilsbildung
- organisch: Schwächung des Immunsystems, Herz-Kreislauf- und Magen-Darmerkrankungen, Hauterkrankungen und Sehstörungen

> Da die **Anfangssymptome** für eine Stressbelastung uncharakteristisch sind, werden sie oft nicht mit Stress in Verbindung gebracht.

Chronische Überforderung äußert sich schließlich:
- psychisch: übermäßiger Druck, fortwährende Belastung, ständiges Angespannt-Sein
- physisch: hoher Pegel an Stresshormonen, erneute Stressfaktoren werden sensibler wahrgenommen und vom Körper verstärkt umgesetzt, z. B. durch zunehmende Rücken-, Kopf- und Magenschmerzen. Erste Symptome werden oft nicht wahrgenommen oder geleugnet. Um die Warnsignale rechtzeitig zu erkennen, ist die Selbstreflexion der eigenen Gefühle und Bedürfnisse sehr wichtig.

2. Burn-out-Syndrom

Der Begriff Burn-out oder Burn-out-Syndrom (vom engl. burn out: ausbrennen) bezeichnet einen besonderen Fall berufsbezogener chronischer Erschöpfung.

> **Burn-out-Syndrom**
> Ein Burn-out-Syndrom liegt vor, wenn Belastungen und Stress im Arbeitsalltag zu einer dauerhaften Gefährdung der seelischen und körperlichen Gesundheit werden.

Die Entwicklung eines Burn-out-Syndroms ist ein schleichender Prozess. Charakteristische Merkmale sind:
- emotionale Erschöpfung
- Depersonalisierung (Verlust bzw. die Veränderung des ursprünglichen, natürlichen Persönlichkeitsgefühls)
- negative Einschätzung der persönlichen Leistungskompetenz bzw. abnehmende Leistungsfähigkeit oder Leistungszufriedenheit

> **Depersonalisierung**
> Depersonalisierung bedeutet eine verminderte Begeisterung in der Versorgung der Klientinnen und Klienten.

Ausgangspunkt des Burn-outs und der damit einhergehenden möglichen Symptome ist die Produktion von Stresshormonen im menschlichen Gehirn. Krankheiten, die die Psyche belasten, können Auswirkungen auf ziemlich jeden Teil des Körpers haben, und so spiegelt sich eine ungesunde und erkrankte Psyche sehr häufig in körperlichen Beschwerden wider. Langanhaltender negativer Stress kann letztendlich zu einem Burn-out führen.

2.1 Symptome eines Burn-outs

Ein Burn-out kann zu vielen verschiedenen Symptomen und Beschwerden führen, wobei nicht alle Symptome des Burn-out-Syndroms zwingend bei allen Betroffenen vorkommen müssen. Das Krankheitsbild zeigt sich sowohl bei psychischen Symptomen als auch bei physischen Beschwerden auf unterschiedlichste Weise.

> Weil körperliche Beschwerden jedoch selbst von Experten nur sehr schwer einer psychischen Erkrankung zugrunde gelegt werden können, bleibt das Burn-out-Syndrom oft lange Zeit unentdeckt oder missinterpretiert.

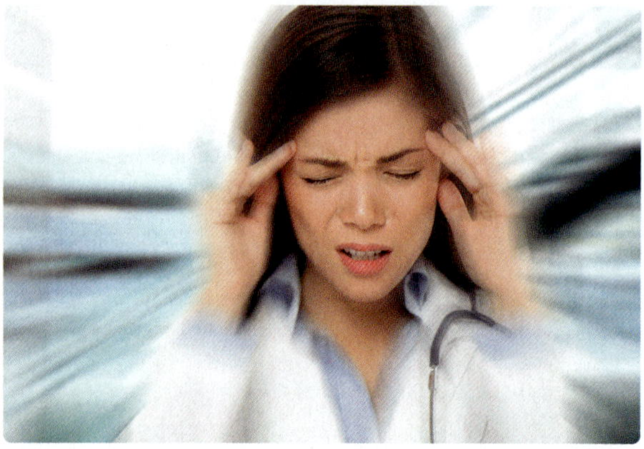

Emotionale Erschöpfung: „Lasst mich alle in Ruhe!"

Die Betreffenden fühlen sich schwach, müde, kraftlos, antriebslos sowie leicht reizbar.
Eine Depersonalisierung äußert sich in einer verminderten Begeisterung und Leidenschaft in der Alltagsbegleitung. Sie kann auch in Beziehungen zu Kollegen, Freunden und in der Familie auftreten, beispielsweise durch Gefühllosigkeit, gleichgültiges Verhalten, zynische oder sarkastische Äußerungen.

> Emotionale Erschöpfung ist das Hauptsymptom bzw. Kernsymptom eines Burn-outs.

Weitere Anzeichen eines Burn-outs sind u. a.:
- eine negative Einstellung gegenüber Kollegen
- negative Gefühle gegenüber Patientinnen/Patienten bzw. Bewohnerinnen und Bewohnern
- Reduzierung betreuerischer Tätigkeit auf das Nötigste
- Rückzug in häusliche Umgebung
- Vermeidung von sozialen Kontakten
- Schuldgefühle und Versuch, immer perfekt zu sein

In der Anfangsphase eines Burn-outs steigt paradoxerweise die Leistungsfähigkeit für kurze Zeit an. Grund dafür ist der positive Stress. Sie nimmt dann jedoch schleichend wieder ab. Dieser Zusammenhang wird oft nicht wahrgenommen und bald sind die Energiereserven des Körpers ausgeschöpft.

Ein Burn-out lässt sich unter verschiedenen Aspekten betrachten:
- persönliche Gefühle und Empfindungen der oder des Betreffenden
- Verhalten der oder des Betroffenen, das auch für die Umwelt sichtbar ist
- körperliche Auswirkungen

2.2 Phasen des Burn-outs

Ein Burn-out entwickelt sich nicht sofort, sondern schleichend über einen längeren Zeitraum. Es gibt dazu in der Literatur verschiedene Phasenmodelle. Die wichtigsten Phasen sind:

Phase 1: Enthusiasmus und Idealismus

Zu Beginn ist man im Beruf voller Idealismus und möchte anderen Menschen helfen, das Beste geben und ist unter Umständen sogar überengagiert. Man arbeitet gern und viel, persönliche Bedürfnisse werden zurückgestellt. Allmählich überschätzt man die eigenen Fähigkeiten, und soziale Kontakte beschränken sich häufig auf den Umgang mit den Klienten. Eine professionelle Distanz fehlt. Besonders in „helfenden" Berufen (wie z. B. Pflege oder Alltagsbegleitung) sind die Menschen in dieser Phase voller Begeisterung über ihren Beruf und freuen sich, anderen Menschen helfen zu können. Sie wollen etwas verändern.

Phase 2: Stagnation

In dieser Phase weicht der anfängliche Idealismus einer etwas realistischeren Einstellung und langsam entwickelt sich Routine bei der Arbeit. Der Betreffende stellt fest, dass er nicht alles verändern kann und dass sich die Klienten auch nicht verändern wollen. Dies führt dazu, dass man sich darauf beschränkt, die Klienten zu beaufsichtigen und ihnen Anweisungen zu geben. Patienten bzw. Bewohner werden als „Fälle" bezeichnet. Freude und Engagement an der Arbeit schwinden nach und nach. Selbstzweifel und körperliche Beschwerden treten auf. Es entwickelt sich zunehmend das Gefühl, nichts mehr verändern zu können. Aus Selbstschutz isolieren sich die Betroffenen und ziehen sich zurück.

Phase 3: Frustration

Wenn man von Beginn an keine gesunde, realistische Einstellung zum Beruf der Alltagsbegleitung besitzt, ist man mehr und mehr frustriert. Man arbeitet auf die freien Tage hin oder flieht in die Krankschreibung. Die eigene Hilflosigkeit und der Umstand, nichts verändern zu können, werden immer bewusster. Soziale Kontakte nehmen stark ab oder werden immer schwieriger, Streit mit den Kollegen oder im Familien- und Freundeskreis nehmen zu. Im Umgang mit den Klienten wird man teilnahmslos oder verspürt sogar eine Abneigung. Die eigene Haltung wird negativ, man sieht nur noch Schwierigkeiten und fühlt sich „machtlos".

Phase 4: Apathie

In der letzten Phase des Burn-out herrschen Gleichgültigkeit und Leere vor. Hilflosigkeit wird als persönliches Versagen interpretiert. Es kommt zu einer deutlichen Verminderung des Selbstwertgefühls. Die Distanz zu Klienten, Kollegen und evtl. zur eigenen Familie nimmt zu (Sprachlosigkeit). In dieser Phase hilft evtl. noch professionelle therapeutische Hilfe, da es ansonsten zum Berufsausstieg, aber auch zu Depressionen und Verzweiflung führen kann.

2.3 Prävention Burn-out

Entsprechend der verschiedenen Entstehungsmöglichkeiten des Burn-outs gibt es auch unterschiedliche Ansätze zur Prävention.

Prävention durch Zeitmanagement

Zeitmanagement bezeichnet eine möglichst realitätsbezogene Arbeits- und Handlungsplanung. Es ist essenziell, die eigenen Aufgaben nach Wichtigkeit und Dringlichkeit zu ordnen, damit am Ende des Tages nicht das Wichtigste liegen bleibt. In diesem Zusammenhang ist es auch von besonderer Bedeutung, genügend Zeitpuffer einzuplanen. Unabdingbar ist hierbei das Einplanen von privaten Auszeiten beziehungsweise Pausen. In der Praxis bedeutet das zum Beispiel, eine Gruppenstunde mit Klientinnen oder Klienten so zu planen, dass sie stressfrei umzusetzen ist. Es sollten Alternativen und Zeitpuffer eingeplant werden, je nach Fähigkeiten und Bedürfnissen der Klientinnen oder Klienten. Auch die Zeit für die Vorbereitung und die Nachbereitung muss berücksichtigt werden.

> Pausen können helfen, sich in einem hektischen Umfeld zu stabilisieren, Strukturen im Arbeitsalltag zurückzuerobern, Zeit zur Reflexion und damit für gute Ideen zu gewinnen.

Prävention durch soziale Unterstützung
Jeder Mensch hat das Bedürfnis nach Nähe und Gegenseitigkeit. Die Zugehörigkeit zu einem sozialen System und die Anforderungen, die sich aus der im System eingenommenen Rolle für jeden Einzelnen ergeben, sind äußerst wichtig im Leben. Für Menschen, die unter dem Burn-out leiden, ist soziale Unterstützung besonders wichtig, diese gilt es zu finden. Man kann sie von Personen erhalten, aber auch von Haustieren, beim Musikhören, Kochen, Fernsehen, Gärtnern oder bei anderen Hobbys.

Prävention durch positives Denken
Eine positive Lebenseinstellung sowie positives Denken kann vor einem Burn-out schützen. Mithilfe von Selbsthinterfragung kann man irrationale Annahmen bloßlegen und korrigieren, damit sich eine neue Denkweise öffnet und sich eine positivere Einstellung entwickelt.

Kompetenzen erlangen
Durch die Vermittlung von Kenntnissen über das Burn-out-Syndrom kann versucht werden, das Verhalten und die Belastung in der Alltagsbegleitung zu verändern. Vor allem sollten Alltagsbegleiterinnen und Alltagsbegleiter das richtige Verhältnis von Nähe und Distanz erlernen. Von Bedeutung ist dabei auch, wie die Beziehung zu Vorgesetzen gestaltet ist sowie die Transparenz der Institution und deren Strukturen. Mitarbeiterinnen und Mitarbeiter sollten jederzeit Unterstützung durch die Leitung erfahren und es sollten regelmäßig Gespräche stattfinden. Das Management sollte alle Beschäftigten gezielt motivieren und deren Leistungen auch anerkennen.

Gesundheitsfördernde Maßnahmen
- Frühstücksbuffet für die Mitarbeiterinnen und Mitarbeiter
- Entspannungsangebote am Arbeitsplatz (Yoga, Muskelentspannung nach Jakobson)
- (Kranken-)Gymnastik-Angebote am Arbeitsplatz
- Ausreichender Schlaf (mind. 7,5 Stunden)
- Einhaltung der Pausen (besser 2 x kurz als einmal länger)
- allgemein gesunde Lebensweise sowie Entspannungs- und Erholungsphasen im privaten Bereich

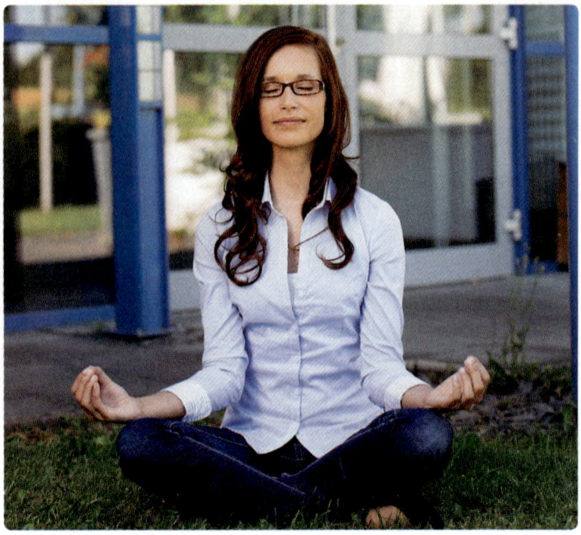

Durch Entspannung zu sich selbst finden

Organisationsbezogene Möglichkeiten
- Zeitdruck durch ausreichend Personal abbauen sowie klare Absprachen im Team treffen
- Regelmäßige Teamgespräche
- Supervision (z. B. bei Team-Konflikten)
- entsprechende Arbeitsbedingungen für Frauen zur Verminderung der Doppelbelastung (Kita am Ort, Teilzeit), individuelle Arbeitszeit (Gleitzeit in der Alltagsbegleitung)
- Jobrotation auf Wunsch
- unbezahlter Urlaub auf Wunsch

> Burn-out ist nicht das Versagen einer Person, sondern Ausdruck der Mängel in der Arbeitsorganisation (= Führungsversagen).

Wichtige Veränderungen im Berufsalltag von Pflege- und Betreuungspersonal könnten die Situation im Pflege- und Betreuungsbereich allgemein verbessern und somit Depressionen und Burn-out vorbeugen, z. B.:
- mehr qualifizierte Mitarbeitende (Verzicht auf hohen Anteil nur kurz angelernter Personen)
- berufsbegleitende Fortbildungen und Supervisionsangebote
- klare Arbeitsstrukturen

Weitere Hilfemöglichkeiten in dieser Hinsicht wären, dass Mitarbeiterinnen und Mitarbeiter Arbeitsaufgaben untereinander tauschen oder abgeben können, als eine

Mischung der Aufgaben mit Routinetätigkeiten. Genannte Maßnahmen zielen darauf ab, die Arbeit abwechslungsreicher, interessanter und anregender gestalten zu können, dadurch den Arbeitsdruck und den Stress der Betroffenen zu mindern und insgesamt eine positive Arbeitseinstellung zu schaffen.

Handlungsspielraum und Verantwortungsbereich
Durch Erhöhen der Autonomie im Sinne einer eigenständigen Planung sowie Ausführung der übertragenen Aufgaben und die Möglichkeit, Aufgaben selbst zu wählen und bestehende Konflikte zu beseitigen, kann das Gefühl des „Ausgebrannt-Seins“ zurückgehen.

> Eine angenehme Arbeitsatmosphäre kann viel zur positiven Arbeitseinstellung beitragen.

Mit überschaubarem Aufwand kann man ungestörte Arbeitsplätze (beispielsweise in Diensträumen) schaffen, Lärm verringern und durch Beleuchtung, Zimmerpflanzen und Farben eine bessere Arbeitsatmosphäre schaffen.

Cool-out
Das **Cool-out** beschreibt eine Desensibilisierung der Mitarbeiterinnen und Mitarbeiter in der Pflege und Betreuung, die sich im Spannungsfeld zwischen Anspruch an Pflege und Betreuung und den ökonomischen Zwängen in der Praxis entwickelt (vgl. Kersting 2021).
Indem Alltagsbegleiterinnen oder -begleiter sich „kalt“ oder gefühllos machen, können sie Normverletzungen hinnehmen, die zum Beispiel aufgrund von Zeitdruck entstehen. Wenn sie ihre Empathie ausblenden, sich weniger Gedanken um die Klientinnen und Klienten machen, können sie Situationen im Betreuungsalltag hinnehmen, auch wenn diese nicht ihrem Verständnis von optimaler Betreuung entsprechen. Sie können in einen Konflikt geraten, wenn sie beispielsweise auf die Wünsche und Bedürfnisse einer Person mit Demenz eingehen sollten, wozu sie gerade keine Zeit haben, weil sie noch weitere Klienten betreuen müssen. Mit dieser Diskrepanz müssen Alltagsbegleiter lernen umzugehen, ohne daran auszubrennen.
Möglichkeiten, ein Cool-out zu verhindern sind z. B.:

- Sensibilisierung für die moralischen Konflikte im Betreuungsalltag
- Kennenlernen von Strategien zur Konfliktbewältigung und Stressbewältigung
- reflektiertes Handeln der Alltagsbegleiterin/des Alltagsbegleiters bzw. die Bereitschaft zur Selbstreflexion
- Mitbestimmung, Wertschätzung und Anerkennung von Alltagsbegleiterinnen und Alltagsbegleitern, auch im Pflegeteam.

2.4 Work-Life-Balance

Die Begriffsbildung Work-Life-Balance stammt aus dem Englischen: Arbeit (work), Leben (life), Gleichgewicht (balance).

> **Work-Life-Balance**
> Der Begriff Work-Life-Balance steht für einen Zustand, in dem Arbeits- und Privatleben miteinander in Einklang stehen.

Dabei wird davon ausgegangen, dass Arbeit bzw. Beruf („work“) etwas anderes ist und abseits vom Leben („life“) stattfinden.
Beruf, gegebenenfalls auch mehrere Berufstätigkeiten zur gleichen Zeit, Familie, soziale Aktivitäten, Freizeit u. a. werden im Zusammenhang mit der Verwendung des Begriffs Work-Life-Balance als verschiedene Lebensbereiche („life domains“) verstanden, die im Gleichgewicht gehalten werden sollen, sich gegenseitig möglichst nicht behindern und sich idealerweise unterstützen.

> **Work-Life-Balance** bedeutet somit, mit der Verteilung der Zeit auf Arbeit („work“) und Leben („life“) zufrieden zu sein und eine „Balance“ herzustellen.

Auch ein Unternehmen, wie beispielsweise eine Pflegeeinrichtung, ist in der Pflicht, solche Rahmenbedingungen zu schaffen, unter denen die Mitarbeiterinnen und Mitarbeiter Beruf, Familie und Freizeit „unter einen Hut“ bekommen.
Work-Life-Balance-Maßnahmen im Unternehmen können beispielsweise folgende Vorteile bringen:

- Wettbewerbsvorteil auf dem Arbeitsmarkt
- Vorteile in Bezug auf Anwerbung und Motivation der Alltagsbegleiterinnen und -begleiter
- Verringerung der Mitarbeiterfluktuation

Betriebliche Gesundheitsförderung

Eine wichtige Rolle dabei spielt auch die betriebliche Gesundheitsförderung.

In den letzten Jahren gerieten beispielsweise auch im Bereich der Pflege und Betreuung die Erhaltung der Gesundheit, der Leistungsfähigkeit und der Motivation sowie die Vorbereitung des Ruhestandes zunehmend ins Augenmerk der Beschäftigten.

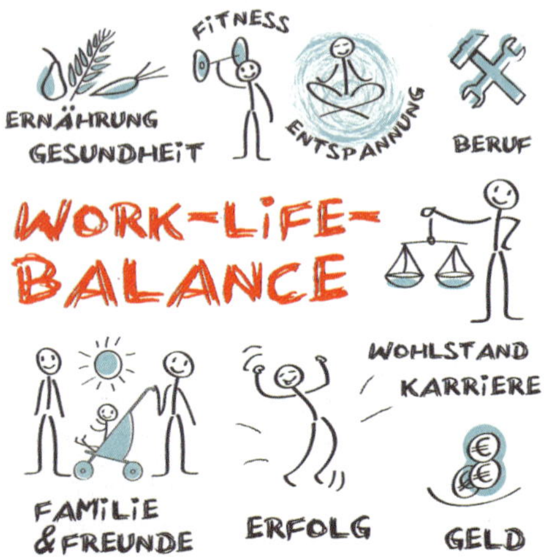

Work-Life-Balance: Die Kunst, alles unter einen Hut zu bekommen…

Maßnahmen des betrieblichen Gesundheitsmanagements konzentrieren sich beispielsweise auf

- den Arbeitsschutz,
- die Verringerung von Stress,
- gesundheitliche Prophylaxe,
- Suchtprävention und
- die Vermeidung von Burn-out.

> Der Arbeitgeber hat eine **Fürsorgepflicht** gegenüber seinen und Mitarbeitern Er hat für ihr Wohlergehen Sorge zu tragen.

Auch Angebote zur ausgewogenen Ernährung, etwa in betriebseigenen Kantinen, und betrieblich geförderte Sportangebote zur Vorbeugung gegen Bewegungsmangel sind in vielen Unternehmen Bestandteil betrieblicher Gesundheitsvorsorge.

Aus der Fürsorgepflicht im Arbeitsrecht heraus ist der Arbeitgeber angehalten, Arbeitsbedingungen zu schaffen, die die Beschäftigten vor Gefahren für Leib, Leben und Gesundheit schützen.

Hierzu bestehen bereits eine Reihe von gesetzlichen Schutzvorschriften.

3. Das Helfersyndrom

Das Helfersyndrom wurde erstmalig von Wolfgang Schmidbauer 1978 in seinem Buch „Die hilflosen Helfer" beschrieben.

Aus psychologischer Sicht besteht die Problematik des Helfersyndroms darin, dass die Rolle der Helferin oder des Helfers in helfenden Berufen (Lehrerin/Lehrer, Ärztin/Arzt, Krankenpflegerin/-pfleger, Altenpflegerin/-pfleger usw.) gewählt wird, um Ängste vor Abhängigkeit abzuwehren. Das bedeutet, selbst Betroffene suchen sich helfende Berufe aus.

> Man kann das Helfersyndrom als „falsches Helfen" beschreiben.

Für Menschen, die unter einem Helfersyndrom leiden, erfüllt das Helfen eine besondere Aufgabe. Nur wenn sie andere unterstützen können, wenn andere ihre Hilfe brauchen und auf sie angewiesen sind, fühlen sie sich wertvoll und sehen einen Sinn in ihrem Leben. Dabei vergessen sie meist ihre eigenen Bedürfnisse und laufen deshalb Gefahr, an Depressionen oder einem Burn-out-Syndrom zu erkranken.

3.1 Ursachen des Helfersyndroms

Ursachen für die Entwicklung eines Helfersyndroms können sein:

- ein geringes Selbstwertgefühl
- ein „Hilfloser" (z. B. Pflegebedürftiger) wird benötigt, um eigene Schwächen und Minderwertigkeitsgefühle zu kompensieren
- durch Helfen wird Selbstwertgefühl gestärkt

Persönlichkeit und Helfersyndrom

Vom Helfersyndrom Betroffene denken, dass sie nur dann gut sei und anerkannt sind, wenn sie anderen, schwächeren, kranken, benachteiligten oder bedürftigen Menschen helfen.

> Die Betroffenen identifizieren sich mit einer idealen Helfergestalt. Sie fallen durch ihre gesteigerte Hilfs- und Aufopferungsbereitschaft auf.

Die Betroffenen leiden unter einem Mangelerlebnis in der Kindheit, wo sie möglichweise wenig oder keine Anerkennung für positive Erlebnisse oder Verhalten erhielten. Wesentliche Persönlichkeitsmerkmale sind u. a.:

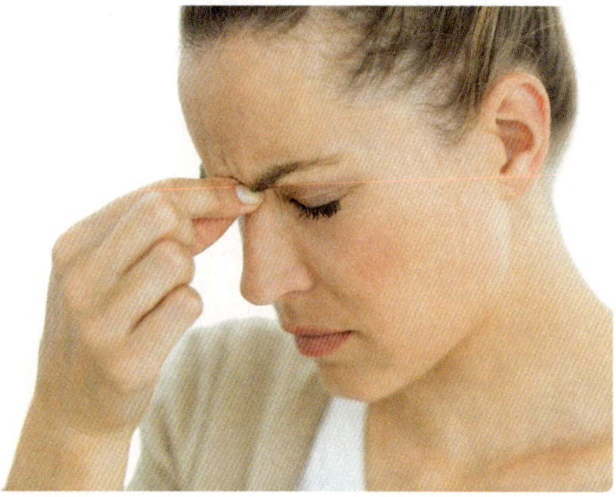

Wenn Helfen zur Sucht wird

- Der Drang, immer und überall helfen zu müssen, auch wenn es im konkreten Fall unsinnig ist zu helfen.
- Helfen wird allmählich zur Sucht.
- Der Betreffende kann nicht abschalten und entspannen.
- Der Betreffende vernachlässigt sich selbst.
- Alle sozialen Beziehungen werden gemieden, in denen der Betreffende nicht selbst der Helfende ist.

Durch das Helfen fühlen sich die Betroffenen wichtig und gebraucht, d. h., ihr Selbstwertgefühl wird gestärkt. Das Gefühl, gebraucht zu werden, verleiht Betroffenen eine große Genugtuung und Bestätigung. Je schwächer der oder die Hilfebedürftige, umso stärker und wichtiger fühlen sich Betroffene.

> Je nach Ausprägung des Helfersyndroms kann das Helfen-Wollen zu einem Helfen-Müssen, einer Sucht werden, die vieles mit anderen nichtstofflichen Süchten gemeinsam hat.

Menschen mit einem Helfersyndrom hassen sich selbst für ihre Sucht, sich aufzuopfern und nur für andere da zu sein. Andererseits kommen sie sich unnütz und wertlos vor, wenn sie nicht helfen können.

3.2 Kennzeichen des Helfersyndroms

Helfen wollen ist keinesfalls etwas Schlechtes. Menschen zu helfen, die Unterstützung benötigen, ist generell eine gute Tat. Zum Helfen gehört es meist auch, dass dem Hilfebedürftigen zuliebe eigene Interessen zeitweise zurückgestellt werden. Kritisch wird es aber, wenn eigene seelische und körperliche Bedürfnisse völlig untergeordnet werden und die Interessen des Hilfebedürftigen ignoriert werden, indem ihm Hilfe aufgezwängt wird, obwohl er diese nicht möchte oder nicht in dem Umfang braucht. Er wird dann „überbehütet". Kennzeichen des Helfersyndroms sind z. B.:

- Eigene Aggressionen werden verleugnet und indirekt ausgelebt
- Vermeidung von direkten Auseinandersetzungen,
- Sucht, gebraucht zu werden oder für andere wichtig zu sein
- Bedürfnis nach Anerkennung wird befriedigt durch Helfen
- Helfer sind immer Gebende, auch im privaten Bereich
- Betroffene müssen sich selbst als uneigennützige Menschen erleben, damit sie sich wertvoll fühlen

> Wenn Betroffene ihre eigenen Bedürfnisse vergessen, besteht die Gefahr, dass sie an Depression oder einem Burn-out-Syndrom erkranken.

3.3 Prävention eines Helfersyndroms

Sich aus dem Helfersyndrom zu befreien, ist nicht einfach. Der erste Schritt besteht darin zu erkennen und zu akzeptieren, dass sich hinter der Hilfsbereitschaft ein „eigennütziges" Motiv verbirgt.

> Besonders, wenn man in einen Beruf einsteigt, ist man voller Ideale und Engagement. Deshalb sollten Berufsanfänger innen und -anfänger von Anfang an darauf achten, dass sie nicht zu einem Opfer des Berufes werden.

Der Mensch muss sich wichtig und gebraucht fühlen, denn dadurch wird sein Selbstwertgefühl gestärkt. Um die Entwicklung eines Helfersyndroms zu vermeiden, sollte jedoch Folgendes beachtet werden:

- ein klares Bewusstsein für die eigene Leistungsfähigkeit besitzen
- Gespür für eigene Grenzen entwickeln
- sich abgrenzen können und auf eigene Bedürfnisse achten
- auch „Nein" sagen können
- eigene Biografie reflektieren und eigene „Schwachstellen" kennen

Wenn Alltagsbegleiterinnen und Alltagsbegleiter reflektieren, dass hinter ihrer Hilfsbereitschaft in erster Linie eigene Interessen und Bedürfnisse stehen, gilt es herauszufinden, wie sie ihr Bedürfnis nach Anerkennung und Bestätigung auf anderem Wege als durch Helfen erfüllen können. Oder wie sie lernen können, ihr Selbstwertgefühl zu stärken, um so weniger von der Anerkennung anderer abhängig zu sein.

Nichts verleugnen

- auf die Intelligenz des Körpers vertrauen
- Stress und Zwänge eingestehen, die sich körperlich, geistig oder emotional manifestiert haben

Lebensumstände verändern

Wenn
- Arbeit,
- Beziehungen,
- eine Situation oder
- eine Person

jemanden unglücklich machen, muss man versuchen, die Umstände zu ändern.

Überengagement vermeiden

- Bereiche oder Aspekte herausgreifen, in denen man sich am heftigsten überengagiert
- „Druck“ abbauen

Isolation vermeiden

- nicht alles allein machen
- Beziehungen zu Freunden und Menschen knüpfen, die einem gut tun

Überfürsorglichkeit beenden

- gewohnheitsmäßig anderen Menschen keine Probleme und Pflichten abnehmen
- lernen, höflich Abstand zu nehmen
- dafür sorgen, dass man selbst fürsorglich behandelt wird

Kürzer treten

Lernen zu delegieren,
- nicht nur am Arbeitsplatz,
- sondern auch zu Hause
- und im Freundeskreis.

Wertewechsel

- Wichtiges von Unwichtigem trennen

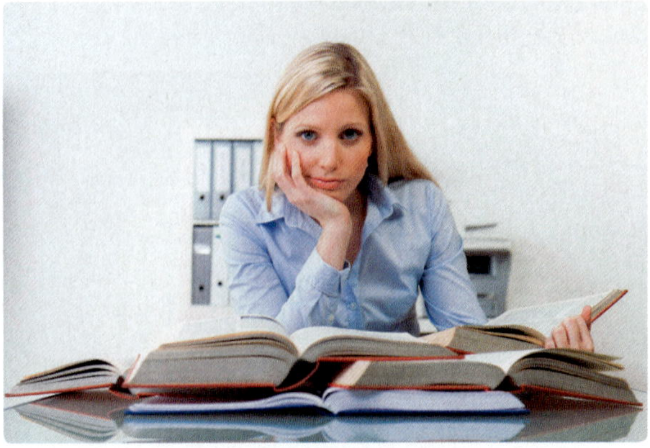

Überengagement vermeiden und kürzer treten!

Mut zum „Nein“

- übertriebenen Einsatz verringern, indem man für sich selbst eintritt

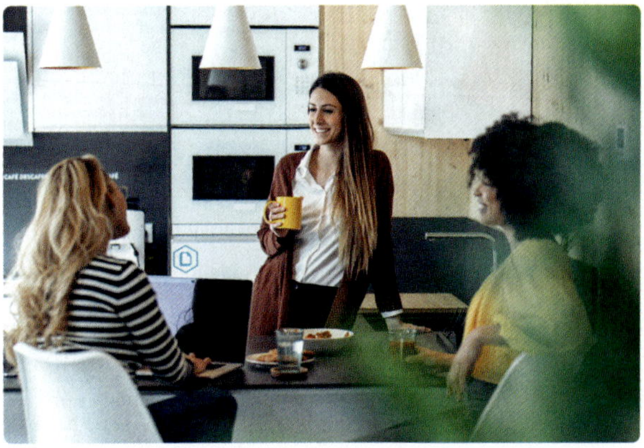

Das eigene Arbeitstempo finden und Pausen nicht vergessen!

Persönliches Tempo

- ausgewogen leben
- feststellen, was man im Leben will und braucht
- Arbeit mit Freizeit und Entspannung in ein Gleichgewicht bringen

Auf den Körper achten

- keine Mahlzeiten auslassen
- ausreichend schlafen
- auf gesunde Ernährung achten
- auf Psychopharmaka verzichten

Umgang mit Sorgen und Ängsten

- Sorgen, die jeder vernünftigen Grundlage entbehren, möglichst auf ein Minimum reduzieren

- weniger Zeit mit Grübeln verbringen und sich stattdessen mehr um tatsächliche Bedürfnisse kümmern

Humor behalten

- Lachen ist das allerbeste Mittel gegen Burn-out
- Tagsüber öfter tief aus- und einatmen und viel lächeln

Checkliste zum Erkennen eines Helfersyndroms

Folgende Merkmale deuten auf ein Helfersyndrom hin. Je mehr Aussagen zutreffen, umso mehr ist der Betreffende gefährdet:

- Ich sehe gleich, dass jemand Hilfe benötigt.
- Ich helfe, ohne den zu Begleitenden zu fragen, ob er Hilfe benötigt und ob er Hilfe möchte.
- Ich helfe anderen mehr, als andere mir helfen (Geben und Nehmen sind im Ungleichgewicht).
- Ich nehme selbst ungern Hilfe an.
- Ich bin enttäuscht, wenn mein Rat nicht angenommen wird.
- Ich helfe auch dann, wenn ich keine Zeit und/oder Kraft habe.
- Ich mache mir die Probleme anderer zu eigen.
- Ich vernachlässige meine eigenen Bedürfnisse und Ziele.
- Ich kenne meine eigenen Bedürfnisse und Ziele gar nicht.
- Ich ziehe meist Menschen an, die viele Probleme haben.
- Ich finde, nicht zu helfen, ist egoistisch.
- Ich fühle mich erschöpft und ausgelaugt.

Therapie des Helfersyndroms

In einer Therapie lernen Betroffene, ihr Selbstwertgefühl zu stärken. Sie lernen, sich für wertvoll und liebenswert zu halten, unabhängig davon, ob andere ihre Hilfe brauchen und sie gebraucht werden. Sie lernen, unabhängiger von der Bestätigung anderer zu werden und natürlich lernen die Betreffenden auch, mehr auf sich und ihre Bedürfnisse zu achten.

4. Stressfreie Begleitung

Eine stressfreie Begleitung ist wichtig, um beispielsweise ein Burn-out zu verhindern. „Entschleunigung" gewinnt in diesem Zusammenhang in der Begleitung an Bedeutung. Denn die Ruhe, die eine Begleiterin oder ein Begleiter während der Arbeit ausstrahlt, überträgt sich auf die Klienten und den Klienten.

4.1 „Entschleunigung"

Es ist für Begleitende nicht immer leicht, im Umgang mit Menschen mit kognitiven oder körperlichen Einschränkungen Ruhe und Geduld zu bewahren.
Besonders bei Kommunikationsproblemen oder auch herausforderndem Verhalten von Klienten fällt es allen Beteiligten schwer, ruhig zu bleiben. Entschleunigung kann dazu beitragen, dass sich Alltagsbegleiterinnen und -begleiter physisch und psychisch weniger belastet fühlen, denn „in der Ruhe liegt die Kraft". Wenn diese „Kraft" sinnvoll eingesetzt wird, profitieren Begleitpersonen und Klienten.

Was bedeutet „Entschleunigung"?

Entschleunigung

„Entschleunigung" definiert das Gegenteil von „Beschleunigung" oder, eben ganz allgemein, „einfach mal einen Gang runter zu schalten".

Der Alltag ist oft von Stress und Hektik geprägt. Pflegende und Alltagsbegleitende wollen immer „funktionieren" und ihr Bestes geben, privat und beruflich. Wenn dann etwas Unvorhergesehenes passiert, werden sie schnell nervös und hektisch. Die Folge davon ist, dass sie sich selbst und andere zu wenig wahrnehmen. Auch in der Alltagsbegleitung bestimmen noch häufig standardisierte Abläufe und Strukturen in Absprache mit den Pflegenden. Aktivitäten sind zeitlich geplant, z. B., wann gebastelt, gesungen oder vorgelesen wird. Unter Umständen bleibt den Alltagsbegleiterinnen und -begleitern wenig Gestaltungsspielraum.

Beispiel

Der Zeitplan kann aus den Fugen geraten, wenn beispielsweise Menschen mit Demenz andere Bedürfnisse haben als geplant: Herr M. möchte sich morgens nicht waschen, sondern noch schlafen. Frau S. möchte nicht frühstücken, sondern lieber in ihrem Kleiderschrank kramen, und Frau T. möchte morgens um 7 Uhr mit „ihrem Hund" spazierengehen. Für die Alltagsbegleitung bedeutet das, dass die Aktivität entweder später am Vormittag beginnt oder Herr M., Frau S. und Frau T. zu spät kommen. In einem entschleunigten, flexiblen Alltag stellt das kein Problem dar.

„Entschleunigung" in der Alltagsbegleitung

Alltagsbegleiterinnen und -begleiter haben es mit Menschen zu tun, die beispielsweise unter kognitiven Beeinträchtigungen leiden und sich nicht mehr auf ihre Wahrnehmungs-, Erkennungs- und Gedächtnisstrategien verlassen können. Sie spüren möglicherweise auch, dass Erinnerungen und alltägliche Fähigkeiten verloren gehen oder bereits verloren gegangen sind. Sie haben Angst und sind unsicher. Alltagsbegleiterinnen oder Alltagsbegleiter sind unter Umständen frustriert, weil ihr Zeitplan durcheinander gerät und sie es den Menschen nicht recht machen können, dabei meinen sie es nur gut.

> Menschen mit geistigen und/oder körperlichen Beeinträchtigungen können sehr emotional reagieren, wenn jemand ihre Welt durcheinander bringt.

Menschen mit Demenz leben in ihrer eigenen Welt, in der Bevormundung, Hektik und Stress aus dem Umfeld keinen Platz haben. Besonders wichtig ist ihr Streben nach Autonomie. Die Begleitung der Betroffenen sollte deshalb weniger von der Zeit gesteuert sein. Wichtig ist, dass Alltagsbegleiterinnen und -begleiter flexibel auf die Bedürfnisse ihrer Klienten eingehen können und Situationen, die für alle Beteiligten Stress bedeuten, im Vorfeld zu vermeiden versuchen.

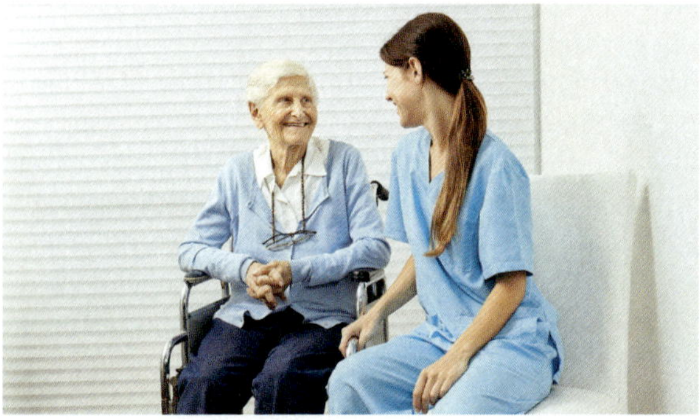

Hektik und Stress vermeiden

> Wenn Alltagsbegleiterinnen und Alltagsbegleiter unruhig oder genervt sind, überträgt sich dieses Gefühl sofort auf die Bewohner, denn diese können möglicherweise aufgrund von Erkrankungen Gefühle nicht mehr differenzieren und filtern.

> „**Entschleunigung**" in der Alltagsbegleitung von Menschen mit geistiger und/oder körperlicher Behinderung bedeutet beispielsweise, dass sich die Alltagsbegleiterin und der Alltagsbegleiter *die Zeit nehmen können*, um mit den betreuten Menschen zu kommunizieren und auf ihre Befindlichkeiten einzugehen.

Um stressige Situationen zu vermeiden, sollten Betreuungspersonen bestimmte Verhaltensweisen der Betroffenen nicht persönlich nehmen oder an ihrer eigenen Kompetenz zweifeln.

Alltagsbegleiterinnen und -begleiter können den Alltag „entschleunigen", wenn sie z. B.:

- nicht unter Zeitdruck stehen, sondern sich dem Tempo der betreuten Personen anpassen
- flexibel und experimentierfreudig sind
- immer nach Ursachen des Verhaltens der Betroffenen forschen
- langsam und deutlich in kurzen Sätzen sprechen
- auf Bedürfnisse der Betroffenen eingehen
- Ruhe und Sicherheit ausstrahlen und nicht hektisch werden, wenn einmal etwas nicht „nach Plan" läuft.

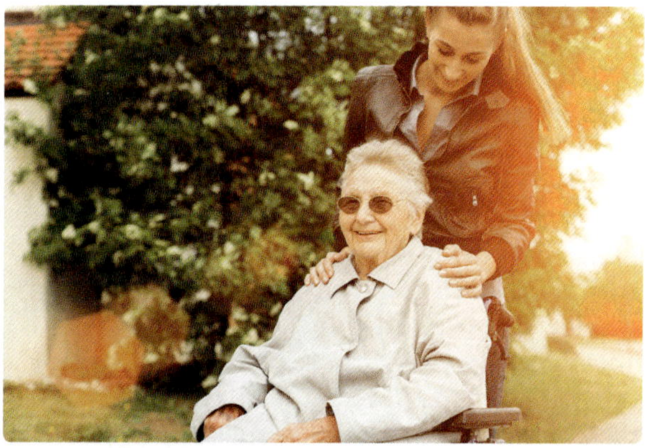

Sich dem Tempo der zu Begleitenden anpassen

> Alltagsbegleiterinnen und -begleiter sollten ihre Stresstoleranz prüfen und entsprechend damit umgehen können.

Voraussetzungen und Rahmenbedingungen

„Entschleunigung" setzt vor allem auch bestimmte Rahmenbedingungen voraus, z. B.:

- Abbau von Hierarchien und Mitspracherecht aller Mitarbeiterinnen und Mitarbeiter
- Multiprofessionalität
- einfache Kommunikationswege
- Teamarbeit
- Supervision
- Möglichkeiten der Kompetenzentwicklung und Personalentwicklung
- Angehörigenintegration

4.2 Selbstpflege/Selbsthilfe

Das Konzept der Selbstpflege wurde 1992 von Dorothea E. Orem definiert. Es bedeutet, die Ausführung von Handlungen, die auf das Selbst oder die Umwelt gerichtet sind, um das eigene Leben so zu gestalten, dass sich der Mensch wohlfühlt. Das trifft einerseits auf die zu betreuenden Menschen zu, andererseits auch auf die Alltagsbegleitenden selbst.

Selbstpflege
Selbstpflege bedeutet für Alltagsbegleiterinnen und Alltagsbegleiter, die eigenen Grenzen zu kennen, zu erfahren und zu reflektieren.

Selbstpflegemanagement

Selbstpflegemanagement in der Alltagsbegleitung heißt vor allem, dass sich die Begleiterinnen und Begleiter einen Ausgleich zu ihrer Arbeit (Alltagsbegleitung = „Lebenskonzept") schaffen, in der sie sich erholen, Hobbys und Freizeitaktivitäten nachgehen sowie soziale Kontakte pflegen.

Jeder Mensch hat auch ein Privatleben, und wichtig ist, dass auch in der Alltagsbegleitung Tätige erkennen, dass sie nicht unersetzlich sind.

Wichtig ist, sich Auszeiten zu gönnen, sozusagen eine „Erholung vom Lebenskonzept". Dazu sind einerseits bestimmte Rahmenbedingungen in dem Umfeld, in dem Alltagsbegleiterinnen und Alltagsbegleiter tätig sind (z. B. Pflegeeinrichtung, Familien, eigene Lebensweise) erforderlich. Andererseits geht es auch darum, dass sie Kompetenzen und Selbstpflegestrategien entwickeln, die ihnen dabei helfen, mit belastenden Situationen umzugehen.

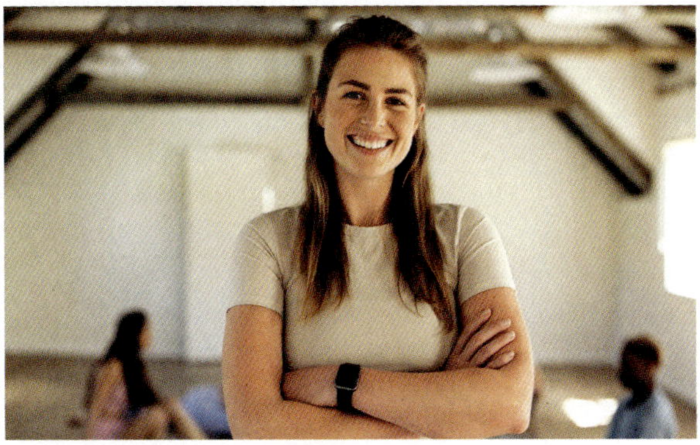

Selbstpflegestrategien entwickeln

Selbstpflegekompetenz
Selbstpflegekompetenz bedeutet, Situationen beurteilen zu können und aus verschiedenen Selbstpflegehandlungen auszuwählen.

Ein erfolgreiches Selbstmanagement ist die Voraussetzung dafür, dass Alltagsbegleitung gelingt und sich die Betroffenen sowie die Begleitpersonen wohlfühlen.

4.3 Bewältigungsstrategien entwickeln

Im Laufe des Lebens entwickelt der Mensch unterschiedliche Bewältigungsstrategien (Copings), um mit Stress, Konflikten oder Herausforderungen umgehen zu können. Diese Strategien befähigen zum Umgang mit schwierigen Situationen. Sie sind wesentlich bestimmt von den inneren Ressourcen bzw. Fähigkeiten einer Person und davon, wie diese Ressourcen erkannt, aktiviert und genutzt werden.

Coping-Möglichkeiten

Coping-Form	Merkmale
Emotionales Coping	• Gefühle wie Freude, Trauer, Unsicherheit, Angst usw. • Aggressionen gegen sich selbst oder gegen die Umgebung • das Verleugnen der Gefühle • innerliche Distanz • in der Praxis häufig auch Gebrauch von Drogen (Alkohol, Zigaretten) und Medikamenten
Kognitives Coping	• Ablenkung (z. B. Freizeit, Unterneh- • mungen mit Familie, Fernsehen, Lesen, • Sport, Arbeiten in Haus und Garten) • Akzeptanz, dass gewisse Herausforderungen, Probleme oder Konflikte zum Alltag gehören • Reflexion der Situation • Versuch, darin Sinn zu sehen
Handlungsbezogenes Coping	• Austausch im Team, Gespräche mit dem Partner oder der Familie • Gespräche über belastende Situationen im Vordergrund, die der Bewältigung dienen

Faktoren im Umgang mit Stress

Faktoren	Merkmale
Persönliche Eigenschaften	• Eigenschaften wie Selbstwertgefühl, Selbstwirksamkeit und eine positive Lebenseinstellung

Faktoren im Umgang mit Stress

Faktoren	Merkmale
Soziale Unterstützung	• frühe Erfahrungen mit wichtigen Bezugspersonen, einen guten Freundes- oder Kollegenkreis, eine stabile Partnerschaft
Verhalten im Umgang mit Stressoren	• Wer kompetent im Umgang mit heiklen Situationen ist, wird sich weniger schnell gestresst fühlen. • Wer weiß, dass ihm in bestimmten Situationen jemand beiseite steht, besitzt mehr Stressresistenz. • Wer im Umgang mit stressigen Situationen Bewältigungsstrategien besitzt, bleibt gelassener.

Effektive Stressbewältigung kann bei folgenden Punkten ansetzen:
- bei den Stressoren
- bei sich selbst
- bei der Stresssituation

Bewältigungsstrategien, die sich bewährt haben, sollten Alltagsbegleiterinnen und Alltagsbegleiter bei ihrer Arbeit nutzen. Die aktive Stressbewältigung beinhaltet u. a.:
- Analyse der persönlichen Ausgangssituation
- Kennenlernen verschiedener Methoden der Stressbewältigung
- Auswahl und Anwendung von geeigneten Maßnahmen
- Entwicklung eines persönlichen Anti-Stress-programms
- Laufende Überprüfung, ob die angewandten Maßnahmen wirksam bleiben

4.4 Methoden zur Stressbewältigung

Allgemein werden zwei Methoden der Stressbewältigung unterschieden:
- Methoden der kurzfristigen Stressbewältigung
- Methoden der langfristigen Stressbewältigung

Kurzfristige Stressbewältigung

Methoden zur kurzfristigen Stressbewältigung wirken kurzfristig stressreduzierend.
Sie bieten sich beispielsweise an,
- wenn die Situation nicht verändert werden kann, d. h., die Stressursache nicht auszuschalten ist,
- wenn es sich um eine akute Stresssituation handelt,
- wenn Eskalationen vermieden werden sollen.

Mithilfe von Methoden zur kurzfristigen Stressbewältigung kann eine Stressreaktion so beeinflusst werden, dass eine weitere Zuspitzung der Situation verhindert werden kann.

Bei der kurzfristigen Stressbewältigung setzen beispielsweise folgende Techniken direkt an der Stressreaktion an:
- Ablenkung
- Gedankenstopp
- positives Selbstgespräch
- „Dampf" ablassen

Ziel ist es, das Zuspitzen einer bestimmten Situation zu verhindern, die eigene Erregung abzubauen und die Stressreaktion „im Zaum zu halten".

Ablenkung

Die Methode der Ablenkung dient dazu, eine Belastung durch bewusste Konzentration auf eine Aktivität vorübergehend zu vergessen. Durch kurzfristige Ablenkung wird die innere Wahrnehmung bewusst auf einen anderen Reiz als den Stressor geleitet. Dieses Vorgehen hilft bei der De-Eskalation einer Situation, z. B. bei einem zwischenmenschlichen Konflikt.

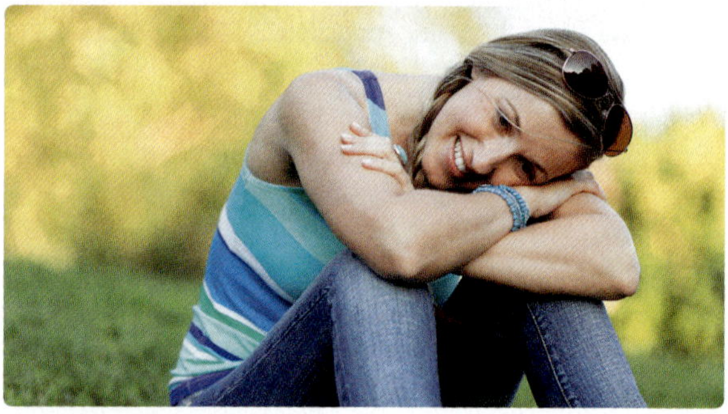

Mit Selbstpflege gegen Stress

Möglichkeiten für eine Ablenkung:
- einen Kaffee holen
- einen kurzen Spaziergang machen
- Blumen gießen
- etwas auf- oder wegräumen

Gedanken-Stopp

Negative Gedanken können unter Umständen auch beendet werden, wenn man am besten laut das Wort

„Stopp“ sagt. Dies kann durch eine aktive Ablenkung unterstützt werden, sodass man auf andere Gedanken kommt. Manchmal hilft es auch, sich vorzunehmen, ein bestimmtes Problem später zu lösen oder es mit einer vertrauten Person aus dem Team zu besprechen.
Der Gedanken-Stopp ist somit eine Art Notbremse in bestimmten Überlastungsreaktionen. Eine langfristige Problemlösung ist hiermit nicht zu erreichen.

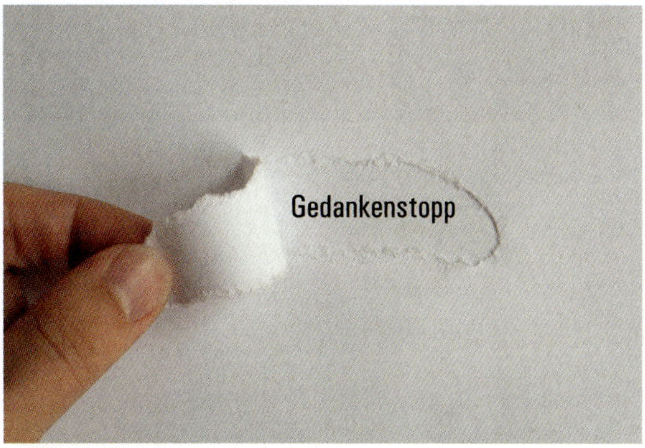

Ein Gedankenstopp ist eine Art Notbremse

> Je früher man seine Gedanken auf einen anderen Bereich lenkt, umso besser. So wird verhindert, dass man die Kontrolle verliert.

Positives Selbstgespräch

Eine weitere Technik ist das „positive Selbstgespräch“. Manchmal stehen Menschen vor einer unvorhersehbaren neuen Aufgabe. Negative Gedanken, wie beispielsweise „Das schaffe ich nie“ oder „Mit dem Team komme ich nicht klar“ gehen ihnen dann durch den Kopf. Solche negativen Gedanken können zu Stress führen. Ziel des positiven Selbstgespräches ist es, gerade diese negativen, stresserzeugenden Gedanken zu erkennen und in positive umzuwandeln. Als mögliche Vorgehensweise hat sich bewährt:

- sich die Selbstgespräche aufschreiben, die man in Stresssituationen mit sich führt
- Gedanken in positive und negative unterteilen
- negative Selbstgespräche positiv formulieren. Beispielsweise kann die negative Selbstaussage „Das wird bestimmt schief gehen“ in eine positive Aussage formuliert werden: „Ich versuche es erst einmal.“

Langfristige Stressbewältigung

Bei einer langfristigen Stressbewältigung steht die Veränderung der Stressursachen im Vordergrund. Die Belastungsquelle bzw. der Stressor wird konkret angegangen, um eine langfristige Problemlösung zu erreichen.
Der optimale Weg der Stressbewältigung wird in dem Gedicht von Reinhold Niebuhr folgendermaßen beschrieben:
„Gebe Gott mir die Gelassenheit, Dinge hinzunehmen, die ich nicht ändern kann, den Mut, Dinge zu ändern, die ich ändern kann, und die Weisheit, das eine vom anderen zu unterscheiden.“

Veränderung der Einstellung und des Verhaltens

Eine wesentliche Ursache für die Entstehung von Stress liegt in der Einstellung und im Verhalten des Menschen selbst. Das bedeutet, nicht selten erzeugt der Mensch seinen Stress selbst. Wie eine Situation bewertet wird, ist abhängig von den Erfahrungen des jeweiligen Menschen, von seiner Veranlagung, der persönlichen Verfassung und von seiner Einstellung.

> Menschen neigen dazu, in Stresssituationen immer wieder in die gleichen Bewertungsmuster zu fallen. Diese hemmen die Situationsbewältigung oder sind sogar für die Stressentstehung mitverantwortlich.

Eine wichtige Rolle spielen Vorstellungen und Erwartungen. Viele Menschen haben eine präzise Erwartungshaltung, wie eine bestimmte Situation abzulaufen und wie man sich zu verhalten hat, beispielsweise, wenn man neu in ein Team kommt oder jemanden betreuen soll, den man nicht kennt. Wenn dann die Realität von den Erwartungen abweicht, ist man verängstigt oder ärgerlich. Gedanken wie „Ich muss unbedingt alles richtig machen!“ oder „Ich muss unbedingt beliebt sein!“, lösen unnötig Stress aus.

Negative Einstellung

Eine negative Einstellung bedeutet beispielsweise zu denken, eine bestimmte Situation nicht bewältigen zu können, obwohl man objektiv betrachtet dazu in der Lage wäre. Gedanken wie: „Das schaffe ich sowieso nicht!“ oder „Das merke ich mir doch nie!“ sind typische Beispiele für negatives Denken.

Schwarz-Weiß-Malerei

Worte wie „immer", „nie" etc. sind wenig hilfreich, wenn es um die Lösung eines Problems geht. Beispiele dafür sind Aussagen wie:

- „Immer muss ich mich um die schwierigen Bewohner kümmern!"
- „Der Leitung kann ich es nie recht machen!"
- „Alle nörgeln an mir herum!"
- „Keiner hilft mir!"

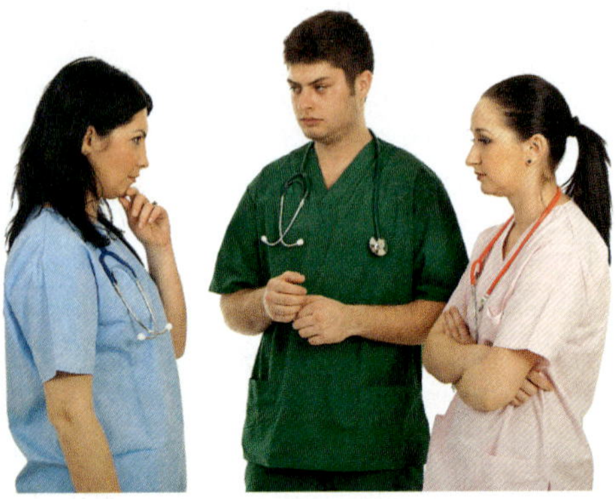

Kommunikation im Team fördert die Arbeitszufriedenheit

Perfektionismus

> Perfektionismus bedeutet Vollkommenheit und Gründlichkeit in allem, was man tut. In der Regel erwartet man ein solches Verhalten auch von anderen.

Jeder Mensch hat mehr oder weniger bestimmte Forderungen verinnerlicht, die er von seinen Eltern oder anderen Autoritätspersonen mit auf den Weg bekommen hat. Man kann diese Forderungen nach Perfektion auch als eine Art „Antreiber" verstehen. Hinter diesem Antreiber steht die Annahme: „Ich fühle mich nur gut, wenn ich immer perfekt bin." Wenn diese Forderung nicht erfüllt oder nicht erfüllbar ist, entwickelt sich ein Gefühl des Ungenügens. Es äußert sich in Niedergeschlagenheit oder in Wut.

> Um unangenehme Gefühle zu vermeiden, wird versucht, das nächste Problem noch perfekter zu lösen. Ein Teufelskreis entsteht, der enormen Stress erzeugt. Wichtig ist aber, auch „Nein" zu sagen und vor allem Fehler zu machen, aus denen man lernen kann.

Statt immer perfekt zu sein, sollte man sich erlauben, kein schlechtes Gewissen zu haben, wenn einmal ein Fehler passiert ist.

Der Wunsch nach Perfektionismus liefert eine hohe Qualität an Ergebnissen. Die langfristige negative Folge kann jedoch das Gefühl sein, ständig unter Druck zu stehen und keinem mehr gerecht zu werden.

> Es liegt in der Natur des Menschen, nicht immer perfekt zu sein.

Übertreibungen

Auch Übertreibungen können negativen Stress erzeugen. Beispiele dafür sind folgende Aussagen:

- „Man hat in der Begleitung nie ausreichend Zeit."
- „Dieser Wohnbereich ist der schlimmste im ganzen Haus."
- „Diese Bewohner sind die anstrengendsten im Haus, mit denen kann ich niemals einen Ausflug machen."

Sehr viel Stress ist „hausgemacht" und lässt sich bei einer entsprechenden Änderung der persönlichen Einstellung auflösen oder verringern. Dies setzt aber kontinuierliche Arbeit an sich selbst voraus. Einstellungen haben sich nicht von heute auf morgen gebildet, sondern über einen längeren Zeitraum, und sie lassen sich deshalb auch nicht von heute auf morgen auflösen.

Schritte zur Einstellungs- und Verhaltensänderung

Schritt 1: belastende Einstellungen bei sich selbst erkennen

Das bedeutet, sich selbst Klarheit darüber zu verschaffen, welche Einstellungen der Stressbewältigung im Wege stehen. Hilfreich kann dabei sein:

- konkrete Stresssituation objektiv beschreiben
- subjektive Bewertungen vermeiden
- Gefühle und Gedanken in dieser Situation beschreiben (Wie fühle ich mich dabei?)
- Situation mit vertrauten Menschen besprechen (Wie werde ich von anderen in dieser Situation gesehen?)
- Darauf achten, wie andere Menschen in ähnlichen Situationen reagieren

Schritt 2: Realitätsbezug der eigenen Einstellung überprüfen

In diesem Schritt soll überprüft werden, ob eine gewisse Einstellung objektiv der Realität entspricht. „Ist es tatsächlich objektiv, dass ich meine Arbeit nicht schaffe oder dass ich mir nichts merken kann?"

> Die Änderung der eigenen Einstellung sowie des Verhaltens sind wichtige Schritte zur stressfreien Alltagsbegleitung.

Schritt 3: Veränderung des Denkens
Wenn man sich darüber im Klaren ist, welche Einstellungen bisher zu Stress geführt haben, kann man in einem nächsten Schritt alte Denkmuster und Einstellungen überwinden. Dabei sollte man sich immer wieder verdeutlichen, welche positiven Aspekte für die Einstellungsänderung sprechen. Wie würde man beispielsweise in einem Monat oder einem Jahr über sein Verhalten denken? Die neue Einstellung kann in Form eines positiven Selbstgespräches immer wieder vergegenwärtigt werden.

Schritt 4: Veränderung des Verhaltens
Die Umsetzung der Einsicht in konkretes Verhalten ist ein wichtiger Schritt zur stressfreien Alltagsbegleitung. Zu beachten ist, dass man in Stresssituationen dazu neigt, in alte Denk- und Verhaltensmuster zurückzufallen.

Schritte zur Änderung des eigenen Verhaltens

Schritt	Merkmal
Schritt 1	• Auswählen einer Verhaltensweise, die man ändern möchte. Dabei sollte man sich auf ein Verhalten konzentrieren, dass einem besonders am Herzen liegt oder leicht zu ändern ist.
Schritt 2	• Formulierung konkreter Ziele • Wichtig ist, dass die Ziele anschaulich formuliert werden und in Teilziele unterteilt werden.
Schritt 3	• Beobachtung des eigenen Verhaltens
Schritt 4	• Überprüfen, inwieweit sich das eigene Verhalten geändert hat bzw. inwieweit es noch Stress erzeugt.

Zeitmanagement

Die moderne Zeit ist atemlos geworden. Termindruck und Hektik nehmen immer mehr überhand. Unsere Lebenszeit ist begrenzt; sie stellt ein knappes Gut dar, welches optimal genutzt werden sollte.

> **Zeitmanagement**
> Unter Zeitmanagement versteht man das systematische und bewusste Planen unserer Zeit.

Das Zeitmanagement zielt darauf ab, die zur Verfügung stehende Zeit in allen Lebensbereichen optimal zu nutzen. Es geht aber nicht darum, einfach die Effizienz zu steigern und mehr Dinge schneller zu tun. Entscheidend ist vielmehr, das Richtige zu machen.

> Ein wirksames Zeitmanagement bezieht sich nicht nur auf den Beruf, sondern betrachtet alle Lebensbereiche (Partnerschaft, Familie, Hobbys, Freundschaften und Freizeitaktivitäten).

Wenn man sich entscheidet, wo und wie man seine Lebenszeit einsetzt, wenn man Prioritäten im Leben setzt, wirkt sich das letztendlich stressreduzierend aus, weil man dann nicht mehr allen Ansprüchen, die von außen an einen gestellt werden, gerecht werden muss.

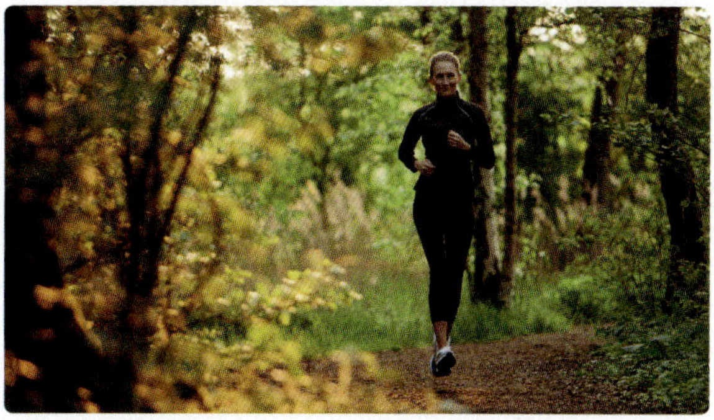

Bewegung an frischer Luft macht den Kopf frei

Beispielsweise wird derjenige, der eine berufliche Karriere wählt, die Pflege seiner Hobbys zurückschrauben. Umgekehrt wird sich jemand, bei dem das Familienleben eine hohe Priorität besitzt, gegenüber Forderungen vom Betrieb abgrenzen.

> Wichtig ist, in der Alltagsbegleitung solche Faktoren zu erkennen und zu vermeiden, die Zeit „stehlen".

Faktoren, die Zeit „stehlen", können u. a. sein:
- fehlende Prioritäten
- nicht „Nein" sagen können
- zu viel auf einmal anfangen
- Hang zum „Alles-Selbstmachen"
- zu häufige, inhaltsarme Besprechungen
- Telefonanrufe, ständige Unterbrechung durch Kollegen oder Kunden etc.
- Verstrickung in Details

5. Was tut mir gut?

Stresserleben ist immer subjektiv. Menschen gehen unterschiedlich damit um. Die einen neigen dazu, stresserzeugende Elemente zu leugnen, die anderen wollen den Belastungen um sie herum auf den Grund gehen. Ob Alltagsbegleiterinnen und -begleiter ihre Umgebung mehr oder weniger aktiv gestalten, sich Pausen und Entspannung gönnen oder selbst in der Freizeit nicht abschalten können, ist individuell unterschiedlich.

> Stress ist ein sehr komplexes Phänomen und so sind auch die Vorbeugung und Bewältigung vielschichtig.

5.1 Ganzheitliches Stressmanagement

Es ist ein ganzheitliches Stressmanagement erforderlich, das sich einerseits auf soziale Beziehungen, körperliche Aktivitäten, gesunde Ernährung, Entspannung sowie Erholung bezieht und andererseits auf die Gestaltung und Veränderung der Arbeitssituation.

> **Stressmanagement**
> Das Stressmanagement beschreibt dabei die Möglichkeiten und Methoden, um psychisch belastenden Stress zu mindern bzw. abzubauen.

Stresskompetenz entwickeln

Für das Stressmanagement können diverse Trainingsmethoden bis hin zu Formen der Psychotherapie eingesetzt werden. Für Alltagsbetreuerinnen und Alltagsbetreuer ist es wichtig, eine gewisse Stresskompetenz zu entwickeln, d. h., für sich selbst die geeignete Form zu finden, um psychische Belastungen im Alltag zu reduzieren und in der Freizeit gezielt zu entspannen.
Die konstruktive Stressbewältigung setzt dabei auf verschiedenen Ebenen an:

- Stärkung der Widerstandskraft (z. B. Ernährung, Bewegung Schlaf)
- Gestaltung der Arbeitssituation (z. B. Zeitdruck, Leistungsdruck)
- Einstellungsänderung und emotionale Unterstützung (z. B. privates Umfeld, soziale Unterstützung)
- Sport (körperliches Ausgleichstraining, z. B. Ausdauersport)
- gezielte Entspannungsmethoden (z. B. autogenes Training, Yoga, Meditation)

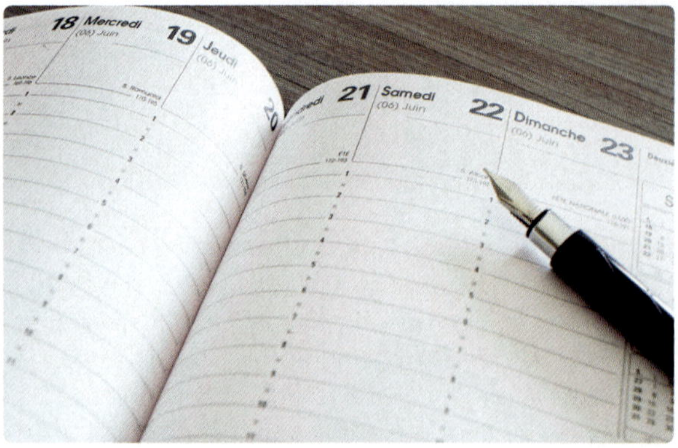

Umgang mit dem Zeitmanagement lernen

> Faktoren wie gesunde Ernährung, ausreichend Schlaf, kurze Ruhepausen während des Tages, Inanspruchnahme des freien Wochenendes und Urlaubs sowie die Vermeidung von Alkohol und Nikotin sollten bewusst wahrgenommen werden.

Folgende Situationen können zu Erschöpfung sowie unangemessenem Verhalten gegenüber begleiteten Personen führen:

- Pausen entfallen bzw. zwischendurch wird schnell etwas gegessen, das Trinken wird vergessen
- freie Wochenenden werden wegen Personalmangel gestrichen
- um den Urlaub entwickelt sich ein Machtkampf
- wegen Zeitdruck wird schneller gearbeitet, viele Klienten auf einmal betreuen, zu große Betreuungsgruppen allein managen

In länger anhaltenden, immer wiederkehrenden stressigen Arbeitsphasen sollte hinterfragt werden: „Muss das so sein? Kann ich daran etwas ändern?“

> Stressige Arbeitsbedingungen sollten nicht ohne Reflexion akzeptiert werden (Gefahr des „Cool-outs“).

Arbeitsabläufe und Strukturen prüfen

Viele Belastungsfaktoren sind in der Organisationsstruktur begründet, zum Beispiel, zu wenig Betreuungs- und Pflegepersonal, Zeitdruck, mangelnder Informationsfluss und wenig Anerkennung.
Für die Begleiterin oder den Begleiter bedeutet das im Alltag z. B.:

- prüfen, ob alle Routinearbeiten wirklich nötig sind

- hinterfragen, ob eigene Vorstellungen, was gut, schlecht oder nötig ist, über die der zu Begleitenden hinausgehen
- Streitereien mit anderen Berufsgruppen , z. B. aus der Pflege, vermeiden
- Dokumentation in Ruhe und während der Dienstzeit erledigen
- Arbeitstempo der eigenen Leistungsfähigkeit sowie vor allem dem Tempo der zu Begleitenden anpassen, nicht „hetzen“ lassen. Auf eigene Erholungspausen achten
- Umgang mit dem Zeitmanagement lernen, z. B. Gruppenstunden, Aktivitäten großzügig planen und flexibel sein

Wichtig ist, diese Sachverhalte im Team und mit Vorgesetzten zu besprechen und gemeinsam nach Lösungen zu suchen. Probleme, die im Rahmen der Alltagsbegleitung entstehen, müssen kommuniziert werden, bis hin zur höheren Leitungsebene.

> !
> Belastende Arbeitsbedingungen müssen erkannt, konkretisiert und wenn möglich abgeschafft werden, da sonst eine Begleitung gemäß der Bedürfnisse der zu Begleitenden nicht mehr gewährleistet werden kann.

Gemeinsam sollte daran gearbeitet werden,
- eine hohe Transparenz von Abläufen und Strukturen zu schaffen,
- alle Mitarbeiterinnen und Mitarbeiter aus Pflege und Betreuung in die Planung einzubeziehen,
- ausreichend Freiraum zum selbstbestimmten Handeln zu ermöglichen,
- klare, offene Kommunikationsstrukturen zu entwickeln.

5.2 Pflege zur Selbstpflege

Neben den gesundheitlichen Belastungen spielen in der Selbstpflege auch gesundheitliche Ressourcen eine wichtige Rolle.
Wer nur das Wohlbefinden der ihm anvertrauten Menschen berücksichtigt, vergisst sich selbst und bemerkt über kurz oder lang, dass die Arbeit ihm bei seiner eigenen Pflege im Wege steht.

> !
> Es ist unmöglich, im Alltag immer alle Wünsche und Bedürfnisse aller zu Betreuenden zu erfüllen. Wer die Grenzen seiner Belastbarkeit übersieht, kann auf Dauer keinem anderen Menschen gerecht werden.

Zwei Ressourcen sind dabei von besonderer Bedeutung: „Situationskontrolle“ und „soziale Unterstützung“.

Situationskontrolle

Die Situationskontrolle ermöglicht es Alltagsbegleiterinnen und Alltagsbegleitern, belastende Arbeitssituationen zu beeinflussen. Dies entspricht dem menschlichen Grundbedürfnis, Ereignisse zu durchschauen, zu verstehen und zu beherrschen. Das bedeutet, wenn man etwas kontrollieren kann, kann man es auch beeinflussen. So führen Arbeitsbedingungen trotz hohem Überforderungscharakter nicht oder in geringerem Maße zu psychischen Belastungen und Stress, wenn gleichzeitig in der Arbeit ein großer Kontrollspielraum vorhanden ist.
Unterschieden wird dabei zwischen
- objektiver Kontrolle: Ausmaß tatsächlich vorhandener Beeinflussbarkeit der Situation,
- kognitiver Kontrolle: Grad an wahrgenommener oder vermeintlicher Beeinflussung belastender Umgebungsbedingungen durch die Person.

Soziale Unterstützung

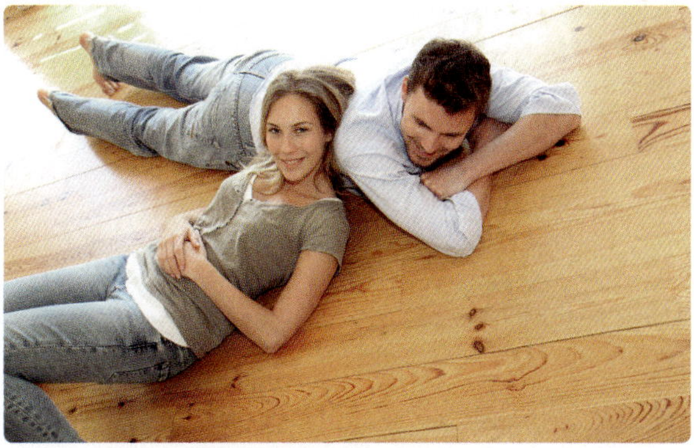

Zufriedenstellende soziale Kontakte

Soziale Unterstützung in Form von stabilen sozio-emotionalen Netzen und Hilfeleistungen wirken sich positiv auf die Stressbewältigung und schließlich auf die Aufrechterhaltung der Gesundheit aus. Soziale Unterstützung setzt soziale Netze sowie zwischenmenschliche Beziehungen und Interaktionen voraus. Somit zielt die soziale Unterstützung auf einen guten vertrauensvollen Umgang im Team ab. Sie gestaltet sich als dynamischer Prozess, in dem eine Person Hilfeleistungen gewinnen, aufrechterhalten, annehmen, abweisen oder selbst anderen geben kann.

> !
> Soziale Unterstützung ist eine innere Ressource, die eine Person entwickeln, aber auch verlernen kann.

Voraussetzungen für die Selbstpflege

Eine individuelle und vor allem personenzentrierte Alltagsbegleitung setzt Rahmenbedingungen voraus, die das Personsein aller im Unternehmen Beschäftigten gewährleisten. Wenn die Arbeit von Alltagsbegleiterinnen und -begleitern im Unternehmen anerkannt und wertgeschätzt wird, werden sie ihr eigenes Gefühl des Wohlbefindens in ihren Arbeitsalltag mit einbringen.

> Das Management einer Institution trägt eine große Verantwortung, dafür zu sorgen, dass es allen Mitarbeiterinnen und Mitarbeitern gut geht.

Organisationsstruktur

Damit eine gute Alltagsbegleitung möglich ist, müssen im Rahmen der Organisationsstruktur eines Unternehmens schließlich solche Bedingungen geschaffen werden, unter denen sich alle Beschäftigten wohlfühlen und zufrieden sind. Dazu gehört u. a.:

- Mitspracherecht der Mitarbeiterinnen und Mitarbeiter
- einfache Kommunikationswege
- Einarbeitungskonzepte
- Supervision
- Kompetenzentwicklung durch Fort- und Weiterbildungsangebote
- Personalentwicklung
- Einbindung aller Mitarbeiterinnen und Mitarbeiter in die Qualitätssicherung

Kommunikation

Kommunikation ist ein zentraler Punkt, wenn es um Selbstpflege geht, etwa in Form von Fall- und Teambesprechungen oder Supervision. Es müssen Möglichkeiten vorhanden sein, wo sich alle an der Pflege und Begleitung Beteiligten offen über Schwierigkeiten auseinandersetzen können, wobei der Austausch mit der Leitungsebene besonders wichtig ist. Flache Hierarchien sind daher sehr bedeutsam.

Wenn das Management immer ein offenes Ohr für die Mitarbeiterinnen und Mitarbeiter hat, ihnen zugänglich ist, sie wertschätzt und motiviert, wird es auch kaum Kommunikationsprobleme geben.

5.3 Selbstpflege in der Praxis

Es gibt verschiedene Wege, um Stress abzubauen. Eine Möglichkeit, Stress abzubauen, ist die Bewegung, beispielsweise Sport, wie Joggen, Walking, Schwimmen, Tanzen, Tennis, Squash oder einfach nur ein Spaziergang.

> Die **Stressbewältigung durch Sport** hat den großen Vorteil, dass die Stresshormone schnell abgebaut werden.

Außerdem sollte man sich für die Stressbewältigung Zeit nehmen. Eine weitere Möglichkeit ist, sich eine Auszeit zu nehmen, wenn man am Arbeitsplatz unter einer chronischen Stressbelastung steht und bereits körperliche Stresssymptome auftreten.

Beispiele zur psychischen Selbstpflege

- auf eigene Gefühle achten („Welcher Weg des Umgangs mit Problemen und schwierigen Situationen war bisher gut für mich?")
- Ausgleich durch Aktivitäten schaffen (Sport, Musik, Lesen, Entspannungsübungen)
- bei Konflikten mit den zu Begleitenden nichts persönlich nehmen
- eine hohe Toleranz und Akzeptanz den zu begleitenden Menschen gegenüber entwickeln
- Zeit und Geduld im Umgang mit den Betroffenen aufbringen
- flexibel und kreativ sein
- Prioritäten setzen: „Was ist in der gegenwärtigen Situation am wichtigsten? Was kann warten?"

Entspannte Arbeitsatmosphäre

Beispiel	Gestaltung
Sich selbst loben	• Ein Spiegel mit einem Kussmund hängt im Flur bzw. Dienstzimmer und „fordert" alle Kolleginnen und Kollegen auf, sich zu loben und in den Spiegel zu lächeln.
Zuhören	• gemütliche Ecke gestalten, wo sich Mitarbeiterinnen und Mitarbeiter über ihr Befinden austauschen, einander in Ruhe zuhören, negative Erlebnisse loswerden und sich gegenseitig trösten können
Entspannen	• Oasen der Ruhe und Besinnung • Gestaltung: Liegestuhl mit Sonnenschirm, ein Zeltdach, eine Bank oder eine Pflanzenecke mit einem kleinen Springbrunnen
Durchatmen	• Duftlampe an einen ruhigen Ort stellen oder sich einen gemütlichen Fenster- oder Balkonplatz suchen, der genügend frische Luft zum Durchatmen bietet
Meditation	• Im Flur steht eine Kiste mit Sand. Den Sand einfach durch die Finger rieseln lassen und dabei z. B. an Strand und Meer denken

Entspannte Arbeitsatmosphäre

Beispiel	Gestaltung
Humor	• Gestaltung von „Lachstationen“, z. B. gesammelte Sprüche, Karikaturen oder auch Witze können dazu beitragen, Lachen und gute Laune zu verbreiten und für Entspannung zu sorgen
Beruhigung	• Klang von Windspielen kann die eigene Stimmung verbessern

Rekapitulieren

Hilfreich kann auch sein, sich an einem ruhigen Ort für 20–30 Minuten Zeit zu nehmen, um sich Gedanken beispielsweise einem der folgenden Themen zu machen und diese anschließend aufzuschreiben:

- „Was war meine Motivation, diesen Beruf zu ergreifen?“
- „Hat sich seither an meiner Einstellung etwas geändert?“
- „Was treibt mich an? Was motiviert mich?“
- „Worauf kann ich in belastenden Situationen zurückgreifen, um mich wieder zu motivieren?“

Zur Verinnerlichung kann man sich selbst anschließend die Antworten noch einmal selbst vorlesen.

Dinge tun, die Spaß bereiten

Das Ausüben von Dingen, die wirklich Spaß machen, ist ein wichtiger Eckpfeiler sinnvoller Stressbewältigung. Viele stressgefährdete Menschen schränken oftmals Hobbys und andere angenehme Freizeitbeschäftigungen ein. Jede Minute muss sinnvoll verplant werden und für Muße und persönliche Freiräume bleibt keine Zeit. Doch gerade für diese Menschen ist der Ausgleich von Wichtigkeit. Besonders geeignet sind Tätigkeiten, die

- wirklich Spaß machen; Nützlichkeit ist dabei zweitrangig,
- ohne große Vorbereitung und Aufwand durchzuführen sind,
- möglichst regelmäßig praktiziert werden können,
- allein oder mit Menschen durchgeführt werden können, die einem nahe stehen.

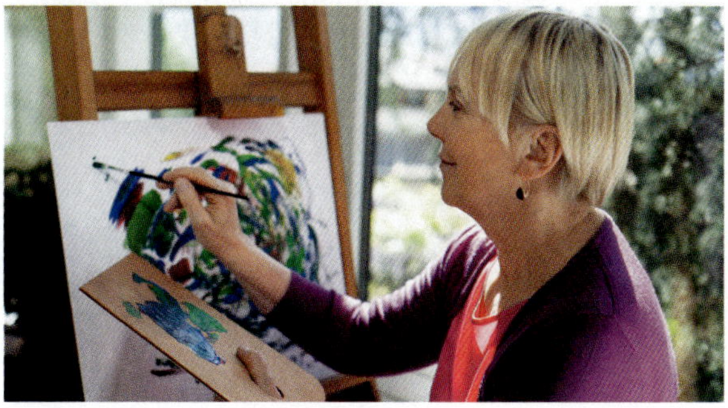

Dinge tun, die Spaß bereiten

Bewusste Lebensführung

Eine bewusste Lebensführung bedeutet einen natürlichen Lebensrhythmus, der den Wechsel von Aktivität und Entspannung berücksichtigt.
Dazu gehören u. a.:

- regelmäßiger Schlaf- und Wachrhythmus
- ausgewogener Wechsel von Arbeit und Freizeit
- Einhalten eines Wochenrhythmus
- regelmäßige Bewegung an der frischen Luft
- maßvolle Ernährung, geregelte Mahlzeiten und ein maßvoller Umgang mit Genussmitteln (Kaffee, Alkohol, Zigaretten)
- sinnvolle und aktive Lebensgestaltung auch in der Freizeit
- zufriedenstellende soziale Kontakte

Pflege zur Selbstpflege

Form	Beispiel
Bewegung und Licht	• Jede Bewegung an der frischen Luft ist positiv. • täglich Zeit im Freien verbringen
Freizeit	• Aktivitäten auch ins Freie verlagern • je nach Bedarf Sport, Geselligkeit oder Entspannung im Wechsel
Private Aktivitäten	• einmal in der Woche eigenen Interessen und Talenten nachgehen, die nichts mit Alltagsbegleitung zu tun haben
Soziale Aktivitäten	• Familienkontakte • Kontakte im sozialen Umfeld
Medizinische Vorsorge	• Impfschutz überprüfen • medizinische Check-ups und Vorsorgeuntersuchungen
Urlaub	• regelmäßig Urlaub einplanen

Entspannung

Neben den spontanen Möglichkeiten zur Entspannung, wie Spazierengehen, Musik hören oder einfach einen Sonntagnachmittag vertrödeln, gibt es eine Reihe bewährter systematischer Entspannungsmethoden. Dabei sollte auf individuelle Vorlieben geachtet werden, damit man sich wohlfühlt und die Entspannungsübungen auch ihren Zweck erfüllen. Um eine Entspannungsübung effektiv durchführen zu können, sollte auf folgende Rahmenbedingungen geachtet werden:

- sich mehrmals in der Woche ca. 15 Minuten Zeit nehmen
- ruhiger Raum, in dem man ungestört ist
- bequeme Kleidung
- sich nicht von störenden Gedanken ablenken lassen

Entspannungsmethoden führen zur Senkung eines überhöhten Spannungszustandes. Sie steigern die Belastbarkeit und stärken das Immunsystem. Sie bieten eine gute Kombinationsmöglichkeit mit anderen Maßnahmen zur Bewältigung von Stress.

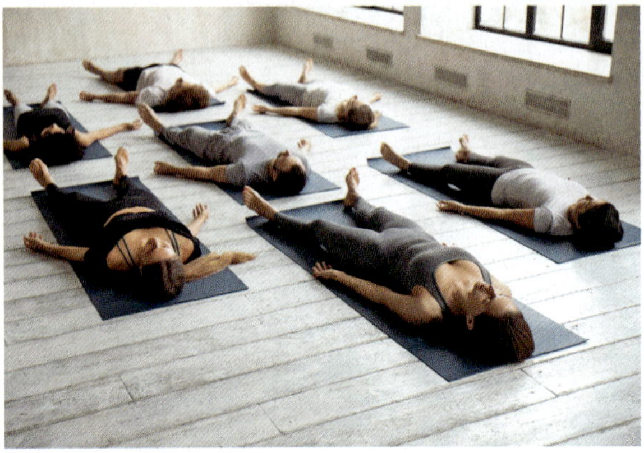

Entspannungsmethoden kann man lernen...

Kurzformen der Entspannung lassen sich zudem als einfache Sofortmaßnahmen in akuten Stresssituationen anwenden.

Besonders zu Beginn, der Phase des Erlernens der Methoden, eignet sich die Zeit vor dem Zu-Bett-gehen oder frühmorgens besonders gut. Später kann dann auch tagsüber oder eben gezielt bei aufkommenden Stresssituationen geübt werden.

Progressive Muskelentspannung

Progressive Muskelentspannung ist eine Methode der Selbstentspannung auf der Grundlage psychophysiologischer Muskelarbeit. Sie zielt darauf ab, stressbedingte körperliche und seelische Anspannungen zu lockern. Durch abwechselnde An- und Entspannung wird das Loslassen, das Lösen der inneren Spannung assoziiert.

Bei regelmäßigem Training und einer entsprechenden Erfahrung kann die progressive Muskelentspannung bei Nacken- und Rückenschmerzen, Bluthochdruck, seelischer Verspannung, Angst, Depression und Schlaflosigkeit eine äußerst positive Wirkung haben.

Die praktischen Übungen, die möglichst störungsfrei, mit lockerer Kleidung, in bequemer Haltung und mit geschlossenen Augen durchgeführt werden sollen, umfassen einzelne Gliedmaßen oder größere Muskelgruppen. Man konzentriert sich ganz auf den Körper und geht die einzelnen Muskelgruppen, beginnend mit den Zehen, durch. Wenn der Körper entspannt ist, kann das eigentliche Training beginnen.

Übung zur progressiven Muskelentspannung

- bequeme Sitzposition
- dreimal tief und langsam ein- und ausatmen
- alle Partien des Körpers anspannen, die man bewusst beeinflussen kann – Spannung steigern, soweit wie möglich – Spannung halten, ca. 30 Sekunden
- dann schlagartig entspannen und Entspannung auf den Körper wirken lassen
- wieder dreimal langsam ein- und ausatmen
- Übung ein- bis zweimal wiederholen

Die Übung kann problemlos in den Alltag integriert werden, am Schreibtisch, in der Pause oder auch auf der Toilette durchgeführt werden.

Autogenes Training

Autogenes Training basiert auf dem Prinzip der direkten Einwirkung auf die eigene Psyche. Im Zustand körperlicher Entspannung wird das vegetative Nervensystem positiv beeinflusst.

Das autogene Training dient der Selbstentspannung, um Spannungszustände auszugleichen und Verkrampfungen zu lösen. Es handelt sich um ein sogenanntes Psychoregulationsverfahren. Der Mensch sorgt selbst für seine eigene Entspannung. Nach dem Erlernen der Methode des Autogenen Trainings kann diese Technik ohne Therapeuten oder sonstige Hilfsmittel durchgeführt werden.

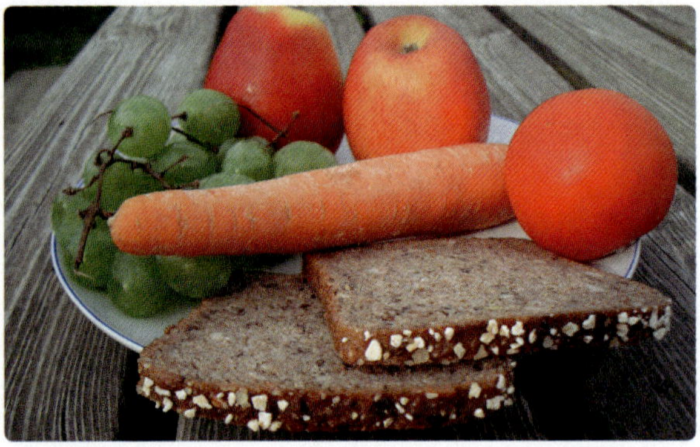

Gesunde Ernährung

Auf autosuggestivem Weg werden Konzentrationsübungen erlernt und bestimmte Leitsätze ständig wiederholt, mit denen auf die Körperfunktionen (beispielsweise die Frequenz des Herzschlags) eingewirkt werden kann.

Yoga als Aktivierungsverfahren

Yoga ist die wohl bekannteste asiatische Entspannungstechnik, ein etwa 2000 Jahre altes philosophisch-religiöses Meditationssystem aus Indien. Yoga kann beispielsweise auch gegen das Burn-out-Syndrom genutzt werden. Durch die Atmung und bestimmte Körperübungen, Konzentration und Meditation sollen Körper, Seele und Geist in harmonischen Einklang gebracht werden. Ebenso wie bei der progressiven Muskelentspannung geht es um ausgewogene An- und Entspannung, die sich positiv auf den Muskeltonus auswirkt. Organe sollen belebt und der Geist beruhigt werden.

Qi Gong als Aktivierungsverfahren

Der Begriff Qi Gong ist eine Sammelbezeichnung für unterschiedliche Übungen und soll den Atem und die Aufmerksamkeit schulen. Durch gezielte Atem- und Körperbewegungen soll eine innere Reinigung von Körper und Psyche erreicht werden. Der Atemfluss wird als fühlbare umlaufende Lebensenergie verstanden, wobei der Geist den Atem leitet.

Tai Chi als Aktivierungsverfahren

Bei Tai Chi handelt es sich um eine gewaltfreie Kampfsportart, die beim Stressabbau hilft und ein neues Körperbewusstsein entwickelt. Die Grundlagen der weichen, fließenden Bewegungen liegen in der Muskelentspannung, denn für die Übungen wird statt der Muskelkraft die Lebensenergie eingesetzt.

Atemübungen

- bequeme Sitzposition einnehmen
- Augen schließen
- Füße sollten Bodenkontakt haben
- langsam fünfmal ein- und ausatmen
- Aufmerksamkeit auf Füße lenken und dann auf Hände
- in dieser Situation verweilen
- Augen wieder öffnen

Diese Übung kann ergänzt werden, indem man einen Gegenstand im Raum fokussiert und genau betrachtet und die Wahrnehmung auf sich wirken lässt.

10

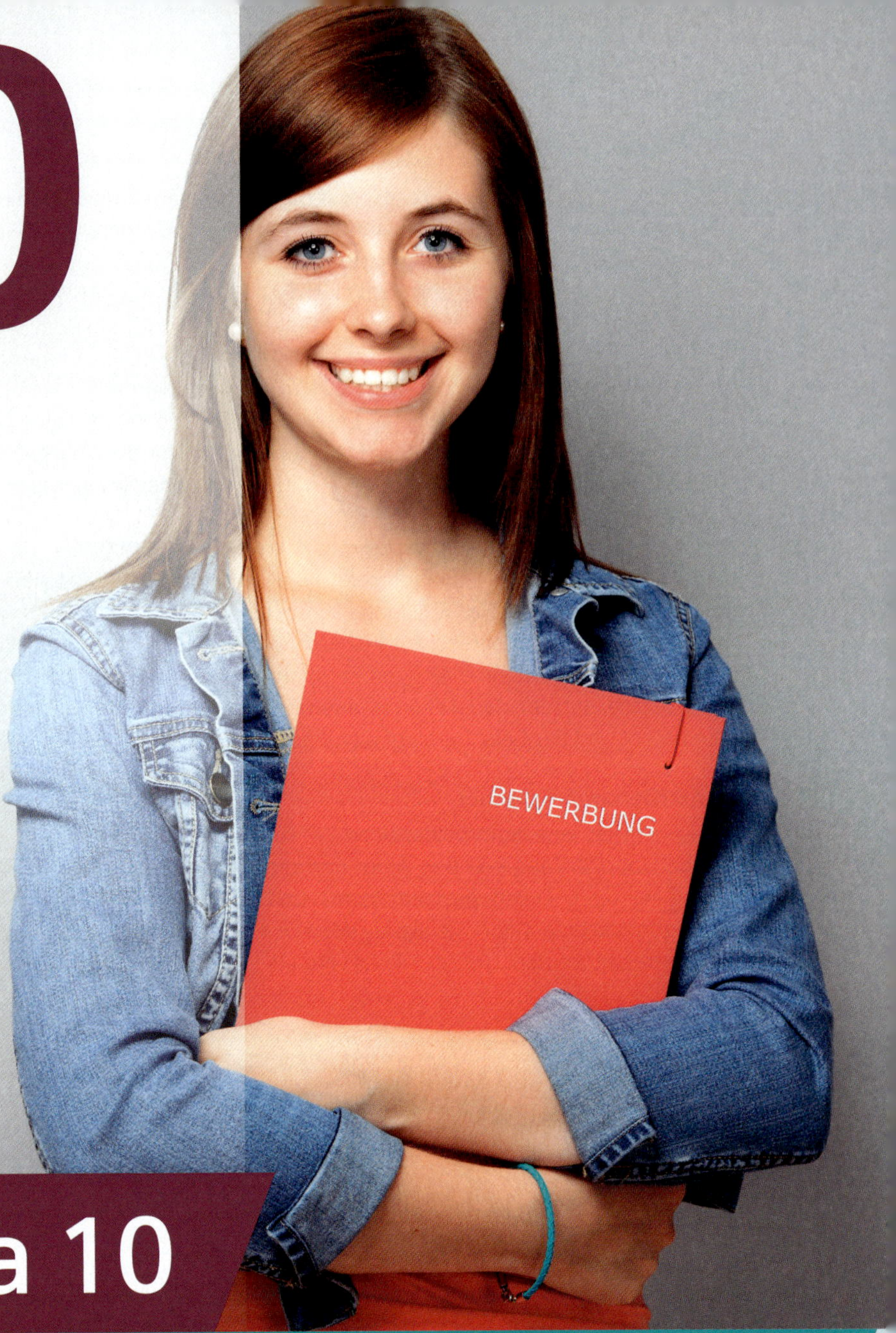

Thema 10

Die Ausbildung zur „zusätzlichen Betreuungskraft“

1. Die Ausbildung zur „zusätzlichen Betreuungskraft“

Ausbildungsinhalte und Ausbildungswege
Die mindestens geforderten Ausbildungsinhalte für „zusätzliche Betreuungskräfte nach § 53b“ stehen im Elften Buch Sozialgesetzbuch (SGB XI) in den Betreuungskräfte-Richtlinien, geändert am 21. Oktober 2022 (GKV-Spitzenverband 2022).

Unter § 4 der Betreuungskräfte-Richtlinien sind die **Ausbildung** und die **Weiterbildung** definiert. Die geforderte Qualifikation vor und während der Berufsausübung beinhaltet die folgenden Punkte:

- Das **Orientierungspraktikum** umfasst 40 Stunden und muss vor dem Kursbeginn absolviert werden. Sie und das Unternehmen stellen Ihre Eignung für den Beruf fest.
- Die **Qualifizierungsmaßnahme** besteht aus drei Modulen: dem Basiskurs von 100 Stunden, dem Betreuungspraktikum von zwei Wochen Dauer und dem Aufbaukurs von 60 Stunden.
- Regelmäßige **Fortbildungen** bei bestehendem Beschäftigungsverhältnis von mindestens 16 Stunden im Jahr mit dem Schwerpunkt der Reflexion der beruflichen Praxis.

Verschiedenste Bildungseinrichtungen bieten die Qualifikation an. Dabei werden zwei unterschiedliche Lernformate angeboten.

Die **Präsenzschulung**: Sie besuchen halbtags oder ganztägig eine Bildungseinrichtung und lernen in der Gemeinschaft mit anderen Berufsanfängerinnen und Berufsanfängern die Grundlagen der beruflichen Tätigkeit.

Die **Online-Schulung**: Sie lernen für sich allein am PC die Grundlagen der beruflichen Tätigkeit, angeleitet durch Lernbriefe und Lernaufgaben.

Eine gute Ausbildungsstätte erkennen Sie daran, ob man ein Erstgespräch/Interview mit Ihnen durchführt, in dem Sie sich nochmals über Ihre Eignung für dieses Berufsfeld klarwerden können. Die Ausbildung sollte praktische Übungen und deren Reflexion beinhalten. Ebenso ist der Austausch der Auszubildenden untereinander wichtig, um Ideen zu teilen, das eigene Vorgehen und eventuelle Schwierigkeiten zu reflektieren.

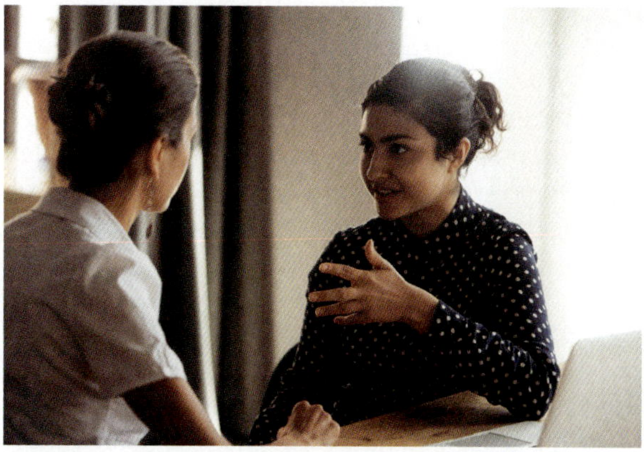

Im Praktikum ist der Austausch mit Kolleginnen und Kollegen wichtig

Ihr Berufspraktikum sollte durch Ihre Kursleitung begleitet und abschließend mit Ihnen reflektiert werden. Am Ende der Ausbildung erwarten seriöse Unternehmen von Ihnen die Planung, Vorstellung, Reflektion und Bewertung eines Betreuungsangebotes Ihrer Wahl. Dies wird oft in Form einer theoretischen Arbeit und einer praktischen Prüfung absolviert.

Manche Bildungsanbieter ergänzen die Ausbildung um pflegerische Aspekte, eine Vertiefung der Betreuungsarbeit in Theorie und Praxis, um hauswirtschaftliche Qualifikationen oder den Führerscheinerwerb. Diese Qualifikationen dauern länger und sind dadurch kostspieliger als die grundlegende Betreuungskräfteausbildung.

Die Finanzierung der Ausbildung kann vom Jobcenter durch einen „Bildungsgutschein“ gesichert werden; auch der Rentenversicherer und die Berufsgenossenschaften geben Bildungsgutscheine aus, wenn der bisherige Beruf nicht mehr ausgeübt werden kann, vorausgesetzt, dass Sie interessiert und geeignet sind. Selbstverständlich können Sie die Kurskosten selbst zahlen, dies ist nur von der Bestätigung Ihrer Eignung für den Beruf durch das Orientierungspraktikums abhängig.

Überprüfen Sie die Angebote am Bildungsmarkt genau; es werden unterschiedliche Kosten aufgerufen von unter eintausend Euro und bis zu mehreren tausend Euro.

Die jährliche Pflichtfortbildung im Umfang von mindestens 16 Unterrichtsstunden muss von Ihrem Arbeitgeber zeitlich ermöglicht und finanziert werden, da sie den Weiterbestand Ihrer Qualifikation sicherstellt. Dies wird im Rahmen der jährlichen Qualitätsprüfungen durch den Medizinischen Dienst Bund geprüft. Das Themenangebot ist sehr groß und variiert in der Qualität der Inhalte. Hören Sie sich um, welche Bildungsangebote Sie fachlich voranbringen. Manche Unternehmen bieten hausinterne Weiterbildungsangebote an, zu denen sie ihre Mitarbeiterinnen und Mitarbeiter verpflichten.

2. Das Orientierungspraktikum

Das Orientierungspraktikum dient Ihnen dazu, den stationären, teilstationären oder ambulanten Betreuungsalltag kennenzulernen. Die Betreuung von Menschen mit Hilfebedarf ist auch eine professionelle Dienstleistung, die an Strukturen und Zeiten gebunden ist. Es kann Ihnen herzlos vorkommen, dass Ihre Anleiterin zum Beispiel das Gespräch mit der Dame von Zimmer 232 nach 20 Minuten beendet, aber bedenken Sie, dass noch viele andere Menschen ein Bedürfnis nach Zuwendung, Unterhaltung oder Training haben.

Folgend einige Anregungen für Sie, damit Ihr Praktikum gelingt:

- Stellen Sie während Ihres Praktikums Fragen und seien Sie interessiert daran sich auszuprobieren, bringen Sie eigene Ideen mit ein. In der Betreuung ist Ihr Engagement gerne gesehen. Wenn Sie unsicher sind, wie Sie jemanden ansprechen können, welche Fähigkeiten ein Mensch besitzt oder welche nicht mehr vorhanden sind, so fragen Sie die Kolleginnen und Kollegen und probieren Sie es aus.
- Nehmen Sie Ihre eigenen Ängste, Fragen und Unsicherheiten wahr und ernst; nur so finden Sie heraus, ob Sie sich in diesem Beruf wohlfühlen können. Sie werden mit Menschen arbeiten, die sehr schnell bemerken, ob Sie unsicher oder unecht sind oder nicht.
- Tragen Sie eine Uhr, um auf dem Laufenden zu sein und Angebotszeiten im Blick zu behalten.
- Notieren Sie sich in einem kleinen Heft, mit wem Sie gearbeitet haben, wer bei Ihrem Gruppenangebot dabei war und was Sie auf keinen Fall vergessen möchten zu dokumentieren.
- Haben Sie Freude an dem Praktikum und wertschätzen Sie die Einrichtung, die es Ihnen ermöglicht. Für Einrichtungen bedeutet Ihr Praktikum einen zusätzlichen Aufwand, was nicht selbstverständlich ist.

3. Das Betreuungspraktikum

Durch das Orientierungspraktikum und den Basiskurs sollten Sie jetzt in der Lage sein, die ersten selbstverantwortlichen Angebote in der Einzel- und Gruppenbetreuung zu planen, abzusprechen und durchzuführen. Anfänglich sind Sie vielleicht noch unsicher oder aufgeregt, aber damit sind Sie nicht allein. Ihre Kollegen und Kolleginnen stehen Ihnen mit Rat und Tat zur Seite und Ihre Bewohnerinnen und Bewohner oder Tagesgäste reagieren meist freundlich, wenn Sie ihnen Ihre Aufregung gestehen.

Eine gute Vorbereitung für ein **Einzelangebot** beinhaltet:

- Kenntnisse über die aktuelle Situation und Besonderheiten der hilfebedürftigen Person (ist sie gerade kränklich, hat Schmerzen, hat Konflikte in der Familie, trauert ...)
- Biografische Informationen können Sie vor „Fettnäpfchen“ bewahren (was mag der Mensch und was lehnt er ab, wovor fürchtet sich jemand, was gibt der Person Halt ...)
- Überlegungen, ob es wichtige Gesundheitsinformationen gibt, die Sie beachten sollten (wie weit kann die Person laufen, wie belastbar ist sie, liegt ein Diabetes vor, leidet der Mensch unter Übelkeit, gibt es Lebensmittelunverträglichkeiten oder Allergien, ist der Mensch orientiert oder psychotisch ...)
- Eine realistische Zeitplanung des Angebots, auch einen geeigneten Zeitpunkt (dementiell erkrankte Menschen werden zum Nachmittag hin verwirrter, unruhiger, ihre Aufmerksamkeitsspanne verringert sich ...)
- Einen Plan B zu haben, falls das Angebot nicht gefällt, oder die Tagesform es nicht zulässt
- Das geeignete Material in ausreichender Menge (wie schnell oder langsam kann der Mensch arbeiten, wieviel verzehren, malen ...)
- Sind ausreichende Fertigkeiten und Fähigkeiten vorhanden, um das Angebot mitzumachen (passen Sie Angebote an mögliche Einschränkungen an)
- Ist die hilfebedürftige Person evtl. über- oder unterfordert; beides kann stark frustrierend sein und Ihre Beziehung beschädigen
- An welchem Ort ist die Durchführung sinnvoll, im Zimmer, im Gemeinschaftsraum oder draußen
- Brauchen Sie vielleicht Unterstützung bei der Vorbereitung (bei bettlägerigen oder stark eingeschränkten Menschen)

Eine gute Vorbereitung für ein **Gruppenangebot** beinhaltet:

- Absprachen im Team hinsichtlich der Bewohnertransfers, der Raumbelegung, evtl. anderer therapeutischer Maßnahmen einzelner Teilnehmerinnen und Teilnehmer bei pflegerischem Bedarf, wie dem Toilettengang etc.
- Raumvorbereitung wie Lüften, Reservieren; Stühle und Tische auf ihre Funktionalität überprüfen und aufstellen, Getränke bereitstellen, die Sitzordnung planen
- Der Transfer der Bewohnerinnen und Bewohner kann sehr umständlich und langwierig sein, oft ist er ohne die Unterstützung des Teams nicht zu bewältigen
- Überlegungen dazu, ob das Angebot für die Teilnehmenden geeignet ist, ob Sie es bei erheblichen kognitiven oder mobilen Einbußen anpassen können, wer kann welche Parts übernehmen, wer sollte neben Ihnen sitzen, weil er schlecht hört, schlecht begreift oder unruhig ist
- Welche Materialien benötigen Sie in welcher Reihenfolge; wenn Sie etwas zum Anschauen herumgeben, kann es passieren, dass jemand es behalten möchte. Für einen Erdbeerkuchen benötigen Sie z. B. mindestens die dreifache Menge Erdbeeren, weil genascht wird.
- Ist Ihre Zeitplanung realistisch, was tun Sie, wenn die Gruppe viel schneller fertig ist, oder wenn sie nicht zum Ende kommt
- Überlegen Sie sich Rituale, die den Teilnehmenden eine Struktur geben, bspw. beginnen Sie mit einem Morgengruß, unterbrechen mit einer Trinkpause und beenden das Angebot mit einem Abschiedslied.

Die Praktika bieten Ihnen die Möglichkeit, sich auszuprobieren und von den Kolleginnen und Kollegen zu lernen. Sie sind Ihre einzige Möglichkeit, für die praktische Arbeit professionelle Erfahrungen zu sammeln und sind deshalb sehr wertvoll für Ihre künftige berufliche Tätigkeit.

Wir wünschen Ihnen viel Freude dabei!

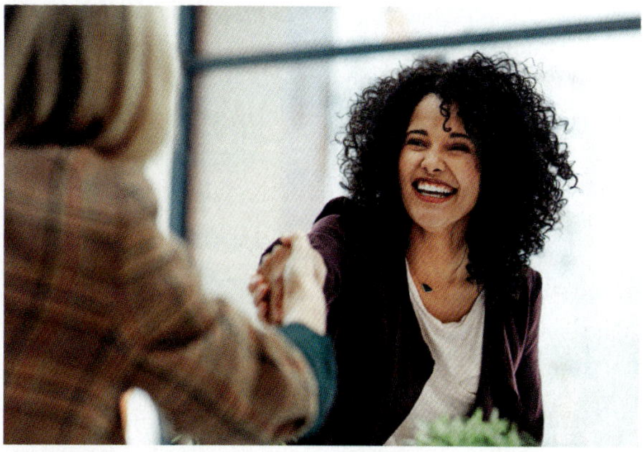

Viel Erfolg im Beruf!

Literaturverzeichnis

Arbeitsgruppe technischer Implementierungsleitfaden, FINSOZ e. V., Projektbüro Ein-STEP und DVMD e. V.: Anforderungsprofil für die Abbildung des Strukturmodells in Dokumentationssystemen (Version 1.4), 2017. In: www.ein-step.de/downloads/[02.02.2023].

Arbeitskreis Charta für eine kultursensible Altenpflege: Für eine kultursensible Altenpflege. Handreichungen. Köln 2002.

Ärztliches Zentrum für Qualität in der Medizin im Auftrag von BÄK, KBV, AWMF: Nationale VersorgungsLeitlinie Unipolare Depression, Version 3.0, 2022. In: www.leitlinien.de/themen/depression [16.01.2023].

Atchley, Robert C.: A Continuity Theory of Normal Aging. The Gerontologist 29/ 2, 1989, 183-190.

Baltes, Paul B./Baltes, Margret M.: Psychological perspectives on successful aging: The model of selective optimization with compensation. In Paul B. Baltes & Margret M. Baltes (Hrsg.): ‚Successful aging: Perspectives from the behavioral sciences'. Cambridge University Press, 1990, 1 – 34.

Beikirch, Elisabeth/Nolting, Hans-Dieter/Wipp Michael: Dokumentieren mit dem Strukturmodell. 2. überarb. Aufl., Hannover, Vincentz Verlag, 2013.

Bengel, Jürgen/Strittmatter, Regine/Willmann, Hildegard: Was erhält Menschen gesund? Antonovskys Modell der Salutogenese - Diskussionsstand und Stellenwert. Köln: BzgA 2002.

Böhm, Erwin: Psychobiographisches Pflegemodell nach Böhm – Band I: Grundlagen, 5. Auflage, Wien, facultas, 2018.

Bundesarbeitsgemeinschaft der Seniorenorganisationen e. V. (BAGSO)/Arbeitskreis „Charta für eine kultursensible Altenpflege" (Hrsg.): Forum für eine kultursensible Altenhilfe, 2002. In: www.bagso.de/fileadmin/user_upload/bagso/03_Themen/Vielfalt/Forum_Kultursensible_Altenhilfe/handreichung_forum_kultusensible2002.pdf [15.01.2023].

Bundesministerium für Arbeit und Soziales (BMAS)/Beauftragter der Bundesregierung für die Belange von Menschen mit Behinderungen: UN-Konvention für die Rechte von Menschen mit Behinderungen, 2018. In: www.institut-fuer-menschenrechte.de/fileadmin/Redaktion/PDF/DB_Menschenrechtsschutz/CRPD/CRPD_Konvention_und_Fakultativprotokoll.pdf. Berlin/Bonn. [16.01.2023].

Bundesministerium für Familie, Senioren, Frauen und Jugend (BMFSFJ): Die Pflege-Charta, 2005. In: www.wege-zur-pflege.de/pflege-charta [16.01.2023].

Bundesministerium für Familie, Senioren, Frauen und Jugend (BMFSJ): Sechster Altenbericht: Altersbilder in der Gesellschaft. https://www.programm-altersbilder.de/programm/sechster-altenbericht-altersbilder-in-der-gesellschaft.html [07.05.2023].

Bundesministerium für Gesundheit, Berlin: Strukturierte Informationssammlung (SIS) als Element des Strukturmodells. In: www.bundesgesundheitsministerium.de/service/begriffe-von-a-z/s/strukturierte-informationssammlung-sis-als-element-des-strukturmodells.html [06.01.2023].

Bundesgesundheitsministerium: Rahmenempfehlungen für den Umgang mit herausforderndem Verhalten bei Menschen mit Demenz in der stationären Altenpflege, 2006. In: https://www.bundesgesundheitsministerium.de/service/publikationen/details/rahmenempfehlungen-zum-umgang-mit-herausforderndem-verhalten-bei-menschen-mit-demenz-in-der-stationaeren-altenhilfe.html [07.05.2023].

Bundeszentrale für politische Bildung: Lebenserwartung. In: https://www.bpb.de/kurz-knapp/zahlen-und-fakten/soziale-situation-in-deutschland/61547/lebenserwartung/ [07.05.2023].

Bundesministerium für Gesundheit, Berlin: Rahmenempfehlungen zum Umgang mit herausforderndem Verhalten bei Menschen mit Demenz in der stationären Altenpflege, 2007. In: www.bundesgesundheitsministerium.de/fileadmin/Dateien/5_Publikationen/Pflege/Berichte/Bericht_Rahmenempfehlungen_zum_Umgang_mit_herausforderndem_Verhalten_bei_Menschen_mit_Demenz_in_der_stationaeren_Altenhilfe.pdf [15.01.2023].

Carstensen, Laura/Lang, Frieder: Sozioemotionale Selektivität über die Lebensspanne: Grundlagen und empirische Befunde. In: Brandtstädter, Jochen/Lindernberger, Ulman (Hrsg.): Entwicklungspsychologie der Lebensspanne. Stuttgart: Kohlhammer 2007, 389-412.

Cumming, Elaine/Henry, William E.: Growing old: The process of disengagement. New York, Basic Books, 1961.

Dennis, Connie M.: Dorothea Orem. Selbstpflege- und Selbstpflegedefizit-Theorie. 1. Aufl. Bern, Göttingen, Toronto, Seattle: Huber, 2001.

Demografie-Portal: Ältere Bevölkerung. https://www.demografie-portal.de/DE/Fakten/aeltere-bevoelkerung.html [07.05.2023].

Deutsches Netzwerk für Qualitätsentwicklung in der Pflege: Expertenstandard Beziehungsgestaltung in der Pflege von Menschen mit Demenz. Osnabrück 2019.

Deutsches Institut für Medizinische Dokumentation und Information, DIMDI WHO Kooperationszentrum für das System Internationaler Klassifikationen (Hrsg.): Internationalen Klassifikation der Funktionsfähigkeit, Behinderung und Gesundheit, Genf, WHO, 10.2005.

Dialog- und Transferzentrum Demenz: Assessments in der Versorgung von Personen mit Demenz, 2008. http://dzd.blog.uni-wh.de/wp-content/uploads/2015/10/Assessments_DZD-1.pdf [07.05.2023].

Feil, Naomi: Validation – Ein Weg zum Verständnis verwirrter alter Menschen, München, Reinhardt, 2017.

Frerichs, Theda: Bekannte Texte predigen: Gelassenheitsgebet von Reinhold Niebuhr. In: https://www.herder.de/pb/hefte/archiv/2021/3-2021/bekannte-texte-predigen-gelassenheitsgebet-von-reinhold-niebuhr/ [21.01.2023].

GKV-Spitzenverband: Richtlinien nach § 53b SGB XI zur Qualifikation und zu den Aufgaben von zusätzlichen Betreuungskräften in stationären Pflegeeinrichtungen (Betreuungskräfte-RL) vom 19. August 2008 zuletzt geändert durch Beschluss vom 21. Oktober 2022. In: https://www.gkv-spitzenverband.de/media/dokumente/pflegeversicherung/beratung_und_betreuung/betreuungskraefte/20221121_Richtlinien_nach_53b_SGB_XI_Betreuungskraefte-RL_nach_Genehmigung_BMG.pdf. [08.02.2023].

Havighurst, Robert J.: Successful aging. In Clark Tibbitts/Wilma Donahue (Hrsg.): Processing of aging. New York, Williams, 1963.

Kersting, Karin: Coolout in der Pflege. Vortrag Hochschule Ludwigshafen am Rhein. In: www.hs-lu.de/fileadmin/user_upload/fachbereiche/fachbereich-1/GIP/Veranstaltung/GoeG_11/Vortraege/Kersting_Denkanstoss_Vortrag_Coolout_in_der_Pflege_Gesundheitsoekonomische_Gespraeche.pdf, S. 2. [15.01.2023].

Kiefer, Bernd/Rudert, Bettina: Der therapeutische Tischbesuch, Hannover, Vincentz Verlag, 2007.

Kitwood, Tom: Demenz. Der personenzentrierte Ansatz im Umgang mit verwirrten Menschen, 6. Auflage, Bern, Huber, 2013.

Krohwinkel, Monika: Fördernde Prozesspflege mit integrierten ABEDLs. Forschung, Theorie und Praxis. Bern/ Schweiz, Huber Verlag, 2013.

Kübler Ross, Elisabeth: Interviews mit Sterbenden, München, Knaur, 2001.

Leppert, Karena/ Strauß, Bernhard: Die Rolle von Resilienz für die Bewältigung von Belastungen im Kontext von Altersübergängen. Zeitschrift für Gerontologie und Geriatrie 5/2011, 313-317.

MDS – Medizinischer Dienst des Spitzenverbandes Bund der Krankenkassen e. V. (Hrsg.)/MDK Projektteam der Sozialmedizinischen Expertengruppe „Pflege" (SEG 2): Hinweise zur Umsetzung des Strukturmodells zur Effizienzsteigerung der Pflegedokumentation im Zusammenhang mit Qualitätsprüfungen in Pflegeeinrichtungen nach den Qualitätsprüfungs-Richtlinien – QPR, 2019. In: www.ein-step.de/fileadmin/content/documents/191113_Hinweise_Strukturmodell.pdf [06.02.2023].

Oswald, Wolf D./Ackermann, Andreas/Süß, Barbara: Selbständigkeit im höheren Lebensalter für Pflegeheimbewohner (SimA® -P), 2012.In: https://www.demenzforschung-oswald.de/publikationen/ [07.05.2023].

Peplau, Hildegard: Zwischenmenschliche Beziehungen in der Pflege, München, Huber, 2009.

Pörtner, Marlies: Ernstnehmen, Zutrauen, Verstehen. Personzentrierte Haltung im Umgang mit geistig behinderten und pflegebedürftigen Menschen, 7. Aufl., Stuttgart, Klett- Cotta, 2010.

Richard, Nicole: Integrative Validaion nach Richard. Wertschätzender Umgang mit demenzerkrankten Menschen. Bollendorf 2014

Richard,Nicole/Richard, Monika: Integrative Validation nach Richard® Menschen mit Demenz wertschätzend begegnen, Bollendorf, Institut für Integrative Validation GbR, 2. Aufl. 2016.

Rogers, Carl R.: Der neue Mensch, Stuttgart, Klett-Cotta, 1981.

Rogers, Carl R.: Entwicklung der Persönlichkeit, Stuttgart, Klett, 1985.

Rogers, Carl R./Rosenberg, Rachel L.: Die Person als Mittelpunkt der Wirklichkeit, Stuttgart, Klett-Cotta, 1980.

Rohra, Helga: Aus dem Schatten treten. Warum ich mich für unsere Rechte als Demenzbetroffene einsetze, Frankfurt a. M., Mabuse, 2011.

Rudert, Bettina/Kiefer, Bernd: Der therapeutische Tischbesuch. Hannover, Vincentz 2007.

Schaie, Klaus Warner: Longitudinal studies of adult psychological development. New York, Guilford Press, 1983.

Schmidbauer, Wolfgang: Die hilflosen Helfer: Über die seelische Problematik der helfenden Berufe. Hamburg, Rowohlt, 1978.

Schmidt-Hackenberg, Ute: 10-Minuten-Aktivierung als Methode, Hannover, Vincentz Network, 2013.

Schulz von Thun, Friedemann: Miteinander reden 1: Störungen und Klärungen. Reinbek, Rowohlt, 2010.

Snowdon, David: Lieber alt und gesund. Dem Alter seinen Schrecken nehmen. München, Blessing, 2001.

Stein, Husebi/Klaschik, Eberhard: Palliativmedizin, Heidelberg, Springer, 2009.

Tartler, Rudolf: Das Altern in der modernen Gesellschaft. Stuttgart, Enke, 1961.

Thomae, Hans: Altersstile und Altersschicksale. Ein Beitrag zur Differentiellen Gerontologie. Bern: Huber, 1983.

Wingchen, Jürgen: Kommunikation und Gesprächsführung für Pflegekräfte, Hannover, Schlütersche, 2004.

van der Kooij, Cora/Sowinski, Christine: Das mäeutische Pflege- und Betreuungsmodell. Darstellung und Dokumentation. Göttingen, Hogrefe, 2017.

van der Kooij, Cora: Das mäeutische Pflege- und Betreuungsmodell: Darstellung und Dokumentation, Göttingen, Hogrefe, 2. Aufl., 2017.

van der Kooij, Cora: Die Magie der Bewohnerbesprechung. Die Mäeutik-Toolbox für Teams in der stationären Langzeit-, Alten- und Behindertenbetreuung. Göttingen, Hogrefe, 2015.

van der Kooij, Cora: „Ein Lächeln im Vorübergehen". Erlebensorientierte Altenpflege mit Hilfe der Mäeutik. Göttingen, Hogrefe, 2012.

Wingchen, Jürgen: Geragogik. Von der Interventionsgerontologie zur Seniorenbildung. Lehr-und Arbeitsbuch für Pflegeberufe, 5., überarbeitete Auflage, Hannover, Kunz, 2004.

World Health Organization (WHO): The global burden of disease: 2004 update. WHO, Geneva, 2008.

Zimmermann, Christian/Wißmann, Peter: Auf dem Weg mit Alzheimer, Wie sich mit einer Demenz leben lässt, Frankfurt a. M., Mabuse, 2011.

Sachwortverzeichnis

Bildquellenverzeichnis

Akademie Gesundheitswirtschaft und Senioren AGewiS Oberbergischer Kreis, Gummersbach: 190.1, 193.1.
Alamy Stock Photo, Abingdon/Oxfordshire: BSIP SA 121.1.
Ärztliches Zentrum für Qualität in der Medizin (ÄZQ), Gemeinsames Institut von BÄK und KBV, Berlin: 49.1.
fotolia.com, New York: Alexander Raths 107.1, 184.1, 226.1; alexonline 153.1; Amir Kaljikovic 216.1; Andrey Popov 26.2; Andy Dean 84.1; Atkins, Peter 101.2; bilderstoeckchen 151.1; bilderzwerg 83.1; byjeng 150.1; canonboy 106.1; CHW 135.2; contrastwerkstatt 202.1, 208.1; Cpro 183.2; Daria Filiminova 139.1; diego cervo 93.1, 223.1; DOC RABE Media 82.1; ehrenberg-bilder 161.1; Food photo 220.1; fotofrank 127.1; fovito 53.1; Gabriel Blaj 218.1; Gina Sanders 135.1; goodluz 221.1; GordonGrand 157.1; Ingo Bartussek 158.1; itsmejust 149.1, 154.1; juniart 184.2; Kitty 136.1; Kzenon 214.1; Marco2811 52.2; Maridav 206.1; Matthias Buehner 144.1; mma23 86.1; Monkey Business 182.1, 183.1; Peter Maszlen 105.1; Photographee.eu 51.2; Picture-Factory 212.1; Printemps 169.1; Robert Kneschke 19.1, 130.1; Schwier, Christian 219.1; stockWERK 12.1; Trueffelpix 210.1; WavebreakmediaMicro 138.2, 211.1; Woodapple 185.1.
iStockphoto.com, Calgary: FredFroese 96.1; Goodboy Picture Company 95.1; Highwaystarz-Photography 98.1; SolStock 99.1; sturti Titel, Titel, Titel, 9.1.
Picture-Alliance GmbH, Frankfurt a. M.: Schmidt, Christoph 33.1.
Science Photo Library, München: Gardiner, Peter 42.1; KEITH CHAMBERS 41.1.
Shutterstock.com, New York: Black Salmon 50.1; BrAt82 118.1; Buravleva stock 141.1; Cast Of Thousands 73.1; CREATISTA 22.1; ESB Professional 21.1; fizkes 30.1; Fotovika 48.1; Hooper, Jamie 98.2; Iconic Bestiary 15.1; Inside Creative House 29.1; Just Life 69.1; Kastelic, Matej 70.1; Kneschke, Robert 74.1, 151.2; Monkey Business Images 22.2; nitpicker 24.1; Phovoir 10.1; stockillustration 28.1; Zhuravlev Andrey 81.1.
stock.adobe.com, Dublin: 1STunningART 23.1; 422336907 205.1; 994yellow 129.1; Africa Studio 181.1, 188.1; Aglamaz, Ahmet 142.1; annaileish 179.1; Annas, Karin & Uwe 147.1; Bähren, Sven 164.1; Bailey, Brian 116.1; Bartussek, Ingo 109.1, 109.2, 128.1, 165.1, 168.1; beats_ 180.1; bilderstoeckchen 38.2; blackday 143.2; blender8 143.1; Comeback Images 11.1; Cosmic Dust 57.1; Daniel Laflor/peopleimages.com 229.1; DDRockstar 75.1; Dean, Andy 131.2; didesign 90.1, 112.1; dima1978 77.2; djoronimo 126.1; Drazen 36.1, 167.1; e_serebryakova 51.1; Ekaterina 38.1; epiximages 175.1; eyewave 177.2; famveldman 159.1; fizkes 155.1, 224.1, 227.1; Geithe, Ralf 195.2; gilles lougassi 13.1, 104.1; goodluz 85.1; Gordic, Dragana 60.1; Gorodenkoff 186.1; Halfpoint 97.1, 101.1; Henrie 76.1, 80.2; hikrcn 47.1; J Maas/peopleimages.com 14.1; jeremias münch 26.1; Jesse Bettencourt/peopleimages.com 195.1; juliaved 103.1; K 178.1; kaew6566 44.1; karelnoppe 17.1, 65.1; Karin & Uwe Annas 171.1; kebox 16.1; Kneschke, Robert 25.1, 56.2, 138.1, 176.1, 214.2; Kurhan 173.1; Lazarenko, Swetlana 124.1; lom123 55.2; lordn 31.1; luciano 155.2; Lumos sp 66.1, 196.1; Lund, Jacob 215.1; MAK 162.1; mapo 166.1; Marco2811 27.2; Maszlen, Peter 35.1, 110.1, 112.2, 176.2, 198.1; methaphum 156.2; michaelheim 46.1; Moussa, Victor 27.1; muro 40.1; NDABCREATIVITY 40.2; nenetus 212.2; peangdao 172.1; Photographee.eu 20.1, 52.1, 58.1, 64.1, 100.1; PhotoSG 177.1; Pixel-Shot 32.1, 39.1, 55.1, 189.1; pololia 133.1; Popov, Andrey 204.1; PRB ARTS 148.1; pressmaster 132.1; Radosavljevic, Adam 153.2; Raths, Alexander 77.1, 78.1; Rawpixel.com 187.1; Rehorst, Bernd 100.2, 117.1; Röhrich, Michael 123.1; Sagittaria 56.1; Sanders, Gina 72.1; Schmidt, Irina 125.1; Schneider, Kim 131.1; Schumann, Erik 113.1; sebra 163.1; StefanieBaum 80.1; Strelnikova, Irina 140.1; Studio Romantic 34.1, 88.1; Syda Productions 120.2, 203.1; SynthexUA 160.1, 160.2; thingamajiggs 217.1; Trueffelpix 145.1; verbaska 156.1; Voronin, Vladimir 120.1; W PRODUCTION 87.1; Yakobchuk Olena 123.2; zef art 68.1.
Werner, Sylke: 224.2.
YPS – York Publishing Solutions Pvt. Ltd.: 62.1.